உணவு சரித்திரம்

பாகம் - 3

முகில்

சிக்ஸ்த்செ ன்ஸ்

உலக அறிவுச் சுரங்கங்கள் அனைத்தும் உங்களுக்காகத் தமிழில்

10/2 (8/2) போலீஸ் குவார்ட்டர்ஸ் சாலை
(தியாகராயநகர் பேருந்து நிலையத்திற்கும்
காவல் நிலையத்திற்கும் இடைப்பட்ட சாலை)
தியாகராயநகர், சென்னை – 600 017
தொலைபேசி : 24342771, 29860070
கைபேசி : 7200050073

Publisher
K.S. Pugalendi
Managing Editor
P. Karthikeyan
Layout
R. Muthuganesan
Cover Design
Magesh

No part of this book may be reproduced or transmitted in any form without permission in writing from the author or publisher

நீங்கள் Smart Phone உபயோகிப்பவராக இருந்தால் QR Code Reader Application மூலம் இதை Scan செய்தால் நேரடியாக எமது இணையதளத்திற்கு சென்று மேலும் எங்கள் வெளியீடுகள் பற்றிய விவரங்களைப் பெறலாம்.

A1 ISBN : 978-81-951459-3-5

Title:
Unavu Sariththiram - 3
Author:
Mugil
Address:
Sixthsense Publications
10/2(8/2) Police Quarters Road,
(Between Thiyagaraya Nagar Bus Stop & Police Station)
Thiyagaraya Nagar, Chennai - 17
Phone: 24342771, 29860070
Cell: 72000 50073

Sixthsense Publications
6 th sense_karthi
e-mail : sixthsensepub@yahoo.com
Website: sixthsensepublications.com

Edition:
First : February, 2022
Second : August, 2024

© **S. Kaleeswari**

E-mail : writermugil@gmail.com

writermugil

No part of this book may be reproduced or transmitted in any form without permission in writing from the author and publisher

Pages : 328
Price : Rs. 499

தலைப்பு
உணவு சரித்திரம் – 3
நூலாசிரியர்
முகில்

முதற்பதிப்பு : **பிப்ரவரி, 2022**
இரண்டாம் பதிப்பு : **ஆகஸ்ட், 2024**
பக்கங்கள் : 328
விலை : ரூ. 499

உரிமை: © எஸ். காளீஸ்வரி

சிக்ஸ்த்சென்ஸ் பப்ளிகேஷன்ஸ்
10/2 (8/2) போலீஸ் குவார்ட்டர்ஸ் சாலை
(தியாகராயநகர் பேருந்து நிலையத்திற்கும் காவல் நிலையத்திற்கும் இடைப்பட்ட சாலை)
தியாகராயநகர், சென்னை – 600 017
தொலைபேசி : 24342771, 29860070
கைபேசி: 72000 50073
மின்னஞ்சல்: *sixthsensepub@yahoo.com*
Website: sixthsensepublications.com

இந்தப் புத்தகத்திலுள்ள எந்த ஒரு பகுதியையும் பதிப்பாளர் மற்றும் எழுத்தாளர் அனுமதியை எழுத்து மூலம் பெறாமல் பதிப்பிக்கக் கூடாது

அன்புக்குரிய வாசகர்களுக்கு

உணவு சரித்திரம் பாகம் 2 மற்றும் 3-க்கு இடைப்பட்ட காலம் என்பது அதிகம்தான். இருந்தாலும் இதற்காகக் காத்திருந்து இப்போது கையில் ஏந்தி வாசித்துக் கொண்டிருக்கும் ஒவ்வொருவருக்கும் நன்றி. இந்த இடைப்பட்ட காலத்தில் உணவு சரித்திர நூல்கள் ஆயிரக்கணக்கான வாசகர்களைச் சென்றடைந்திருக்கின்றன. இதற்கு சமூக வலைத்தளங்களில் எழுதப்படும் விமரிசனங்களே சாட்சி. தவிர, பல்வேறு சமூக ஊடகங்களில் உணவின் வரலாறு குறித்து பேச வரும் அழைப்புகளும் அதிகரித்திருக்கின்றன. மகிழ்ச்சி.

மூன்றாம் பாகத்தில் காலை எழுந்ததும் மூளை தேடும் காப்பியின் நீண்ட வரலாறு தொடங்கி, விருந்தின்

நிறைவாக ரசித்து உண்ணும் ஐஸ்கிரீமின் நிறைவடையா வரலாறு வரை எழுதியிருக்கிறேன். உள்ளிருக்கும் கிராம்பு, சாதிக்காய் குறித்த அத்தியாயம் மட்டும் பல மாதங்கள் உழைப்பைக் கோரியது. அதனை சுமார் நானூறு கால காலனியாதிக்கச் சரித்திரத்தைச் சுண்ட வைத்துப் பரிமாறிய கசாயம் எனலாம். தவிர, ஒவ்வோர் அத்தியாயத்துக்குள்ளுமே நவரசங்களும் கலந்தே இருக்கின்றன. நிச்சயம் மூன்றாம் பாகமும் உங்களைத் திருப்திப்படுத்தும் என்று நம்புகிறேன்.

போர் அடிக்கும் களத்திலும், போராட்டங்களின் களத்திலும் நின்று நெஞ்சை நிமிர்த்தி நிற்கும் இந்தியாவின் விவசாயிகளுக்கு இந்தப் பாகத்தைச் சமர்ப்பிக்கிறேன்.

அன்புடன்,
முகில்
facebook : writermugil
writermugil@gmail.com

22.02.2022
சென்னை.

பதிப்புரை

உணவு சரித்திரம் என்பது ஓர் உணவு எங்கே, யாரால், எவ்விதம் உருவாக்கப்பட்டது என்ற சரித்திரம் மட்டுமல்ல. ஒவ்வோர் உணவுக்குப் பின்பும் சரித்திரம் என்பதைத் தாண்டி நாகரிகம், கலாசாரம், பண்பாடு, மதம், அரசியல், வணிகம், அறிவியல், மருத்துவம் என்று பல்வேறு விஷயங்கள் அடங்கியிருக்கின்றன.

உணவுக்காக நடந்த போர்கள் உண்டு. உணவால் எழுந்த புரட்சிகள் உண்டு. உணவால் நிகழ்ந்த சமுதாய மாற்றங்கள் உண்டு. உணவு என்பது பசி போக்குவது மட்டுமல்ல. அதையும் தாண்டிய உணர்வு. உழவின்றி அமையாது உணவு. உணவின்றி அமையாது உலகு. உணவைச் சுற்றித்தான் உலகமே இயங்குகிறது என்பதே உண்மை. அந்த உணவின் சரித்திரத்தைப் பதிவு செய்வது என்பது மிகப்பெரிய முயற்சி.

அந்த மாபெரும் பணியினை எழுத்தாளர் முகில் கையில் எடுத்துள்ளார். நாங்கள் தோள் கொடுக்கிறோம். எங்கள் சிக்ஸ்த்சென்ஸ் பதிப்பகத்தின் மூலமாக உணவு சரித்திரம் முதல் பாகம் வெளியானபோது, விமரிசன ரீதியாக பலத்த வரவேற்பைப் பெற்றது. தமிழில் இப்படி ஒரு புத்தக வரிசை சாத்தியமாகியிருப்பது மிகவும் நல்ல முயற்சி என்று பலரும் பாராட்டினார்கள். வாசகர்கள் அதிகம் விரும்பி வாங்கிச் செல்லும் புத்தகங்களாக உணவு சரித்திரம் பாகங்கள் இருக்கின்றன.

அதே உற்சாகத்துடன், அதே சுவாரசியத்துடன் உணவு சரித்திரம் பாகம் மூன்றை முகில் இப்போது தந்திருக்கிறார். இன்னும் சில பாகங்கள் வருங்காலத்தில் வரும் என்றும் சொல்லியிருக்கிறார். எத்தனை பாகங்கள் என்றாலும் அத்தனையையும் எங்கள் சிக்ஸ்த்சென்ஸ் பப்ளிகேஷன்ஸ் வழியாகக் கொண்டு வருவதில் பெருமிதம் கொள்கிறோம். உணவு சரித்திரம் அத்தனை பாகங்களும் வெளிவந்த பிறகு, அது நிச்சயம் தமிழ் நூல்களின் சரித்திரத்தில் மாபெரும் பொக்கிஷமாக இருக்கும் என்பதில் சந்தேகமே இல்லை.

- பதிப்பாளர்

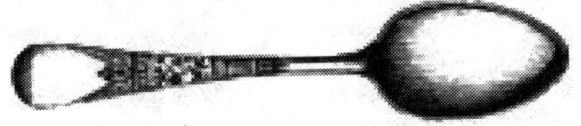

மெனு

காப்பி	...	09
பிரியாணி	...	53
முருங்கை	...	63
மாதுளை	...	83
நிலக்கடலை	...	95
வரகு	...	119
கிராம்பு - சாதிக்காய்	...	129
சௌசௌ	...	169
பணியாரம்	...	197
தர்பூசணி - கிர்ணி	...	211
மூங்கில்	...	235
ஐஸ்கிரீம்	...	247

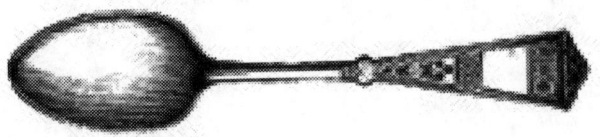

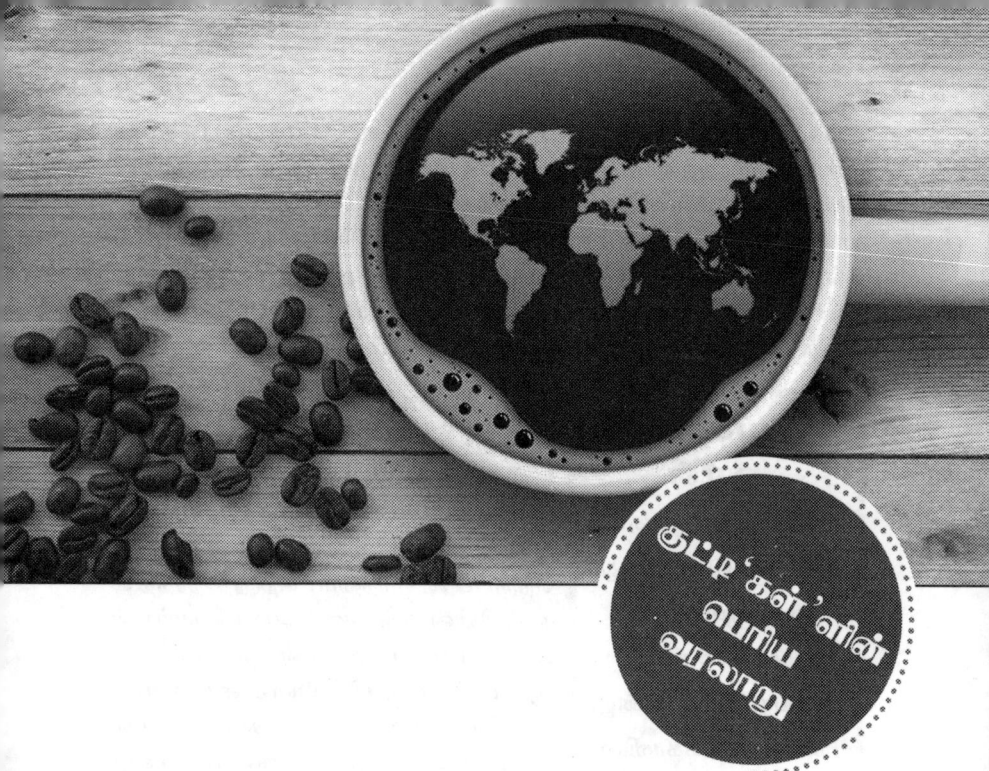

குட்டி 'கள்'ளின் பெரிய வரலாறு

காபி

அன்றைக்கு வழக்கத்தைவிட ஆடுகள் உற்சாகமாக இருந்தன. வீட்டுக்குத் திரும்பும் வேளையிலும் துள்ளிக்குதித்தபடியே வந்தன. அந்தத் துள்ளல் ஆடுகளின் நடனம் போலவே இருந்தது. இரவில் பல ஆடுகள் தூங்கவே இல்லை. 'ம்ம்ம்மே!' என்று உற்சாகமாகக் கத்தியபடியே இருந்தன. ஆடுகளின் சொந்தக்காரரான கல்டிக்கு ஒன்றுமே புரியவில்லை. அடுத்த நாள் ஆடுகளை மேயவிடும்போது அவை குறிப்பிட்ட ஒரு தாவரத்தில் காணப்பட்ட சிவப்பு நிற பெர்ரி பழங்களை விரும்பி உண்பதைக் கண்டார். அந்தப் பழங்களே ஆடுகளின் அதீத உற்சாகத்துக்குக் காரணம் என்று புரிந்துகொண்டார்.

கல்டி, அந்த பெர்ரி பழங்களைத் தனக்குத் தெரிந்த துறவி ஒருவரிடம் கொடுத்தார். விஷயத்தைச் சொன்னார். துறவியும் பழங்களைச் சுவைத்தார். அன்றைக்கு இரவு முழுக்க உறக்கமே இல்லாமல்

உற்சாகமாகக் கடவுளைப் பிரார்த்தனை செய்ய முடிந்ததை உணர்ந்தார். அந்தத் துறவி மூலமாக மற்ற துறவிகளும் அந்த பெர்ரி பழங்களின் அருமையை உணர்ந்து கொண்டனர். அவை காப்பி தாவரத்தின் பழங்கள். கி.பி.700 சமயத்தில் எத்தியோப்பியாவில் கல்டி என்பவரது ஆடுகள் மூலம் காப்பிப் பழங்கள் மனிதர்களால் கண்டு கொள்ளப்பட்டதாக ஒரு கதை சொல்லப்படுவதுண்டு. இதே கதையின் சற்றே மாறுபட்ட வடிவமும் உண்டு.

காப்பிக்கும் ஓயின் போன்று மயக்கும் தன்மை இருக்கிறது. அது இஸ்லாமிய மதத்தில் தடை செய்யப்பட்ட ஒன்று என்று மெக்காவில் அப்போது சர்ச்சை கிளம்பியது. விளைவாக, காப்பிக்கடைகள் மூடப்பட்டன.

கல்டி கொடுத்த பெர்ரி பழங்களை உண்டு பார்த்த துறவி, அவற்றின் உற்சாகமூட்டும் தன்மை கண்டு பயந்தார். 'சீச்சீ... இந்த பழங்களை உண்பது பாவம்' என்று அவற்றை நெருப்பில் எரிந்தார். சிறிது நேரத்தில் காப்பியின் நறுமணம் அந்தக் காற்றில் பரவியது. பழங்கள் நெருப்பின் சூட்டில் காப்பிக்கொட்டைகளாக மாறியிருந்தன. உலகின் முதல் காப்பிக்கொட்டை உருவான கதை இதுதான் என்றும் சொல்லப்படுவதுண்டு. காப்பிப்பழத்தையோ, செடியையோ உண்ணும் பழக்கம் முன்பே ஆரம்பித்திருந்தாலும், காப்பியைப் பானமாக மாற்றிப் பருகும் பழக்கமானது பதின்மூன்றாம் நூற்றாண்டில்தான் உருவானது.

மொரோக்கோவில் பதின்மூன்றாம் நூற்றாண்டில் வாழந்த சூஃபி ஞானியான அபுல் ஹஸன் அஸ்-ஸஹத்திலி என்பவர், எத்தியோப்பியாவுக்குச் சென்றார். அங்கே வனப்பகுதி ஒன்றில் பறவைகள் காப்பிச் செடியின் சிவப்பு பெர்ரி பழங்களை விரும்பி உண்பதையும், சுறுசுறுப்பாக இயங்குவதையும் கவனித்தார். தானும் அந்தப் பழங்களை உண்டு பார்த்தார். உடலெங்கும் உற்சாகத்தை உணர்ந்த அந்த சூஃபிதான் காப்பிப்பழத்தை காப்பி பானமாக உருவாக்கினார் என்று ஒரு கதை உண்டு. ஆதாரம் கிடையாது.

மேற்சொன்ன சூஃபி ஞானியின் சீடராக வந்தவர் ஓமர். இவர், ஏமனின் மோக்கா (Mocha) என்ற ஊரில் வசித்து வந்தார். தனது பிரார்த்தனைகளின் மூலம் நோய்களைக் குணமாக்கும் வல்லமை அவருக்கு இருந்தது. ஓர் அசாரணமான அரசியல் சூழலில் ஓமர், மோக்காவிலிருந்து வெளியேற்றப்பட்டார் (கி.பி.1258 ஆக இருக்கலாம்). அவுஸப் (இன்றைய ஓமனின் Wusab) என்ற மலைப்பகுதியில் ஒரு குகையில் தங்கி வாழ ஆரம்பித்தார். எந்த உணவும் கிடைக்கவில்லை. பசி. அங்கே முளைத்துக் கிடந்த காப்பிப்பழங்களைக் கண்டார். பறித்துச் சுவைத்தார். கசப்புச் சுவை தூக்கலாகத் தெரிந்தது. அந்தப் பழங்களைச் சுட்டுச் சாப்பிட்டால் கசப்புச்சுவை குறையும் என்று நினைத்து நெருப்பில் நன்றாக வாட்டினார். அவை கடினமான கொட்டைகளாக மாறின. என்ன செய்யலாம் என்று யோசித்த ஓமர், அந்தக் கடினத்தன்மையைப் போக்குவதற்காக, அவற்றைச் சூடான நீரில் போட்டுக் கொதிக்க வைத்தார். சிறிது நேரத்தில் நல்ல நறுமணம் பரவியது. நீரின் நிறமும் காப்பி வண்ணத்தில் மாறியிருந்தது. ஓமர், அந்த நீரைச் சுவைத்தார். அற்புதமாக இருந்தது. பசி குறைந்தது. உற்சாகம் பெருகியது. ஓமர் கண்டறிந்த பானத்தை, சகல நோய்களையும் தீர்க்கும் சக்தி கொண்ட 'அற்புதப் பானமாக' மோக்கா மக்கள் கொண்டாட ஆரம்பித்தனர். மீண்டும் அவரை மோக்காவுக்கு அழைத்துக் கொண்டனர்.

அரேபிய அறிஞரான Abd-Al-Kadir என்பவர், கி.பி.1587-ல் எழுதிய கையெழுத்திப் பிரதியில் ஓமர் காப்பி பானம் கண்டறிந்த சம்பவம் விவரிக்கப்பட்டிருக்கிறது. காப்பி பானம் தயாரிக்கப்பட்டது குறித்த முதல் வரலாற்றுக் குறிப்பு இதுவே. காப்பித் தாவரத்தின் தாயகம் எத்தியோப்பியா. அந்தத் தேசத்தின் பழங்குடியினரான ஒரோமோ மக்கள்தாம், முதன்முதலில் காப்பிப் பழங்களையும், அதன் இலைகளையும் உணவாகப் பயன்படுத்தியவர்கள். அவற்றுக்குப் புத்துணர்ச்சி கொடுக்கும் தன்மை இருக்கிறதெனக் கண்டறிந்தவர்கள். காப்பிக்கொட்டையையும் நெய்யையும் கலந்து கட்டிகளாக்கி வைத்துக் கொண்டார்கள். போர்களுக்கோ, வேட்டைகளுக்கோ செல்லும்போது உடனடி சக்தி தரும் இந்தக் கட்டிகளை உண்டார்கள். இப்போதும் கிழக்கு ஆப்பிரிக்கப் பகுதி மக்கள், இதுபோன்ற காப்பிக் கட்டிகளை, சக்தி தரும் மிட்டாய்களாகக் கொறித்துக் கொண்டிருக்கின்றனர். எத்தியோப்பியாவில் ஒரு பழமொழி உண்டு. Buna dabo naw. இதன் பொருள், காப்பி எங்கள் உணவு!

Coffee என்ற சொல்லுக்கான வேர்ச்சொல்லின் வரலாற்றைப் பார்ப்போம். எத்தியோப்பியர்கள் அவர்கள் பேசும் அம்ஹாரா மொழியில் Buna என்றே காப்பிச் செடியை அழைத்தனர். அது அரேபிய மொழியில் Gahhwat al-bun என்றழைக்கப்பட்டது. அதுவே காலப்போக்கில் சுருக்கமாக Gahwa, Kahway, Qahwa ஆகிய பல்வேறு வார்த்தைகளால் அழைக்கப்படலானது. துருக்கியர்களின் வாயில் நுழைந்து Kahveh ஆனது. ஐரோப்பிய பானமாக மாறிய போது டச்சுக்காரர்களின் நாவில் Koffie ஆகவும், இத்தாலியர்களின் வாயில் Caffe ஆகவும், பிரெஞ்சுக்காரர்களின் உச்சரிப்பில் Café என்றும், பின்பு ஆங்கிலேயர்களின் எழுத்தில் Coffee என்றும் நிலைபெற்றது. தமிழர்களின் வாய்க்குள் சற்றே அழுத்தமாகப் புகுந்து புறப்பட்டு 'காப்பி' அவதாரம் எடுத்தது. இலங்கைத் தமிழர்கள் கோப்பி என்றார்கள். குளம்பி என்ற தமிழ்ச்சொல்லைக் கேட்பது அரிது. 'கொட்டை வடிநீர்' நகைப்புக்குரியதாக மட்டும் பயன்படுத்தப்படுகிறது.

காப்பி, பொதுவாக மலைப்பிரதேசத்துப் பயிர். Coffea என்ற பேரினத்தைச் சார்ந்த புதர்ச்செடி வகை. ஆனால், சுமார் 5 மீட்டர் வரை வளரக்கூடியது. Rubiaceae என்ற தாவரக் குடும்பத்தைச் சார்ந்தது. Coffea Canephora, Coffea Arabica ஆகிய இந்த இரண்டு சிற்றினங்களுமே உலக அளவில் வணிக ரீதியாக அதிகம் விளைவிக்கப்படுகின்றன. Coffea liberica, Coffea stenophylla, Coffea mauritiana, Coffea racemosa ஆகியன குறைந்த அளவில் பயிரிட்டப்படும் பிற ரகங்கள். பூமத்திய ரேகைக்கு 20 டிகிரி வடக்கும் தெற்கும் அமைந்த பிரதேசங்களே காப்பி விளைய ஏற்றவை.

பதப்படுத்தப்படாத கொட்டைகள் விதைக்கப்பட்டு காப்பிப் பயிராக வளர்க்கப்படுகின்றன. இது பொதுவாக 3 அல்லது 4 ஆண்டுகளில் காய்க்கத் தொடங்கிவிடும். பொதுவாக காப்பிப் பழங்களுக்குள் இரண்டு விதைகள் இருக்கும். சில பழங்கள் மட்டும் ஒரே ஒரு விதையுடன் இருக்கும். அவை Peaberry என்றழைக்கப்படுகின்றன. காப்பிச் செடியில் காய்க்கும் பழம், கடையில் விற்பனைக்கு வரும் வறுத்த காப்பிக்கொட்டையாக மாற்றப்படுவது என்பது நீண்ட, நெடிய செயல்முறை. காப்பியின் சதைப்பற்றுள்ள, முற்றிய கனியைத் தேர்ந்தெடுத்துப் பறிப்பது என்பதே ஒரு கலை. கையால் பறிக்கப்பட்டால் மவுசு அதிகம். கருவிகளாலும் பறிக்கப்படுகின்றன. அந்தக் காப்பிப் பழங்களை

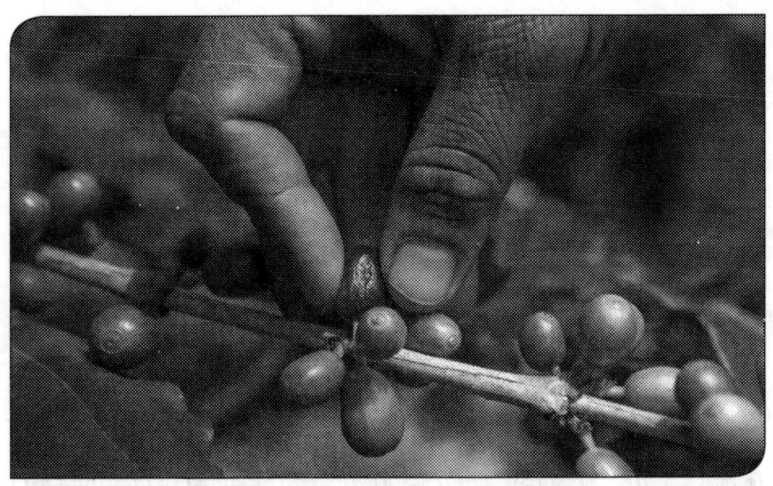

உலர்ந்த முறையில் (இதுவே பாரம்பரிய முறை) சூரிய ஒளியில் காய வைக்கிறார்கள். ஈர முறை என்பதில் காப்பிப் பழங்களின் சதைப்பகுதிகள் எந்திரங்கள் மூலம் நீக்கப்படுகின்றன. மிஞ்சியிருக்கும் விதையின் மேலே மெல்லிய பசைபோல ஒரு படலம் (Mucilage layer) இருக்கும். அதை ஊற வைத்து, புளிக்கச் செய்து, தூய்மையான நீரில் பலமுறை அலசி அகற்றுகிறார்கள். பின்பு காய வைக்கப்பட்ட காப்பிக் கொட்டைகள் கிடைக்கின்றன. அவை வறுக்கப்பட்டு விற்பனைக்கு அனுப்பப்படுகின்றன.

காப்பிக் கொட்டையை வறுக்கும் அளவைப் பொருத்து (மிதமாக, நடுத்தரமாக, நன்றாக) காப்பி பானத்தின் சுவை மாறுபடும். பதினைந்தாம் நூற்றாண்டில் ஒட்டமான் ராஜ்ஜியத்தில் நீண்ட கைப்பிடி கொண்ட சற்றே குழிவான உலோகக் கரண்டியில் காப்பிக் கொட்டைகளை (சுமார் 50 கொட்டைகள் வரையே தாங்கும்) போட்டு நெருப்பில் வறுத்து காப்பி தயாரித்திருக்கிறார்கள். கி.பி.1650 சமயத்தில் எகிப்தின் கெய்ரோவில் உருளை வடிவிலான காப்பி வறுகலன்கள் புழக்கத்துக்கு வந்திருக்கின்றன. எப்போது ஐரோப்பியர்கள் காப்பிச் சுவைக்கு அடிமையானார்களோ, அப்போதிருந்தே இத்தாலியர்களும் டச்சுக்காரர்களும் பிரெஞ்சுக்காரர்களும் அல்லும் பகலும் உழைத்து விதவிதமாக காப்பி வறுகலன்களை உருவாக்கத் தொடங்கிவிட்டார்கள். பத்தொன்பதாம் நூற்றாண்டில் அமெரிக்காவிலும், ஐரோப்பிய நாடுகள் பலவற்றிலும் விதவிதமான காப்பி வறுகலன்களுக்கான காப்புரிமைகள்

பதியப்பட்டன. 1903-ம் ஆண்டில் அமெரிக்காவிலும், 1906-ம் ஆண்டில் ஜெர்மனியிலும் முதல் எலெக்ட்ரிக் காப்பி ரோஸ்டர்களுக்கான காப்புரிமைகள் வாங்கப்பட்டன.

காப்பிக்கொட்டையானது வறுபடும்போது தனது ஈரப்பதத்தை இழப்பதால் எடை குறைகிறது. அதேசமயம் அடர்த்தி கொண்டதாக மாறுகிறது. இந்த அடர்த்திதான் காப்பியின் வலிமை மற்றும் தரத்தில் முக்கிய பங்காற்றுகிறது.

ஏமனும் காப்பியும்

எத்தியோப்பியாவுக்கு வந்து சென்ற அரேபிய வணிகர்கள் மூலமாக காப்பி ஏமனுக்கும், பிற அரபு நாடுகளுக்கும் பரவியது. எத்தியோப்பியா காப்பியின் தாயகமாக வேண்டுமானால் இருக்கலாம். ஆனால், காப்பியை முதன்முதலாகப் பானமாக்கிப் பருகியவர்கள் எங்கள் தேசத்தவர்களே என்று ஏமன் மக்கள் உரிமை கொண்டாடுகிறார்கள். சூஃபிக்களே சுவையான காப்பி பானம் தயாரிப்பதில் முன்னோடியாக இருந்தவர்கள் என்று Coffee and Coffeehouses : The Origins of a Social Beverage in the Medieval Near East என்ற புத்தகத்தில் வரலாற்றாசியர் Ralph S. Hattox குறிப்பிடுகிறார். சூஃபிக்களின் ஒன்று கூடலில் காப்பி விரும்பி அருந்தப்படும் பிரதான பானமாக இருந்திருக்கிறது. கடவுளை அடையும் உன்னத நிலை நோக்கிச் சிந்திப்பதற்கு காப்பியின் சுவை தூண்டுகோலாக இருப்பதாக சூஃபிக்கள் நம்பினார்கள். அவர்கள் இரவெல்லாம் காப்பி அருந்தி, தம் நீண்ட அங்கி, 360 டிகிரியிலும் சுழலச் சுழல நடனம் ஆடி, கவிதை பாடிக் களித்தார்கள். சூஃபிக்களின் பயணங்கள் வழியாகத்தான் காப்பி பிற இடங்களுக்கும் பரவியது. இதை காப்பிப் பரவலில் முதல் அலை எனலாம்.

காப்பியை விரும்பிப் பயிரிட்ட ஏமன் மக்கள், காப்பிக்கொட்டை கொண்டு தயாரித்த பானத்தை Qahwa என்றழைத்தார்கள். மோக்காவில் விளைந்த காப்பிக்கு தனி மவுசு இருந்தது. பதினைந்தாம் நூற்றாண்டிலிருந்து, பதினேழாம் நூற்றாண்டு வரை மோக்காவில் காப்பி வணிகம் சிறப்பாக நடைபெற்றது. செங்கடலுக்குள் நுழையும் கப்பல்களெல்லாம் மோக்கா காப்பிக் கொட்டைகளுக்காகவே அந்த நகரத்தின் துறைமுகத்துக்கு வந்து சென்றதாகக் குறிப்புகள் உண்டு.

பதினொன்றாம் நூற்றாண்டில் பாரசீகத்தில் வாழ்ந்த மருத்துவரும், பல்துறை அறிஞருமான அவிசென்னா புகாரா என்பவர்,

காப்பியின் மருத்துவப் பயன்கள் குறித்து எழுதி வைத்திருக்கிறார். காப்பி குறித்த பழைமையான வரலாற்றுப் பதிவு மற்றும் மருத்துவக் குறிப்பாக இதைச் சொல்லலாம்.

உலகின் முதல் காப்பிக்கடைகள் மெக்காவில்தான் தோன்றின. அவை Kaveh Kanes என்றழைக்கப்பட்டன. காப்பிக்கான அரேபியச் சொல் Kahwah. அதிலிருந்தே காப்பிக் கடைகளுக்கான இந்தப் பெயர் உருவானது. ஆரம்பத்தில் மதக்கூட்டங்களை நடத்துவற்காக காப்பிக்கடைகள் உருவாக்கப்பட்டன. பின்னர், அந்த இடங்களை இஸ்லாமியர்கள் ஒன்றுகூடி அரட்டை அடிப்பதற்கும், பாடியும் ஆடியும் களிப்பதற்கும் பயன்படுத்திக் கொண்டனர். Kahwah என்ற சொல்லுக்கு ஒயின் என்ற பொருளும் உண்டு. இப்போதும் இதை Wine of Arabia என்றழைக்கிறார்கள். காப்பிக்கும் ஒயின் போன்று மயக்கும் தன்மை இருக்கிறது. அது இஸ்லாமிய மதத்தில் தடை செய்யப்பட்ட ஒன்று என்று மெக்காவில் அப்போது சர்ச்சை கிளம்பியது. விளைவாக, காப்பிக்கடைகள் மூடப்பட்டன.

அங்கே வாழ்ந்த ஹக்கிமானி சகோதரர்கள் காப்பிக்கு எதிராகக் குரல் கொடுத்தனர். பல நோய்களுக்கு காப்பியே மருந்தெனக் கருதி பலரும் அதைக்குடித்துவந்ததால், அந்தச் சகோதரர்களின் மருத்துவத் தொழில் பாதிப்படைந்திருந்தது. ஆனால், மெக்காவின் மத நீதிபதி காப்பிக்கு ஆதரவாக இருந்தார். எனவே சர்ச்சை ஆறிப்போனது. மீண்டும் மெக்காவில் காப்பி கொதிக்க ஆரம்பித்தது.

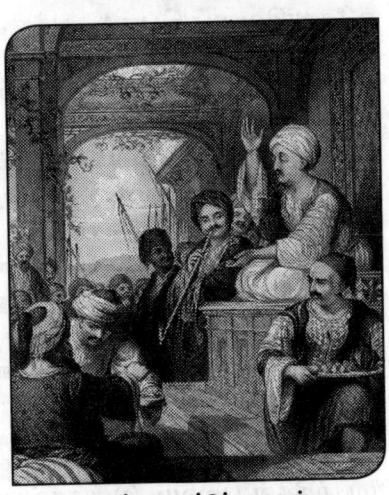

மெக்கா காப்பிக்கடைகள்

துருக்கியும் காப்பியும்

கி.பி.1540-ம் ஆண்டில் ஏமனின் ஒட்டமான் ராஜ்ஜிய கவர்னராக இருந்தவர் ஓஸ்தெமிர் பாஷா. அவருக்கு அப்போது காப்பியின் சுவை அறிமுகமானது. அந்த அதி உன்னத சுவைக்கு அவரது நாக்கு அடிமையாகிப் போனது. காப்பிக் கொட்டைகளை எடுத்துக் கொண்டு இஸ்தான்புல்லுக்குச் சென்றார் ஓஸ்தெமிர்.

சுடச்சுட காப்பி பானம் தயாரித்து அப்போதைய ஒட்டமான் ராஜ்ஜியத்தின் பேரரசரான முதலாம் சுலைமானுக்குக் கொடுத்தார். முதலாம் சுலைமானும் முதல் மிடறு காப்பியை உறிஞ்சிய உடனேயே, பிரமாதம் போங்கள்! என்று அந்தச் சுவைக்கும் உற்சாகத்துக்கும் அடிமையானார். அவரது பேகத்துக்கும் காப்பி பிடித்துவிட, யாரங்கே! காப்பி தயாரிக்கத் தனிக்குழுவை அமையுங்கள். இந்தப் பானத்துக்கு மேலும் எப்படிச் சுவை கூட்டலாம் என்று ஆராய்ச்சி செய்யுங்கள் என்றெல்லாம் உற்சாகமாகக் கூவினார் சுலைமான்.

இஸ்தான்புல்லுக்குள் காப்பி தனது வலது காலை எடுத்து வைத்த மேற்படிச் சம்பவத்துக்கு மாற்றுச் சம்பவமும் உண்டு. அரேபிய வணிகர்கள் இருவர், இஸ்தான்புல்லுக்கு வந்து, அனுமதி வாங்கி சிறிய காப்பிக் கடை ஒன்று போட்டார்கள். கி.பி.1554-ம் ஆண்டில் ஆரம்பிக்கப்பட்ட அந்தக் கடையின் பெயர் Kivan Han. நர்கீலா (ஹுக்கா) புகைத்தபடியே காப்பியை உறிஞ்சும் பழக்கம் துருக்கியர்களுக்கு ஒட்டிக் கொண்டது. கடையின் வியாபாரம் ஓஹோவெனப் பெருக, அந்த அரபு வணிகர்கள் ராஜ்ஜியத்தின் பல பகுதிகளிலும் Kivan Han காப்பிக் கடைகளைத் தொடங்கினர். என்னதான் இருக்கிறது இந்தக் காப்பியில் என்று அதைச் சுவைத்துப் பார்த்த சுல்தானும் உடனடியாக அதற்கு அடிமை யானார். இஸ்தான்புல் அரண்மனையில் எல்லா நேரமும் காப்பி கொதிக்க வேண்டும் என்று கட்டளையிட்டார். Kahvecibasi என்ற தலைமைக் காப்பித் தயாரிப்பாளர் பதவி ஒன்று உருவாக்கப்பட்டது. சுல்தானை நினைத்த நேரத்தில் எல்லாம் நெருங்கிய Kahvecibasi, காப்பியை ஊற்றி ஊற்றிக் கொடுத்தே தேவையான அரசியல் ஆதாயத்தைத் தேடிக் கொண்டதாகவும் வரலாறு சொல்கிறது. ஆம், ஊற்றிக் கொடுக்கும் அரசியலும் பாரம்பரியமானதுதான்.

காப்பியைப் பல்சுவைப் பானமாக மாற்றிப் பருகும் சோதனை முயற்சிகள் பலவும் இஸ்தான்புல் அரண்மனையில்தான் முதன் முதலில் மேற்கொள்ளப்பட்டன. அன்றே அங்கே கிராம்பு, ஏலம், லவங்கம், சோம்பு போன்ற மசாலாக்கள் சேர்க்கப்பட்ட கமகம கார காப்பி மணமணத்தது. காப்பித் தயாரிப்புக்கென்றே செஸ்வ் (Cezve) என்ற பிரத்யேகக் குடுவையையும் துருக்கியர்கள் உருவாக்கினார்கள். நீளமான கைப்பிடியும், சிறிய வாய்ப்பகுதியும் கொண்ட இந்தக் குடுவைகள், அரண்மனைகளில் தங்கத்திலும் வெள்ளியிலும் ஜொலித்தன. காப்பிக் கடைகளில் பிற

உலோகங்களில் செய்யப்பட்ட செஸ்வ் குடுவைகள் பயன்படுத்தப்பட்டன.

பதினாறாம் நூற்றாண்டின் இறுதியில் ஒட்டமான் காப்பிப் பிரியர்களுக்கு கஷ்ட காலம் ஆரம்பமானது. அப்போது புதிய சுல்தானாக அரியணை ஏறிய மூன்றாம் மெஹ்மத், ராஜ்ஜியத்திலுள்ள காப்பிக் கடைகள் அனைத்தையும் மூடச் சொல்லி உத்தரவிட்டார். முதல் நாள் முதல் கையெழுத்தா என்று தெரியவில்லை. தடைக்கான காரணமாக சுல்தான் சொன்ன காரணம், 'காப்பித் தயாரிப்பும் மதுபானத் தயாரிப்பும் எனக்கு ஒரே போலத்தான் தெரிகிறது. ஆகவே...'

அதற்கடுத்து வந்த சுல்தான்களின் காலத்தில் காப்பிக் கடைகள் மீண்டும் புகைபுகைத்தன. கமகமத்தன. கி.பி.1623-ம் ஆண்டில் சுல்தானாகப் பதவியேற்றார் நான்காம் முராட். ஒருநாள், தலைமை மந்திரியான மெஹ்மூத் பாஷா காப்பிக் கடை ஒன்றுக்குச் சென்றார். ஏகப்பட்ட கூட்டம். ஓரமாக உட்கார்ந்து நர்கீலாவைப் புகைத்த படியே காப்பி பருகினார். அங்கிருப்பவர்கள் என்ன பேசிக் கொள்கிறார்கள் என்று காதுகளைத் தீட்டினார். சுல்தானை விரும்பாத எதிரிகள் கூடும் கூடாரமாக அந்தக் காப்பிக் கடை இருப்பது தெரிய வந்தது. இதை இப்படியே விட்டால் ஏடாகூடம் ஆகிவிடும் என்பதால் விஷயத்தை நான்காம் முராட்டின் காதுகளில் போட்டார். சுல்தான், ராஜ்ஜியத்திலிருக்கும் காப்பிக் கடைகள் ஒவ்வொன்றுக்கும் பூட்டுப் போட்டார். என் ராஜ்ஜியத்தில் யாராவது ரகசியமாகக் காப்பி குடித்து முதல் தடவை மாட்டினால் கசையடி வழங்கப்படும். இரண்டாவது தடவையும் மாட்டினால் அவர்களைக் கோணியில் கட்டி கடலில் எறிந்துவிடுவேன் என்று கர்ஜித்தார். காப்பிக் கடைகளுக்கு

நில உரிமையாளர்கள் கையெடுத்துக் கும்பிட்டு நிலத்தை ஒப்படைக்கும் வரை துரைமார்களின் **கீழ்த்தரமான செயல்கள்** தொடர்ந்தன. அதற்குத் துணையாக இருந்தது உள்ளூர் ஓநாய்கள்தாம் என்பதைத் தனியாகச் சொல்லத் தேவையில்லை.

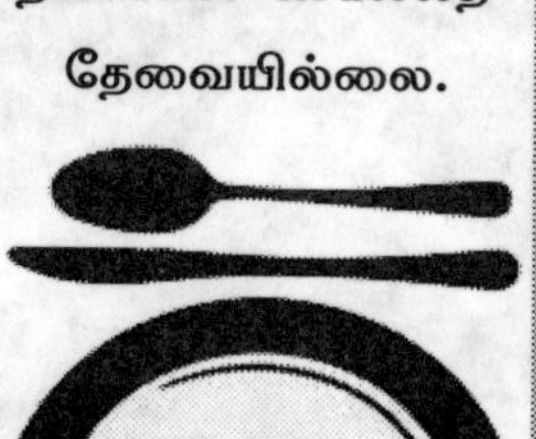

மட்டுமன்றி, வீட்டுக் காப்பிக்கும் தடை விதிக்கப்பட்டது. ராஜ்ஜியத்தில் பதுக்கி வைக்கப்பட்ட காப்பிக் கொட்டைகள் அனைத்துமே பறிமுதல் செய்யப்பட்டன. பொஸ்போரஸ் ஜலசந்தி அந்தக் காப்பிக் கொட்டைகளைச் சுவைத்து விழுங்கியது.

அதற்குப் பின்பு வந்த சுல்தான்களும் காப்பித் தடையை வழிமொழிந்தனர். கி.பி.1687-ம் ஆண்டில் ஆட்சிக்கு வந்த சுல்தான் இரண்டாம் சுலைமான், கஜானா சோம்பிக் கிடப்பதைக் கண்டு கவலையுற்றார். இன்றைக்கு இங்கே டாஸ்மாக் போல, அன்றைக்கு அங்கே காப்பிக் கடைகள். வருமானத்துக்காக அவை ராஜ்ஜியமெங்கும் மீண்டும் திறக்கப்பட்டன.

பத்தொன்பதாம் நூற்றாண்டை துருக்கியில் காப்பிக் கடைகளின் பொற்காலம் என்றழைக்கலாம். ஒட்டமான் ராஜ்ஜியத்தின் முப்பத்தியிரண்டாவது சுல்தான் அப்துல் அஸிஸும், முப்பத்தியெட்டாவது சுல்தான் இரண்டாம் அப்துல் ஹமீதும் காப்பி உபாசகர்களாக இருந்தனர். ஒட்டமான் ராஜ்ஜியத்தின் மூலை முடுக்குகளெங்கும் காப்பிக் கடைகள் பல்கிப் பெருகின. டீக்கடையையும் தினத்தந்தியையும் இங்கே எப்படிப் பிரிக்க முடியாதோ, அதேபோல அங்கே காப்பிக் கடைகளில் செய்தித்தாள்கள் இரண்டறக் கலந்தன. கற்றறிந்தவர்கள், பாமரத் துருக்கியர்களுக்கு செய்தி வாசித்துச் சொன்னார்கள். ஆண்கள் அரசியல் பேசினார்கள். பெண்கள் காப்பிக் கடையில் சந்தித்து ஊர்க்கதைகள் பேசியபடியே காப்பியை உறிஞ்சினார்கள்.

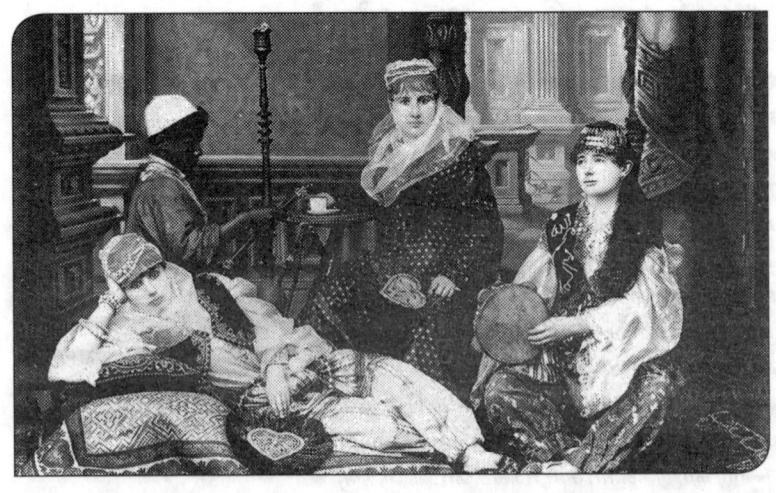

துருக்கியின் பாரம்பரிய Lokum இனிப்புகளையும் சுவைத்தார்கள். Karagöz பொம்மைகளின் அரசியல் அங்கத நாடகங்களும் காப்பிக் கடைகளில் அரங்கேறின. இப்படியாகக் காப்பிக் கடைகளின் வழியாக துருக்கியக் கலையும் கலாசாரமும் வளர்ந்தன.

இன்னொரு பக்கம் துருக்கியின் பொருளாதாரத்தை வளர்க்கும் முக்கியமான பொருளாகவும் காப்பி மாறியிருந்தது. பல்வேறு தேச வணிகர்களும் காப்பி வாங்க, விற்க இஸ்தான்புல்லுக்கு வந்து சென்றார்கள். பதினாறாம் நூற்றாண்டிலேயே இஸ்தான்புல் உலகின் மிகப்பெரிய காப்பிச் சந்தையாகத் திகழ்ந்தது.

இந்தியாவில் காப்பி

காப்பியை ஒரு பயிராக இந்தியாவுக்குக் கொண்டு வந்தவர் சூஃபி ஞானியான பாபா புடன். பதினாறாம் நூற்றாண்டில் மெக்காவுக்கு புனிதப் பயணம் மேற்கொண்ட பாபா, அங்கே காப்பியின் சுவையில் கிறங்கினார். திரும்பும்போது காப்பிக்கொட்டைகளை அள்ளிக் கொண்டு வர ஆசை. ஆனால், அரேபியர்கள் தங்கள் வணிகத்தில் கறாரானவர்கள். வறுத்த காப்பி கொட்டைகளை மட்டுமே வணிகத்துக்காக வெளியே அனுப்பிக் கொண்டிருந்தார்கள். வேறெங்கும் காப்பி விளைய ஆரம்பித்துவிட்டால் ஏமனின் வணிகம் படுத்துவிடுமல்லவா. பாபா, ஏழு காப்பி பழங்களை தனது நீண்ட, அடர்ந்த தாடிக்குள் மறைத்து வைத்துக் கொண்டார். (இஸ்லாமியர்கள் விரும்பும் எண் 7 என்பதால் அந்த எண்ணிக்கை.) பத்திரமாக இந்தியா வந்தடைந்தார். அதுவும் 6000 கிலோ மீட்டருக்கும் மேல் பயணம். தன் சொந்தப் பிரதேசமான சிக்மகளூரின் சந்திரகிரி மலைப்பகுதியில் அந்த காப்பிப் பழங்களை விதைத்தார். அவை முளைத்தன. காய்த்தன. பரவின. இந்தியாவின் முதல் காப்பித் தோட்டம் கர்நாடகாவில் உருவானது. இன்றைக்கும் அந்த மலைப்பகுதி பாபா புடன்கிரி என்ற பெயரிலேயே அழைக்கப்படுகிறது. இப்படியாக இந்தியாவுக்குள் காப்பி பயிர் வேரெடுத்து வைத்தது. பதினெட்டாம் நூற்றாண்டின் ஆரம்பம் வரை பாபா புடன்கிரி மலையே இந்தியாவில் அதிகம் காப்பி விளையும் பகுதியாக இருந்தது.

முகலாயப் பேரரசர் ஜஹாங்கீர் காலத்தில் (கி.பி.1616) இந்தியாவுக்கு வந்த ஆங்கிலேயப் பாதிரியாரான எட்வர்ட் டெர்ரி, தனது அனுபவங்களை A Voyage to East-India என்ற

புத்தகமாக எழுதியிருக்கிறார். அதில் கமகமத் தகவல் ஒன்று கிடைக்கிறது. 'இந்தியர்கள் பலரும் நறுமணமிக்க காப்பி என்ற பானத்தைப் பருகுகிறார்கள். கருப்புக் கொட்டைகளைக் கொதிக்க வைத்தால், தண்ணீரும் அதே நிறத்திற்கு மாறுகிறது. சுவையில் சற்றே வித்தியாசம் தெரிகிறது. இந்தப் பானம் செரிமானத்துக்கு உதவுகிறது. ரத்தத்தைச் சுத்திகரிக்கிறது. சுறுசுறுப்பையும் அளிக்கிறது.' இந்தியர்களின் காப்பி குடிக்கும் பழக்கம் குறித்த முதல் வரலாற்றுக் குறிப்பு இதுவே.

பதினெட்டாம் நூற்றாண்டின் இறுதிவரை இந்தியாவில் சிலர் தனியே காப்பி பயிர் செய்து, தங்கள் தேவைக்கு மட்டும் பயன்படுத்திக் கொண்டனர். மலபார் பகுதியில் டச்சுக்காரர்களும் சில காப்பித் தோட்டங்களை வைத்திருந்தார்கள். ஆனால், இந்தியாவில் வணிக ரீதியாக காப்பி பயிரிட ஆரம்பிக்கப்பட்டது பிரிட்டிஷாரின் ஆதிக்கத்தில்தான்.

J.H.Jolly என்ற பிரிட்டிஷ் அதிகாரி, மெட்ராஸின் Parry நிறுவனத்துக்காக வேலை பார்த்து வந்தார். சந்திரகிரி மலைப்பகுதியில் விளைந்த காப்பியைக் கண்டு அசந்து போனார். மைசூர் சமஸ்தானத்தின் மகாராஜாவிடம் விண்ணப்பம் வைத்து காபி பயிரிட அனுமதி வாங்கினார். 40 ஏக்கர் பரப்பளவில் பிரிட்டனின் பாரி & கோ நிறுவனத்துக்காக அங்கே காப்பி பயிர் செய்யப்பட்டது. மைசூர் மகாராஜா மூன்றாம் கிருஷ்ணராஜ உடையாருடன், பாரி நிறுவனம் போட்டுக் கொண்ட வணிக ஒப்பந்தம் என்னவெனில், '1823 முதல் பத்தாண்டுகளுக்கு ரூ.4270 கொடுத்து காப்பி பயிரிட்டுக் கொள்ளலாம். விளைச்சலிலும் மகாராஜாவுக்கு பங்கு உண்டு.' பத்து ஆண்டுகள் கழித்து ஒப்பந்தம் புதுப்பிக்கப்படும்போது அந்தத் தொகை ஆண்டுக்கு ரூ.7472 என்று உயர்த்தப்பட்டது. அந்த அளவுக்கு காப்பியின் விளைச்சலும் அங்கே அதிகமாகியிருந்தது. 1830-ல் தாமஸ் கேனான் என்ற பிரிட்டிஷ்காரர் சிக்மகளூர் பகுதியில் உருவாக்கிய Mylemoney எஸ்டேட்தான் இந்தியாவின் பழைமையான காப்பி எஸ்டேட்டாக இப்போதும் நிலைத்திருக்கிறது.

1843-ல் கிழக்கிந்திய கம்பெனியின் அதிகாரத்திலிருந்த பிரிட்டிஷ் இந்தியாவில் Indian Slavery Act, 1843 அமல்படுத்தப்பட்டது. அடிமை வணிகத்தைத் தடை செய்ய இந்தச் சட்டம் வழிவகுத்தது. ஆனால், 1859-ல் பிரிட்டிஷார், Workman's Breach of Contract Act

என்றொரு சட்டத்தைத் தந்திரமாகக் கொண்டு வந்தனர். அது அடிமை வணிகத்தை எதிர்த்தாலும் கூலிகளை துரைமார்கள் எப்படி எல்லாம் வேலை வாங்கலாம், கொடுமைப்படுத்தலாம், தண்டிக்கலாம் என்பதை நாகரிக வார்த்தைகளில் விவரிக்கும் வதைச் சட்டமாக இருந்தது. குறைந்த கூலிக்கு இத்தனை ஆண்டுகள் தோட்டத்தில் உழைத்தே ஆக வேண்டும் என்று ஒப்பந்தம் அல்லது அடிமை சாசனம் போட்டு ஆள்களை தோட்டங்களுக்குள் இழுத்துப் போட்டார்கள். இந்தச் சூழலில் கேரளாவின் வயநாடு பகுதிகளில் காப்பித்தோட்டங்கள் பெருகின. குறிப்பாக, மானந்தவாடியில் பிரிட்டிஷ் நிறுவனங்களின் எஸ்டேட்டுகள் பரந்து விரிந்தன. 1854-ல் குடகு மலையில் (கூர்க்) ஜான் ஃபௌலர் என்ற பிரிட்டிஷ்காரர் முதல் காப்பி எஸ்டேட்டை நிறுவினார். அடுத்த ஐம்பது ஆண்டுகளில் அங்கே சுமார் 130 எஸ்டேட்டுகள் வளர்ந்தன. பிரிட்டிஷார் தென் இந்தியா முழுக்க பயிரிட்டது அரேபிகா காப்பி ரகம். இங்கே நிலவிய சூழல் அந்த ரகத்துக்கு மிகவும் ஏற்றதாக இருந்தது.

ஆரம்பத்தில் இலங்கையின் காப்பித் தோட்டங்களுக்கு பிரிட்டிஷார் சீனாவிலிருந்துதான் ஆள் பிடித்து வந்தனர். ஆனால், சீனர்கள் எதிர்பார்த்த அளவு அர்ப்பணிப்புடன் உழைக்கவில்லை. தோட்டங்களை அமைக்க நிலங்களைச் சீர்திருத்த உதவிய சிங்களவர்களுக்கு லாகவமாக காப்பி பறிக்கத் தெரியவில்லை. ஆகவே 'தொர!' 'சாமி!' என்றெல்லாம் தங்களை மரியாதை கலந்த பயத்துடன் அழைக்கும் அப்பாவித் தமிழர்கள் மீது

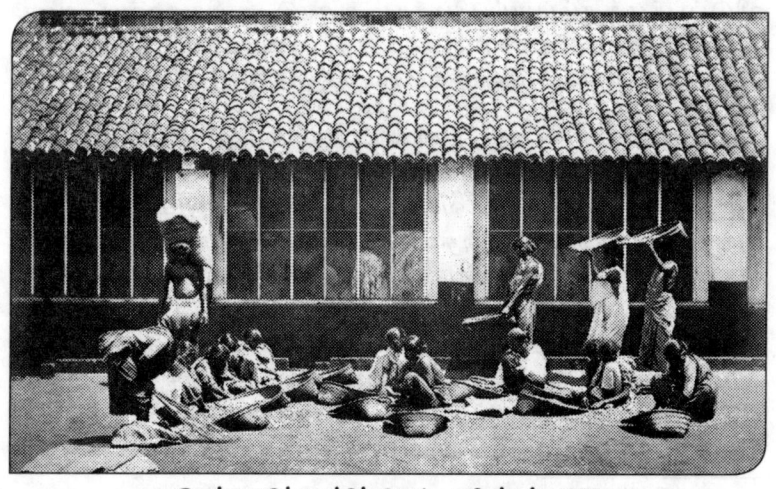

இலங்கையில் காப்பித் தோட்ட தமிழர்கள், 1870

பிரிட்டிஷாரின் கவனம் திரும்பியது. மெட்ராஸ் மாகாணத்தில் இருந்து இலங்கைக்குக் கொண்டு செல்லப்படும் தமிழர்களின் எண்ணிக்கை அதிகரித்தது. 1870-களில் இலங்கையின் காப்பித் தோட்டங்களில் கட்டுப்படுத்த முடியாத அளவுக்கு நோய்த் தாக்குதல். பெரும் நஷ்டம். அதன் விளைவாக பல்வேறு காப்பி எஸ்டேட்டுகள் தேயிலைப் பயிருக்கு மாறின. ஆனால், அங்கே தமிழ்க்கூலிகளின் அவலநிலை மட்டும் மாறவில்லை.

இலங்கையில் காப்பி உற்பத்தி குறைந்த காரணத்தினால், அதற்குப் பதிலாக பிரிட்டிஷார் நீலகிரி மலையில் காப்பித் தோட்டங்களைப் பெருக்கினர். பத்தொன்பதாம் நூற்றாண்டின் இறுதியில் தென்னிந்தியாவில் இருந்த காப்பி மற்றும் தேயிலைத் தோட்டங்களில் மட்டும் சுமார் 3.1 லட்சம் பேர் கூலிகளாக வேலை பார்த்துக் கொண்டிருந்தனர். ஆண்களுக்கு ரெண்டு அணா, பெண்களுக்கு அரையணா நாலு பைசா என்பதே பொதுவான கூலியாக இருந்தது. 1858-க்குப் பிறகு அந்தக் கூலி சற்றே உயர்த்தப்பட்டது. சில இடங்களில் ஆண்களுக்கு மூன்று இடங்கழி* அரிசி, பெண்களுக்கு இரண்டு இடங்கழி அரிசி கூலியாக வழங்கப்பட்டது. சரியாக வேலை செய்யவில்லை என்று கூலிகளை கட்டி வைத்து அடித்தார்கள். எந்தவித அடிப்படை வசதிகளும் இல்லாத கூடாரங்களில் அவர்களது வாழ்க்கை கழிந்தது. வேலைக்கு விடுப்பே எடுக்கக்கூடாது. கூலியாள்களின் நிலை அல்லது அவல நிலை கண்டு துரையோ, மேஸ்திரியோ இரக்கப்பட்டு விடுப்பு கொடுத்தால் உண்டு. முறையற்ற விடுப்புக்குச் சம்பளப் பிடித்தம் உண்டு. தவிர நான்கு அணா அபராதம் கட்ட வேண்டும். கட்டத் தவறினால் சிறைக்குச் செல்ல வேண்டும் போன்ற கொடுமைகளும் அரங்கேறின.

சேர்வராயன் மலைப்பகுதிகளில் நடந்த கொடுமைகளைத் தனியே சொல்லியாக வேண்டும். 1792-லேயே பிரிட்டிஷ் அதிகாரத்தின் கீழ் சேர்வராயன் மலை வந்துவிட்டது என்றாலும், 1820 வரை அங்கே வாழ்ந்த பழங்குடிகளின் சுதந்தரத்துக்கு எந்தப் பாதிப்பும் வரவில்லை. தேனெடுத்துக் கொண்டும் தினைமாவைத் தின்று கொண்டும் இயல்பாக வாழ்ந்தனர். அதற்குப் பின்பு அங்கே காப்பித் தோட்டங்கள் அமைக்க ஆங்கில வல்லூறுகள் வலம் வரத்தொடங்கின. ஏக்கர் கணக்கில் நிலங்களைக் குத்தகைக்கு எடுத்தனர். முதல் ஐந்து வருடங்களுக்கு எந்தப் பணமும் கிடையாது. அதற்குப் பின்பான குத்தகைக் காலத்துக்கு ஏதோ

★ ஒரு இடங்கழி என்பது நான்கு நாழி. ஒரு நாழி என்பது சுமார் 200 கிராம்.

பார்த்து போட்டுக் கொடுப்போம் என்பதாக ஆங்கிலேயர்களின் ஒப்பந்தங்கள் பூர்வகுடிகளை ஏய்த்தன. நிலத்தைத் தரமாட்டோம் என்று அவர்கள் அறத்துடன் மறுத்தார்கள். அந்தச் சூழலில் வெள்ளை நரிகள் பிரித்தாளும் சூழ்ச்சியை நைச்சியமாகக் கையாண்டன. என் குடிதான் பெரியதா, உன் குடி பெரியதா என்று சண்டையைத் தூண்டுவது, பொதுப்பாதைகளை அடைத்து பிரச்னையை உருவாக்குவது, ஒரு பிரிவினரது கால்நடைகளைக் கொன்று இன்னொரு பிரிவினர் மீது பழிபோடுவது, இப்படி விதவிதமாக வன்முறையை வளர்த்தனர். நில உரிமையாளர்கள் கையெடுத்துக் கும்பிட்டு நிலத்தை ஒப்படைக்கும் வரை துரைமார்களின் கீழ்த்தரமான செயல்கள் தொடர்ந்தன. அதற்குத் துணையாக இருந்தது உள்ளூர் ஓநாய்கள்தாம் என்பதைத் தனியாகச் சொல்லத் தேவையில்லை.

சேர்வராயன் மலையில் 1833-ல் சுமார் 9200 ஏக்கர் நிலம் காப்பித் தோட்டங்களுக்காக ஒதுக்கப்பட்டது. அதில் 85% நிலங்களை பிரிட்டிஷார் தமதாக்கிக் கொண்டனர். மீதி பூர்வகுடிகளுடையது. அவற்றையும் சூழ்ச்சியில் இழந்த அந்த மக்கள், தங்கள் நிலத்திலேயே கூலிகளாக அல்லல்படும் அவலங்கள் அரங்கேறின. பெரும்பாலான வனப்பகுதிகளையும் கைப்பற்றிய பிரிட்டிஷார், அவற்றையும் எஸ்டேட் ஆக்கினர்.

இன்றைக்கும் காப்பி விளைச்சலுக்குப் புகழ் பெற்றிருக்கும் சேர்வராயன் மலையில் இருக்கும் ஒவ்வொரு எஸ்டேட்டும் பழங்குடிகளின் எலும்புக்கூடுகள் மேல் எழுப்பப்பட்டவையே.

காப்பித் தோட்டத்தில் சகல வேலைகளையும் பார்க்க கூலி ஆள்கள் வேண்டுமல்லவா. அதைப் பிடித்துக் கொடுக்கும் நபர் கங்காணி. Edmund C.P.Hull என்ற வெள்ளைக்காரர் 1865-ம் ஆண்டில் கங்காணிகள் பற்றி இப்படியாக அங்கலாய்த்துள்ளார். (Coffee: Its Physiology, History, and Cultivation: Adapted as a Work of Reference for Ceylon, Wynaad, Coorg and the Neilgherries.)

'...உள்ளூர் ஆள் ஒருவனை கங்காணி அல்லது மேஸ்திரியாகப் பிடிக்க வேண்டும். அவன் கூலியாள் கும்பலைப் பிடித்து வர முன் பணம் கொடுக்க வேண்டும். அப்படிக் கொடுக்கும் முன் கங்காணியிடம் வேலையைச் செய்து முடிக்காவிட்டால் பணத்தைத் திருப்பித் தந்துவிடுவதாக எழுதி வாங்கி வைத்துக் கொள்ள வேண்டும். ஏனென்றால் இவர்கள் சிறு

விஷயங்களில்கூட நேர்மையற்றவர்கள். படிப்பறிவற்றவர்கள். நாகரிகமில்லாதவர்கள். தாழ்ந்த நிலையில் வறுமையில் உழலும் இந்த மக்கள் கையில் இவ்வளவு பணத்தைக் கொடுத்தால் அதன் மீது ஆசைப்பட்டு தவறு செய்வது இயற்கையானதுதானே. பத்தில் ஒன்பது பேர் இப்படியாகப் பணத்தை வாங்கிக் கொண்டு ஓடுபவர்களாகத்தான் இருக்கிறார்கள். அவர்களை மீண்டும் கண்டுபிடிக்கவே முடிவதில்லை.

இப்போது சிலோனில் ஒரு காப்பித் தோட்டக்காரர், முத்துசாமி என்ற கங்காணியை ஆள் பிடித்து வர நியமிக்கிறார் என்று வைத்துக் கொள்வோம். முத்துசாமி அங்கே குதிரை மேய்ப்பவராக இருக்கலாம். அவர் இங்கே ஒரு கோட்-ஐ தைத்து மாட்டிக் கொண்டு, பூட்ஸ்களை வாங்கி அணிந்து கொண்டு, ஒரு கைத்தடியையும் குடையும் வாங்கிப் பிடித்துக் கொண்டு கங்காணியாகத் தன் புதிய அடையாளங்களுடன் அங்கிருந்து கிளம்புவார். கடல் கடந்து சென்று ஆள்களை பிடித்து வரும் செலவினங்களுக்காக, முத்துசாமி கையில் தோட்டக்காரர் 10 ஐரோப்பியப் பணம் கொடுத்திருப்பார்.

அந்தப் பணம் என்பது முத்துசாமி தன் வாழ்நாளில் பார்த்திராதது. அப்படியாகக் கிளம்பிச் செல்லும் முத்துசாமி திரும்பி வருவார் என்கிறீர்களா? அந்தக் குற்றவாளி எங்கே என்று தோட்டக்காரர் தேடிக் கொண்டே இருக்க வேண்டியதுதான். கங்காணிகளுக்கு முன்பணம் தரும் முறையே அபத்தமானது. முதல் முறை கங்காணி ஒழுங்காக ஆள் பிடித்து வந்த பிறகே அதற்கான சன்மானம் பெற்றுக் கொள்ள வேண்டும். அதில் கிடைக்கும் லாபத்தைக் கொண்டே அடுத்த முறையும் ஆள் பிடிக்கச் செல்ல வேண்டும். அல்லது கங்காணி திரும்பி வருவதற்கு உள்ளூரில் யாராவது உத்தரவாதம் தர வேண்டும் அல்லது கங்காணியின் குடும்பத்தினர் அவன் திரும்பி வரும் வரை தோட்டத்தில் வேலை பார்க்க வேண்டும்...’

1910-12 காலகட்டத்தில் தென்னிந்தியாவில் மட்டும் 2,03,134 ஏக்கர் பரப்பளவில் காப்பி பயிரிடப்பட்டிருந்தது. பிரிட்டிஷார் பெரும்பாலும் பயிரிட்டது அரேபிகா என்ற காப்பி ரகத்தைத்தான். அதுவும் கர்நாடக மலைப்பகுதிகளில்தாம் 70 சதவிகிதத்துக்கும் மேல் காப்பி பயிர்த்தொழில் மேற்கொள்ளப்பட்டது. இந்தியாவில் விளைந்த காப்பியின் பெரும்பகுதியை பிரிட்டிஷார் இங்கிலாந்துக்கு ஏற்றுமதி செய்தனர்.

காலனியாதிக்க இந்தியாவில் இரவு உணவுக்குப் பிறகு காப்பி அருந்தும் பழக்கம் பிரிட்டிஷாரிடம் இருந்தது. அவர்களது விருந்துகளில் ஒயினுடன் காப்பியும் பரிமாறப்பட்டது.

'1780-ல் இந்தியாவின் முதல் காப்பி ஹவுஸ் கல்கத்தாவில் திறக்கப்பட்டது. 1792-ல் ஜான் ஜாக்சன், காட்ரெல் பாரெட் இருவரும் இணைந்து மெட்ராஸ் துறைமுகத்தின் அருகே மெட்ராஸ் காப்பி ஹவுஸைத் திறந்தார்கள். அதில் பாரெட், பின்பு லண்டனிலும் காப்பி ஹவுஸ்களை நடத்தினார்' என்று உணவு வரலாற்றாளர் டேவின் பர்டென், தனது The Raj at Table என்ற புத்தகத்தில் குறிப்பிட்டிருக்கிறார். அது மெட்ராஸின் முதல் காப்பிக்கடையாக இருக்கலாம்.

பத்தொன்பதாம் நூற்றாண்டில் இந்தியாவில் சில நகரங்களில் காபி கிளப்கள் பரவலாக ஆரம்பிக்கப்பட்டன. ஆனால், அவை ஆங்கிலேயர்களுக்கு மட்டுமான காப்பிக்கடைகளாகவே இருந்தன. இந்தியர்களுக்கு அனுமதி மறுக்கப்பட்டது. இதன் விளைவாகத்தான் இந்தியர்களுக்கான காப்பிக்கடைகள் திறக்கும் அவசியம் உண்டானது.

தமிழகத்தில் காப்பி அரசியல்

பேஷ்! பேஷ்! ரொம்ப நன்னாயிருக்கு! என்று நடிகர் உசிலை மணி நரஸூஸ் காப்பி விளம்பரத்தில் சொன்ன சாதாரண வார்த்தைகளில்தாம் தமிழகத்தில் காப்பி பரவிய வரலாறே புதைந்து கிடக்கிறது.

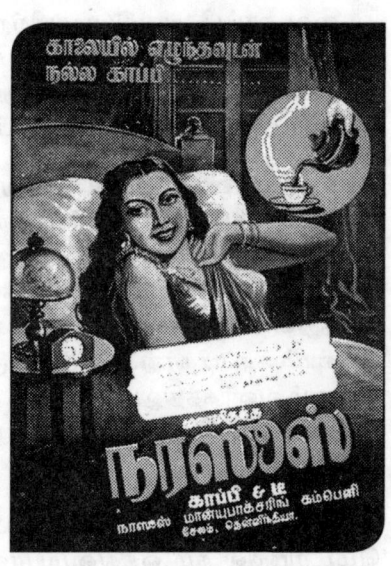

பத்தொன்பதாம் நூற்றாண்டின் இறுதி வரை தமிழ்ப் பண்பாட்டு பானமாக காப்பி அறியப்படவில்லை. இருபதாம் நூற்றாண்டின் முதல் பத்தாண்டுகளிலேயே தமிழர்கள் காலைக் கஞ்சிக்குப் பதிலாக காப்பி அருந்தும் பழக்கத்துக்குத் தாவ ஆரம்பித்து விட்டார்கள் என்று ஆங்கிலேயர்களின் கெசட்டியர்கள் செய்தி சொல்கின்றன.

ஆங்கிலேயர்களோடு நெருங்கிப் பழகிய பிராமணர்கள், அவர்களிடம் இருந்து காலை எழுந்ததும் காப்பி குடிக்கும் பழக்கத்தையும் கற்றுக் கொண்டார்கள்.

1920-களில் சென்னை மாகாணத்தில் காப்பிக்கடைகள் பிராமணாள் ஹோட்டல்களாகவே இயங்கின. பசும்பால் காப்பிக்கடைகள். கடுங்காப்பியோ, எருமைப்பால் காப்பியோ இழிவாகக் கருதப்பட்டன. தவிர, அந்த ஹோட்டல்களில் எல்லோரும் சென்று காப்பி அருந்த முடியாது என்பதே நிலை. அல்லது ஹோட்டல்களில் பிராமணர்கள் காப்பி அருந்துவதற்கு என்று சிறப்புப்பகுதி ஒதுக்கப்பட்டிருந்தது. தவிர, காப்பிக்கான விளம்பரங்கள் அனைத்தும் உயர்தட்டு மக்களைக் குறிவைத்தே எழுதப்பட்டன. தேநீர் என்பதே பாட்டாளி மக்களின் பானமாக அடையாளப்படுத்தப்பட்டது.

அதே சமயத்தில் திடீரென காப்பி என்ற பானத்துக்கு எல்லோரும் அடிமையானது சமூகத்தில் பெரும் அதிர்வை உண்டாக்கியது. பெண்களிடம் காப்பி ஏற்படுத்தக்கூடிய தீய விளைவுகள் என்று ஸ்தீரி தர்மா பத்திரிகை அலறியது. 'அந்தோ! இந்த அநியாயம் ஸ்தீரிகளைக் கெட்டியாய்ப் பிடித்துக் கொண்டதே! இரண்டு தடவை காப்பி அவசியமாயிற்று. குழந்தைகளுக்கும் அநேகம் தடவை காப்பி கொடுத்துப் பெருமையாய்ப் புகழும் ஸ்தீரிகள் அதிகமாகிவிட்டார்களே! வயது முதிர்ந்த பாட்டிமார்களையும் இந்த வழக்கம் ஆக்கிரமித்துவிட்டதே!'

காலை, மாலை, இரவு என்று பல தரப்பினரும் காப்பியை விரும்பிக் குடித்ததால், சர்க்கரையின் தேவையும் மளமளவென உயர்ந்தது. இன்னொரு பக்கம் கருப்பட்டி காப்பி என்றொரு புதிய அற்புத பானம் உதித்தது. 'பனைத்தொழிலுக்காக அறியப்பட்ட கிறித்துவ நாடார்களின் வாழ்க்கை அடுத்த கட்டத்துக்கு மேம்படக் காரணம் காப்பிதான். கள் இறக்கும் தொழிலை விடுத்து, காப்பி விற்கும் வணிகத்திலும் கருப்பட்டி தயாரிப்பிலும் ஈடுபட்டு சமூக அந்தஸ்தைப் பெற்றார்கள்' என்று ஆய்வாளர் சந்தீப் ஸ்ரீநிவாஸா குறிப்பிடுகிறார்★.

காந்திக்கு இந்தியர்களின் காப்பி மோகத்தில் விருப்பமில்லை. 'மெட்ராஸில் நம் ஒத்துழையாமை இயக்கத்தின் வெற்றிக்குப்

★ Kuttikal: The Mythology Of South Indian Coffee, Sandeep Srinivasa, Chef at Large, November 11, 2015.

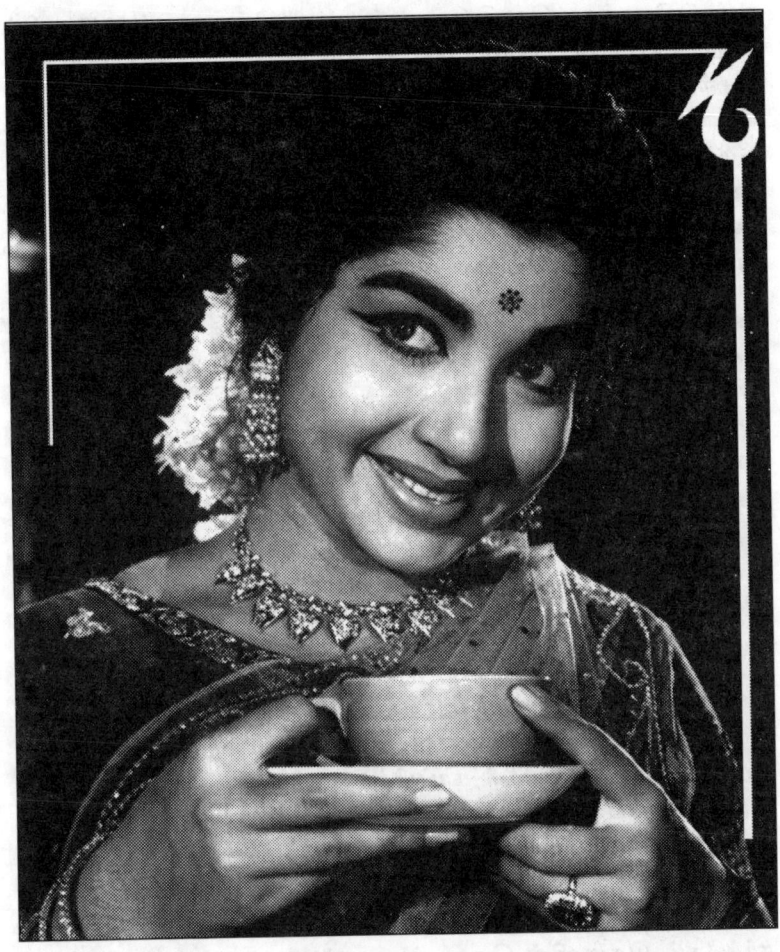

பெரும் தடையாக இருப்பவர்கள் பெண்களே. உயர் வர்க்கப் பிராமணப் பெண்கள் மேற்கத்திய மோகத்தில் தீய பழக்கங்களுக்கு அடிமையாக இருக்கிறார்கள். தினமும் மூன்று கோப்பைகள் காப்பி குடிப்பதுடன், அதற்கு மேலும் குடிப்பதை நாகரிகமாகக் கருதுகிறார்கள்.' - யங் இந்தியா, ஆகஸ்ட் 1921-ல் வெளியான ஒரு கட்டுரையில் காந்தியிடம் ஒருவர் இப்படி வருத்தப்பட்டுக் கொண்டதாகப் பதிவாகியிருக்கிறது. தமிழகத்தில் பெரும்பாலான காந்தியவாதிகள் கள்ளைப் போலவே காப்பியையும் எதிர்த்தார்கள். காப்பிக்கு அவர்கள் வைத்திருந்த பெயர், குட்டி 'கள்!' அதேசமயம் ராஜாஜியோ 'காவேரி நதியே காப்பியாக ஓடக்கூடாதா!' என்று ஆசைப்பட்டார்.

தீண்டாமைக்கு எதிரான போராட்டங்கள் கேரளாவில் 1940-களில் வலுப்பெற்றன. தோழர் கே.கே.கண்ணன், அனந்தபுரத்துக்குச் செல்லும் வழியில் தன் நண்பர்களுடன் காப்பிக் கடைக்குச் சென்றார். எல்லோருக்கும் காப்பி கேட்டார். கடையின் உரிமையாளரான நாயர், 'காப்பி குடித்துவிட்டு, குவளையை நீங்களே கழுவி வைக்க வேண்டும்' என்று நிபந்தனை விதித்தார். கண்ணனும் தோழர்களும் அதற்கு எதிர்ப்பு தெரிவித்துவிட்டு, அங்கிருந்து வெளியேறினர்.

கண்ணன், இது குறித்து அந்த ஊரின் சுகாதாரத் துறையில் புகார் கொடுக்க, அதை விசாரித்த அதிகாரி, நாயர் தேநீர்க் கடைகளில் தாழ்த்தப்பட்ட மக்கள் தேநீர் குடித்தால் தம்ளரை அவர்களே கழுவி வைக்கும் நடைமுறை இங்கே எல்லா கிராமங்களிலும் உள்ளது என்று அறிக்கை கொடுத்தார். அதன் அடிப்படையில் கண்ணன் தனது சமூகநீதிப் போராட்டத்தை ஆரம்பித்தார். எல்லா சாதியினரையும் அனுமதிக்க மறுக்கும் காப்பிக்கடைகள், உணவகங்கள், முடி திருத்தும் நிலையங்கள் ஆகியவற்றின் வணிக உரிமையை ரத்து செய்ய வேண்டும் என்று கோரிக்கை வைத்தார்.

காப்பி எல்லோருக்கும் பொதுவானது. அதில் வர்க்க பேதமெல்லாம் கூடாது என்பதற்காகவே 'இந்தியன் காப்பி ஹவுஸ்' என்ற பெயரில் காப்பிக்கடைகளும் ஹோட்டல்களும் உருவாக்கப்பட்டன. காப்பி வணிகத்தை முறைப்படுத்துவதற்காக இந்தியாவில் இயங்கிக் கொண்டிருந்த Coffee Cess Committee, இந்தக் கடைகளைத் திறந்தது. 1936, செப்டெம்பர் 28 அன்று, முதல் இந்தியன் காப்பி ஹவுஸ் பம்பாயின் சர்ச்கேட் தெருவில் தொடங்கப்பட்டது. அடுத்து பல்வேறு நகரங்களிலும் தொடங்கப்பட்டது. 1950-ல் இவற்றை மூடும் முடிவு எடுக்கப்பட்டது. இந்திய கம்யூனிஸ்ட் தலைவரான ஏ.கே.கோபாலனின் தலைமையில், இந்தியன் காப்பி ஹவுஸ் தொழிலாளர்கள் போராட்டத்தில் குதித்தனர். அவர்கள் முயற்சியால், இந்திய காப்பித் தொழிலாளர்கள் கூட்டுறவு அமைப்பு உண்டானது. இந்தியன் காப்பி ஹவுஸ்கள் தொடர்ந்து இயங்க ஆரம்பித்தன. வெவ்வேறு நகரங்களிலும் புதிதாகத் தொடங்கப்பட்டன. இன்று வரை இயங்கி வருகின்றன. அதிகபட்சமாக கேரளாவில் 51 இந்தியன் காப்பி ஹவுஸ்கள் அமைந்துள்ளன.

இன்னொரு புறம் தமிழகத்திலும் சமூக நீதிப் போராட்டங்கள் வெவ்வேறு வடிவங்களில் நடந்து கொண்டிருந்தன. 5.5.1957 முதல் பிராமணர்கள் நடத்தும் உணவு விடுதிகளில் இடம்பெறும் 'பிராமணாள்' என்ற எழுத்துகளை அழிப்பது என்று திராவிடர் கழகம், சாதி ஒழிப்புக் கிளர்ச்சியின் ஒரு பகுதியாக அதே ஆண்டில் ஏப்ரலில் ஓர் அறிவிப்பை வெளியிட்டது. இது குறித்து பெரியார், மாநில ஆட்சியாளருக்கும் ஆளுநருக்கும் கடிதம் எழுதினார். அருள்கூர்ந்து அரசே இது குறித்து உத்தரவு பிறப்பித்துவிட்டால், நேரடி கிளர்ச்சிக்கு அவசியம் இருக்காது என்றார் பெரியார். ஆனால், அரசு தரப்பில் பதில் எதுவும் இல்லை.

திராவிடர் கழகப் போராட்டங்களின் விளைவாக தமிழ்நாடு எங்கும் பல பெயர்ப்பலகைகளில் பிராமணாள் என்ற சொல்

சாதி குறிக்கும் ஓட்டல்களுக்கு லைசென்சு கிடையாது

பெரியகுளம் நகரசபையும் தீர்மானம் நிறைவேற்ற முடிவு

பெரியகுளம், செப். 5— பெரியகுளம் நகராட்சிமன்ற கூட்டத்தில் சாதிஒழிப்பு தீர்மானத்திற்கு பெரும்பாலான ஆதரவு. 31-8-57 ந்தேதி மாலை 4

(பார்க்லாட்ஜ் "பிராமணாள் காபீ ஓட்டல் உரிமையாளர் தவிர ஏனைய அனைவரும் இந்த தீர்மானத்தை ஆதரித்தனர். நகராட்சியினுடைய தீர்மானத்திற்

- விடுதலை - 06.09.1957

நீடாமங்கலம் பஞ்சாயத்தும் வழிகாட்டுகிறது

சாதிப்பெயரில் ஓட்டல்நடத்த அனுமதிஇல்லை

நீடாமங்கலம், ஆக 21— நீடாமங்கலம் பஞ்சாயத்துபோர்டின் 1?—8—57ந் தேதிய கூட்டத்தில் நெ.8-வதுதீர்மானமாக நிறைவேற்றப்பட்ட முடிவு வருமாறு:—

கொடுக்கப்படும்மனுக்கள்சம்பந்தமாக ஆலோசித்து முடிவு செய்யப்பட்டதில் சாதிப்பெயரில் உணவு விடுதிகளுக்கு லைசென்ஸ் கேரப்பட்டால் லைசென்ஸ் கொடுக்கத் தேவையில்லை என தீர்மானிக்கப்பட்டது.

- விடுதலை - 21.08.1957

அகற்றப்பட்டது. ஆனால், திருவல்லிக்கேணி 'முரளி பிராமணாள் கபே' உரிமையாளர் அசைந்து கொடுக்கவில்லை. திராவிட கழகத் தொண்டர்களுக்கு பெரியார் கட்டளை இட்டார். அந்த உணவகத்தின் முன்பு தினமும் மாலை நேரத்தில் அமைதியான முறையில் மறியல் போராட்டம் நடத்தச் சொன்னார்.

அந்த அறப்போராட்டத்தை பெரியாரே தொடங்கி வைத்தார். காவல்துறையினர் தடுக்க வந்தனர். சட்டப்படி 50 ரூபாய் அபராதம், கட்டத் தவறினால் இரண்டு வாரம் சிறை என்றார்கள். கருப்புச் சட்டைக்காரர்கள் சிரித்த முகத்துடன் சிறை சென்றார்கள். பின்னர் வேறு வேறு சட்ட விதிகளைச் சுட்டிக்காட்டி சிறை தண்டனையை மூன்று வாரங்கள், ஐந்து வாரங்கள் என்று நீட்டித்தார்கள். கருப்புச் சட்டைக்காரர்கள் மறியலைக் கைவிடவே இல்லை. திராவிடர் கழகத்தின் முக்கியஸ்தர்களும் சிறைக்குச் சென்று மீண்டு வந்தார்கள். மீண்டும் முரளி கபே முன்பு மறியல் செய்வதற்கு நின்றார்கள்.

விடுதலை 23.7.1957 இதழில் பெரியார், இந்தப் போராட்டம் தொடர்பாக இப்படி ஓர் வேண்டுகோள் வைத்தார்.

> 'அய்யா! இந்த ஓட்டல் பார்ப்பனருடையது. இந்த ஜாதி நம் குடியை, வாழ்வைக் கெடுத்த ஜாதி, நம்மை ஏமாற்றி, பாடுபடாமல், நமது உழைப்பைச் சுரண்டிக் கொழுத்து இருப்பதோடு, நம்மைச் சூத்திரன், தாசி மகன், பறையன், சக்கிலி, சண்டாளன், கீழ்ஜாதி, இழிமகன் என்றெல்லாம், சட்டம், சாஸ்திரம், வேத, புராண இதிகாசங்களில் எழுதி வைத்துக் கொண்டு அந்தப் படியே நடத்தி வருகின்றனர்.
>
> இந்தப் பார்ப்பனர் ஓட்டலில் நாம் சென்று உணவருந்துவது இழிவு! இழிவு! மகா இழிவு! மானங்கெட்ட கீழ்த்தர இழிவு! அய்யா, அருள்கூர்ந்து அங்கு செல்லாதீர்கள் என்று கைகூப்பி, குனிந்து, கெஞ்சிக் கேட்டு திரும்பிப் போகச் செய்யவேண்டும்.
>
> **– ஈ.வெ.ரா.'**

1957, மே 5 அன்று தொடங்கிய மறியல் போராட்டம், அந்த ஆண்டு டிசம்பர் 2 வரை நீண்டது. அதுவரை 1010 பேர் கைது செய்யப்பட்டிருந்தனர். முரளி பிராமணாள் கபே உரிமையாளர் வெங்கடேசன், பெரியாரை ஒரு கூடை மாம்பழத்துடன் சென்று சந்தித்தார். பெயரை மாற்ற ஒப்புக் கொண்டார். அது முரளி ஐடியல் ஹோட்டல் என்று பெயர் மாற்றம் செய்யப்பட்டது.

காப்பி ஹோட்டல்களின் பெயர் மாற்றம் என்பது சாதி ஒழிப்புப் போராட்டத்துக்குக் கிடைத்த மிகப் பெரிய வெற்றிகளில் ஒன்று.

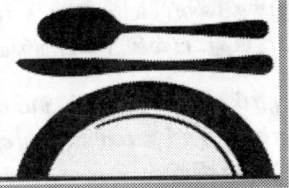

> **இந்தக் கேடுகெட்ட காப்பி பானத்தை அருந்தி அருந்தி, அவர்களால் படுக்கையில் முன்பைப்போல முழு சக்தியுடன் இயங்க முடிவதில்லை. காப்பி, ஆண்களை மலடாக்கிக் கொண்டிருக்கிறது. இந்தத் தேசத்தில் குழந்தைப் பிறப்பு விகிதமானது இதனால் குறைந்து போகவிருக்கிறது.**

அதே சமயம், தேநீர்க் கடைகளில் இரட்டைக் குவளை முறைக்கு எதிராக நடந்த போராட்டங்கள் தனி அத்தியாயம். ஆனால், இன்னமும் தமிழகத்தின் சில கிராமங்களில் தேநீர்க் கடைகளில் சிரட்டைகள் புழக்கத்திலிருக்கும் அவலச்செய்திகள் வந்து கொண்டுதான் இருக்கின்றன. தலித் மக்களுக்கு தாழ்வான தனி பெஞ்சுகள் டீக்கடை வாசல்களில் அப்படியேதான் கிடக்கின்றன.

இதன் எதிர் முனையில் நின்று ஒரு விஷயம் பேசிவிடுவோம். கும்பகோணம் டிகிரி காப்பி. அந்தக் காலத்தில் கும்பகோணத்தில் வீடுகளில் மட்டுமன்றி, காப்பி ஹோட்டல்களிலும் பசு மாடுகள் வளர்த்தார்கள். பால் கறந்த சூடு ஆறாமல், சொட்டுத் தண்ணீர் சேர்க்காமல் அதைக் கொதிக்க வைத்து, சிக்கரி கலந்த காப்பிப் பொடியில் அடர்த்தியான டிக்காஷன் எடுத்து, பித்தளை தம்ளர் டபராவில் காப்பி ஆற்றிக் கொடுப்பார்கள். டபரா சூடு கைதாங்காவிட்டாலும், காப்பியின் சூடு நாக்கு தாங்கா விட்டாலும், கசப்பின் புத்துணர்வு கலந்த அந்தச் சுவை நாக்கில் படரும்போது கிடைக்கும் இன்பம் அலாதியானது. காலையில் குடிக்கும் காப்பியின் சுவை நாக்கில் நான்கு மணி நேரத்திற் காவது தங்கியிருந்தால்தான் அது சிறப்பான, தரமான கும்பகோணம் டிகிரி காப்பி என்பது இதற்கான வரையறை.

சரி, அதென்ன டிகிரி காப்பி? பசும்பாலில் தண்ணீர் கலந்திருக் கிறதா, இல்லையா என்று தெரிந்துகொள்ள லாக்டோ மீட்டர் கொண்டு பரிசோதித்திருக்கிறார்கள். பாலின் தரத்தை டிகிரி

பார்த்து வாங்கித் தயாரிக்கும் காப்பி என்பதால் 'டிகிரி காப்பி' என்ற பெயர் நிலைத்துவிட்டது. சிக்கரி கலந்த காப்பி, சிக்கரி காப்பி என்பதுதான் பின்பு மருவி டிகிரி காப்பியாகி விட்டதாகவும் ஒரு விளக்கம் உண்டு.

இப்போதெல்லாம் எங்கு திரும்பினாலும் கும்பகோணம் டிகிரி காப்பிக்கடைகள் தென்படுகின்றன. அங்கே எல்லோருக்கும் ஒரே போன்ற டபராக்களிலேயே காப்பி பரிமாறுகிறார்கள் என்பது அடிக்கோடிட்டுச் சொல்ல வேண்டிய விஷயம்.

ஐரோப்பியர்களின் காப்பிக் காதல்

1595-ம் ஆண்டில் மோக்காவுக்கு வந்த ஸ்பானிய ஃபாதிரியாரான பெட்ரோ பயஸ் (Pedro Páez), காப்பி குடித்தார். காப்பியைச் சுவை பார்த்த முதல் ஐரோப்பியர் இவரே. வெனிஸிய வணிகர்கள் மூலமாக காப்பி ஐரோப்பியக் கண்டத்தில் பல்வேறு பகுதி களுக்கும் பரவியது. இஸ்தான்புல்லுக்கு போய் வந்த இத்தாலிய வணிகர்கள் வெனிஸுக்கு காப்பிக் கொட்டையை எடுத்து வந்தார்கள். தெருக்களில் எலுமிச்சைச்சாறு விற்றுக் கொண்டிருந்தவர்கள், புதிதாக காப்பி விற்கத் தொடங்கினார்கள். இத்தாலியின் முதல் காப்பிக்கடை கி.பி.1645-ல் ஆரம்பிக்கப் பட்டது. பல்கிப் பெருகியது.

ஆரம்பத்தில் காப்பியின் சுவையில் மிரண்டு போன சிலர், அதை சாத்தானின் பானம் என்றெல்லாம் விமரிசித்தார்கள். இத்தாலியில் சில காலத்துக்கு காப்பி பானத்துக்கும் தடையும் விதிக்கப்பட்டிருந்தது. பதினேழாம் நூற்றாண்டின் ஆரம்பத்தில் போப்பாக இருந்த எட்டாம் கிளமெண்டுக்கு காப்பியின் சுவை மிகவும் பிடித்துப் போனது. 'காப்பி என்பது ஞானஸ்நானம் செய்யப்பட்ட கிறித்துவப் பானமே!' என்று அவர் சான்றிதழ் கொடுக்க, ஐரோப்பியர்களின் பிரியத்துக்குரிய பானமாக மாறிப்போனது.

கி.பி.1669-ல் ஒட்டமான் ராஜ்ஜியத்தின் சுல்தானாக இருந்தவர் நான்காம் மெஹ்மெத். பிரான்ஸ் அரசர் பதினான்காம் லூயிஸின் அழைப்பின் பேரில் தனது தூதுவர் ஒருவரை பாரிஸுக்கு அனுப்பினார். சுலைமான் அகா என்ற திருநாமம் கொண்ட அந்தத் தூதுவர், போகும்போது சில மூட்டைகள் காப்பிக் கொட்டைகளையும், காப்பி தயாரிக்கும் உபகரணங்களையும் கையோடு எடுத்துச் சென்றார். 'மந்திர பானம்' என்று அவர்

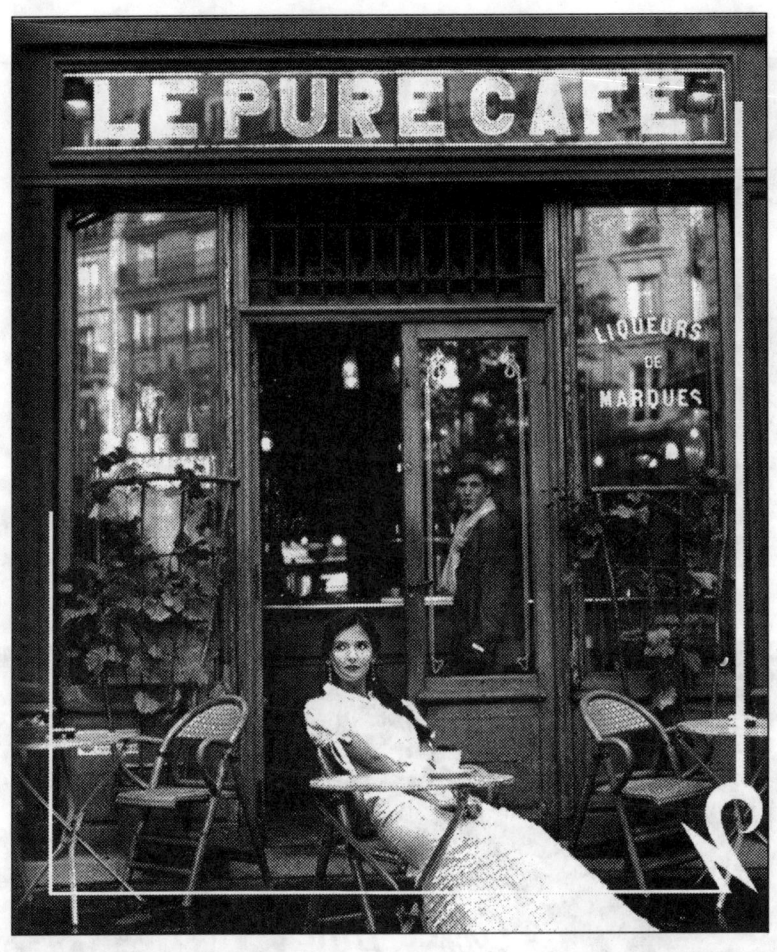

காப்பியைப் பரிமாற, பதினான்காம் லூயிஸ் அதனை உறிஞ்சி 'ஆஹ்ஹா!' என்றார். பாரிஸ் நகரத்துச் சீமான்களும் சீமாட்டிகளும் சுலைமான் அகாவை மாறி மாறி விருந்துக்கு அழைத்தனர். அவர் செல்லுமிடங்களிலெல்லாம் காப்பி கமகமத்தது. அப்படியாக, பாரிஸ் உயர்குடிமக்களின் செல்லமாக வலம் வந்தார் அகா. காப்பியும் பிரெஞ்சுக்காரர்களின் செல்ல பானமாக அங்கே நுழைந்தது அப்படித்தான். கி.பி.1686-ல்தான் பாரிஸில் முதல் காப்பி ஹவுஸ் (Café de Procope) தொடங்கப்பட்டது. காப்பியோடு கலை வளர்த்த அந்த கடைகள் பாரிஸின் கலாசார அம்சமாக இன்று வரை திகழ்ந்து கொண்டிருக்கின்றன.

CAPPUCCINO
ESPRESSO
CAFFE LATT
CLASSIQUE
SUPREME
CAFFÈ ROMA
Coffee Time
is any time!
Open 24 hr
COFFEE
Latte

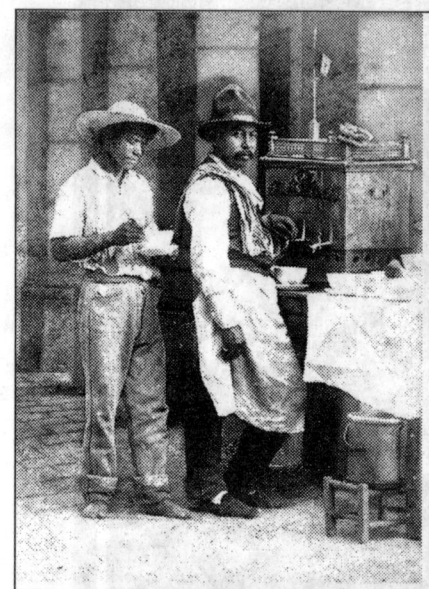

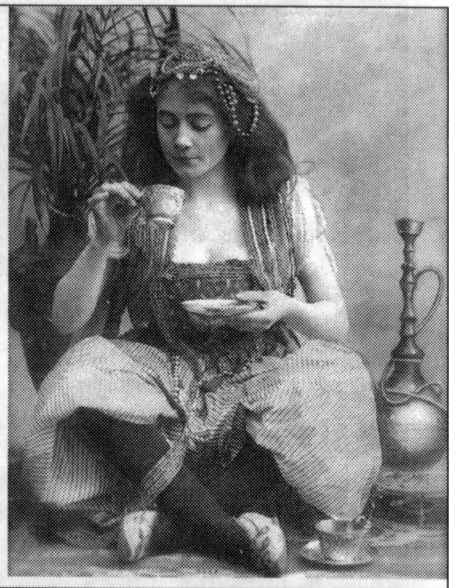

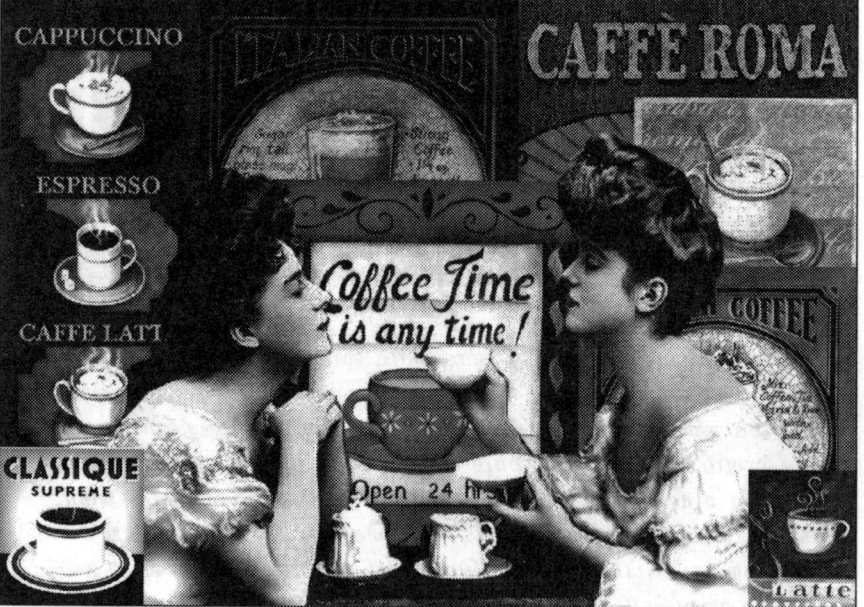

The only thing better than
GREAT SEX
is
GREAT COFFEE !

"LA VICTORIA ARDUINO"
PER
CAFFÉ ESPRESSO

ALWAYS GOOD
TRADE MARK
OLD RELIABLE COFFEE
OLD RELIABLE
Fancy Roasted
COFFEE

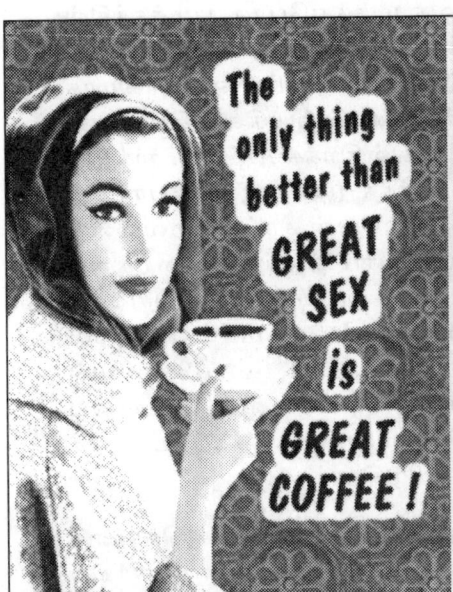

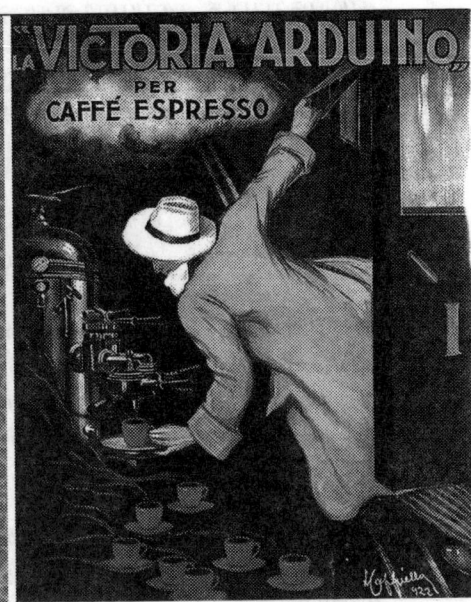

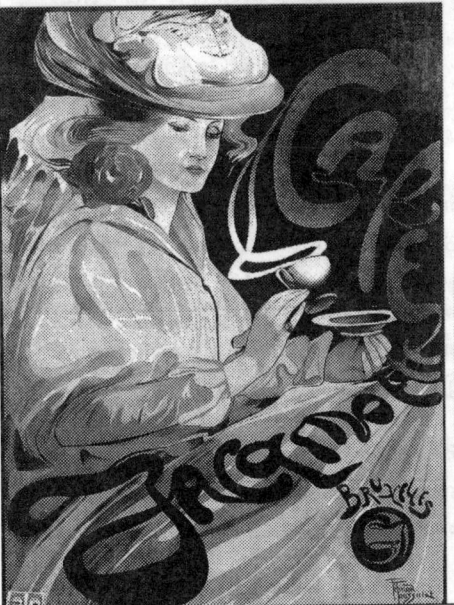

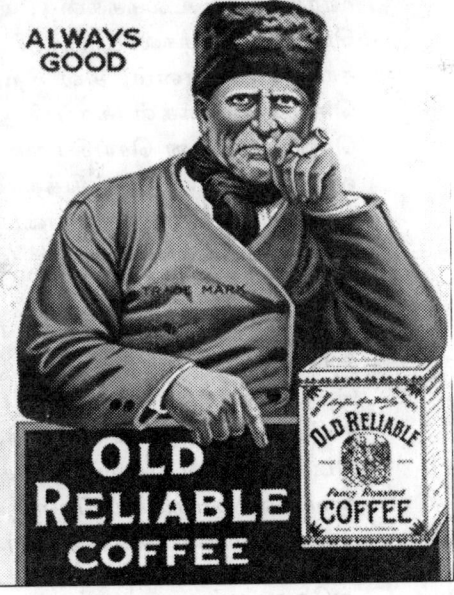

பதினேழாம் நூற்றாண்டில் பிரிட்டன் மக்களிடையே கடுங்காப்பிக் கசாயமானது ஒரு மருந்துபோல புழக்கத்தில் இருந்தது. கி.பி.1637-ம் ஆண்டில் இங்கிலாந்துக்கு வந்த துருக்கியர் ஒருவர் மூலமாக ஆக்ஸ்போர்டு நகரத்தில் காப்பி ஒரு பானமாக அறியப்படலானது. கி.பி.1654-ம் ஆண்டில் இங்கிலாந்தின் முதல் காப்பிக் கடை ஆக்ஸ்போர்டு நகரத்தில் திறக்கப்பட்டது. சர்க்யூஸ் ஜாப்ஸன் என்ற சிரியாவைச் சேர்ந்த யூதர், ஆக்ஸ்போர்டின் குயின் காலேஜ் அருகில் குயின்ஸ் லேன் காப்பி ஹவுஸைத் தொடங்கினார். (ஐரோப்பியக் கண்டத்தில் இன்றைக்கும் செயல்பட்டு வரும் பழைமையான காப்பிக் கடை இதுவே). அதே சமயத்தில் லண்டனின் செயிண்ட் மைக்கேல் அலே பகுதியில் Pasqua Roseé என்ற கிரேக்கர், காப்பி ஹவுஸ் ஒன்றைத் திறந்தார். அடுத்த பத்து ஆண்டுகளுக்குள் மத்திய லண்டனில் மட்டும் 82 காப்பி ஹவுஸ்கள் திறக்கப்பட்டதாக வரலாற்றாளர் மேத்யூ கிரீன் குறிப்பிடுகிறார்.

ஒரு பென்னி பணம் கொடுத்து டோக்கன் வாங்கிக் கொண்டு உள்ளே நுழையலாம். அதற்கு ஒரு காப்பி பரிமாறுவார்கள். மற்றபடி உள்ளே உட்கார்ந்து எவ்வளவு நேரம் வேண்டுமானாலும் ஊர்க்கதை, உலகக்கதை, உதவா கதைகள் எல்லாம் பேசி பொழுதுபோக்கலாம். இந்தக் காப்பி ஹவுஸ்களில் தேநீர், சூடான சாக்லேட் பானம், சில சிற்றுண்டிகளும் பரிமாறப்பட்டன. செய்தியாளர்கள் காப்பி ஹவுஸ்கள் ஒவ்வொன்றுக்கும் சென்று சூடான செய்திகளைப் பரிமாறினார்கள். இந்த காப்பி ஹவுஸ்களால் செய்தித்தாள்களின் விற்பனை உயர்ந்தது. ஆல்கஹால் கிடையாது என்பதால் ஆக்கப்பூர்வமான, ஆழமான உரையாடல்கள் நிகழும் இடங்களாக காப்பி ஹவுஸ்கள் மிளிர்ந்தன. அறிஞர்கள், கவிஞர்கள், தத்துவவாதிகள், கலைஞர்கள், பேச்சாளர்கள் என்று பலரும் காப்பி ஹவுஸ்களில் கூடிக் களித்தனர். ஆகவே இவை Penny Universities என்று செல்லமாக அழைக்கப்பட்டன. ஞாயிற்றுக்கிழமைகூட சர்ச்சுக்கு வராமல் காப்பிக்கடையிலேயே எல்லோரும் கிடக்கிறார்கள் என்று சிலர் சலித்துக் கொண்டார்கள். காப்பிக் கடைகளால் மதுக்கூடங்கள் குறைந்து போய்விட்டன என்று சிலர் பாசிட்டிவ் புன்னகை சிந்தினர்.

அதேசமயம், ஆண்கள் பலரும் காப்பி ஹவுஸே கதி என்று கிடக்க, கடுப்பாகிப் போன பெண்களின் மனக்குமுறலை

பதினேழாம் நூற்றாண்டில் எழுதப்பட்ட இந்த கவிதை வரிகள் வெளிப்படுத்துகின்றன.

> Tom Farthing, Tom Farthing,
> Where has thou bin? Tom Farthing?
> Twelve a clock e're thou come in,
> Four or five e're thou begin,
> Lye all night and do nothing,
> 'Twould make a woman weary, weary,
> 'Twould make a woman weary.

1674-ல் லண்டனில் இயங்கி வந்த பெண்கள் சங்கம் ஒன்று, கடும் கோபத்துடன் மனு ஒன்றை உருவாக்கி, அச்சிட்டு விநியோகம் செய்தனர். The Women's Petition Against Coffee. காப்பி ஹவுஸில் நாளெல்லாம் பொழுதை வீணாகக் கழிக்கும் ஆண்கள், தங்களது குடும்பக் கடமைகளை மறந்து விடுகிறார்கள். தங்கள் மனைவிமார்களைப் பற்றி நினைப்பதே இல்லை. இரவு வெகு நேரம் கழித்து வீடு திரும்புகிறார்கள். இந்தக் கேடுகெட்ட காப்பி பானத்தை அருந்தி அருந்தி, அவர்களால் படுக்கையில் முன்பைப்போல முழு சக்தியுடன் இயங்க முடிவதில்லை. காப்பி, ஆண்களை மலடாக்கிக் கொண்டிருக்கிறது. இந்தத் தேசத்தில் குழந்தைப் பிறப்பு விகிதமானது இதனால் குறைந்து போகவிருக்கிறது.

THE
WOMENS
PETITION
AGAINST
COFFEE
REPRESENTING
TO
PUBLICK CONSIDERATION
THE
Grand INCONVENIENCIES accruing to their SEX from the Excessive Use of that Drying, Enfeebling
LIQUOR.
Presented to the Right Honorable the Keepers of the Liberty of *VENUS*.

By a Well-willer

London, Printed 1674.

THE
Mens Answer
TO THE
Womens Petition
AGAINST
COFFEE,
VINDICATING
Their own Performances, and the Vertues of that Liquor, from the Undeserved Aspersions lately cast upon them by their
SCANDALOUS PAMPHLET.

LONDON:
Printed in the Year 1674.

இப்படிப் பெண்கள் பொங்கியதற்கு வேறு சில காரணங்களும் இருந்தன. ஆணுக்கு நிகராகப் பெண்களும் அங்கே அமர்ந்து காப்பி உறிஞ்சிக் கொண்டே அரசியலும் இலக்கியமும் ஊர்வம்பும் பேசுவதை பிரிட்டிஷ் ஜெண்டில்மேன்கள் விரும்பவில்லை. பெண்களின் குமுறலுக்குப் பதில் சொல்லும்விதமாக ஆண்களும் துண்டறிக்கை (The Mens Answer to the Womens Petition Against Coffee) வெளியிட்டார்கள். அதில், '...காப்பி விறைப்புத்தன்மையை இன்னும் அதிகரிக்கிறது. ஸ்கலிதத்தைத் தாமதமாக்குகிறது. அற்புதமானதோர் உச்சத்தைத் தருகிறது...' என்றெல்லாம் காப்பிக்கு வக்காலத்து வாங்கியிருந்தார்கள்★. காலப்போக்கில் காப்பி ஹவுஸ்களில் பெண்களின் நடமாட்டமும் அதிகமானது. பெண்களே நடத்தும் காப்பி ஹவுஸ் இருந்ததாக பதினேழாம் நூற்றாண்டு ஓவியம் சாட்சி கூறுகிறது. விதவைப் பெண்களுக்கும் ஏழைப் பெண்களுக்கும் காப்பி ஹவுஸ்கள் வேலை வாய்ப்பையும் வழங்கின. இன்னொரு புறம் பாலியல் தொழிலுக்கான மையங்களாகவும் சில காபி ஹவுஸ்கள் செயல்பட்டன.

கொதிக்கும் காப்பியும், அங்கே பேசப்படும் சூடான அரசியலும் இங்கிலாந்து மன்னர் இரண்டாம் சார்லஸுக்கு வயிற்றைக் கலக்கியது. ஏனெனில் 1649-ம் ஆண்டில் இங்கிலாந்தில் முடியாட்சி அகற்றப்பட்டு, மன்னர் முதலாம் சார்லஸாகப்பட்டவர் தலை துண்டிக்கப்பட்டு கொல்லப்பட்டார். புதிய குடியரசு நிறுவப்பட்டது. அதனால் தேசாந்திரியாகத் திரிந்த இரண்டாம் சார்லஸ், கி.பி.1660-ம் ஆண்டில் இங்கிலாந்தின் மன்னர் ஆனார். மீண்டும் முடியாட்சி. காப்பி ஹவுஸ் அரசியல்கள் எங்கே தன் தலைக்கும் வேட்டு வைத்துவிடுமோ என்று பயந்தார். டிசம்பர் 23, 1675 அன்று காப்பி ஹவுஸ்களை மூடச்சொல்லி உத்தரவிட்டார். காப்பி ஹவுஸ்களை மீண்டும் திறக்க வேண்டும் என்று கண்டனக் குரல்கள் எழுந்தன. அப்படித் திறக்காவிட்டால்தான் நிலைமை மோசமாகும் என்று உணர்ந்த இரண்டாம் சார்ஸஸ், தடையை நீக்கினார். ஆகஸ்ட் 1, 1676 அன்று மீண்டும் காப்பி ஹவுஸ்கள் திறக்கப்பட, இங்கிலாந்து இயல்பு நிலைக்குத் திரும்பியது.

கி.பி.1683. ஒட்டமான் படையினர் ஆஸ்திரியாவின் வியன்னா மீது போர் தொடுத்தனர். இரண்டு மாத முற்றுகை. தோல்வி முகத்துடன்

★ அந்தக் காலத்தில் அறிவியல்பூர்வமாக எதுவும் நிரூபிக்கப்படவில்லை. நவீன அறிவியல் ஆய்வு முடிவுகளானது போதிய அளவு காஃபீன் எடுத்துக் கொள்ளுதல் என்பது விந்தணு நகர்தலை அதிகரிக்கும் என்றும், அதிக காஃபீனானது விந்தணு எண்ணிக்கையைக் குறைக்கும் என்றும் பச்சை விளக்கையும், சிவப்பு விளக்கையும் ஒருங்கே ஒளிரச் செய்கின்றன.

திரும்பிச் சென்றனர். இது வரலாற்றில் Battle of Vienna, 1683 என்று அழைக்கப்படுகிறது. துருக்கியினர் திரும்பிப் போகும்போது தங்கள் கூடாரங்களில் ஏகப்பட்ட பொருள்களை விட்டுச் சென்றனர். அதில் சுமார் 500 மூட்டை காப்பிக்கொட்டையும் அடக்கம்.

வியன்னாகாரர்களுக்கு அது என்னவென்றே புரியவில்லை. அதைக் கொண்டு என்ன செய்ய வேண்டும் என்றும் தெரியவில்லை. 'இது ஒட்டகத்துக்கான தீவனம்' என்றார் ஒருவர். 'கடலில் கொட்டி விடுவோம்' என்றார் மற்றொருவர். அப்போது Kolschitzky என்ற வியன்னா அதிகாரி வந்து அந்த மூட்டைகளைப் பார்வையிட்டார். அவருக்குத் துருக்கியர்களோடு பழக்கமுண்டு. தவிர, ஆஸ்திரியாவின் உளவாளியாகப் பல இடங்களுக்குச் சென்று வந்தவர். பல ஊர் காப்பி பருகியவர் என்பதால், 'இதை நான் எடுத்துக் கொள்கிறேன்' என்று காப்பிக் கொட்டைகளை அள்ளிக் கொண்டார்.

Kolschitzky துருக்கிய பாணியில் காப்பி தயாரித்தார். வீடு வீடாகச் சென்று விற்றார். வியன்னாகாரர்கள் சப்புக் கொட்டிப் பருகினார்கள். பின்பு சின்னதாக ஒரு கடை போட்டு வியாபாரத்தைத் தொடங்கினார். வணிகம் பெருகியது. இப்படியாக, துருக்கியர் கோட்டை விட்ட ஆஸ்திரியாவை, துருக்கியர்களின் காப்பியானது கைப்பற்றி நிரந்தரமாக ஆளத் தொடங்கியது.

கி.பி.1675-ல் ஜெர்மனியில் காப்பி அறிமுகமானது. மேட்டுக்குடி பானமாகத்தான். அடுத்த ஐந்து ஆண்டுகளில் ஜெர்மனியின் சில நகரங்களில் காப்பி ஹவுஸ்கள் தொடங்கப்பட்டன. அதில் 1694-ம் ஆண்டில் Heinrich Schütze என்பவரால் தொடங்கப்பட்ட Coffe Baum ஜெர்மனியின் மிகப்பழைமையான காப்பி ஹவுஸாக, வரலாற்றின் நறுமணங்களைச் சுமந்தபடி இன்றைக்கும் இயங்கிக் கொண்டிருக்கிறது.

சுவீடன் ராஜ்ஜியத்தில் காப்பி கி.பி.1674-ல் தடம் பதித்தது. வழக்கம்போல மேட்டுக்குடி பானமாக மாளிகைகளுக்குள் மட்டும் கமகமத்தது. பின்பு மக்கள் விரும்பும் பானமாக கிளை பரப்பியது. கி.பி.1771-ம் ஆண்டில் சுவீடன் ராஜ்ஜியத்தின் மன்னராக மூன்றாம் கஸ்டோவ் அரியணையில் அமர்ந்தார். அவருக்கு காப்பி, டீ போன்ற பானங்களில் விருப்பமில்லை.

அவை எல்லாம் உடலுக்குக் கேடு, கொஞ்சம் கொஞ்சமாக உயிரை உருக்கிவிடும் என்று மன்னரின் ஆழ்மனத்தில் யாரோ அழுத்தமாகப் பதிய வைத்திருக்க வேண்டும்.

எல்லோரும் குறைந்த அளவே காப்பி, டீ பருக வேண்டும் என்று முதலில் கட்டளை இட்டார். பின்பு அதிக அளவு காப்பி, டீ பருகினால் கூடுதல் வரி கட்ட வேண்டுமென்று பூச்சாண்டி காட்டினார். அளவுக்கு மீறி காப்பி, டீ பருகுவது கண்டறியப்பட்டால் அது தண்டனைக்குரிய குற்றம், உங்களது காப்பிக் கோப்பைகள் எல்லாம் பறிமுதல் செய்யப்படும் என்றெல்லாம் மிரட்டினார். காப்பி, டீயிலிருந்து மக்களை விலக்கி, அவர்களை ஆரோக்கியமாக வைத்திருக்க வேண்டும் என்ற நல்லெண்ணமாகவும் இதைச் சொல்லலாம். தவிர, காப்பியும் டீயும் உயிர்க்கொல்லி பானங்கள் என்று உலகத்துக்கு நிரூபிக்க விரும்பினார் மூன்றாம் கஸ்டோவ்.

அதற்கான பரிசோதனை ஒன்றையும் அறிவித்தார். அப்போது இரட்டையராகப் பிறந்த சகோதரர்கள் மரண தண்டனைக் கைதிகளாக சிறையில் அடைக்கப்பட்டிருந்தனர். இருவரில் ஒருவருக்குத் தினமும் மூன்று கோப்பை காப்பி, இன்னொரு வருக்கு மூன்று கோப்பை டீ கொடுக்கச் சொல்லி உத்தரவிட்டார் மன்னர். அவற்றைப் பருகி பருகி இருவரும் சீக்கிரமே இறைவனின் திருவடிகளை அடைந்துவிடுவார்களென அவர் எண்ணினார். இருவரையுமே தினமும் பரிசோதிப்பதற்கு என இரண்டு மருத்துவர்கள் நியமிக்கப்பட்டிருந்தனர்.

காலம் கரைந்தது. இரண்டு மருத்துவர்களும் பரலோகம் போய்ச் சேர்ந்திருந்தார்கள். கி.பி.1792-ல் மூன்றாம் கஸ்டோவ் படுகொலை செய்யப்பட்டார். பாவம்! பரிசோதனையின் முடிவை அவர் அறிந்திருக்கவில்லை. அதற்குப் பின்பும் அந்த இரட்டைக் கைதிகள் சந்தோஷமாக மூன்று கோப்பை காப்பியும் டீயும் பருகிக் கொண்டு சிறையில் சௌக்யமாக இருந்தனர். டீ குடித்த கைதி, தனது 83-வது வயதில் இயற்கை மரணம் அடைந்தார். காப்பி குடித்த கைதி எப்போது இறந்தார் என்பது குறித்த தகவல் இல்லை.

காப்பித் தோட்டங்களும் காலனியாதிக்கமும்

பதினேழு, பதினெட்டாம் நூற்றாண்டுகளில் ஐரோப்பிய தேசங்களில் காப்பிக்கடைகள் பல்கிப் பெருகின. ஐரோப்பியர் களின் காப்பித் தேவை பெருகவே, அவர்கள் தாங்கள் காலனி அமைத்த ஆசிய தேசங்களில் காப்பியைப் பயிரிடத்

தொடங்கினார்கள். அதற்கான முதல் அடி எடுத்து வைத்தவர்கள் டச்சுக்காரர்கள்.

ஆரம்பத்தில் டச்சுக்காரர்கள், ஏமனிலிருந்து காப்பியைக் கடத்திக் கொண்டு சென்று ஹாலந்தில் பயிரிட்டுப் பார்த்தார்கள். அதீதக் குளிரில் காப்பி விளையவில்லை. இந்தியாவிலும் முயற்சி செய்து பார்த்தார்கள். மீண்டும் மீண்டும் தோல்வி. பின்னாளில்தான் டச்சுக்காரர்கள் தங்களுக்கான காப்பி விளைவிக்கும் பிரதேசமாக ஜாவாவைத் தேர்ந்தெடுத்தனர். ஜாவாவுக்கு காப்பி இலங்கை வழியாகச் சென்றிருந்தது. அரேபிய நாடுகளிலிருந்து இஸ்லாமிய வணிகர்கள் மூலமாகத்தான் ஆசியாவின் பல்வேறு பகுதிகளுக்கும் காப்பி பரவியிருந்தது. 1505-லேயே இஸ்லாமிய வணிகர்கள், இலங்கையில் காப்பிக் கொட்டைகளை அறிமுகப்படுத்திவிட்டனர். இலங்கையில் விளைந்த காப்பியை சிலர், இந்தோனேசியாவுக்கு அனுப்பி வைத்தனர். டச்சுக் காலனியாக இருந்த ஜாவாவில் காப்பித் தோட்டங்கள் தோன்றியது இப்படித்தான். நிலங்களை அபகரிப்பது, ஒரு ஊரையே மிரட்டி அடிமைகளாக வேலை வாங்குவது, பட்டினி போட்டுக் கொல்வது என்று ஜாவா மக்களின் ரத்தத்தில்தான் காப்பி அங்கே விளைந்தது.

பதினெட்டாம் நூற்றாண்டின் தொடக்கத்தில் டச்சுக்காரர்கள், பிரிட்டன், பிரான்ஸ், ஸ்பெயின், போர்ச்சுகலுக்கு காப்பி ஏற்றுமதி செய்தார்கள். காப்பி வணிகத்தின் ரத்தவாடை கலந்த லாப ருசியை பிற ஐரோப்பிய நாடுகளும் உணர்ந்து கொண்டன. தங்கள் ஆளுகைக்கு உள்பட்ட பிரதேசங்களில் காப்பியை விளைவிக்கும் முயற்சிகளில் இறங்கின.

மேற்கு ஆப்பிரிக்காவில் காப்பிப் பயிர் கிடைக்கும். அங்கே பயிரிட அடிமைகளும் கிடைப்பார்கள். இரண்டையும் கப்பலில் ஏற்றுங்கள். கரீபியன் தீவுகளுக்கோ, பிரேசிலுக்கோ, இன்னபிற உகந்த இடங்களுக்கோ கொண்டு போய்ச் சேருங்கள். காப்பி எஸ்டேட்டை உருவாக்குங்கள். ஆஹா! இந்தக் காப்பிதான் எவ்வளவு உயர்ந்தது!

இதுதான் ஐரோப்பிய காலனி ஆதிக்க காப்பி அடிமை வணிகத்தின் பொதுவான வரலாறு. சில முக்கியமான நிகழ்வுகளை மட்டும் பார்க்கலாம். அடிமைத்தனத்திற்கு எதிராக வெற்றி கண்ட வரலாற்றின் முதல் நிகழ்வான ஹைதி புரட்சியில் இருந்து தொடங்கலாம்.

கரீபியத் தீவான ஹைதியில் காப்பித் தோட்டங்களிலும், கரும்புத் தோட்டங்களிலும், பிற பண்ணைகளிலும் பிரெஞ்சுக்காரர்களால் அடிமையாக வைக்கப்பட்டிருந்த கருப்பினத்தவர்கள் அடக்குமுறைக்கும் அகோரச் சட்டங்களுக்கும் எதிராகப் பொங்கியெழுந்த முதல் நிகழ்வு 1791-ல் நிகழ்ந்தது. 1804 வரை அந்தப் போராட்டங்களை சூடு குறையாமல் முன்னகர்த்திச் சென்று வெற்றி கண்டனர். பிரெஞ்சுக் காலனி அரசு நீக்கப்பட்டு ஹைதி குடியரசு மலர்ந்தது. பின்பு காப்பித் தோட்டங்களில் சுதந்தரக் காற்று வீசியது.

ஹாலந்தின் தலைநகரான ஆம்ஸ்டெர்டாமின் மேயராக இருந்தவர், 1714-ல் பிரான்ஸ் அரசர் பதினான்காம் லூயிஸைச் சந்தித்தார். மரியாதை நிமித்தமாக காப்பி நாற்றுகளைப் பரிசாகக் கொடுத்தார். அவை, பாரிஸின் ராயல் கார்டனில்

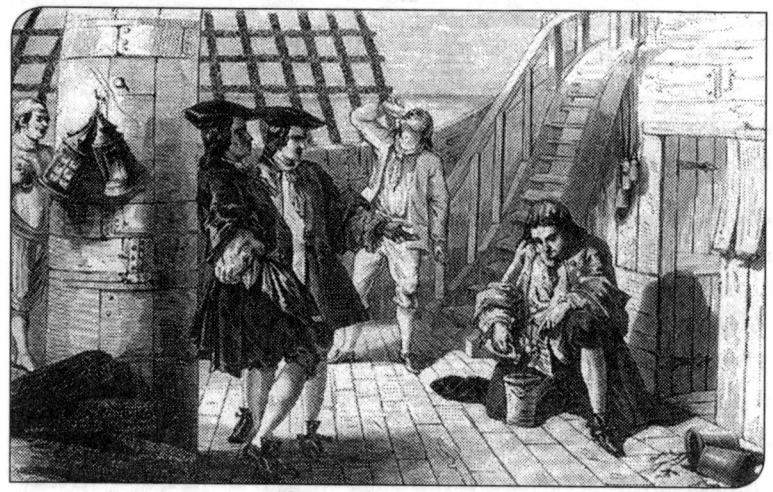

கேப்ரியெலின் கடல் பயணம்

வளர்க்கப்பட்டன. 1723-ல் கேப்ரியெல் (Gabriel de Clieu) என்ற இளம் அதிகாரி, கரீபியத் தீவுகளில் ஒன்றான மார்தினிக்கு (Martinique) சென்றார். ராயல் கார்டனில் இருந்து காப்பி நாற்று களையும் எடுத்து வந்திருந்தார். கடல் பயணம் சுகமானதாக இல்லை. மோசமான வானிலை. சில நாசகாரர்கள் அந்தக் கன்றுகளை அழிக்கச் சதி செய்தார்கள். கடற்கொள்ளையர்களின் தாக்குதலில் இருந்தும் தப்பிப் பிழைக்க வேண்டியதிருந்தது. அத்தனைத் தடைகளையும் மீறி, கேப்ரியெல் கரீபிய மண்ணில் காப்பிப் பயிரை அறிமுகப்படுத்தினார். அடுத்த 50 ஆண்டுகளில்

சுமார் 180 லட்சம் காப்பி மரங்கள் மார்தினிக் தீவில் நிறைந்து இருந்தன. பெரும்பாலான தென் அமெரிக்க மற்றும் மத்திய அமெரிக்க நாடுகளுக்குக் காப்பி மார்தினிக் தீவிலிருந்தே பரவியது.

பிரேசிலுக்கு காப்பி வந்து சேர்ந்த கதை சற்றே கவித்துவமானது. பிரெஞ்சு கயானா பகுதியில் போர்ச்சுகலுக்கும் பிரான்ஸுக்கும் ஒரு எல்லைத் தகராறு. அதைப் பேசித் தீர்ப்பதற்காக பிரேசிலில் போர்த்துக்கீசிய அதிகாரியாகப் பணியாற்றி வந்த கர்னல் பிரான்சிஸ்கோ (Francisco del Melo Palheta), பிரெஞ்சு கயானாவுக்குச் சென்றார் (கி.பி.1727). அங்கே நன்கு விளைந்து கொண்டிருந்த காப்பி மீது பிரான்சிஸ்கோவுக்கு ஒரு கண். ஆனால், அதிகாரத்திலிருக்கும் பிரெஞ்சு கவர்னரை மீறி காப்பியைக் கடத்திக் கொண்டு செல்ல முடியாது. பெரும் தகராறு ஆகிவிடும். என்ன செய்யலாம் என்று யோசித்த பிரான்சிஸ்கோ, பிரெஞ்சு கவர்னரின் மனைவி மீது தன் காதல் பார்வையை வீசினார். கவிதை பேசினார். அந்தப் பெண்ணுடன் தேவையான அளவு நெருக்கத்தை வளர்த்துக் கொண்டார்.

பிரான்சிஸ்கோ, பிரெஞ்சு கயானாவிலிருந்து கிளம்பும் சமயம். வழியனுப்ப வந்த பிரெஞ்சு கவர்னரின் மனைவி, மரியாதை நிமித்தமாக பூங்கொத்து ஒன்றை வழங்கினார். மகிழ்வுடன் விடைபெற்று கப்பல் ஏறினார் பிரான்சிஸ்கோ. அந்தப் பூங்கொத்தினுள் காதல் பரிசாகக் காப்பிப் பழங்கள் புதைத்து வைக்கப்பட்டிருந்தன.

பிரேசிலின் பாரா மாகாணத்தில் முதன் முதலில் காப்பிச் செடிகள் வேர்விட்டன. பதினெட்டாம் நூற்றாண்டின் இறுதிவரை போர்த்துக்கீசிய காலனியான பிரேசிலில் காப்பி விளைச்சல் என்பது பெரிய அளவில் இல்லை. அங்கே வாழ்ந்த உள்ளூர் ஐரோப்பியர்களின் தேவைக்கு மட்டும் விளைவித்துக் கொண்டார்கள். பத்தொன்பதாம் நூற்றாண்டில் உலகமெங்கும் காப்பியின் தேவை அதிகரித்தது. விளைவாக, பிரேசிலில் கருப்பின அடிமைகளுக்கு வேலைப்பளுவும் வதைகளும் அதிகமாயின. 1820-ல் பிரேசில் உலகின் 30% காப்பியை விளைவிக்கும் தேசமாக முன்னேறியது. அப்போது உலகில் விளையும் காப்பியில் பாதி அளவு, டச்சுக்காலனிகளில் விளைந்தது. குறிப்பாக ஜாவாவில். அடுத்த இருபது ஆண்டுகளில் பிரேசிலின் காப்பி உற்பத்தி 40% ஆக உயர்ந்தது. 1852-ல்

உலகில் அதிகம் காப்பி உற்பத்தி செய்யும் நாடு என்ற இடத்தை பிரேசில் பிடித்தது. 1910-ல் அது உலகின் 80% காப்பியை உற்பத்தி செய்து ஓர் அசுரனாக மிரட்டியது. உலகின் நிரந்தர நம்பர் 1 காப்பி உற்பத்தியாளராக இப்போது வரை பிரேசில் கோலோச்சுக்கிறது.

எல்லாம் ஆப்பிரிக்கக் கருப்பினத்தவர்களின் உழைப்பால் போடப்பட்ட அஸ்திவாரம். பதினாறாம் நூற்றாண்டிலேயே பிரேசிலுக்கு கருப்பின அடிமைகள் கொண்டு வரப்படும் அவலம் ஆரம்பமாகிவிட்டது. கரும்புத் தோட்டங்களிலும், தங்கம் மற்றும் வைரச் சுரங்கங்களிலும் உயிரைக் கொடுத்துக் கொண்டிருந்த அடிமைகள், பத்தொன்பதாம் நூற்றாண்டில் காப்பிச் செடிகளுக்கும் உரமாக்கப்பட்டனர். பூர்வகுடிகளாக இருந்த மயன்களின் நிலங்கள் பறிக்கப்பட்டு அவர்களும் அடிமைகளாக்கப்பட்ட துயர அத்தியாயம் தனி.

பத்தொன்பதாம் நூற்றாண்டில் முதல் ஐம்பது ஆண்டுகளில் பிரேசிலின் காப்பி விளைச்சல் பல மடங்கு பெருகியதன் பின்னணியில் சுமார் 20 லட்சம் ஆப்பிரிக்க அடிமைகளின் கண்ணீர்க் கதைகள் புதைந்திருக்கின்றன. தேவைகள் பெருகப் பெருக பிரேசிலுக்குக் கொண்டு வரப்பட்ட அடிமைகளின் எண்ணிக்கையும் அதிகமாகிக் கொண்டே இருந்தது. தோட்டத்தில் கடும் உழைப்பைக் கொட்டும் ஓர் அடிமையின் சராசரி ஆயுட்காலம் ஏழு ஆண்டுகளே. சக்கையாக உயிரைப் பிழிந்துவிட்டு, அடுத்த லோடு அடிமைகளை இறக்கி விடுவார்கள்.

அடிமைகள் இறக்குமதி செய்வதை 1830-க்குள் முடிவுக்குக் கொண்டுவர வேண்டும் என்று 1826-ல் பிரிட்டிஷ்-பிரேசில் ஒப்பந்தம் ஒன்று கையெழுத்தானது. செயல்படுத்தப்படவில்லை. 1845-ம் ஆண்டில் அடிமை ஏற்றுமதி வணிகத்தைத் தடுக்கும் வகையில் பிரேசிலின் கப்பல்களைப் பரிசோதனையிடும் அதிகாரம் பிரிட்டிஷ் ராயல் நேவிக்கு உண்டு என்று இங்கிலாந்து ஒரு சட்டம் போட்டது. அதன்படி, கப்பலில் அடிமைகள் கண்டுபிடிக்கப்பட்டால் அடிமை ஏஜெண்ட் கடும் தண்டனைக்கு உள்ளாவார் என்றார்கள். இருந்தாலும் கண்டும் காணாமலும் அடிமை வணிகம் தொடர்ந்தது. 1871-ம் ஆண்டில் பிரேசிலின் பாராளுமன்றத்தில் Rio Branco Law நிறைவேற்றப்பட்டது. அடிமைகளுக்குப் பிறக்கும் குழந்தைகள் எல்லாம் அடிமைகள்

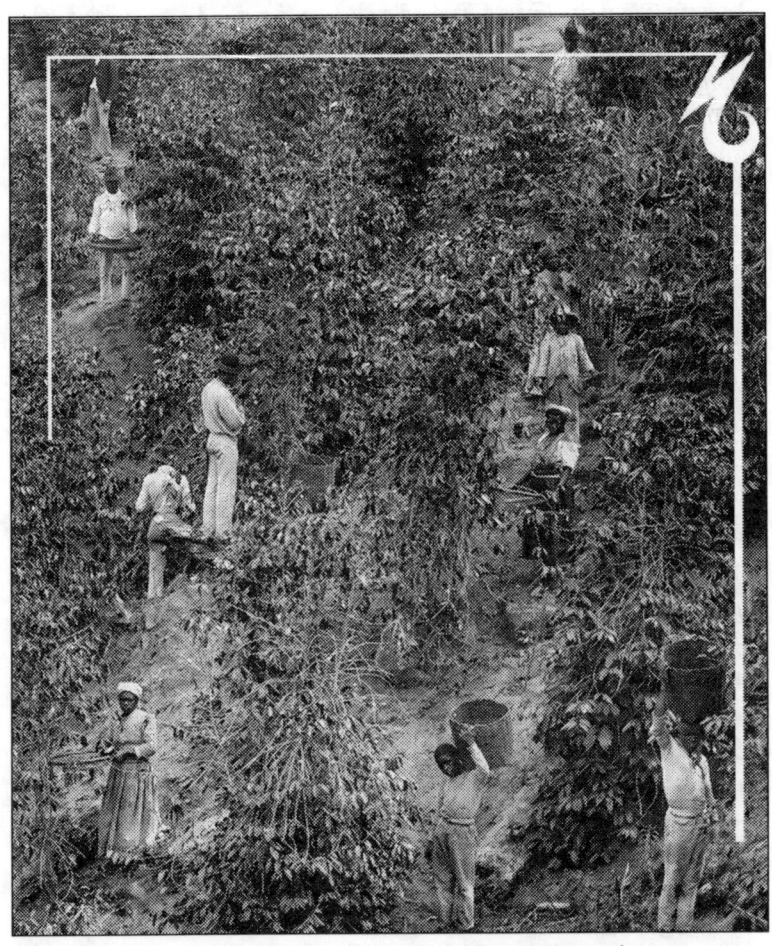

பிரேசில் காப்பித் தோட்டங்களில் கருப்பின அடிமைகள்

அல்ல என்று உரத்துச் சொல்லிய இந்தச் சட்டம் தூரத்தில் ஓர் ஒளியைக் காட்டியது. ஒருவழியாக 1888, மே 13-ல் அடிமை வணிகத்தை, அடிமை முறையை முற்றிலுமாக பிரேசிலிருந்து ஒழிக்கும் சட்டம் (Lei Áurea), நிறைவேற்றப்பட்டது. அப்போது பிரேசிலின் காப்பித் தோட்டங்களிலிருந்தும் பிற பண்ணைகள் மற்றும் சுரங்கங்களிலிருந்தும் விடுதலை பெற்ற அடிமைகளின் எண்ணிக்கை சுமார் ஏழு லட்சம்.

கதை இன்னும் முடியவில்லை. இந்த நூற்றாண்டிலும் பிரேசிலின் காப்பித் தோட்டங்களிலிருந்து சில அடிமைகள் மீட்கப்பட்டுக்

கொண்டுதான் இருக்கிறார்கள். அந்தத் தோட்டங்களில் விளையும் காப்பியானது நெஸ்லே, ஸ்டார்பக்ஸ் போன்ற பெரு நிறுவனங்களுக்கு விநியோகப்படுவதாகச் சர்ச்சைகள் கிளம்புவதையும் செய்திகளாகப் பார்க்கலாம்.

அமெரிக்கர்களின் காப்பி வெறி

பதினேழாம் நூற்றாண்டின் ஆரம்பத்தில் அமெரிக்காவின் வெர்ஜினியாவில் காலனி அமைக்க வந்த பிரிட்டிஷ் கவர்னர் ஜான் ஸ்மித் மூலமாக அங்கே காப்பி அறிமுகப்படுத்தப்பட்டது. கி.பி.1670-ல் டோரத்தி ஜோன்ஸ் என்பவர், முறையாக உரிமம் பெற்று பாஸ்டன் நகரில் காப்பிக் கடை தொடங்கினார். அங்கொன்றும் இங்கொன்றுமாக சில காப்பிக்கடைகள் முளைத்தன. ஆனாலும் தேநீரே அங்கு விருப்பத்துக்குரிய பானமாக ராஜ்ஜியம் செய்து கொண்டிருந்தது.

கி.பி.1773-ல் பிரிட்டன் பாராளுமன்றம் Tea Act ஒன்றை நிறைவேற்றியது. அதன்படி, பிரிட்டனின் காலனியாதிக்கத்தின் கீழ் இருக்கும் அமெரிக்க மக்கள் தங்களுக்குத் தேவையான தேயிலையை பிரிட்டனிடமிருந்து மட்டும்தான் வாங்க வேண்டும் என்று வற்புறுத்தினார்கள். பிரிட்டன் அரசு, அமெரிக்க உள்நாட்டுத் தேயிலைக்கும் அதிக வரி விதித்தது. இதற்குக் கடும் எதிர்ப்பு கிளம்பியது. பாஸ்டன் துறைமுகத்துக்கு, கிழக்கிந்திய கம்பெனியின் கப்பல்கள் ஏராளமான தேயிலையைச் சுமந்து கொண்டு வந்தன. Sons of Liberty இயக்கத்தைச் சேர்ந்த சுமார் நூறு பேர், செவ்விந்தியர்கள் வேடத்தில் கப்பல்களுக்குள் ரகசியமாக நுழைந்தனர். தேயிலைப் பெட்டிகளைக் கைப்பற்றினர். அவற்றை உடைத்து தேயிலையைக் கடலில் கொட்டினர். பெட்டிகளை அப்படியே கடலிலும் எறிந்தனர். 1773, டிசம்பர் 16 அன்று வெடித்த இந்த தேயிலைப் புரட்சி, Boston Tea Party என்று வரலாற்றில் அழைக்கப்படுகிறது. இந்தத் தேயிலைப் புரட்சிதான் அமெரிக்கப் புரட்சியைத் தொடங்கி வைத்த நிகழ்வுகளில் மிக முக்கியமானது. தேநீரைப் புறக்கணித்து, அமெரிக்க மக்கள் காப்பி மீது கள்வெறிக் கொள்ளக் காரணமான வரலாற்று நிகழ்வு இதுதான்.

அமெரிக்காவின் மூன்றாவது அதிபராக இருந்த தாமஸ் ஜெஃபர்சன், கி.பி.1824-ல் தன் நண்பருக்கு எழுதிய கடிதம் ஒன்றில், 'நாகரிக சமூகம் விரும்பும் உன்னத பானம் காப்பி' என்று எழுதினார். கௌபாய் தொடங்கி காதலர்கள் வரை காப்பியை விரும்பிப்

பருகத் தொடங்கினர். இரவு நேர கேம்ப் ஃபயர்களில் கெட்டிகளில் காப்பி கொதித்துக் கொண்டே இருந்தது.

பண்ணை அடிமை முறையை முற்றிலுமாக ஒழிக்க வேண்டும் என்ற கொள்கை கொண்ட ஆபிரகாம் லிங்கன், கி.பி.*1861*-ம் ஆண்டில் அமெரிக்காவின் அதிபர் ஆனார். பண்ணை அடிமை முறையைத் தொடர விரும்பிய அமெரிக்காவின் ஏழு தென் மாகாணங்கள், லிங்கன் தலைமையிலான ஐக்கிய அமெரிக்காவை எதிர்த்துப் போரில் குதித்தன. யூனியன் படைகளுக்கும், தென் மாகாணங்களின் கூட்டமைப்பு படைகளுக்கும் இடையே மோதல்கள் தொடர்ந்தன.

1865, அமெரிக்க உள்நாட்டுப் போர் இறுதிக்கட்டத்தை எட்டியிருந்த சமயம். யூனியன் படையைச் சேர்ந்த வீரர் எபனேசர் நெல்சன் கில்பின் என்பவர் தனது டைரியில் சோகத்தைப் பதிவு செய்தார். 'இங்கே நிலைமை மிகவும் குழப்பமாக இருக்கிறது. எங்களுக்கான உணவுப்பொருள்கள் கால் பங்காகக் குறைக்கப்பட்டுவிட்டன. காப்பி கிடையாது. காப்பி இல்லாமல் யாராலும் ஒரு வீரராகப் பணியாற்றவே முடியாது!'

அப்போது அமெரிக்க வீரர்களுக்கு ஒரு வருடத்துக்கு *36* பவுண்ட் காப்பி வழங்கப்பட்டது. காப்பிக்கொட்டை அல்லது பொடியைப் போட்டு, நீர் ஊற்றிக் கொதிக்க வைத்து வடிகட்டி, சர்க்கரை சேர்த்து குடித்தார்கள்.

'காலை அணிவகுப்புக்கு முன் காப்பி குடிக்கிறார்கள். அணிவகுப்புக்குப் பின் காப்பி குடிக்கிறார்கள். களப் பயிற்சிக்கு முன்னும் பின்னும், ரோந்துக்கு முன்னும் பின்னும், போர்ப் பயிற்சிக்கு முன்னும் பின்னும் காப்பி குடித்துக் கொண்டே இருக்கிறார்கள்.

அமெரிக்க அதிபர் தேர்தலில் போட்டியிட்ட குடியரசுக் கட்சி வேட்பாளர் வில்லியம் மெக்கின்லி, தனது பரப்புரையில் மீண்டும் மீண்டும் சொன்ன கதை இது தான். 'அமெரிக்க உள்நாட்டுப் போர் நடந்தபோது எனக்கு வயது 19. அப்போது நான் எல்லையிலே வீரர்களுக்கு காப்பி பரிமாறிக் கொண்டிருந்தேன்!'

முகில் ✦ 47

அவர்கள் பேச்சிலும் போர் பற்றி எதுவுமில்லை. காப்பி குறித்தே புலம்புகிறார்கள். போர்க்களத்தில் எதிரிகளைச் சுடுகிறார்களோ இல்லையோ, காப்பி தயாரிக்க அடுப்பைப் பற்ற வைத்து விடுகிறார்கள்' என்று ஸ்மித்சோனியன் தேசிய அருங்காட்சியகத்தைச் சேர்ந்த ஆய்வாளர் ஜோன் கிரின்ஸ்பேன் அமெரிக்க வீரர்களின் அன்றைய காப்பிப் பித்து குறித்து பதிவு செய்திருக்கிறார்.

ஆனால், கூட்டமைப்பு வீரர்களுக்கு காப்பி கிடைக்கவில்லை. தென் மாகாணங்களுக்கு காப்பி விநியோகம் தடைபட்டிருந்தது. அவர்கள் மக்காச்சோளம், நிலக்கடலை, சர்க்கரை வள்ளிக் கிழங்கு என்று கிடைத்ததைத் தின்று சமாளித்துக் கொண்டிருந்தார்கள். அவர்களில் சிலர், காப்பிக்குப் பதிலாக சிக்கரி கசாயத்தைப் பருகி ஆசுவாசப்படுத்திக் கொண்டனர்.

அந்தச் சமயத்தில் Essence of Coffee என்ற பெயரில் அடைக்கப் பட்ட உடனடி காப்பி மிக்ஸும் சில பகுதிகளில் அறிமுகப் படுத்தப்பட்டிருந்தது. அரைத்த காப்பிக்கொட்டை, அதில் சர்க்கரையும் பதப்படுத்தப்பட்ட பாலும் சேர்த்து டின்களில் அடைத்து போர்க்களங்களுக்கு அனுப்பினார்கள். அதில் சூடான நீர் சேர்த்துப் பருகலாம். ஆனால், பருகிய வீரர்கள் பலரும் முகம் சுளித்தார்கள். இது காப்பி போலவே இல்லையே! என்று வெறுப்படைந்தார்கள். சிலர் வயிறு கடமுடாவாக கம்மாக்கரைக்கு ஓடினார்கள். ஆக, அந்த ரெடிமேட் காப்பி பான முயற்சி படுதோல்வியடைந்தது.

இந்த உள்நாட்டுப் போர் குறித்து ஐக்கிய அமெரிக்கர்கள் எல்லோரும் கூடிப் பேசி விவாதித்து, திட்டமிட்டது எல்லாம் காப்பி ஹவுஸ் என்றழைக்கப்படும் காப்பிக்கடைகளில்தாம். இதில் ஆகப்பெரிய முரண் + அவலம் என்னவென்றால், எந்த யூனியன் வீரர்கள் பண்ணையடிமை முறையை எதிர்த்துக் களத்தில் போர் புரிந்து கொண்டிருந்தார்களோ, அவர்களது காப்பித் தாகத்தைத் தணிக்க பிரேசில் காப்பித் தோட்டங்களில் அடிமைகள் ரத்தம் சிந்திக் கொண்டிருந்தனர்.

1897-ம் ஆண்டில் அமெரிக்க அதிபர் தேர்தலில் போட்டியிட்ட குடியரசுக் கட்சி வேட்பாளர் வில்லியம் மெக்கின்லி, தனது பரப்புரையில் மீண்டும் மீண்டும் சொன்ன கதை இதுதான். 'அமெரிக்க உள்நாட்டுப் போர் நடந்தபோது

எனக்கு வயது 19. அப்போது நான் எல்லையிலே வீரர்களுக்கு காப்பி பரிமாறிக் கொண்டிருந்தேன்!' இப்படி, காப்பி விற்ற கதை, டீ விற்ற கதை சொல்பவர்கள் ஜெயிப்பதுதானே வழக்கம். மெக்கின்லியும் அதிபர் ஆனார்.

முதலாம் உலகப்போர் சமயத்தில் அமெரிக்க கப்பற்படைத் தளபதி ஜோஸப்பஸ் டேனியல்ஸ், வீரர்களுக்கு சரக்கு ஏற்றிச் செல்லும் கப்பல்களில் 'சரக்கு' (ரம், ஜின்) ஏற்றிச்செல்லக்கூடாது என்று உத்தரவிட்டார். அதற்குப் பதிலாக காப்பி ஏற்றிச் செல்லப்பட்டது. வீரர்கள் உற்சாகமாக, கவனமாகப் போரிட காப்பியே உதவும் என்பது ஜோஸப்பஸின் கணக்கு. இதனால் வீரர்கள் கடுப்பானாலும் காப்பியை வெறுக்கவில்லை. ஒரு கப் காப்பி சாப்பிடுகிறாயா என்பதை Cup of Joseph என்று சொல்லத் தொடங்கினார்கள். பின்பு அது Cup o' Joe என்ற பதமாகப் புகழ்பெற்றது.

1929. முதல் உலகப்போரின் பின் விளைவாக பொருளாதாரப் பெருமந்தம் அமெரிக்காவைப் புரட்டிப் போட்ட காலம். பலரும் வேலை இழந்து நடுத்தெருவில் நின்றனர். 1931, பிப்ரவரியில் சிகாகோ நகரத்தில் அமெரிக்கக் கடத்தல் தாதா அல் கபோன், இலவச சூப் கிச்சன் ஒன்றைத் திறந்தார். அங்கே வேலையற்றவர்களுக்கு சூப், காப்பி, டோனட்ஸ் போன்றவை

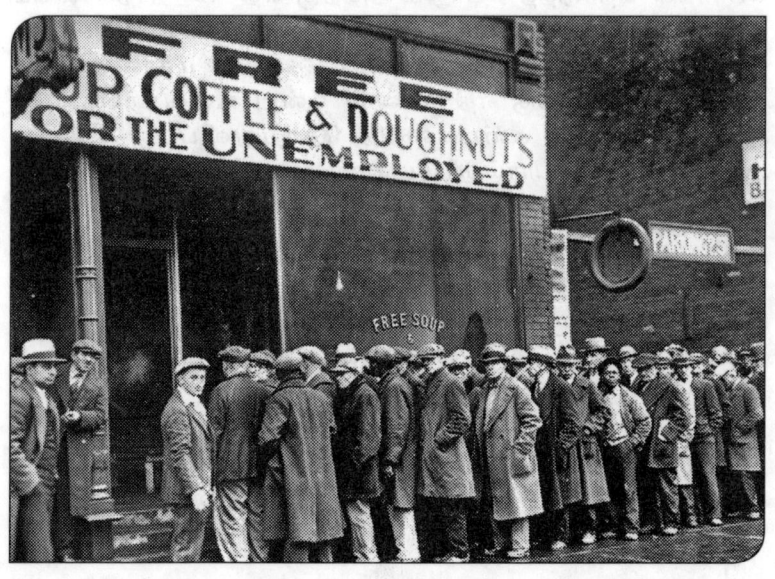

இலவசமாக வழங்கப்பட்டன. ஆம், அடுத்த வேளை உணவு இல்லாத சூழலிலும் ஒரு கப் காப்பியாவது அமெரிக்கர்களுக்குத் தேவைப்பட்டது.

1965. வியட்நாம் போர் தொடங்கியது. அமெரிக்கர்கள் பலருக்கும் அமெரிக்க ராணுவம் அதில் கலந்து கொண்டிருப்பது குறித்த பலத்த எதிர்ப்பு இருந்தது. அவர்கள் எல்லோரும் ஒன்று கூடிப் பேசிய இடம் GI Coffee Houses என்ற காப்பிக் கடைகள். முன்னாள் ராணுவ வீரரும், போருக்கு எதிரான சிந்தனை கொண்டவருமான ஃப்ரெட் கார்ட்னெர் என்பவர் இதை 1968-ம் ஆண்டில் UFO என்ற பெயரில் முதல் கடையை கொலம்பியாவில் தொடங்கினார். அமெரிக்காவின் பல நகரங்களில் இந்தக் கடைகள் செயல்பட்டன. அரசுக்கு எதிரான போராட்டங்கள் குறித்து இங்கேதான் சூடான காப்பியுடன் சுடச்சுட திட்டங்கள் தீட்டினார்கள். போருக்கு எதிரான சிந்தனை கொண்ட அமெரிக்க ராணுவ வீரர்களும் அங்கே கூடிப் பேசினார்கள் என்பது குறிப்பிடத்தக்கது. வியட்நாம் போருக்கு எதிரான பிரசாரத்தை அமெரிக்கர்கள் மத்தியில் வலுவாக வளர்த்த இந்த GI Coffee Houses, 1974-ம் ஆண்டு வரை இயங்கின. அடுத்த ஆண்டில் வியட்நாம் போர் முடிவுக்கு வந்தது.

பின்பு அமெரிக்கா இராக் மீதும், ஆப்கானிஸ்தான் மீதும் போர்கள் தொடுத்த போதும் அதற்கு எதிரான தாற்காலிகக் காப்பிக் கடைகள் ஆங்காங்கே தோன்றின. செயல்பட்டன. மூடப்பட்டன. அமெரிக்காவின் பிற தேசங்கள் மீதான ராணுவ நடவடிக்கைகளுக்கு எதிரானோர் ஒன்று கூடுவதற்கென்றே அங்கே காப்பிக் கடைகளைத் தோற்றுவிப்பது என்பது அமெரிக்கர்களின் பாரம்பரியமாகிவிட்டது.

சிக்கரியின் கதை

Cichorium intybus என்ற தாவரவியல் பெயர் கொண்ட அஸ்ட்ரேசியே குடும்பத்தைச் சேர்ந்த பூக்கும் தாவரம்தான் சிக்கரி. இந்தச் செடியின் வேர் முள்ளங்கி போன்று இருக்கும். இதைக் காயவைத்து வறுத்துப் பொடியாக்கி சிக்கரித்தூள் தயாரிக்கப்படுகிறது. பொதுவாக காப்பியுடன் 80-க்கு 20 என்ற அளவில் சிக்கரி கலக்கப்படுகிறது. சிக்கரியும் காப்பியும் ஜோடி போட்டுக் கொண்ட வரலாற்றைச் சுருக்கமாகப் பார்ப்போம்.

மேற்கு ஆப்பிரிக்கா, வட ஆப்பிரிக்கா, ஐரோப்பிய தேசங்களைப் பூர்விகமாகக் கொண்ட செடி சிக்கரி. பண்டைய எகிப்திலும் ரோமிலும் இது உணவாகவும் மருந்தாகவும் பலவிதங்களில் பயன்படுத்தப்பட்டிருக்கிறது. பதினெட்டாம் நூற்றாண்டின் முற்பகுதியிலேயே டச்சுக்காரர்கள் சிக்கரியை வறுத்து காப்பியுடன் கலந்து பானம் தயாரித்து உண்டதாகச் சில குறிப்புகள் உண்டு. ஆனாலும், செம்புலப்பெயல்நீர் அன்புடை நெஞ்சங்களாக காப்பியும் சிக்கரியும் எப்போது கலந்தது என்பது குறித்த தெளிவான வரலாற்று ஆதாரங்கள் கிடையாது.

பத்தொன்பதாம் நூற்றாண்டின் ஆரம்பத்தில் பிரான்ஸ் ராஜ்ஜியத்தை வல்லரசாக்க நெப்போலியன் முயன்று கொண்டிருந்தார் அல்லவா. அதன் ஒரு பகுதியாக பிரான்ஸில் காப்பி இறக்குமதியை வெகுவாகக் குறைத்தார். பிரான்ஸ் எதற்கும் யாரையும் நம்பி இருக்கக்கூடாது என்னும் இறுமாப்பு. கூடவே காப்பி போலவே சுவை தரும் சிக்கரியைக் கையில் எடுத்தார். அங்கே காப்பியோடு சிக்கரியும் கலந்து கொதிக்க ஆரம்பித்தது. காப்பிக்குப் பதிலாக சிக்கரியை மட்டுமே பயன்படுத்தி பானமாக உறிஞ்சும் வழக்கம் பிரெஞ்சுக்காரர்களிடம் ஒட்டிக் கொண்டது. 1860-ல் 16 மில்லியன் பவுண்ட் சிக்கரியை ஏற்றுமதி செய்த நாடாக பிரான்ஸ் விளங்கியது.

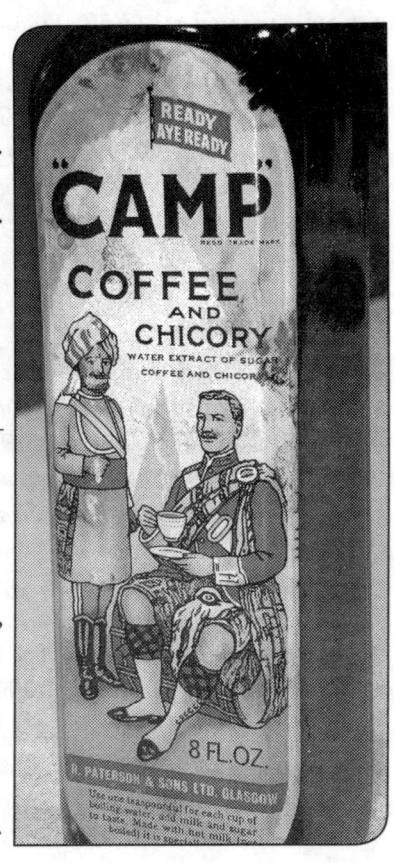

அமெரிக்கக் குடியுரிமைப் போரின்போதும் சரி, உலகப் போர்களின் போதும் சரி, பல பகுதிகளில் 'காப்பிக்கு பதிலாக இவர்' என்று அந்தப் பாத்திரத்தை சிக்கரி ஏற்றுக் கொண்டது. இந்தியாவுக்கு சிக்கரியைக் கொண்டு வந்தவர்கள் பிரிட்டிஷாரே.

காப்பியோடு சிக்கரியைக் கலக்கும் வித்தையை அவர்களிடம் இருந்தே இந்தியர்கள் கற்றுக் கொண்டார்கள். ஸ்காட்லாந்தில் கேம்ப் காப்பி என்றொரு எஸென்ஸ், கேம்பெல் பாட்டர்சன் என்பவரால் 1885-ல் அறிமுகப்படுத்தப்பட்டது. 25% சிக்கரி எஸென்ஸ், 4% காப்பி எஸென்ஸ், சர்க்கரை, தண்ணீர் கலக்கப்பட்டது. இதில் பாலோ, வெந்நீரோ சேர்த்து கலந்து பருகலாம். பிரிட்டிஷ் அதிகாரிக்கு ஒரு சீக்கிய வீரர் காப்பி பரிமாறுவதுபோல லேபிள் செய்து சந்தோஷப்பட்டுக் கொண்டார் பாட்டர்சன். பிரிட்டிஷ் இந்தியப் படையில் இந்த கேம்ப் காப்பி புகழ்பெற்றது. இந்திய வீரர்கள் இந்த சிக்கரி எஸென்ஸுடன் பால் சேர்த்து பருகி மகிழ்ந்தார்கள். ராணுவத்திலிருந்து ஓய்வு பெற்ற அல்லது விலகிய சிலர், பின்பு தங்கள் ஊர்களில் காப்பி, டிபன் கடைகளை ஆரம்பித்தனர். மிலிட்டரி ஹோட்டல்களைத் தொடங்கினர். இப்படியாக காப்பியோடு சிக்கரி கலந்து சுவைக்கும் பழக்கம் இந்திய மக்களிடையே பரவ ஆரம்பித்தது.

காஃபீன் இல்லாமலேயே காப்பியின் சுவையைத் தரும் சிக்கரியின் நன்மைகள் என்னவென்று பார்த்தால், அஜீரணக் கோளாறுகளைப் போக்கும். மூளையைச் சுறுசுறுப்பாக்கும். உடல் சூட்டைத் தணிக்கும். வயிற்றுப் பூச்சிகளைப் போக்கும். காஃபீனைத் தவிர்க்க விரும்பும் நல்லோர், சிக்கரி பானம் பருகலாம்!

நாஜி காப்பி

அதை ஒரு விபத்து என்று சொல்லலாம். ஜெர்மனியின் பிரிமென் நகரத்தைச் சேர்ந்த வியாபாரியான லுட்விக் ரோஸ்லியஸுக்கு ஒரு டின் நிறைய புதிய காப்பிக் கொட்டைகள் கிடைத்தன. கைதவறி விழுந்ததா அல்லது கடலில் மிதந்து வந்ததா என்று தெரியவில்லை. உப்புத்தண்ணீரில் நனைந்து போயிருந்த காப்பிக் கொட்டைகளை வீணாக்க விரும்பாத லுட்விக், அவற்றை வறுத்து, அரைத்து, காப்பி போட்டுக் குடித்துப் பார்த்தார். மாறுபட்ட சுவையுடன் இருந்தது. ஆகவே, அந்தக் காப்பிக் கொட்டைகளை ஆராய்ந்தார். உப்புத் தண்ணீரில் ஊறி காப்பிக் கொட்டைகளின் காஃபீன்* நீக்கம் இயல்பாக நிகழ்ந்திருந்தது.

★ Caffeine என்பது சில செடி, கொடிகளில் காணப்படும் வேதிப்பொருள். புத்துணர்வூட்டும் போதைப்பொருளும்கூட. இது காப்பியில் இருந்துதான் முதலில் கண்டறியப்பட்டதால் காஃபீன் என்ற பொதுப்பெயர் உருவானது.

காஃபீன் என்பது போதையூட்டும் பொருள் அல்லவா. ஆகவே காப்பிக் கொட்டைகளில் இருந்து காஃபீன் நீக்கம் செய்யப்பட்ட காப்பி தயாரித்து விற்றால் என்ன என்று லுட்விக்கின் வியாபார மூளை யோசித்தது. (லுட்விக்கின் தந்தை, மொடா காப்பிக் குடிகாரர். அதனாலேயே நோய்வாய்ப்பட்டு செத்துப் போனார். தன் தந்தையின் நினைவாகத்தான் காஃபீன் நீக்கப்பட்ட காப்பியை லுட்விக் சந்தைக்குக் கொண்டு வந்ததாகவும் சொல்லப்படுவதுண்டு.) தனது HAG காப்பி நிறுவனத்தின் தயாரிப்பாக Kaffee என்ற காஃபீன் நீக்கப்பட்ட காப்பிப்பொடியை அறிமுகப்படுத்தினார். இது மூளைக்கும் இதயத்துக்கும் நல்லது என்று விளம்பர வாசகம் மின்னியது.

ஹிட்லரின் ஆட்சிக்காலம். சைவப்பிரியரும் போதைக்கு எதிரான கொள்கைகள் கொண்டவருமான அன்பர் ஹிட்லருக்கு, லுட்விக்கின் புதிய காப்பி யோசனை பிடித்திருந்தது. ஆரியர்களே வீரியனமானவர்கள் என்று உலகுக்கு நிரூபிக்க அர்ப்பணிப்புடன் போராடிக் கொண்டிருந்த அவர், ஜெர்மானியர்களின் காப்பி மோகத்தினால், அவர்களது ஆண்மையோ, பெண்மையோதுவண்டு விடக்கூடாது என்று கவலை கொண்டார். ஆகவே, காஃபீன் அற்ற லுட்விக்கின் காப்பியைத் தனது அருமை நாஜிக்களுக்குப் பரிந்துரை செய்தார். அதன் சுவை பிடிக்கிறதோ, இல்லையோ அதை மட்டும்தான் குடித்துத் தீர வேண்டும் என்ற (தலை)விதி நாஜி ஜெர்மனியில் எழுதப் பட்டது. இரண்டாம் உலகப்போரில்கூட நாஜி வீரர்கள், காஃபீனற்ற காப்பிப்பொடியால் தயாரிக்கப்பட்ட காப்பியைக் குடித்தே தூக்கத்தை விரட்டப் போராடிக் கொண்டிருந்தனர்.

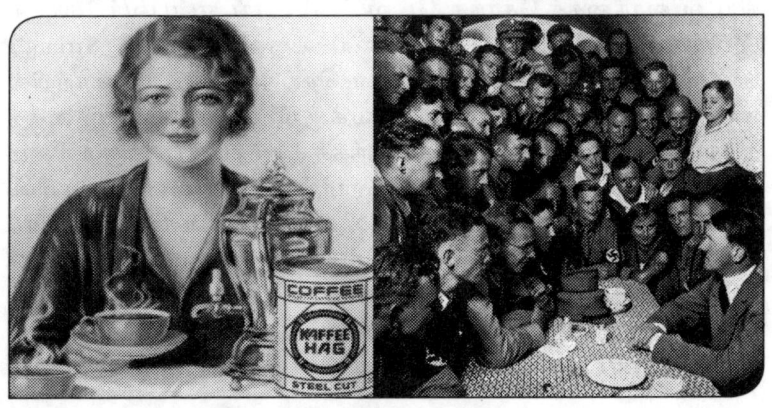

இருக்கட்டும். இந்த Decaffeinated காப்பியை உடல் ஆரோக்கியத்தில் அக்கறை கொண்டவர்கள் இப்போதும் விரும்பிக் குடிக்கிறார்கள். பொதுவாக 97% காஃபீனை பல்வேறு முறைகளில் நீக்கி இந்த காப்பி போன்ற காப்பியைத் தயாரிக்கிறார்கள். ஆனால், இந்த காஃபீனற்ற பானத்தை திருநவேலி அண்ணாச்சிகள் குடித்தால் வந்து விழும் ஏச்சு இப்படித்தான் இருக்கும். 'ஏ மூதி! ஒரு வாய் காப்பித்தண்ணி குடுன்னு கேட்டா கழனித்தண்ணிய குடுக்காவ?'

கேப்பச்சினோ மற்றும் சில கதைகள்

கடுங்காப்பியில் பாலைச் சேர்த்துக் குடிக்க முடியுமா என்று சிந்தித்து, தைரியமாக அதைச் செயல்படுத்தி பார்த்த நபர், Johan Nieuhof. பதினேழாம் நூற்றாண்டு டச்சுப் பயணியான இவர், 1660-ல் சீனாவில் இருந்தார். அங்கே தேநீருக்குப் பால் சேர்த்துப் பருகுவதைக் கண்டு, காப்பியிலும் பால் சேர்க்கும் பரிசோதனையைச் செய்து பார்த்திருக்கிறார். அதை An embassy from the East-India Company என்ற தனது பயண நூலில் பதிவு செய்திருக்கிறார். 1700-களில் பிரிட்டிஷாரும் பால் காப்பி பரிசோதனைகளை மேற்கொண்டதாகச் சரித்திரக் குறிப்புகள் இருக்கின்றன. Café au lait என்பது பிரான்ஸின் பாரம்பரிய பால் காப்பி, Ca phe sua என்பது வியட்நாமின் ஐஸ் பால் காப்பி, Café con leche என்பது ஸ்பெயினின் பால் காப்பி, Galão என்பது போர்ச்சுகலுடையது, Kopi susu என்பது மலேசியாவினுடையது, Eiskaffee என்பது ஜெர்மனியின் ஐஸ்கிரீம் காப்பி என்று சர்வதேச அளவில் பால் காப்பிகளுக்குப் பல வடிவங்கள் உண்டு.

நியு ஸிலாந்தைச் சேர்ந்த டேவிட் ஸ்டரங் என்பவர் 1890-ல் இன்ஸ்ட்ண்ட் காப்பிப்பொடியை உருவாக்கினார். Strang's Coffee என்ற பெயரில் விற்பனை செய்தார். சூடான காற்றில் காப்பிப்பொடியைக் காயவைக்கும் முறையில் இதைத் தயாரித்தார். இன்னும் சிலரும் இந்தக் கண்டுபிடிப்புக்கு உரிமை கோரியிருக்கின்றனர். 1910-ல் ஜார்ஜ் கான்ஸ்டண்ட் லூயிஸ் வாஷிங்டன் என்ற அமெரிக்க வியாபாரிதான் இன்ஸ்டண்ட் காப்பி தயாரிப்பில் முதன் முதலில் வெற்றிக்கொடி நாட்டினார். 1938-க்குப் பிறகு சர்வதேச அளவில் நெஸ்லே நிறுவனம் சந்தையை ஆக்கிரமித்தது. இரண்டாம் உலகப் போர் சமயத்தில் இன்ஸ்டண்ட் காப்பிப் பொடியின் புதிய வடிவங்களை

உருவாக்க நிறைய ஆராய்ச்சிகள் நடந்தன. இன்றைக்கு உலகில் விளையும் காப்பியில் பாதி அளவு உடனடி காப்பிப்பொடி தயாரிக்கவே பயன்படுத்தப்படுகிறது.

1740-ல் அல்ஜீரியாவின் மாஸாகிரான் கோட்டையை பிரெஞ்சுப் படையினர் முற்றுகையிட்டிருந்தனர். வெப்பம் கடுமையாக இருந்ததால் வீரர்கள் குளுகுளுவென ஏதாவது குடிக்க விரும்பினர். அதனால் காப்பி சிரப்பில் குளிர் நீரைக் கலந்து குடித்துப் பார்த்தனர். பிடித்திருந்தது. பின்பு பிரான்ஸுக்குத் திரும்பிய பிறகு, அங்கே கஃபேக்களில் இந்தப் பானத்தை அறிமுகப்படுத்தினர். அந்த ஐஸ் காப்பிக்கு மாஸாகிரான் என்றே பெயரிட்டனர். உலகின் முதல் கோல்ட் காப்பியாக அறியப்படுவது இதுவே. இன்றைக்கு உலகம் முழுக்க ஐஸ்கிரீம் கலந்து தயாரிக்கப்படுவது முதல் பிராந்தி கலந்து பருகுவது வரை நூற்றுக்கணக்கான Cold காப்பி வகைகள் இருக்கின்றன.

1908-ல் ஜெர்மனியைச் சேர்ந்த மெலிட்டா பெண்ட்ஸ் என்பவர் காகித காப்பி வடிகட்டிகளை அறிமுகப்படுத்தினார். ஒருமுறை மட்டும் பயன்படுத்தும் காகித வடிகட்டிகளில் காப்பிப் பொடியைப் போட்டு சுடுநீர் ஊற்றி, டிகாஷனை வடிகட்டி காப்பி தயாரிக்கலாம். அதற்கு முன்பு வரை பெரும்பாலானோர் காப்பி வடிகட்ட துணிகளைப் பயன்படுத்தி வந்தனர். Drip-O-lator, இது அமெரிக்காவின் ஓஹியோ மாகாணத்தில் *1921*-ல் காப்புரிமை பெறப்பட்ட காப்பி வடிகட்டி சாதனம். மேலே உலோகப் பாத்திரம், கீழே பீங்கான் அல்லது கண்ணாடி ஜார் அமைப்பைக் கொண்டது. இருந்தாலும், தென்னிந்தியாவில் நாம் பயன்படுத்தும் பித்தளை அல்லது எவர்சில்வர் காப்பி வடிகட்டிகளே உலகின் மிக எளிய காப்பி ஃபில்டர்களாக இன்றும் திகழ்கின்றன.

1947- அமெரிக்காவின் பெனிசில்வேனியாவைச் சேர்ந்த Rudd-Melikian என்ற நிறுவனம் முதல் தானியங்கி காப்பி எந்திரத்தை நிறுவியது. அதில் தயாரிக்கப்பட்ட காப்பின் பெயர் Kwik Kafe. மிஷினிலிருந்து ஒரு பேப்பர் கப் வெளிப்பட்டு அதனுள் இன்ஸ்டண்ட் காப்பிப் பொடி தூவப்பட்டு சுடுநீர் நிரம்பி காப்பி பானம் தயாராகும்படி உருவாக்கப்பட்டது. ஒரு காப்பி தயாரிக்க ஐந்து நொடிகளே போதும் என்ற இந்த எந்திரக் காப்பி அமெரிக்காவில் பெரிய ஹிட்!

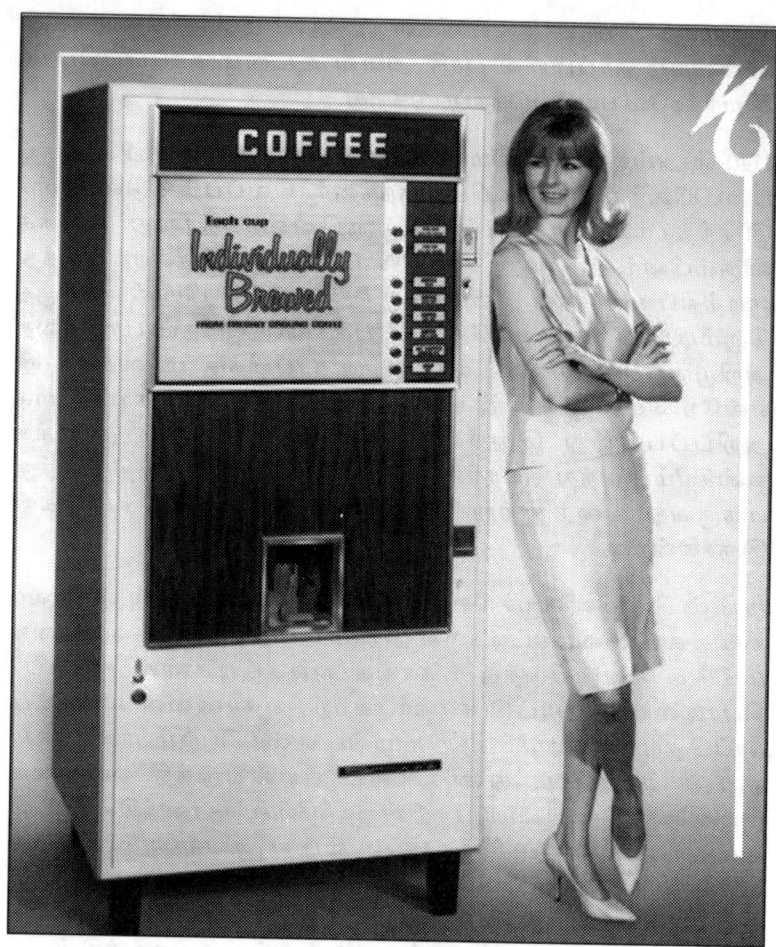

தானியங்கி காப்பி எந்திரம்

Canned Coffee - ஜப்பானின் கண்டுபிடிப்பு. Ueshima Coffee Co. என்ற ஜப்பானிய நிறுவனம் 1969-ல் பாலும் காப்பி டிகாஷனும் கலந்த காப்பி கேன்களை அறிமுகப்படுத்தியது. ஜப்பான், சீனா, தைவான், தென் கொரியா போன்ற ஆசிய நாடுகளில்தாம் இவை அதிகம் விரும்பிப் பருகப்படுகின்றன.

இத்தாலியின் துரின் நகரத்தைச் சேர்ந்த ஏஞ்சலோ மோரியாண்டோ, 1884-ல் காப்பி தயாரிக்கும் எந்திரம் ஒன்றுக்கு காப்புரிமை வாங்கினார். காப்பிப்பொடி மீது சுடுநீரையும் நீராவியையும் தனித்தனியே செலுத்தி டிகாஷன் தயாரிக்கும் முறை. இது Espresso

என்று அழைக்கப்படுகிறது. இந்த எஸ்பிரெஸ்ஸோ முறையில் தயாரிக்கப்படும் பாலின் கிரீம் கலந்த காப்பிதான், உலகம் விரும்பும் உன்னத Cappuccino.

கேப்புச்சினோவுக்கு சற்றே நீண்ட வரலாறு உண்டு. *1700*-களில் வியட்நாமின் காப்பிக் கடைகளில் பரிமாறப்பட்ட ஒரு காப்பியின் பெயர், Kapuziner. இது சர்க்கரையும் வாசனைப் பொருள்களும் கலக்கப்பட்ட கிரீம் நிறைந்த காப்பி. இதுவே கேப்புச்சினோவின் ஆதி வடிவம். Cappuccino என்ற சொல் பதினேழாம் நூற்றாண்டில் ஐரோப்பிய நாடுகளில் புழக்கத்திலிருந்த Capuchin என்ற சொல்லிலிருந்து பெறப்பட்டது. அப்போது அங்கே கன்னியாஸ்திரிகள் அணிந்த Capuchin என்ற தொப்பி, காப்பி-சிவப்பு வண்ணத்தில் இருந்தது. இந்த வகை காப்பியும் கோப்பையின் விளிம்பின் மேல் தொப்பி போல காப்பி-சிவப்பு வண்ணம் கலந்த நுரையோடு பரிமாறப்பட்டதால் கேப்புச்சினோ என்று பெயர் பெற்றது. பல்வேறு விதங்களில் பரிணாம வளர்ச்சி பெற்ற கேப்புச்சினோவின் இன்றைய வடிவம், இத்தாலியில் எஸ்பிரஸ்ஸோ முறையில் தயாரிக்கப்பட்டு *1930*-களில் பிரபலமானது. இது பொதுவாக பாலுக்குப் பதிலாக பாலில் தயாரிக்கப்பட்ட கிரீம், சாக்லேட், இனிப்பு, காப்பி கலந்து தயாரிக்கப்படுகிறது. இத்தாலியர்களின் காலை உணவோடு கேப்புச்சினோவும் தவறாமல் இடம்பெறுகிறது.

கேப்புச்சினோ என்றாலே பரிமாறப்படும் காப்பியின் மேற்பரப்பில் மிதந்து சிரிக்கும் கிரீமால் *(*Microfoam*)* ஆன இதய ஓவியம்தான் நினைவுக்கு வரும். அந்தக் கலையின் பெயர் Latte art. இந்தக் கலையை வளர்த்ததில் இத்தாலியர்களுக்கும் அமெரிக்கர்களுக்கும் பெரும் பங்கு உண்டு.

இங்கே ஒரு விலங்கை உள்ளே அனுமதிக்க வேண்டியதிருக்கிறது. புனுகுப்பூனை குடும்பத்தைச் சேர்ந்த ஆசிய மரநாய்கள் *(*Asian Palm Civet*)*. அவை காப்பிப் பழங்களை விரும்பி உண்ணக்கூடியவை. உண்ணும் பழங்கள் பாதி செரிக்கப்பட்ட நிலையில் அவற்றின் கழிவுகளில் வெளியேறிக் கிடக்கும். இந்த மரநாய்களின் வயிற்றில் இருக்கும் இயற்கை நொதிகள், காப்பிக்கொட்டையின் சுவையை அதிகரிக்கின்றன. பத்தொன்பதாம் நூற்றாண்டில் ஜாவா விவசாயிகள் இந்த மரநாய்க் கழிவுகளில் இருந்து காப்பிக் கொட்டைகளைச் சேகரித்து, காப்பி தயாரித்து குடித்து மகிழ்ந்தனர். இது Kopi Luwak

என்றழைக்கப்பட்டது. பல தேசத்தவர்களும் இதை விரும்பிப் பருகத் தொடங்கினார்கள். இன்றைக்கு உலகின் விலை உயர்ந்த காப்பி இதுதான். இந்திய மதிப்பில் ஒரு கப் கோப்பி லுவாக்கின் விலை சுமார் 1500 ரூபாய். இதற்காக இந்த விலங்குகள் கூண்டில் வளர்க்கப்படுவதும், சுதந்தரத்தை இழந்து வதைபடுவதும்... ஸாரி மரநாய்!

ஒரு மனிதன் காப்பி குறித்து தினம் ஒரு செய்தி தெரிந்து கொண்டாலும், முழுமையாக அறிந்து கொள்ள அவன் வாழ்நாள் போதாது. காப்பியின் சரித்திரம் என்பது கடல். ஒரு கோப்பைக்குள் அடைக்க முடியாது. ஆகவே, பிரபலங்களோடு சேர்ந்து ஒரு கோப்பை காப்பியை உறிஞ்சியபடி நிறைவு செய்வோம்.

மைசூரின் மைந்தரான ஆர்.கே. நாராயணின் My Dateless Diary என்ற சுயசரிதைப் புத்தகத்தில் அவரது தாயார் போடும் காப்பி குறித்து சிலாகித்து எழுதியிருக்கிறார்.

'அரை நூற்றாண்டுக்கும் மேலாக எங்கள் வீட்டில் காப்பிக்குப் புகழ் சேர்த்த என் தாயைப் பற்றிக் கூறியே ஆக வேண்டும். அவர், ஒவ்வொரு காப்பிக் கொட்டையையும் கடுமையான ஆய்வுக்கு உட்படுத்துவார். விதைகளின் தரத்தைச் சோதித்துத் தேர்ந்தெடுத்து அவற்றைக் கரி அரிப்பின் தீயில் பதமாக வறுப்பார். அப்போது வெளிவரும் புகை, அதன் நறுமணம், காப்பிக் கொட்டைகளின் நிறம், தோற்றம் ஆகியவற்றை வைத்து அவை சரியான பதத்திற்கு வறுபட்டிருக்கிறதா என்று கண்டறிவார். பின் அவற்றை அரைத்தெடுப்பார். இந்த காப்பிப் பொடி செய்முறையில் ஒவ்வொரு படிநிலையும் மிகச் சரியாக அமைவது அவசியம்.'

சென்ற நூற்றாண்டின் பிரபல தமிழ் எழுத்தாளர்கள் பலரது எழுத்திலும் டிகாஷன் மணம் அதிகம் வீசியது. பத்தொன்பதாம் நூற்றாண்டில் வாழ்ந்த டென்மார்க்கின் தத்துவவாதியான Søren Kierkegaard, கோப்பையில் சர்க்கரைக் கட்டிகளை ஒரு பிரமிடுபோல அடுக்கி, அதில் கடும் அடர்த்தியான டிகாஷனைச் சேர்த்து கலக்கி உண்ணும் விநோதமான பழக்கத்துடன் இருந்திருக்கிறார். அதே நூற்றாண்டில் வாழ்ந்த பிரெஞ்சு நாவலாசிரியரான Honoré de Balzac, தினமும் காப்பி குடிப்பதில் அரை சதமடித்திருக்கிறார். 'எழுத்து தடைபடும்போது காப்பியே என்னைக் கைபிடித்து அழைத்துச் செல்லும் தோழனாக இருக்கிறது' என்பது அவரது கருத்து.

‘காப்பியே என் பலவீனங்களையும் துயரங்களையும் கரைக்கிறது’ என்று சொல்லியிருக்கிறார் பெஞ்சமின் பிராங்க்ளின். காப்பி உங்களைக் கொல்லப் போகிறது என்று மருத்துவர்கள் எச்சரித்த பிறகும் பிரெஞ்சு அறிஞர் வோல்ட்டைர், தினசரி 40 முதல் 50 கோப்பைகள் என்னும் அளவைக் குறைத்துக் கொள்ளவில்லை. ஒவ்வொரு முறையும் ஒரு கூஜா நிறைய காப்பி குடிப்பது என்பது அமெரிக்க அதிபர் தியோடர் ரூஸ்வெல்ட்டின் வழக்கமாக இருந்தது. இளவரசி டயானாவின் ஒவ்வொரு நாளும் நல்ல காப்பியுடன்தான் தொடங்கியிருக்கிறது. சென்ற நூற்றாண்டில் மறைந்த அமெரிக்க எழுத்தாளர் Lyman Frank Baum, கோப்பையில் இருக்கும் ஸ்பூன், காப்பியின் மீது மிதக்கும் அளவுக்கு டிகாஷன் அடர்த்தியாக இருக்க வேண்டும் என்று விரும்பியிருக்கிறார்.

இறுதியாக...

இசை மேதை பீத்தோவனுக்கு அவரது வாழ்நாளிலேயே கேட்கும் திறன் கொஞ்சம் கொஞ்சமாகக் குறைந்து போனது என்பதை அறிந்திருப்பீர்கள். அவரது ஒன்பதாவது சிம்பனியை அரங்கேற்றிய போது பீத்தோவன் கேட்கும் திறனை முற்றிலும் இழந்திருந்தார். நிகழ்வின் முடிவில் அரங்கமே எழுந்து நின்று உணர்வு மேலிட, கண்ணீருடன் கைதட்டிக் கொண்டிருக்கும்போது, அதை உணராமல் பீத்தோவன் திரும்பி நின்று கொண்டிருந்தார். குழுவைச் சேர்ந்த ஒருவர்தான் பீத்தோவனின் தோளைத் தட்டி அரங்கில் ரசிகர்களை நோக்கி திரும்பச் சொன்னார்.

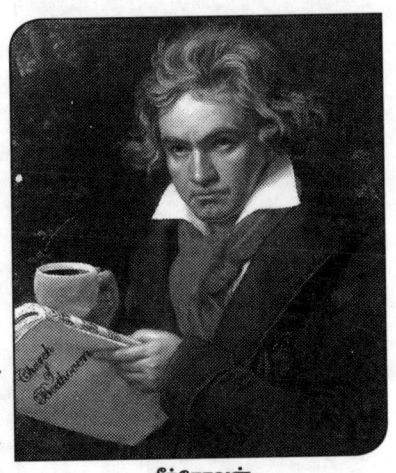

பீத்தோவன்

கேட்கும் திறனை இழந்த பீத்தோவன், காப்பியின் சுவையை உணரும் திறனை தன் வாழ்வின் இறுதி வரை கொண்டிருந்தார். பீத்தோவனின் தினசரி காலை உணவு ஒரு கப் காப்பிதான். அதை அவரேதான் தயாரித்தார். அதற்கென பிரத்யேக காப்பி மேக்கர் ஒன்றையும் வைத்திருந்தார். குறிப்பிட்ட வகை காப்பிக்கொட்டைகளை மட்டுமே பயன்படுத்தினார். அதுவும்

ஒரு கப் காப்பிக்கு மிகச்சரியாக 60 காப்பிக்கொட்டைகள். ஒரே அளவு இருப்பதுபோல அவரே தேர்ந்தெடுப்பார். இரண்டு முறை எண்ணிப் பார்த்துக் கொள்வார். ஜப்பானியர்கள் தேநீர் தயாரிப்பை எப்படி ஒரு கலையாகக் கொண்டிருக்கிறார்களோ, அதேபோலத்தான் பீத்தோவனும் தனக்கான ஒரு கப் தினசரி காப்பித் தயாரிப்பை ஒரு கலை போலவே மேற்கொண்டார்.

பீத்தோவன் செய்தது போலவே, 60 காப்பிக்கொட்டை காப்பித் தயாரிப்பு முயற்சிகள் பிற்காலத்திலும் மேற்கொள்ளப்பட்டன. ஆனால், அவை பீத்தோவன் சுவைத்த காப்பி போலவே இருந்தனவா என்பதை அவர்தான் சொல்ல வேண்டும். இந்த விஷயத்தைப் படித்து முடித்ததும், பீத்தோவனின் ஏதாவது ஒரு சிம்பனி இசையைக் கேட்டுப் பாருங்கள். அதில் நல்ல காப்பியின் சுகமான நறுமணத்தை நிச்சயம் உணர முடியும்!

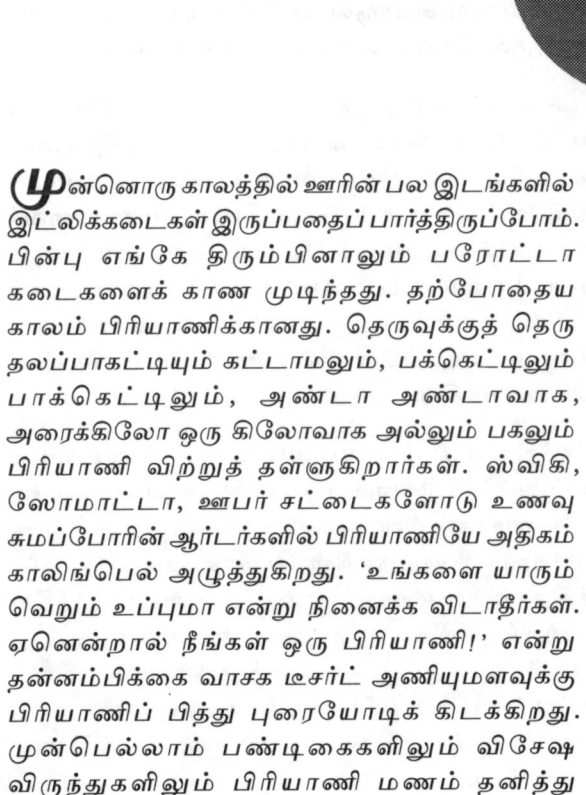

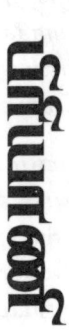

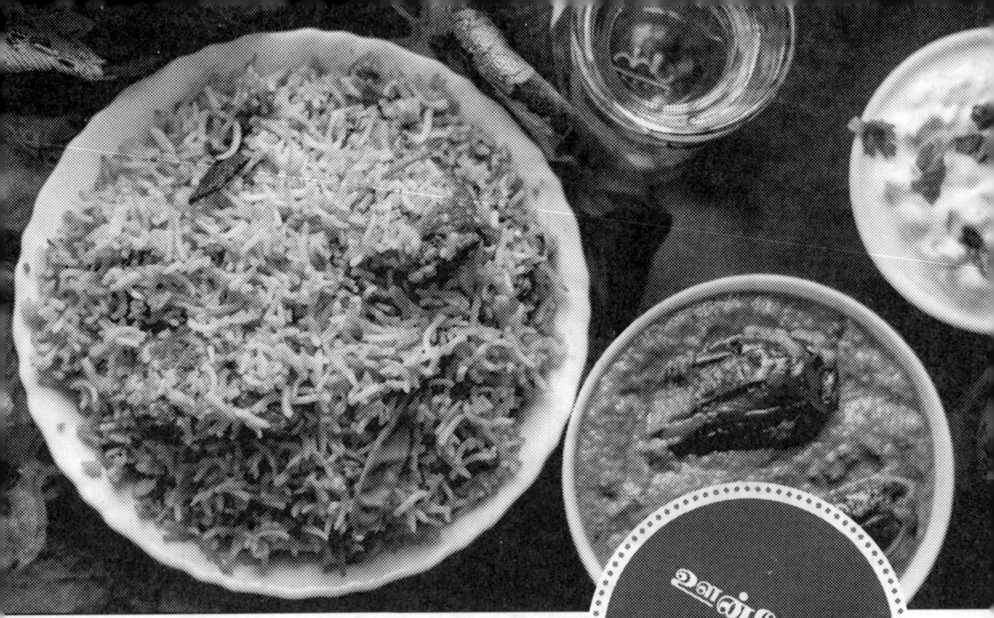

ஊன்சோறு வரலாறு

பிரியாணி

முன்னொரு காலத்தில் ஊரின் பல இடங்களில் இட்லிக்கடைகள் இருப்பதைப் பார்த்திருப்போம். பின்பு எங்கே திரும்பினாலும் பரோட்டா கடைகளைக் காண முடிந்தது. தற்போதைய காலம் பிரியாணிக்கானது. தெருவுக்குத் தெரு தலப்பாகட்டியும் கட்டாமலும், பக்கெட்டிலும் பாக்கெட்டிலும், அண்டா அண்டாவாக, அரைக்கிலோ ஒரு கிலோவாக அல்லும் பகலும் பிரியாணி விற்றுத் தள்ளுகிறார்கள். ஸ்விகி, ஸோமாட்டா, ஊபர் சட்டைகளோடு உணவு சுமப்போரின் ஆர்டர்களில் பிரியாணியே அதிகம் காலிங்பெல் அழுத்துகிறது. 'உங்களை யாரும் வெறும் உப்புமா என்று நினைக்க விடாதீர்கள். ஏனென்றால் நீங்கள் ஒரு பிரியாணி!' என்று தன்னம்பிக்கை வாசக டீசர்ட் அணியுமளவுக்கு பிரியாணிப் பித்து புரையோடிக் கிடக்கிறது. முன்பெல்லாம் பண்டிகைகளிலும் விசேஷ விருந்துகளிலும் பிரியாணி மணம் தனித்து

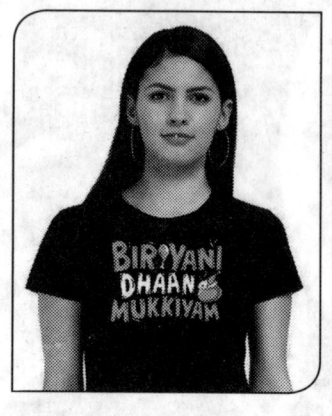

வீசியது. ஒரு சில ஆண்டுகளாகத்தான் 24x7 பிரியாணி மோகம் இங்கே தமிழனை வாட்டி எடுக்கிறது. சங்கத் தமிழனையும் வாட்டி எடுத்திருக்கிறது என்பதுதான் பிரியாணியின் சிறப்பு. ஆம், பிரியாணிக்கும் உண்டு பல நூற்றாண்டு பழைமையான வரலாறு.

பிரியாணி என்பது இஸ்லாமியர்களின் கலாசாரத்தோடு இரண்டறக் கலந்த உணவு. Biryani என்பது உருதுச் சொல்தான். இது biriyān என்ற பழைய பாரசீகச் சொல்லிலிருந்து தோன்றியதாகக் கருதப்படுகிறது. அந்தச் சொல்லுக்கும் 'வறுத்த' அல்லது 'தீயில் வாட்டிய' என்று அர்த்தம். birinj என்ற பாரசீகச் சொல்லுக்கு அரிசி என்று பொருள். அதிலிருந்துதான் biriyani என்ற சொல் பிறந்திருக்கக்கூடும் என்ற விளக்கம் உண்டு.

பெரும்பாலான வரலாற்று ஆசிரியர்கள், பிரியாணியை மேற்கு ஆசியாவில் தோன்றிய உணவாகக் குறிப்பிடுகிறார்கள். பாரசீகத்துக்கு உரிய பழைமையான உணவு பிரியாணி என்கிறார்கள். அங்கே பானைகளில் இறைச்சியோடு மசாலாவைச் சேர்த்து குறைந்த தீயில் மெதுவாக வேகவைத்துச் சமைக்கும் முறை (Dum Biriyani) பழைமையானது. ஆனால், அன்றைக்குப் பாரசீகர்கள் பிரியாணி சமைப்பதற்கு அரிசி உபயோகித்தார்களா என்பது கேள்விக்கு உரியது. ஏனெனில் பண்டைய பாரசீகத்தில் நெல் விவசாயமெல்லாம் கிடையாது.

பழைய பாரசீகத்தில் birinj என்ற சொல்லே கிடையாது. அரிசியைக் குறிப்பிடும் vrīhí என்ற சமஸ்கிருத வார்த்தையே birinj என்ற பாரசீக வார்த்தையின் வேர்ச்சொல் என்று Etymological Dictionary of Old Indo Aryan நூலில் பேராசிரியர் Mayrhofer குறிப்பிட்டிருக்கிறார். Pākadarpaṇa என்ற பண்டைய இந்திய உணவுகளைப் பற்றிய நூலில், Maansodan என்ற உணவு குறித்த செய்முறை இருக்கிறது. அது இறைச்சியும் அரிசியும் நெய்யும் கலந்து சமைக்கப்படும் பிரியாணியை ஒத்த உணவுதான். அதை புராண பாத்திரமான மாஸ்டர் செஃப் நளன் சமைத்திருக்கிறார் என்று சொல்லப்படுகிறது.

விவாதத்துக்குரிய இன்னொரு விஷயம், ஆதி சங்கரரின் பிரகதாரண்யக உபநிடதத்தில் சொல்லப்பட்டிருப்பது. ‘ஒருவன் தனக்கு நல்ல ஞானமுள்ள குழந்தை பிறக்க வேண்டும் என்று நினைத்தால் அரிசியோடு நெய்யும் மாமிசத்தையும் சேர்த்து சமைக்கப்பட்ட உணவை மனைவியோடு சேர்ந்து சாப்பிட வேண்டும்’ (பிரகதாரண்யக உபநிடதம், காண்டம் 6/4/18). இதில் மாமிசம் என்பது மாட்டுக்கறி. ஆக, அப்போதே மாட்டுக்கறி சேர்த்துச் சமைக்கப்பட்ட சோறானது புழக்கத்தில் இருக்கிறது என்று சில வரலாற்றாசிரியர்கள் குறிப்பிடுகிறார்கள். ஆதி சங்கரர் இந்த வரிகளில் மாமிசம் என்று மாட்டுக்கறியைக் குறிப்பிடவில்லை. அது மருத்துவக் குணம் நிறைந்த காய்கறி அல்லது பழங்களின் சதையைக் குறிப்பிடும் பொதுவான சொல்லாக இருக்கலாம் என்று பீஃப் எதிர்ப்பறிஞர்கள் வாதம் செய்கிறார்கள்.

இதைவிடுத்துப் பார்த்தால் ராமாயணம், மகாபாரதம் ஆகிய இதிகாசங்களில் சோறும் இறைச்சியும் சேர்த்துச் சமைக்கப்பட்ட உணவுகள் பற்றி சில இடங்களில் குறிப்பிடப்பட்டிருக்கின்றன. இப்படியாக பிரியாணியின் பிறப்பிடம் இந்தியா என்று தாராளமாக அறிவிக்கலாம் என்று இந்திய உணவியல் ஆய்வாளர்கள் கட்டை விரல் உயர்த்துகிறார்கள். ஆனால், அது நிச்சயம் இன்றைய பிரியாணியின் வடிவம் அல்ல.

கி.பி.1398-ல் துருக்கிய-மங்கோலியப் பேரரசரான தைமூர், இந்திய எல்லைப்பகுதிகளில் படையெடுத்தார். அப்போது

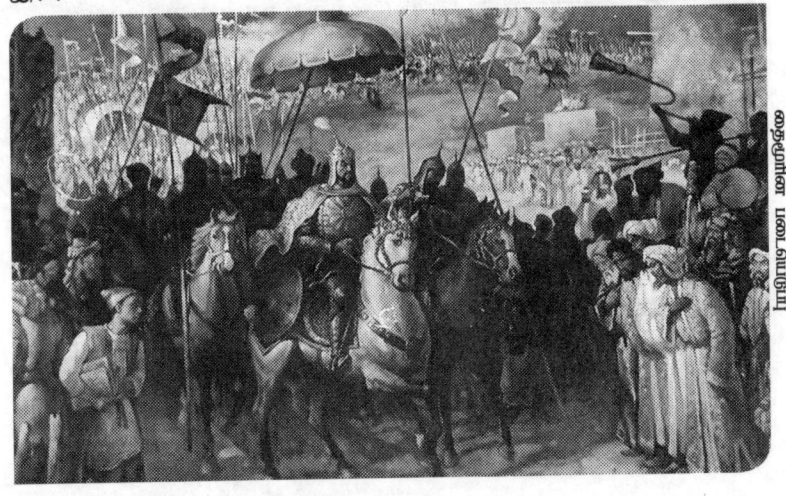

தைமூரின் படையெடுப்பு

அவரது படைவீரர்களுக்கான உணவில் அரிசியும், அதனுடன் மசாலாக்கள் சேர்த்து வைக்கப்பட்ட இறைச்சியும் (எந்த விலங்கு வேட்டையாடக் கிடைக்கிறதோ அதன் இறைச்சி) சேர்த்து ஒரு பாத்திரத்தில் சமைக்கப்பட்டிருக்கிறது. சாதத்துடன் இறைச்சியும் தோண்டியெடுத்துப் பரிமாறப்பட்டிருக்கிறது. பிரியாணியின் முந்தைய வடிவமாக இது கருதப்படுகிறது. அதற்கு முன்பே அரேபிய வணிகர்கள் மலபார் கடற்கரைப் பகுதிக்கு வியாபார நிமித்தமாக வந்து சென்றபோது, பிரியாணி போன்றதொரு உணவை அங்கே பரப்பியிருக்கிறார்கள்.

இவற்றுக்கெல்லாம் முன்பே நம் சங்கத் தமிழர்கள் பிரியாணி உண்ண ஆரம்பித்துவிட்டார்கள் என்று சங்கப் பாடல்கள் எல்லாம் சத்தியம் செய்கின்றன. சங்க காலத்தில் பிரியாணிக்கெல்லாம் முப்பாட்டனாக இருந்த அந்த உணவின் பெயர் ஊன் சோறு அல்லது ஊன் துவையடிசில்.

கரிய நிறம் கொண்ட ஆட்டுக்கிடா இறைச்சியின் பெரிய துண்டங்கள் கலந்து சமைக்கப்பட்ட **ஊன் துவை சோற்றினை** மிகவும் அன்புடன் உண்ணத் தரும் பாரி மன்னன் இப்போது இல்லை. அவனது பறம்பு மலையை விட்டுக் கிளம்புகிறேன் என்று கபிலரின் துயரத்திலும் ஊன் சோறு மணம் வீசுகிறது.

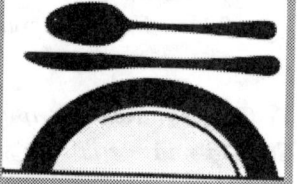

சங்ககாலத்தில் என்னென்ன சோறு வகைகள் இருந்தன என்பதை முதலில் பார்த்துவிடலாம். ஆக்கிய சோற்றுடன் பிற உணவுப் பொருட்களைக் கலந்து, அதற்கேற்ப அந்தச் சோற்றுக்குப் பெயரிட்டிருக்கின்றனர். அதன்படி நெய்ச்சோறு, புளிச்சோறு, பாற்சோறு, ஊன் சோறு (அதாவது இறைச்சி சேர்க்கப்பட்ட சோறு), கொழுஞ்சோறு (இறைச்சியின் கொழுப்பு சேர்த்து சமைக்கப்பட்ட சோறு), செஞ்சோறு, வெண்சோறு போன்றவை புழக்கத்தில் இருந்திருக்கின்றன. ஊன் துவையடிசில் என்பதில் ஊன் என்றால் இறைச்சி. துவை என்றால் அது உணவில் கலந்த தன்மை. அடிசில் என்றால் சமைக்கப்பட்ட உணவைக் குறிப்பது. இறைச்சி கலந்து சமைக்கப்பட்ட உணவு என்று பொதுவாகச் சொல்லலாம்.

குறிஞ்சி, மருதம், முல்லை, நெய்தல், பாலை என்று ஐவகை நிலங்களைச் சார்ந்த மக்களும் இந்த ஊன் சோற்றை விரும்பி உண்டிருக்கிறார்கள். மன்னர்கள், தம்மைத் தேடி வந்து, பாடல் பாடி, பரிசில் பெற வந்த புலவர்களின் வயிறும் மனமும் நிறையும்படி ஊன் சோறு பரிமாறியிருக்கிறார்கள். அந்தப் புலவர்களும் தம் பாடல்களில் ஊன் சோறு உண்டதை மணக்க மணக்கப் பதிவு செய்திருக்கிறார்கள்.

நெய் குய்ய ஊன் நவின்ற
பல்சோற்றான், இன் சுவைய
நல் குரவின் பசித் துன்பின்...

புறநானூற்றில் கோவூர் கிழார் என்ற புலவர் சோழன் நலங்கிள்ளியைக் குறித்துப் பாடியிருப்பது. வறுமையில் வாடிக் கொண்டிருந்த எங்களுக்கு நெய், இறைச்சி, சோறு கலந்து சமைத்த இன்சுவை உணவை அளித்தான் என்கிறார். பசியால் உழல்பவனுக்குக் கிடைக்கும் பிரியாணி என்பது எவ்வளவு அற்புதமானது!

மகிழ்தரல் மரபின் மட்டே அன்றியும்
அமிழ்தன மரபின் ஊன்துவை அடிசில்
வெள்ளி வெண்கலத்து ஊட்டல் அன்றி...

மன்னர் அதியமான் முன்னிரவு நேரத்தில் தடாரிப் பறையை இசைக்கும் பொருநனைக் காண்கிறான். பசியால் வாடும் பொருநனுக்கு, புதிய ஆடை கொடுத்து, மதுவோடு ஊன் துவையையும் சோற்றையும் வெள்ளிக் கலத்தில் இட்டு உண்ணக் கொடுக்கிறான் என்று புறநானூற்று வரிகளில் ஔவையார் செய்தி சொல்கிறார்.

அரிசெத்து உணங்கிய பெருஞ்செந்நெல் - என்று பெரும்பாணாற்றுப் படை, அரிசிச் சோற்றுடன் வெள்ளாட்டு இறைச்சியைக் கலந்து உண்ட செய்தியைச் சொல்லுகிறது. மைஊன் தெரிந்த நெய்வெண்புழக்கல் - என்பது நற்றிணையின் வரி. மையூன் என்றால் ஆட்டின் இறைச்சி. வெண்சோற்றுடன், நெய் கலந்து, ஆட்டிறைச்சி சேர்த்து சமைத்து உண்டார்கள் என்று இதற்குப் பொருள். மைஊன் ஒசித்த ஒக்கலோடு - என்று புறநானூற்றில் ஔவையார் ஒரு வரி குறிப்பிடுகிறார். இதுவும் ஆட்டிறைச்சி கலந்த சோற்றைத்தான் குறிப்பிடுகிறது.

செவ்வூன் தோன்றா வெண்துவை முதிரை வால்ஊன் வல்சி... என்பன பதிற்றுப்பத்தின் வரிகள். இறைச்சியின் செந்நிறம் தெரியாதபடி அவரைப்பருப்புடன் சேர்த்து அரைத்த வெண்ணிறத் துவையலும், அது கலந்த சோறும் - என்பது இதன் பொருள்.

> துடித்தோட்கை துடுப்பாக
> ஆடுற்ற ஊன்சோறு
> நெறியறிந்த கடிவாலுவன்...

இவை மதுரைக்காஞ்சியில் வரும் வரிகள். வாலுவன் என்றால் சமையல் செய்பவன். அவன், தன் கைகளையே துடுப்பாகக் கொண்டு விரவி, ஊன் சோற்றினைச் சமைத்து, உண்போர் வரிசையறிந்து வழங்கினான் என்பது இந்த வரிகளுக்கான விளக்கம். தென்பாண்டி நாட்டுப் பரதவர் அதாவது மீனவர்கள், கொழுத்த இறைச்சியிட்டுச் சமைக்கப்பட்ட சோற்றைச் சிறப்பாக உண்டனர் என்றும் மதுரைக்காஞ்சி கூறுகிறது.

> சோறு வேறு என்னா ஊன்துவை அடிசில்
> ஓடாப் பீடர் உள்வழி இறுத்து...

இன்றைக்கு ஏதாவது மகிழ்ச்சியான விஷயத்துக்குப் பின்னால், வெற்றியைக் கொண்டாட பிரியாணி விருந்து அளிக்கிறோம் அல்லவா. போர்க்காலத்தில் வீரர்களுக்கு ஊன்சோறு தருவதும் வழக்கமாக இருந்துள்ளது. அரசன், வீரர்கள் என அனைவருக்கும் ஒரே வகையான சோறிடுதலை மரபாகக் கொண்டுள்ளனர். அன்றைக்கு மன்னன் சேரன் செங்குட்டுவனும் போரில் தனது வெற்றியைக் கொண்டாட வீரர்களுக்கு கறிச்சோறு போட்டு மகிழ்ந்திருக்கிறான் என்று பதிற்றுப்பத்தின் இந்தப் பாடல் வரிகள் மூலமாக புலவர் பரணர் செய்தி சொல்கிறார். விருந்தில் மன்னன் வழங்கிய ஊன்துவை அடிசில் ஆனது, சோறு வேறாகவும் இறைச்சி வேறாகவும் பிரித்து அறிய முடியாதபடி ஒன்றி இருந்தது என்பதே இந்த வரிகளுக்கான அர்த்தம்.

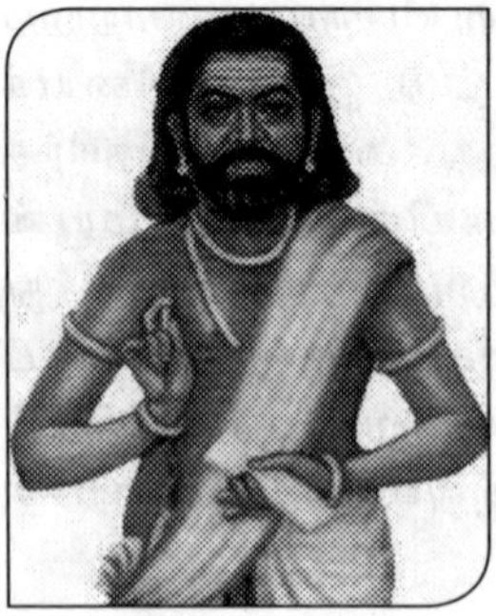

> புலவு நாற்றத்த பைந்தடி
> பூநாற்றத்த புகை கொளீஇ ஊன் துவை
> கறிசோறு உண்டு வருந்து தொழில் அல்லது
> பிறிது தொழில் அறியாதாகாலின் நன்றும்
> மெல்லிய பெரும!

கபிலர்

இந்த புறநானூற்று வரிகளில் பாடப்பட்ட மன்னன் சேரமான் செல்வக்கடுங்கோ வழியாதன். பாடியவர் கபிலர். மன்னன், கபிலரின் கையைப் பற்றி, அவற்றின் மென்மைக்குக் காரணம் கேட்டான். உனது அவைக்களத்தில், பூமணம் கமழும் விறகுகளால் சமைத்த இனிய புலால் அமுதத்தை உண்ணுவது தவிர, உழைக்கும் கடினத் தொழில் எதுவும் நான் செய்வதில்லை என்று நன்றி பாராட்டி பதிலுரைத்தார் கபிலர். இதில் புதிதாக வெட்டப்பட்ட இறைச்சியின் வாடையைப் போக்குவதற்காக, அதை நன்கு வேக வைத்து, சோற்றுடன் கலந்து தாளித்திருக்கிறார்கள். அதனால் அது அருமையான மணம் பெறுகிறது என்று கபிலர் உணவின் சுவையில் லயித்துள்ளார்.

ஊன் சோற்று அமலை பாண் கடும்பு அருத்தும்
செம்மற்று அம்ம என் வெம்முனை இருக்கை...

கரிய நிறம் கொண்ட ஆட்டுக்கிடா இறைச்சியின் பெரிய துண்டங்கள் கலந்து சமைக்கப்பட்ட ஊன் துவை சோற்றினை மிகவும் அன்புடன் உண்ணத் தரும் பாரி மன்னன் இப்போது இல்லை. அவனது பறம்பு மலையை விட்டுக் கிளம்புகிறேன் என்று கபிலரின் துயரத்திலும் ஊன் சோறு மணம் வீசுகிறது.

இப்படியாகச் சங்க காலத்தில் சாதாரண மக்கள் முதல் பெரும் மன்னர்கள் வரை இந்த ஊன் சோற்றினை விரும்பி உண்டிருக்கிறார்கள். மிளகு நம் மண்ணுக்கு உரியது. இன்னபிற வாசனைப் பொருள்களையும் அன்றே தமிழன் திரைகடலோடிக் கொண்டு வந்து சேர்த்தான். ஆக, மசாலா பொருள்களுக்குக் குறைவே இல்லாமல் தமிழர்கள் சமைத்த ஊன் சோறு என்ற சங்ககால பிரியாணியும் ருசி மிகுந்ததாகத்தான் இருந்திருக்கும் என்று தாராளமாகச் சொல்லாம்.

சரி, சங்க காலத்திலிருந்து மும்தாஜ் காலத்துக்கு வரலாம். அதாவது முகலாயர்கள் காலத்துக்கு. பேரரசி மும்தாஜை நாயகியாகக் கொண்டு சொல்லப்படும் பிரியாணிக் கதை இது. முகலாயப் பேரரசி மும்தாஜ் ஒருமுறை போர்க்கள முகாமுக்குச் சென்றார். அங்கே முகலாய வீரர்கள் மிகவும் சோர்வாக இருப்பதைக் கண்டார். ஏன் என்று விசாரித்தபோது 'சாப்பாடு சரியில்லை பேரரசி' என்று பதில் வந்திருக்கிறது. வீரர்களுக்கு ஊக்கமும் உற்சாகமும், சரிவிகித ஊட்டச்சத்தும் தரும்படியான, அதேசமயம் ருசியான உணவு ஒன்றைத் தயாரிக்க வேண்டும் என்று திட்டமிட்டார்

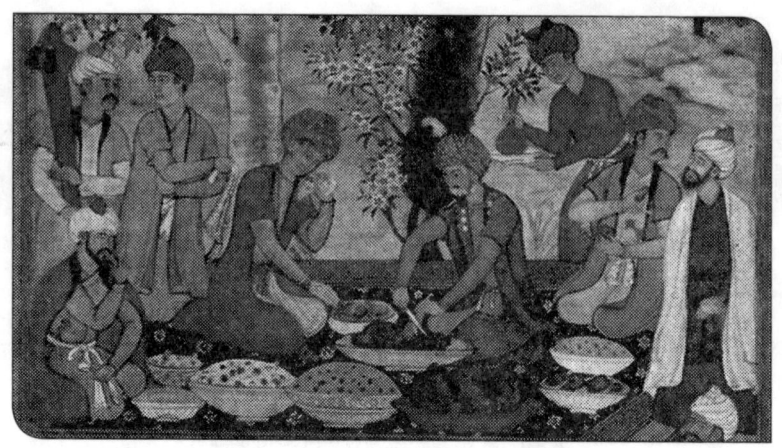

முகலாயர்களின் ஊன்சோறு விருந்து

மும்தாஜ். சமையல் நடக்கும் இடத்துக்குச் சென்றார். சமையல்காரரைத் தன் மேற்பார்வையில் சமையல் செய்யச் சொன்னார். அரிசியை எடுங்கள். நீரில் களைய வேண்டாம். நெய்யில் நன்றாக வறுங்கள். அப்போதுதான் சாதம் வேகும்போது கட்டி விழாது. அதில் இறைச்சியைச் சேருங்கள். வாசனைப் பொருள்களைச் சேருங்கள். குங்குமப்பூ தூவுங்கள். நெருப்புக்கு விறகுகளை அதிகம் போடுங்கள். வேகும்போது நன்றாகக் கிண்டி விடுங்கள். இப்படியாக முகலாய போர்க்களங்களில் பிரியாணி கமகமக்க ஆரம்பித்ததாகச் சொல்லப்படுவதுண்டு. இந்த பிரியாணி ரெசிபிக்குச் சொந்தக்காரி மும்தாஜ் அல்ல, நூர்ஜஹான் என்று ஒரு வாய்க்கா தகராறு உண்டு.

அக்பரின் அவைக்குறிப்புகளைச் சொல்லும் நூலான Ain-i-Akbari-ல் Zard birinj என்றொரு உணவு குறித்து கூறப்பட்டிருக்கிறது. இது இனிப்பும் அரிசியும் சேர்த்துச் செய்யப்படுவது அல்லது இனிப்புக்குப் பதிலாக அரிசியுடன் இறைச்சியும் சேர்த்துச் சமைக்கலாம் என்று இதன் செய்முறை இருக்கிறது. அதேநூலில் Khuskah என்ற உணவும் குறிப்பிடப் பட்டிருக்கிறது. இது இறைச்சியில்லாமல் சமைக்கப்படும் சோறுதான் இந்த குஸ்கா. இவை தவிர, பதினேழாம் நூற்றாண்டு வரை முகலாயர்களின் வரலாற்றுக் குறிப்புகளில் பிரியாணி குறித்த எந்தவிதமான செய்திகளும் இல்லை. ஆக, முகலாயர்கள் இந்தியாவுக்கு அளித்த கொடை பிரியாணி என்ற வாக்கியத்தை அழிரப்பர் கொண்டு அழித்துவிடலாம்.

பல்வேறு காலகட்டங்களில் இந்தியாவுக்கு வந்த வணிகர்கள், பயணிகள், படையெடுத்து வந்த அரசர்கள் மூலமாக, ஏற்கெனவே இங்கே புழக்கத்தில் இருந்த கறிச்சோறானது பிரியாணியாக பரிணாம வளர்ச்சி பெற்றிருக்கலாம். இந்தியாவெங்கும் இஸ்லாமியர்களின் ஆட்சிக்காலத்தில்தான் பிரியாணி ஓர் முக்கிய உணவாகப் பரவியது. குறிப்பாகச் சொல்ல வேண்டுமென்றால் லக்னோ நவாபுகளின் அரண்மனைகளிலும், ஹைதராபாத் நிஜாமின் விருந்து மேசைகளிலும் பிரியாணி தவறாமல் இடம் பெற்றது. அந்தந்த பிரதேசத்துக்குரிய பிரத்யேக சுவை கொண்ட பிரியாணிகள் பலவும் அரண்மனைகளிலேயே உருவாயின. அந்த பிரியாணிகளைச் சமைக்கும் நுட்பமும் அரண்மனைச் சமையல்காரர்களிடமிருந்தே கற்றுக் கொள்ளப்பட்டன.

ஹைதராபாத் நிஜாம் வம்சத்தினரான அஸப் ஜா பரம்பரையினரது அரண்மனைகளில் இந்த வகை திருமண பிரியாணி மிகவும் பிரபலம். ஔரங்கசீப் தன் ஆட்சிக்காலத்தில் ஹைதராபாத்தை ஆள்வதற்கு தன் நம்பிக்கைக்குரிய தளபதியும் அமைச்சருமான நிஸாம்-உல்-முல்க் என்பவரை நியமித்தார். ஹைதராபாத்தின் முதல் நிஜாம் அவரே. அஸப் ஜா பரம்பரையைத் தோற்றுவித்த அவர்தான், முகலாயர்களிடமிருந்து கற்றுக் கொண்ட பிரியாணியையும் தன் அரண்மனைச் சமையலில் புகுத்தினார். அங்கே சமையல் வல்லுநர்களாகத் திகழ்ந்த தும்பச்சி வம்சத்தினர், இந்த வகை பிரியாணியை பக்குவமும் பாரம்பரியமும் மாறாமல் சமைத்து வந்தனர். நிஜாமின் சமையலறையில் மீன், காடை, இறால், மான், முயல் என்று சுமார் 49 வகை பிரியாணிகள் தயாரிக்கப்பட்டன. இன்றைக்கும் தும்பச்சி வம்சத்தினர் பிரியாணி வல்லுநர்களாகவே திகழ்கிறார்கள். தமிழகத்தில் இந்த வகை பிரியாணி, தென் ஆற்காட்டில் பிரசித்தி பெற்றது.

இஸ்லாமியர்களின் திருமணங்களில் பாரம்பரிய முறையில் சமைக்கப்படும் பிரியாணியும், ரமலான், பக்ரீத் போன்ற பண்டிகைகளுக்காகச் சமைக்கப்படும் பிரியாணியும் இந்தியாவின் மத நல்லிணக்க உணவாகத் திகழ்கின்றன.

பிரியாணிக்கு பாசுமதி அரிசி என்பதும் சமீப காலத்தில்தான் அதிகம் பயன்படுத்தப்படுகிறது. முன்பெல்லாம் வடக்கில் ஒருவித பழுப்பு நிற பாரம்பரிய அரிசியையே பிரியாணி சமைக்கப் பயன்படுத்தினர். தெற்கில் சீரக சம்பா, கைமா, சீராகாஸ்லா வகை அரிசிகள் பிரியாணியாக கமகமத்தன.

மிளகு, சீரகம், கிராம்பு, ஏலக்காய், லவங்கப்பட்டை, கொத்தமல்லி, புதினா, சாதிபத்ரி, சாதிக்காய், இஞ்சி, பூண்டு, வெங்காயம் போன்றவை பிரியாணியில் பயன்படுத்தப்படும் பொதுவான மசாலா பொருள்கள். சில வகை பிரியாணிகளில் குங்குமப்பூவுக்கும் இடமுண்டு. ஆட்டிறைச்சி, மாட்டிறைச்சி, கோழி, மீன், இறால், முயல், காடை, வான்கோழி என்று பிரியாணிக்கான மெனுவில் அசைவத்தின் ஆதிக்கமே அதிகம். அதில் ஓர் ஓரமாக வெஜிடபிள் பிரியாணி, பனீர் பிரியாணி, காளான் பிரியாணி என்று சிறுபான்மை பிரியாணிகளும்கூட சமைக்கப்படுகின்றன என்பது இங்கே வெறும் தகவலுக்காக.

பிரியாணியும் புலாவும்

அரிசியோடு, நெய்யும் இறைச்சியும், மிதமான அளவில் வாசனைப் பொருள்களும் சேர்த்து சமைப்பதே புலாவ். பெரும்பாலான புலாவ்கள் தேங்காய்ப்பால் சேர்த்துச் சமைக்கப் படுகிறது. இது இந்தியத் துணைக்கண்டத்தின் பாரம்பரிய உணவாகத்தான் கருதப்படுகிறது.

பண்டைய சமஸ்கிருத நூலான யஜ்நவலக்ய ஸ்மிருதியில், இந்த உணவு pallāo என்ற பெயரில் குறிக்கப்பட்டுள்ளது. மகாபாரதத்தில் அரிசியும் இறைச்சியும் சேர்த்து சமைக்கப்படும் உணவின் பெயரானது pulao என்றழைப்படுகிறது. இது போன்ற உணவுக்கான பழைய கிரேக்கச் சொல் piláfi, துருக்கி மொழியில் pilav, பாரசீகத்தில் polow. இவை எல்லாம் சமஸ்கிருதத்தில் இருந்து பெறப்பட்ட சொற்களாகவே இருக்கக்கூடும். இவை எல்லாவற்றையும்விட பழைய சொற்கள் தமிழில் உண்டு. புலவு, புலால், புளகம், புழுக்கல். புலவு அல்லது புலால் என்றால் இறைச்சி. புலாவு என்றால் இறைச்சியோடு சேர்த்து, பக்குவமாகச் சமைக்கப்பட்ட சோறு என்றும் பொருள் உண்டு. Pulāka என்றால் சமஸ்கிருதத்தில் வேக வைத்த சோறு. புளகம் என்ற பழந்தமிழ்ச் சொல்லுக்கும் அதே பொருள்தான். புழுக்கல் என்றாலும் ஆவியில் வேக வைத்த உணவுதான். ஆக, தமிழில் இருந்து சமஸ்கிருதம் கடன் பெற்றதை, ஏனைய மொழிகளும் தழுவிக் கொண்டன. எனவே பிரியாணிக்கோ, புலாவுக்கோ சொந்தம் கொண்டாடும் ஏகபோக உரிமை தமிழனுக்கு உண்டு.

புலாவ் குறித்த பழைமையான சமையல் குறிப்பு ஒன்று, அக்பரின் அவைக்குறிப்புகளைச் சொல்லும் நூலான Ain-i-Akbari-ல்

காணப்படுகிறது. அதில் இது palão என்றழைக்கப்படுகிறது. அதன் சேர்மானப் பொருள்கள் - சிறு சிறு துண்டுகளாக்கப்பட்ட இறைச்சி 10 சீர் (1 Seer என்பது சுமார் 1 கிலோவுக்குச் சமம்), அரிசி 10 சீர், நெய் 4 சீர், தோல் நீக்கப்பட்ட தானியம் 1 சீர், வெங்காயம் 2 சீர், இஞ்சி, மிளகு, மல்லி விதை, ஏலக்காய், கிராம்பு. இறைச்சி என்றால் ஆடு, வெள்ளாடு, கோழிக்கறி போன்றவை உபயோகப்படுத்தப்பட்டன.

மாவீரன் அலெக்ஸாண்டர் படையெடுத்து சாமர்கண்டை (உஸ்பெகிஸ்தான்) வென்றபோது, அங்கே அவருக்கு ராஜ விருந்து அளிக்கப்பட்டது. அதில் புலாவும் இடம் பெற்றிருந்ததாக வரலாற்றுக் குறிப்புகள் சொல்கின்றன. பத்தாம் நூற்றாண்டில் பாரசீகத்தில் வாழ்ந்த மருத்துவ அறிஞரான அவிசென்னா (Avicenna), தனது புத்தகம் ஒன்றில் ஏகப்பட்ட சமையல் குறிப்புகளைக் கொடுத்துள்ளார். அதில் புலாவ் வகைகளும் இடம்பெற்றுள்ளன.

மத்திய காலத்தில் புலாவ் என்பது ஆசியா முழுமைக்குமான உணவாகப் பரவியது. அரேபியர்கள், துருக்கியர்கள், அர்மேனியர்கள் என ஒவ்வொருவரும் தங்கள் கலாசாரத்துக்கேற்ற புலாவ் வகைகளைச் சமைத்து உண்டார்கள். சோவியத் யூனியன் காலத்தில் ரஷ்யர்களின் முக்கிய உணவுகளில் ஒன்றாக புலாவ் இடம்பிடித்தது. இன்றைக்கு ஆசியா மற்றும் மத்திய தரைக்கடல் நாடுகள் எங்கும் நூற்றுக்கணக்கான வகை புலாவ்கள் புழக்கத்தில் உள்ளன.

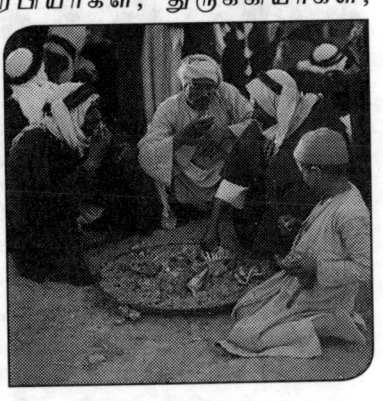

முக்கியமான கேள்வி. பிரியாணியும் புலாவும் ஒன்றா?

பல்வேறு ஒற்றுமைகள் கொண்ட வேறு வேறு உணவுகள் என்று சொல்லலாம். புலாவ் இந்தியாவின் பழைமையான உணவுதான். கலாசாரக் கலப்பினால் சில புலாவ் வகைகளே பிரியாணியாக உருமாற்றம் அடைந்திருக்கின்றன என்று சில உணவியல் ஆய்வாளர்கள் சொல்கிறார்கள். பிரியாணி என்பது விருந்துகளின் பிரதான உணவு. ஆனால், புலாவ் எப்போதும் துணை உணவுதான்.

பிரியாணியில் மசாலா சுவை திடமானது. புலாவின் சுவை மிதமானது என்றும் வேறுபடுத்திக் காட்டுகிறார்கள். ஆனால், பிரியாணியைப் போன்ற புலாவ்கள் இருக்கின்றன. புலாவ்களைப் போன்ற பிரியாணிகளும் இருக்கின்றன. ஆகவே, எல்லா பிரியாணிகளும் புலாவ் அல்ல. எல்லா புலாவ்களும்...

உலகப்புகழ் பிரியாணி வகைகள்

குறிப்பிட்ட பிரியாணியை முதன் முதலில் சமைத்தவர் பெயர், சமைக்கப்பட்ட ஊர் அல்லது பிரதேசத்தின் பெயர், தயாரித்து விற்கும் உணவகங்களின் பெயர், அதில் சேர்க்கப்படும் பிரத்யேகமான பொருளின் பெயர், வேறு ஏதாவது காரணப் பெயர் - இப்படி ஏதாவது ஓர் அடையாளத்துடன் உலகமெங்கும் ஏகப்பட்ட பிரியாணிகள் நட்சத்திர அந்தஸ்துடன் திகழ்கின்றன.

ஹைதராபாத் பிரியாணி: பாசுமதி அரிசி மற்றும் செம்மறி ஆட்டுக்கறி / வெள்ளாட்டுக்கறி கொண்டு தயாரிக்கப்படும் பாரம்பரிய பிரியாணி. தயாரிக்கும் முறையைக் கொண்டு இரண்டு வகையாகப் பிரிக்கப்படுகிறது. இறைச்சியை மசாலா பொருட்களுடன் சேர்த்து கலக்கி, இரவு முழுவதும் வைத்திருப்பர். சமைப்பதற்கு முன்னர்

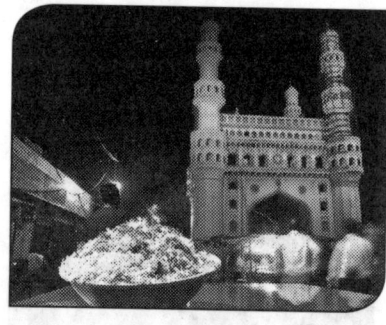

தயிரோடு கலக்கி, நீராவியில் சமைத்தால் அது கச்சி பிரியாணி. இறைச்சியை மசாலாக்களுடன் தனியாகச் சமைத்து, பின் பாசுமதி அரிசியைத் தனியாகச் சமைத்துச் சேர்ப்பது பாக்கி பிரியாணி.

கல்யாணி பிரியாணி: பிடார் ராஜ்ஜியத்தை ஆண்ட நவாப்களிடமிருந்து தோன்றியது. அவர்கள் ஹைதராபாத் நிஜாம்களோடு திருமண உணவு வைத்தபோது அங்கும் பரவியது. மாட்டிறைச்சியை சிறு சிறு கன சதுரத் துண்டுகளாக்கி, அதை மசாலாவில் ஊறவைத்துச் சமைத்து, பின் சோற்றுடன் கலந்து ஆவியில் வேகவைத்துத் தயாரிக்கிறார்கள். ஹைதராபாத் சமஸ்தான இணைப்புக்குப் பிறகு, அரண்மனைச்சமையலறையில் இருந்து வீதிக்கு வந்து ஹைதராபாத் எளிய மக்களின் பிரியாணியாகப் புகழ் பெற்றது.

தூத் கி பிரியாணி: ஹைதராபாத் நிஜாம்கள் உருவாக்கிய இன்னொரு வகை. அதிக மசாலாக்கள் கிடையாது. இறைச்சியுடன், பால் சேர்த்து சமைக்கப்படும் மென் ரக பிரியாணி.

தலச்சேரி பிரியாணி: மலபார் முஸ்லீம்களின் பாரம்பரிய பிரியாணி. கோழிக்கறி, கேரளாவின் பிரத்யேக வாசனைப் பொருள்களுடன், அதிக அளவில் முந்திரி சேர்த்து சமைக்கப்படும் மலபார் பிரியாணி. ஜீராகசாலா என்ற அரிசியில் சமைக்கப் படுவதால் இதன் சுவை தனித்துவமானது.

ராவுத்தர் பிரியாணி: பாலக்காடு, கோவை பிரதேச பிரியாணி. ராவுத்தர் குடும்பங்களில் தயாரிக்கப்படும் மட்டன் பிரியாணி. மலபார் பிரியாணியிலிருந்து மாறுபட்டது.

தலப்பாகட்டி பிரியாணி: திண்டுக்கல்லைச் சேர்ந்த நாகசாமி நாயுடு என்பவர் உருவாக்கிய பிரியாணி வகை. தலப்பாகட்டி நாயுடு ஆனந்த விலாஸ் பிரியாணி ஹோட்டல் என்ற உணவகத்தில் பிரபலமான இந்த பிரியாணி, இன்று தமிழகத்தின் பல பகுதிகளில் கிடைக்கிறது. தலப்பாகட்டி தவிர, திண்டுக்கல் பிரியாணி என்ற சீரக சம்பாவில் சமைக்கப்படும் வகையும் பிரபலமானது.

ஆம்பூர் பிரியாணி: விறகு அடுப்புகளில் தேக்சா என்ற பெரிய அண்டாக்களில் பாசுமதி அரிசியும் ஆட்டுக்கறியும் சேர்த்து சமைக்கப்படுவது. தக்காளி அதிகம் சேர்ப்பது இதன் தனித்துவம். ஆற்காடு நவாப்கள் வழியே பரவிய இந்த வகை, ஆம்பூரிலும் வாணியம்பாடியிலும் ஆந்திராவின் கடற்கரைப் பிரதேசங்களிலும் பிரபலம்.

சங்கரன்கோயில் பிரியாணி: தூத்துக்குடி, நெல்லை, விருதுநகர் மாவட்டங்களில் வளர்க்கப்படும் கன்னி என்ற வகை ஆடுகளின் இறைச்சி தனித்துவ சுவை கொண்டது. அந்த இறைச்சியும், சீரக சம்பா அரிசியின் சுவையும் சங்கரன்கோயில் பிரியாணிக்கு புகழ் சேர்க்கிறது. தென் தமிழகத்தின் மிகப் பழைமையான சாப்பாட்டுக் கடையான சங்கரன்கோயில் சுல்தான் பிரியாணி ஹோட்டலில் தயாராகும் பாரம்பரிய உணவு இது.

செட்டிநாடு பிரியாணி: செட்டிநாட்டு பாணியில் சீரக சம்பா அரிசியில் சமைக்கப்படுவது. நெஞ்செலும்புக் குழம்பும், பொடி கோழியும் இந்த பிரியாணிக்கான சிறப்பு இணை பதார்த்தங்கள்.

பட்கல் பிரியாணி: கர்நாடக மாநிலத்தின் தக்ஷிண கன்னடா மாவட்டத்தின் பட்கல் என்ற ஊரில் நவாயத் பிரிவு இஸ்லாமியர்கள் சமைக்கும் பிரியாணி. முன்னொரு காலத்தில் வந்து சென்ற பாரசீக வணிகர்கள் பரப்பியது. ஆடு, மீன், மாடு, கோழி, இறால் இறைச்சிகளுடன் இந்த பிரியாணி தயாரிக்கப்படுகிறது. பெரிய பானையின் அடியில் இறைச்சிக் கறிக்குழம்பும், அதிக அளவில் வெங்காயமும், மேலாக அரிசியும் சமைக்கப்படுகிறது. பரிமாறும்போது நன்கு விரவிக் கொடுக்கிறார்கள்.

பாம்பே பிரியாணி: மும்பையில் வாழும் ஒரு பகுதி இஸ்லாமிய சமூக மக்களால் தயாரிக்கப்படுகிறது. இதில் இறைச்சியுடன் உருளைக்கிழங்கும் சேர்த்து சமைக்கப்படுவது வித்தியாசமான சுவையைத் தருகிறது.

தஹரி பிரியாணி: பிரபலமடைந்த வெஜிடபிள் பிரியாணி வகை இது. மைசூரை திப்பு சுல்தான் ஆண்டபோது, தனக்குக் கீழ் பணியாற்றிய சைவர்களுக்கென்று மாமிசம் சேர்க்காமல் உருவாக்கிய காய்கறி பிரியாணி. காஷ்மீரிலும் தஹரி பிரியாணி பிரபலமானது. இரண்டாம் உலகப்போர் காலத்தில் இறைச்சித் தட்டுப்பாட்டின் காரணமாக சைவ தஹரி பிரியாணியானது இந்தியாவின் பல பகுதிகளில் கவனம் பெற்றது. வங்கதேசத்தில் மாட்டிறைச்சி சேர்க்கப்பட்ட தஹரி பிரியாணி பிரபலமானது.

பியரி பிரியாணி: மங்களூரின் பாரம்பரிய பிரியாணி. அரிசியை மசாலாக்களுடன் சேர்த்து இரவு முழுவதும் ஊறவைத்து சமைப்பதால் தனி சுவை கொடுக்கிறது.

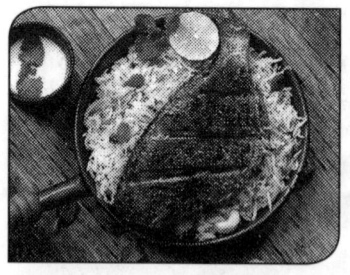

கோவா பிரியாணி: கடற்கரை சொர்க்கமான கோவாவில் மீன் பிரியாணிதான் புகழ்பெற்றது. வெளிநாட்டு மக்கள் அதிகம் வந்து செல்லும் இடமென்பதால் விதவிதமான மீன் பிரியாணிகள் அங்கே தட்டை நிறைக்கின்றன.

கம்புரி பிரியாணி: அஸ்ஸாமின் கம்புர் என்ற இடத்தில் உருவான பாரம்பரிய பிரியாணி. கோழிக் கறியை, காய்கறி, மசாலாக்களுடன் முதலில் சமைத்துவிட்டு பின்பு சாதத்துடன் சேர்க்கிறார்கள்.

லக்னோ பிரியாணி: லக்னோ நவாப்கள் அறிமுகப்படுத்தியது. மிக மெதுவாகச் சமைக்கப்படும் வகை. அவுதி பிரியாணி என்றழைக்கப்படும் இதில் அரிசியையும் இறைச்சியையும் தனித்தனியே சமைக்கிறார்கள்.

முகல் பிரியாணி: முகலாயப் பேரரசர்களின் அரண்மனைகளில் உருவான ராஜ விருந்து பிரியாணி. இது டெல்லி பிரியாணி என்றும் அழைக்கப்படுகிறது. உலகமெங்கும் பல ரெஸ்டாரண்டுகளின் மெனு கார்டில் முகல் பிரியாணி செதுக்கப்பட்டிருக்கிறது.

மொராதாபாத் பிரியாணி: உத்தரபிரதேசத்தின் மொராதாபாத் நகரத்துக்கு உரிய அசைவ பிரியாணி. ஏகப்பட்ட மசாலாக்களுடன் இறைச்சியைத் தனியாகச் சமைத்து தயாரிக்கப்படுவது. சாதிக்காய், சாதிபத்ரியின் மணமும் சுவையும் தூக்கலாக இருக்கும்.

சிந்தி பிரியாணி: சிந்தி மக்களின் அடிப் படை உணவுகளில் ஒன்று. பாகிஸ்தான் உணவுக் கலாசாரத்தில் மக்களால் அதிகம் விரும்பி உண்ணப்படும் உணவு இது. பாகிஸ்தான் பஞ்சாபில் சைவ சிந்தி பிரியாணியும் சமைக்கப் படுகிறது. கராச்சியில் போஹ்ரி இன மக்கள் சமைக்கும் இன்னொரு வகை பிரியாணியும் பாகிஸ்தானில் புகழ்பெற்றது.

ஆப்கன் பிரியாணி: ஆப்கனிஸ்தானின் பாரம்பரிய வகை உணவு. பிரியாணிக்கும் புலாவுக்கும் இடைப்பட்ட ஒரு பதார்த்தம். இதில் கறியைவிட உலர்பழங்கள், உலர் பருப்புகள் அதிகம் இருக்கும். இங்கே போபாலிலும் இது சமைக்கப்படுகிறது.

பர்மீஸ் பிரியாணி: பர்மியர்கள் சமைக்கும் பாரம்பரிய சிக்கன் பிரியாணி. கோழிக்கறியை அதிக நேரம் வேகவைத்து முந்திரி, குங்குமப்பூ,

---

கல்கத்தா கால பென்சன் வாழ்க்கையில் பிரியாணி சமைத்து உண்பதெல்லாம் நவாபுக்குப் பெரிய விஷயமாக இருந்தது. **இறைச்சி விற்கின்ற விலைக்கு** பிரியாணியெல்லாம் செய்ய முடியாது நவாப்! என்னை மன்னிச்சுக்கோங்க என்று சமையல்காரர் உதட்டைப் பிதுக்கினார்.

உலர் பருப்புகள், மசாலாக்கள் எல்லாம் சேர்த்து தயாரிக்கப் படுவது. Danbauk என்று அழைக்கப்படும் இது மலபார் பிரியாணியைப் போன்றது.

இலங்கை பிரியாணி: தென்னிந்திய இஸ்லாமியர்கள், சென்ற நூற்றாண்டின் ஆரம்பத்தில் கொழும்புக்குக் குடியேறியபோது அங்கே பரப்பிய பிரியாணி. காரம் தூக்கலான இதனை அவர்கள் Buryani என்கிறார்கள்.

பிலிப்பைன்ஸ் பிரியாணி: பிலிப்பைன்ஸின் பூர்வகுடி கபாம்பங்கன் மக்களின் உணவுக்கலாசாரத்தில் ஒரு சில பிரியாணிகள் புகழ்பெற்றவை. அதில் குறிப்பாக Násîng Biringyi என்பது கொண்டாட்டத்துக்கு உரிய உணவு. கோழிக்கறியும் குங்குமப்பூவும் சேர்த்து சமைக்கப்படும் பிரிஞ்சி வகை உணவுதான் என்றாலும் பதினொன்றாம் நூற்றாண்டில் சோழர்கள் இங்கே வந்தபோது அவர்களிடமிருந்து கபாம்பங்கன் மக்கள் கற்றுக்கொண்ட ஊன்சோறு வகை என்று இதற்கு வரலாறு சொல்லப்படுகிறது. காலனி ஆதிக்கக் காலத்தில் பிலிப்பைன்ஸ் மக்களிடமிருந்துதான் ஸ்பானியர்கள் தங்களுக்கான Arroz Valenciana என்ற பிரியாணி ரக உணவை உருவாக்கிக் கொண்டனர்.

மலாய் பிரியாணி: மலேசியா வாழ் இஸ்லாமியர்கள் மத்தியில் புகழ்பெற்றது பாரம்பரியமான Nasi Beriani. குறிப்பாக திருமண விருந்துகளில் இந்த தம் பிரியாணிதான் பிரதான உணவு. இதில் மட்டன் பிரியாணி அதிகம் விரும்பப்படுகிறது. சிங்கப்பூரிலும் இந்த பிரியாணி எங்கெங்கும் கிடைக்கும். இதற்கு தொட்டுக்க விதவிதமான ஊறுகாய் பரிமாறுவது சிங்கப்பூர் ஸ்டைல்.

தாய் பிரியாணி: இதன் பெயர் Khao mok. கோழிக்கறி அல்லது மாட்டிறைச்சி கொண்டு சமைக்கப்படுவது. அங்கே இஸ்லாமியர்கள் உணவுக் கலாசாரத்தில் மட்டன் பிரியாணி முக்கியமானது. காய்கறிகளோ, இறைச்சியோ போட்டுச் செய்யப்படும் தாய் ஸ்டைல் Massaman கறியோடுதான் பிரியாணி பரிமாறப்படுகிறது. கூடவே Satay என்ற நெருப்பில் வாட்டப்பட்ட சிக்கனோ அல்லது வேறு இறைச்சியோ சேர்த்தும் பரிமாறுகிறார்கள்.

சல்மோன் பிரியாணி: ஐரோப்பிய, வட அமெரிக்க நாடுகளில் புழக்கத்திலிருக்கும் மீன் பிரியாணி. பிற இறைச்சிகளைவிட

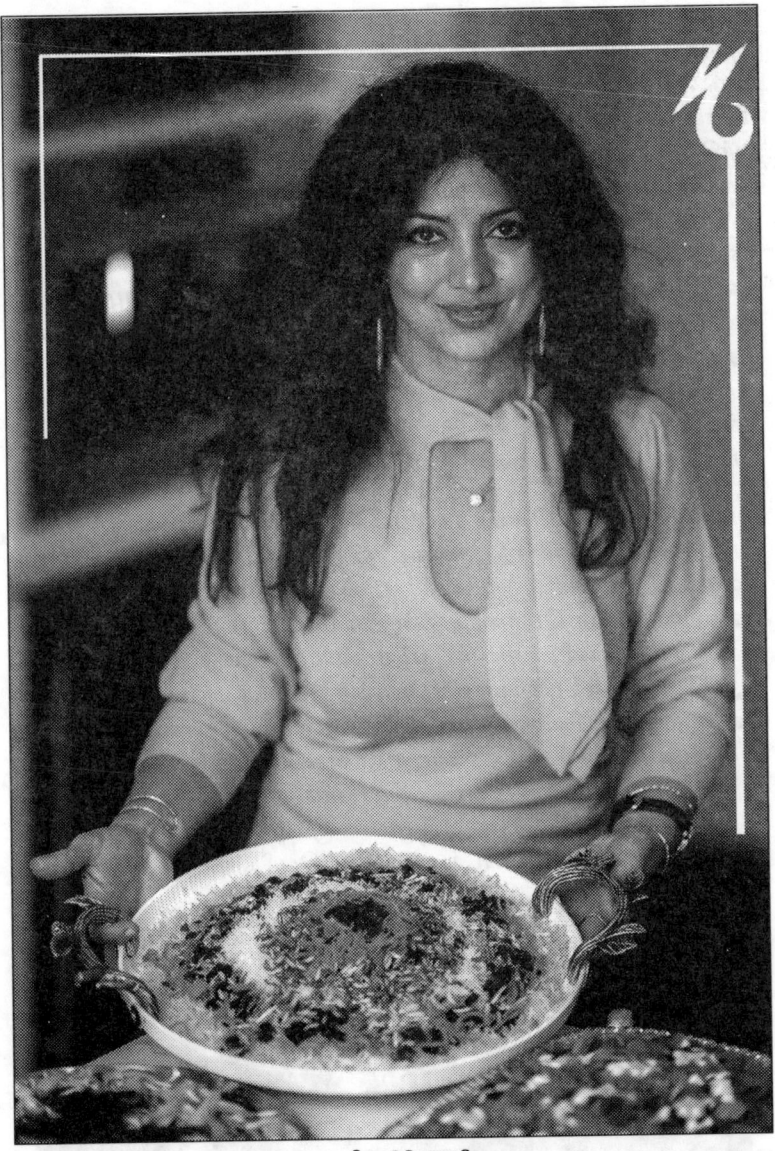

பாரசீக பிரியாணி

கிடைக்கின்ற மீன்களைக் கொண்டு பிரியாணி சமைக்கிறார்கள். குறிப்பாக அதி ருசியான சல்மோன் மீன் போட்டு சமைக்கப்பட்ட பிரியாணி அவர்களது விருப்பத்துக்குரியது. பிரிட்டனில் இந்த மீன் பிரியாணியை ஃபிஷ் கிச்சடி என்றழைக்கிறார்கள்.

மொரிஷியன் பிரியாணி என்பது நமது சிக்கன் பிரியாணியை ஒத்தது. இராக்கிய பாரம்பரிய பிரியாணி மெதுவாகச் சமைக்கப்படுவது. ஆடு அல்லது கோழி இறைச்சி, குங்குமப்பூ, குறைவான மசாலாக்கள் உடன் மிதமான காரம் கொண்ட பிரியாணி. இது குர்திஷ் இன மக்களின் அடிப்படை உணவுகளில் ஒன்று. சேமியா கொண்டும் பிரியாணி செய்வது அங்கே வழக்கத்தில் இருக்கிறது. அரேபியர்களின் பாரம்பரிய சிக்கன் பிரியாணியில் கோழிக்கறி நன்கு வெந்து மசாலாவின் சாறு அதனுள் இறங்கியிருக்கும். ஒவ்வொரு வாய்க்கும் முந்திரியோ ,பாதாமோ, உலர் பழங்களோ கடிபடுமளவுக்குத் தாராளமாக அவற்றைச் சேர்த்திருப்பார்கள். தென் ஆப்பிரிக்காவிலும் மக்களின் விருப்பத்துக்குரிய உணவாக பிரியாணி இருக்கிறது. அவர்கள் இந்திய முறைப்படிதான் தங்கள் சிக்கன், மட்டன், இதர பிரியாணிகளைச் சமைக்கின்றனர். டர்பன் நகர ரெஸ்டாரண்ட்களில் வெஜ் பிரியாணியும் மணக்கிறது.

இனாம்குளத்தூர் செவத்தகனி பிரியாணி, சென்னை சுக்குபாய் பிரியாணி, திருச்சி சந்துக்கடை பிரியாணி, குற்றாலம் பார்டர் கடை பிரியாணி, ராயப்பேட்டை சார்மினார் பிரியாணி, பல்லாவரம் யா மொகையதீன் பிரியாணி, மதுரை அம்சவல்லி பவன் பிரியாணி, காஞ்சிபுரம் மன்னார் மிலிட்டரி பிரியாணி, ஆற்காடு ஸ்டார் பிரியாணி, வேலூர் அம்மா பிரியாணி, மதுரை பனைமரத்து பிரியாணி, தொப்பி வாப்பா பிரியாணி, சென்னை ராசப்ப செட்டித்தெரு கட்டையன் செட்டியார் மெஸ்... (அன்பு பிரியாணியன்ஸ், விடுபட்ட பெயர்களை நீங்களே சேர்த்துக் கொள்ளவும்.) இப்படி தமிழகம் முழுக்க பாரம்பரியமான பிரியாணி கடைகளின் பட்டியல் மிகப்பெரியது.

திருமங்கலம் அருகே வடக்கம்பட்டிதான் மதுரை முனியாண்டி விலாஸ் ஹோட்டல் உரிமையாளர்களின் பூர்விகக் கிராமம்.

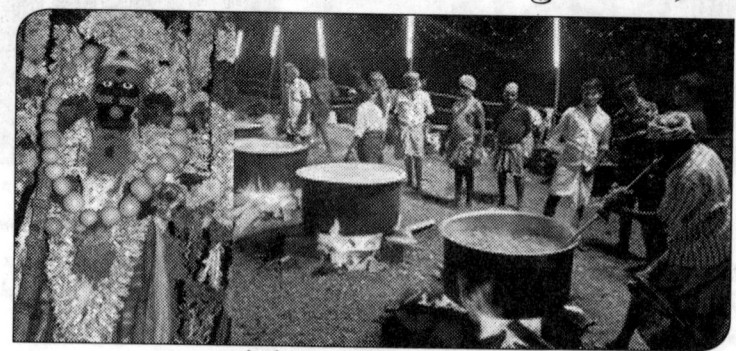

வடக்கம்பட்டி பிரியாணி திருவிழா

தமிழகமெங்கும் பரவி ஹோட்டல் தொழில் நடத்தும் அவர்கள், தை மாதத்தில் வடக்கம்பட்டி சுவாமி கோயிலில் கூடி பொங்கல் விழா கொண்டாடுகின்றனர். நூற்றுக்கணக்கான ஆட்டுக்கிடாய்களும் சேவல்களும் சாமிக்குப் பலி கொடுக்கப்பட்டு, அண்டா அண்டாவாக அசைவ பிரியாணி தயாரிக்கப்படுகிறது. ஒவ்வோர் ஆண்டும் சுமார் 2500 கிலோ பிரியாணி பிரசாதமாக வழங்கப்படுவது குறிப்பிடத்தக்கது. எனவே வடக்கம்பட்டி, பிரியாணி கிராமம் என்று புகழ் பெற்றிருக்கிறது.

சர்வதேச புலாவ் வகைகள்

உலகின் பாரம்பரிய புலாவ் வகைகளில் ஒன்று ஆட்டிறைச்சி அல்லது மாட்டிறைச்சி கொண்டு சமைக்கப்படும் காபுலி புலாவ். தானியங்கள், கேரட் அதிகம் சேர்த்துச் சமைக்கப்படுகிறது. ஆப்கன் விருந்துகளில் இந்த புலாவை நடுநாயகமாக வைத்து அதைச் சுற்றிதான் மற்ற உணவுகளைக் காட்சிப்படுத்துகிறார்கள். இதை ஆப்கனின் தேசிய உணவு என்று சொல்லலாம். இதே உணவு சவுதி அரேபியாவில் Roz Bukhari என்ற பெயரில் அழைக்கப்படுகிறது.

அர்மேனியர்கள் புல்குர் என்ற ரக கோதுமையை உடைத்து விதவிதமான புலாவ் சமைக்கிறார்கள். அஸர்பைஜான் தேசத்தில் சுமார் நாற்பது விதமான பாரம்பரிய புலாவ்கள் இருக்கின்றன. அதில் ஷா புலாவ் என்பது புலாவ்களின் ராஜா (Crown Pilaf) என்று கருதப்படுகிறது. சமைக்கப்பட்ட பாசுமதி அரிசியை கோதுமை ரொட்டிக்குள் வைக்கிறார்கள். அதனுடன் முந்திரி, பாதாம், பிஸ்தா போன்ற உலர் பருப்பு மற்றும் பழ வகைகளுடன் இறைச்சியைச் சேர்த்தோ அல்லது சேர்க்காமலோ இந்த புலாவைத் தயாரிக்கிறார்கள். கேக் போல இதை வெட்டி பரிமாறுகிறார்கள். ஷா புலாவ் அஸர்பைஜானின் தேசிய உணவு.

ஷா புலாவ்

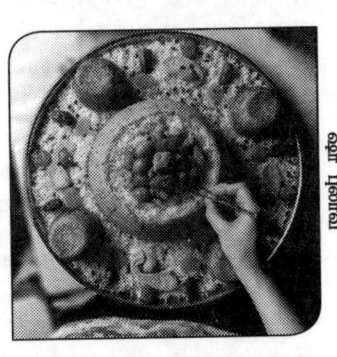

Arroz de frango desfiado என்பது பிரேசிலின் சிக்கன் புலாவ். வறுத்த அரிசியில் கோழிக்கறியும் மசாலாக்களும் சேர்த்துத் தயாரிக்கப்படும் குழைவான உணவு இது. கிரீஸில் கல்யாண விருந்துகளில் தயாரிக்கப்படும் பாரம்பரிய மட்டன்

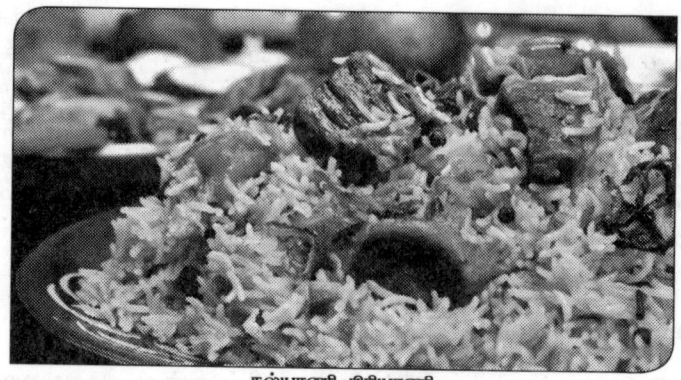

கல்யாணி பிரியாணி

புலாவ் Gamopílafo என்றழைக்கப்படுகிறது. கரீபியன் தீவுகளில் Pelau என்று அழைக்கப்படும் புலாவ்களில் பட்டாணியும் தானியங்களும் பூசணியும் வேறு சில காய்கறிகளும் சேர்க்கப் படுகிறது. மாட்டுக்கறி அல்லது கோழிக்கறி அல்லது வெண் பன்றி அல்லது நண்டு புலாவ் வகைகள் அங்கே உண்ணப்படுகின்றன.

மத்திய ஆசிய நாடுகளான உஸ்பெகிஸ்தானிலும் தஜகிஸ்தானிலும் இறைச்சி மசாலாக்களுடன் அல்லது காய்கறி மசாலாக்களுடன் அரிசியைப் போட்டு குறைவான தீயில் புலாவ் சமைக்கிறார்கள். திருமணங்களில் காலையில் சுடச்சுட பரிமாறப்படும் புலாவ் Oshi nahor என்றழைக்கப்படுகிறது. இரானின் Lubia polo தயாரிப்பில் அரிசியானது குறைந்த நீரில் பொன் நிறமாக அடிப்பிடிக்கும் வரை வேக வைக்கப்படுகிறது. பின் இறைச்சியும் மசாலாக்களும் அந்த அரிசிச் சோற்றுடன் சேர்த்துச் சமைக்கப்படுகிறது. பாகிஸ்தானில் Zafrani புலாவ் கோழிக்கறியுடன் தயாரிக்கப் படுகிறது. மத்தியத் தரைக்கடல் உணவுக் கலாசாரத்தில் அரிசியுடன் ஏகப்பட்ட காய்கறிகளும் இறைச்சியும் சேர்த்து சமைக்கப்படும் புலாவ் Maqlubeh எனப்படுகிறது.

வங்காளமும் புலாவ் வகைகளுக்குப் புகழ்பெற்றது. அங்கே விளையும் ஏராளமான ரக அரிசிகள், விதவிதமான புலாவ்களை காலந்தோறும் உருவாக்கி வந்திருக்கின்றன. இஸ்லாமியர்கள் விருந்துகளில் சமைக்கும் Morog Polau என்பது வங்கத்தின் பாரம்பரிய கோழிக்கறி புலாவ். அரிசியைத் தனியாகவும், மசாலாக்கள் சேர்த்த கறியைத் தனியாகவும் சமைத்து பின்பு ஒன்று சேர்க்கும் முறையில் தயாரிக்கப்படுகிறது. இந்த கோழி புலாவ் வங்கத்தின் வெவ்வேறு பிரதேசங்களுக்கு ஏற்ப செய்முறையில் மாறுபடுகிறது.

இறுதியாக, வேண்டா வெறுப்பாக பிள்ளை பெற்று காண்டா மிருகம் என்று பெயர் வைத்த ஒரு பிரியாணியின் கதையுடன் நிறைவு செய்வோம்.

Awadh என்ற அயோத்தி ராஜ்ஜியத்தை ஆண்ட கடைசி நவாப் வாஜித் அலி ஷா. *1847*-ம் ஆண்டில் பதவிக்கு வந்தார். அடுத்த ஒன்பது ஆண்டுகள் தன்னை வாழும் கிருஷ்ணராக அறிவித்துக் கொண்டு, அவர் போட்ட டாம்பீக ஆட்டங்களை பிரிட்டிஷாரால் சகித்துக் கொள்ள முடியவில்லை. 'நீரெல்லாம் ஆளுறதுக்கு தகுதியான ஆளே இல்லை' என்று சொல்லி பதவியைப் பிடுங்கினார்கள் *(1856)*. வாஜித் அலி ஷா இங்கிலாந்து ராணியிடம் முறையிட்டார். ஒன்றும் நடக்கவில்லை. அயோத்தி ராஜ்ஜியம் பிரிட்டிஷ் இந்தியாவுடன் இணைக்கப்பட்டது.

'கல்கத்தாவுக்கு போய் அரசாங்கம் தர்ற பென்சனை வாங்கிக்கிட்டு பேசாம இருக்கணும், புரிஞ்சுதா?' என்று வெள்ளைக்காரர்கள் நவாபை வண்டி ஏற்றி விட்டார்கள்.

கல்கத்தாவில் ஒரு மாளிகையில் வாழ்ந்தாலும் ஆடம்பரத்தில் திளைத்த நவாபுக்கு பணப்பற்றாக்குறை. நினைத்தபடி சமைத்து உண்பதற்குக்கூட வழியில்லாத அவலம். அதிலும் அவர்

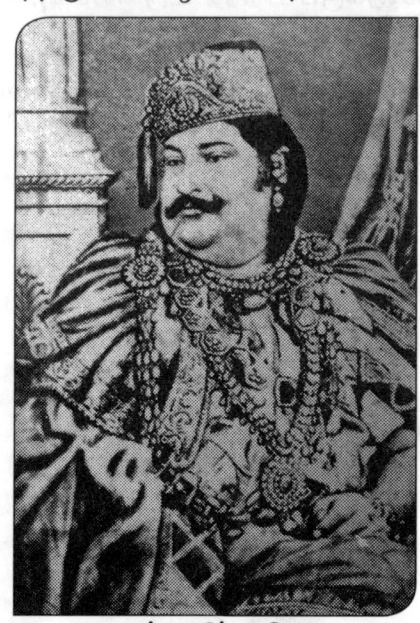

நவாப் வாஜித் அலி ஷா

போஜனப்பிரியர். பிரியாணி வெறியர். அசைவ உணவுகளை வெளுத்துக் கட்டுவார். அதற்கு நவாபின் வளமான தொப்பையே சாட்சி. ஆனால், கல்கத்தா கால பென்சன் வாழ்க்கையில் பிரியாணி சமைத்து உண்பதெல்லாம் நவாபுக்குப் பெரிய விஷயமாக இருந்தது. இறைச்சி விற்கின்ற விலைக்கு பிரியாணியெல்லாம் செய்ய முடியாது நவாப்! என்னை மன்னிச்சுக்கோங்க என்று சமையல்காரர் உதட்டைப் பிதுக்கினார்.

நாக்கைக் கட்டுப்படுத்த முடியாத நவாப், என்ன செய்யலாம் என்று யோசித்தார். அவர் கண்களில் உருளைக்கிழங்கு தென்பட்டது. அதுவும் அப்போது இறக்குமதி செய்யப்படும் பொருள்தான் என்றாலும் இறைச்சியைவிட விலை குறைவாகத்தான் இருந்தது. வெளிநாட்டிலிருந்து வந்த கிழங்கு என்பதால் அதனை கௌவரக் குறைவில்லாததாகக் கருதிக் கொண்டார்.

'மசாலா எல்லாம் தூக்கலாகப் போட்டு, இறைச்சிக்குப் பதிலாக உருளைக்கிழங்கைச் சேர்த்து பிரியாணி செய்யுங்கள்' என்று நவாப் கனத்த மனத்துடன் கட்டளையிட்டார். சுடச்சுட சுவைத்துப் பார்த்தார். பாதகமில்லை. உருளைக்கிழங்கு திம்மென்று வயிற்றையும் நிறைத்தது. இப்படியாக நவாப் வாஜித் அலி கானின் தட்டில் பென்சனுக்குப் பிறந்த உருளைக்கிழங்கு பிரியாணி அடிக்கடி மணக்கத் தொடங்கியது.

கல்கத்தா பிரியாணி என்றழைக்கப்படும் உணவின் பின்னணி வரலாறு இதுவே. வாஜித் அலி கான் பிரியாணி என்ற பெயர் நிலைக்காதது வரலாற்றுச்சோகம்தான்.

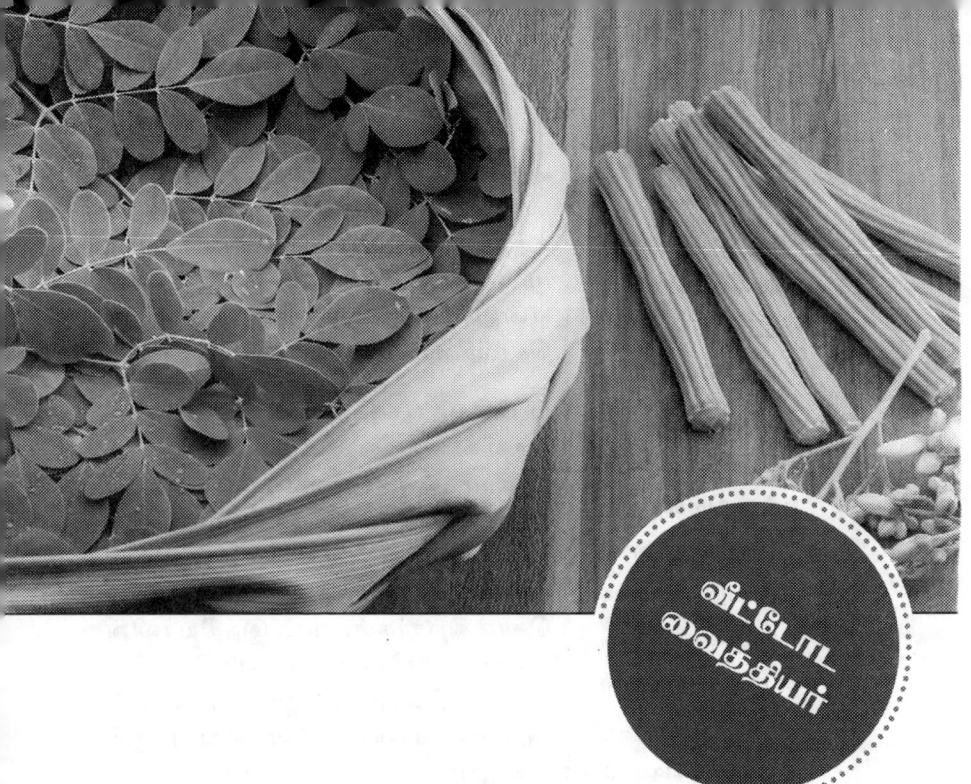

வீட்டோட வைத்தியர்

முருங்கை

உலகத்தில் சில தாவரங்கள் மட்டுமே அதன் ஒவ்வொரு பாகமுமே பலன் தரக்கூடிய வகையில் படைக்கப்பட்டிருக்கின்றன. அதில் ஒன்று முருங்கை. தென்னிந்தியாவில் வீடுகளில் அதிகம் காணப்படும் மரம். யார் வீட்டில் முருங்கை மரம் நிற்கிறதோ, அவர்கள் குடும்பத்தை நோய் சீக்கிரம் அண்டாது என்று நம் முன்னோர்கள் சொல்வார்கள். ஏனென்றால் முருங்கை என்பது வெறும் மரமல்ல. வீட்டிலேயே இருக்கும் வைத்தியர். அது மறுக்கவே முடியாத நிஜம்தான்.

Moringaceae என்ற தாவரக் குடும்பத்தைச் சேர்ந்த முருங்கையின் தாவரவியல் பெயர், Moringa Oleifera. பல வகையில் பயன் தரும் முருங்கைக்கு நம் சித்த மருத்துவம் கொடுத்திருக்கும் பெயர் பிரம்ம விருட்சம். எளியவர்களின் கற்பகத் தரு என்று தமிழ் இலக்கியம் முருங்கையைக் கொண்டாடுகிறது. சகல சத்துகளும் கொண்ட Super Food என்று

நீரெல்லாம்
வற்றிப்போய்,
நிலமெல்லாம்
வெடித்துக் கிடக்கும்
அந்த வெப்பக்
காட்டில்,
முருங்கை மட்டும்
பூத்து நிற்கிறது.
ஏனென்றால்
எந்த வறட்சியான
சூழ்நிலையிலும்
காய்ந்துபோகாமல்
பசுமையாக
இருக்கக்கூடியது
முருங்கை.

அறிவியல் வியக்கிறது. கொள்ளை நோய்க் காலத்தில் நோய் எதிர்ப்பு சக்தியைப் பெருக்கிக் கொள்ள முருங்கையை உணவில் சேருங்கள் என்று மருத்துவர்கள் ஆலோசனை சொல்கிறார்கள்.

இப்பேர்ப்பட்ட முருங்கையின் பூர்விகம் நமது இந்தியாதான். பல ஆயிரம் ஆண்டுகளுக்கு முன்பாகவே முருங்கை மரங்கள் இமயமலையின் தென்பகுதி அடிவாரங்களில் காணப்பட்டதாக ஆய்வாளர்கள் சொல்கிறார்கள். வட இந்தியாவின் பல பகுதிகளிலும், தென்னிந்தியாவின் பல பகுதிகளிலும், இலங்கையிலும், ஆசியக் கண்டத்தின் சில பகுதிகளிலும் பண்டைக் காலம் முதற்கொண்டே காணப்பட்ட தாவரம் முருங்கை. வறண்ட கண்டமான ஆப்பிரிக்காவிலும் முருங்கை ஆதித் தாவரமாகத்தான் கருதப்படுகிறது.

கி.பி. இரண்டாம் நூற்றாண்டைச் சேர்ந்த சமஸ்கிருத இலக்கியங்களில் முருங்கை குறிப்பிட்டப்பட்டிருக்கிறது. Sigru, Haritashaka, Bahulachada, Shobhanjana, Tiksnagandha - இவையெல்லாம் முருங்கையைக் குறிக்கும் சமஸ்கிருதச் சொற்கள். இந்தியில் முருங்கை - Shajoma, Mungna ஆகிய பெயர்களில் அழைக்கப்படுகிறது. கன்னடத்தில் நுக்கே, மலையாளத்தில் முரிங்கா, தெலுங்கில் முனகா அகு. டிரம்ஸ் வாசிக்கும் குச்சிபோல முருங்கைக்காய் இருப்பதால் ஆங்கிலத்தில் Drumstick ஆனது. தவிர Moringa, Horseradish tree ஆகிய சொற்களும் ஆங்கிலத்தில் பயன்படுத்தப்படுகின்றன.

பதினோறாம் நூற்றாண்டைச் சேர்ந்த சோழ மன்னனான வீரசோழன் காலத்தில் எழுதப்பட்ட ஒரு தமிழ் இலக்கண நூல் வீரசோழியம். எழுதியவர் புத்தமித்தரர். அவரது கூற்றுப்படி

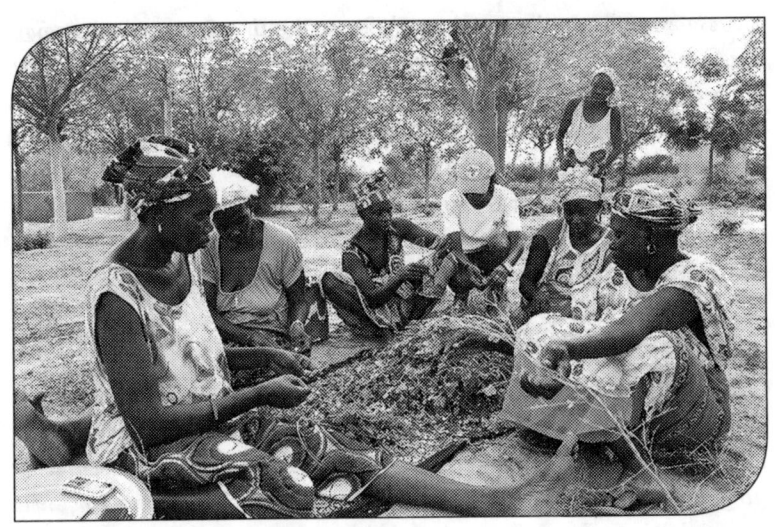

முருங்கா என்பது சிங்களச் சொல். அதிலிருந்துதான் முருங்கை என்ற தமிழ்ச்சொல் வந்தது என்கிறார்.

இதற்கு மாற்றுக் கருத்தை தமிழ் ஆய்வாளர்கள் முன்வைக்கிறார்கள். தமிழ்க்குடிகள் உணவாகப் பயன்படுத்தியவற்றுள் முருங்கை முதன்மையானது. முருங்கை என்ற வார்த்தையே அதற்கு ஆதாரம். 'முரி' என்றால் ஒடிதல் என்று அர்த்தம். முருங்கு என்றால் ஒடிப்பது என்று பொருள். முருங்கும் கிளைகளைக் கொண்ட மரம், முருங்கை. அதாவது, எளிதில் ஒடியக்கூடிய கிளைகளைக் கொண்டதே முருங்கை மரம். ஆக, 'முருங்கை' என்ற தமிழ்ச் சொல்லே எல்லாவற்றுக்கும் அடிப்படை. இதிலிருந்தே, Moringa என்ற தாவரவியல் சொல் உருவாக்கப்பட்டுள்ளது என்பது தமிழறிஞர்களின் வாதம்.

தமிழ் இலக்கியங்களிலும் முருங்கை மணம் வீசுகிறது. முருங்கை, சங்ககாலத் தாவரமாகக் கருதப்படுகிறது. அதற்குப் பல மேற்கோள்களைச் சொல்ல முடியும்.

> சுரம்புல் லென்ற வாற்ற வலங்குசினை
> நாரின் முருங்கை நவிரல் வான்பூச்
> சூரலங் கடுவளி யெடுப்ப...

இது அகநானூற்றுப் பாடல். பொலிவற்ற பாதைகளை உடைய வறண்ட நிலத்தில், முருங்கை மரத்தில் ஆடும் கிளைகளிலுள்ள

வெண்மையான பூக்களைச் சுழற்றி அடிக்கும் கடுமையான காற்று மேலெழும்புகிறது என்பது இந்த வரிகளுக்கான அர்த்தம். இது பாலைத்திணையில் வரும் பாடல். நீரெல்லாம் வற்றிப்போய், நிலமெல்லாம் வெடித்துக் கிடக்கும் அந்த வெப்பக் காட்டில், முருங்கை மட்டும் பூத்து நிற்கிறது. ஏனென்றால் எந்த வறட்சியான சூழ்நிலையிலும் காய்ந்துபோகாமல் பசுமையாக இருக்கக் கூடியது முருங்கை என்கின்றனர் தாவரவியலாளர்கள். அதைத்தான், நம் சங்கப் புலவர்கள் அன்றே பாடி வைத்திருக்கின்றனர்.

நெடுங்கான் முருங்கை வெண் பூத் தாஅய்...

இதுவும்கூட முருங்கையின் வெண்ணிறப்பூக்கள் பற்றிச் சொல்லும் அகநானூற்று வரிதான். சங்க இலக்கியமான குறிஞ்சிப் பாட்டில் கபிலர் வரிசைப்படுத்தும் தாவரங்களின் பட்டியலில் முருங்கையும் இடம்பெற்றிருக்கிறது. தமிழகத்தை ஆண்ட மன்னர்கள், தங்களது படை வீரர்களுக்கு முருங்கைக்கீரையை முக்கியமான உணவாகக் கொடுத்திருக்கிறார்கள். அதனால் வீரர்களுக்கு உடல் வலிமை கிடைத்ததோடு, நோய் எதிர்ப்புச் சக்தியும் அதிகமாக இருந்தது. அவர்கள் முழு உத்வேகத்துடன் போர் புரிந்தனர் என்று தமிழ் ஆய்வாளர்கள் சொல்கிறார்கள். பண்டைய மௌரியப் பேரரசின் போர் வீரர்களுக்கும் முருங்கைச் சாறு, முருங்கைக்காய், முருங்கைக் கீரை உள்ளிட்ட எனர்ஜி பூஸ்டர்கள் வழங்கப்பட்டன. அவர்கள் போரில் ஏற்பட்ட காயங்களுக்கும் முருங்கைச்சாறை மருந்தாகப் பூசிக் கொண்டதாகக் குறிப்புகள் சொல்கின்றன.

கி.பி.பத்தாம் நூற்றாண்டில் தொகுக்கப்பட்ட, பன்னிரு ஆழ்வார்கள் அருளிய நாலாயிரதிவ்வியப் பிரபந்தத்தில் முருங்கை குறித்த மேற்கோள் இருக்கிறது.

நின்ற பிரானே நீள்கடல் வண்ணா. நீயிவள் தன்னை நின் கோயில், முன்றி லெழுந்த முருங்கையில் தேனா முன்கை வளைகவர்ந் தாயே.

இதன் பொருள், திருமலையில் நின்றருளும் பிரானே! பெரிய கடல்போன்ற வடிவையுடையவனே! தன் கோயில் முற்றத்தில் வளர்ந்திருக்கும் முருங்கை மரத்தின் தேனை எளிதாகக் கவருவதைப் போல, நீ - இப்பெண்மகளினுடைய முன்கையிலுள்ள வளையல்களை எளிதாகக் கைக்கொண்டாயே! - என்பதுதான்.

முருங்கை, இந்தியாவின் இமயமலை அடிவாரப் பகுதிகளில் இருந்துதான் ஆப்கனிஸ்தானுக்கும், தெற்காசிய நாடுகளுக்கும் பரவியதாகச் சொல்லப்படுகிறது. இன்றைக்கு முருங்கை ஆப்பிரிக்காவின் பெரும்பாலான நாடுகளிலும், இந்தியாவின் பெரும்பாலான பகுதிகளிலும், சீனா, ஜப்பான் தவிர்த்து ஆசியாவின் பிற பகுதிகளிலும், சில லத்தீன் அமெரிக்க நாடுகளிலும், கரீபியன் தீவுப் பகுதிகளிலும் பயிரிடப்படுகிறது.

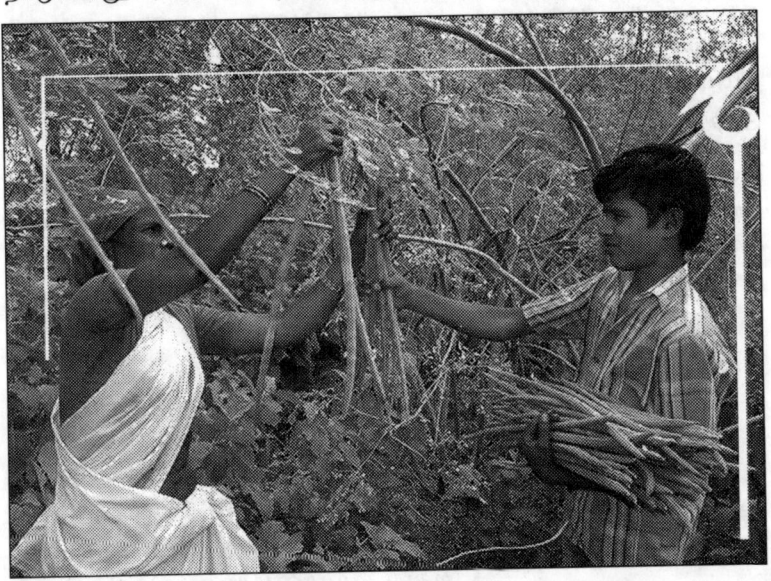

முருங்கை, எல்லாவிதமான மண்ணிலும் வளரக் கூடியது. குறிப்பாகச் சொல்ல வேண்டுமென்றால் பாசன வசதி குறைந்த, வெப்பம் அதிகமுள்ள பகுதிகளில் நன்கு வளரக்கூடியது. மர முருங்கை மற்றும் செடி முடிங்கை என்று இரண்டு வகைகள் உள்ளன. மர முருங்கையானது நீண்ட காலப் பயிர். முருங்கை மரத்தின் ஒரு கிளையை ஒடித்து, மண்ணில் நட்டு, அதன் மேல்முனையில் சாணத்தை அப்பி வைத்துவிட்டால் போதும். அந்த மரத்துண்டே, வேர்பிடித்து, கிளை பரப்பி வளர ஆரம்பித்துவிடும். சுமார் 30 அடிக்கும் மேல் வளரும். செடி முருங்கை என்பது விதை மூலம் வளர்க்கப்படுவது. குறுகிய காலப் பயிர். நான்கு அல்லது ஐந்து காய்ப்புகளுக்குப் பிறகு வெட்டி அப்புறப்படுத்தி விட்டு புதிதாகப் பயிரிட வேண்டும். பொதுவாக நல்ல வளமான ஒரு முருங்கை மரம், வருடத்துக்கு 200 முதல் 400 முருங்கைக்காய்கள் வரை கொடுக்கக் கூடியது.

உலக அளவில் அதிகமாக முருங்கை பயிரிடும் நாடு சந்தேகமே இல்லாமல் இந்தியாதான். நம் நாட்டில் ஆண்டுதோறும் சுமார் 1.3 மில்லியன் டன் முருங்கை விளைவிக்கப்படுகிறது. அதிக அளவில் முருங்கை விளைவிக்கும் மாநிலம் ஆந்திரா. இரண்டாமிடத்தில் கர்நாடகம். தமிழகத்துக்கு மூன்றாவது இடம். ஆனால், அதிக ரகங்களில் முருங்கை பயிரிடப்படும் மாநிலம் என்றால் அது தமிழகம்தான். இங்கே யாழ்ப்பாண முருங்கை, சாவகச்சேரி முருங்கை, பால் முருங்கை, பூனை முருங்கை உள்ளிட்ட சில முருங்கை வகைகள் வளர்க்கப்படுகின்றன. தமிழகத்தில் திண்டுக்கல் மற்றும் கரூர் மாவட்டங்களில்தான் முருங்கை அதிகளவில் பயிரிடப்படுகிறது.

உலகில் அதிக அளவு முருங்கைக்காய் மற்றும் முருங்கை இலை ஏற்றுமதி செய்யும் நாடு இந்தியாதான். முருங்கை நம் மண்ணின் தாவரமாக இருப்பதால்தான் இங்கே மக்கள் தொகையும் அதிகமாகிவிட்டது என்று அதன் மேல் பழியும் போடலாம்.

உணவுக் கலாசாரம்

முருங்கைக்காயை வைத்து தென்னிந்தியர்கள் பொதுவாகச் சமைப்பது சாம்பார். திருநெல்வேலி சொதிக்குழம்பானது முருங்கைக்காய் இன்றி முழுமையடையாது. புளிக்குழம்பு, வத்தக்குழம்பு, காரக்குழம்பு, கடலைக்குழம்பு, பொரிச்ச குழம்பு, ரசம் என்று பல்வேறுவிதமான கறிகளில் முருங்கைக்காய் ராஜ்ஜியம் உண்டு. அவியல், பொரியல், கூட்டு, சூப் வகைகளில் முருங்கைக்காய் சுவையும் மணமும் கூட்டு கிறது. முருங்கைக்கீரை அடையும் வடையும் பலரது விருப்பத்துக்குரிய உணவு. கூட்டாஞ்சோறில் முருங்கைக் கீரையும் முருங்கைக்காயும் கூட்டணி சேர்ந்து சுவை கூட்டுகின்றன. முருங்கைக்கீரை பருப்பு உசிலிக்கு தனி ரசிகர் கூட்டம் இருக்கிறது. தவிர,

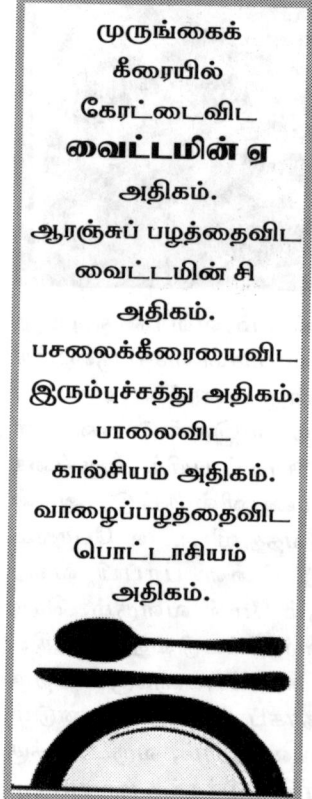

முருங்கைக் கீரையில் கேரட்டைவிட **வைட்டமின் ஏ** அதிகம். ஆரஞ்சுப் பழத்தைவிட வைட்டமின் சி அதிகம். பசலைக்கீரையைவிட இரும்புச்சத்து அதிகம். பாலைவிட கால்சியம் அதிகம். வாழைப்பழத்தைவிட பொட்டாசியம் அதிகம்.

நெய் உருக்கும்போது கொஞ்சம் முருங்கை இலையை கிள்ளிப் போட்டால் அதன் மணம் அலாதியானது.

தென்னிந்தியாவின் உணவுக் கலாசாரத்தில் முருங்கைக்காய், முருங்கைக்கீரையின் பங்களிப்பு தவிர்க்க முடியாதது. கேரளாவில் பரிமாறப்படும் கடலைக்கறியுடனான புட்டு, சில சமயங்களில் முருங்கைக்கீரை சேர்த்துப் சமைக்கப்படுகிறது. கர்நாடகாவின் வடக்குப் பகுதிகளில் சமைக்கப்படும் சாம்பார் போன்ற Nuggekai Kharbyaali குழம்பில் முருங்கைக்காய் பிரதானமானது. அங்கே முக்கிய உணவுகளில் ஒன்றான பிஸிபேளாபாத்தில் முருங்கைக்காய் இன்றி அரிசி வேகாது. ஆந்திராவில் முருங்கைக்காயுடன் நிலக்கடலை சேர்த்து காரமான கிரேவி ஒன்று சமைக்கிறார்கள். அதன் பெயர் Munakkada Masala Kura. மராத்தியர்களின் முருங்கைக்காய் சாம்பாரானது Bhogichi Bhaji என்றழைக்கப்படுகிறது.

Saragva Nu Shaak

ராஜஸ்தானிலும் குஜராத்திலும் முருங்கைக்காய், காரசாரமான குழம்பு வகைகளில் சேர்க்கப்படுகிறது. முருங்கைக் காயை வேகவைத்து அதைக் கடலை மாவில் தோய்த்துத் தயாரிக்கப்படும் கறி வகையான Saragva Nu Lot Valu Shaak, குஜராத்தியர்களின் பிரியத்துக்குரிய உணவு. Saragva Nu Shaak என்ற சகல மசாலாக்களும் சேர்க்கப்பட்ட சப்ஜியை அவர்கள் சப்புக் கொட்டிச் சாப்பிடுகிறார்கள். பெங்காலி சமையலில் பல காய்களுடன் முருங்கைக்காய் பிரதானமாகச் சேர்த்துச் செய்யப் படும் பொரியல் ChorChori என்றழைக்கப்படுகிறது. முருங்கைக் காயுடன் பிற காய்கறிகளும் சேர்த்துச் சமைக்கப்படும் Shukto குழம்பு அங்கே பிரதானமானது. ஒரிய மக்கள் முருங்கைக் காயையும் உருளைக்கிழங்கையும் வேக வைத்து, கடுகுடன் மசாலாக்கள் சேர்த்து அரைத்துத் தாளித்து பொரியலாக Chuin Aloo Besara என்ற பெயரில் விரும்பி உண்கிறார்கள். அவர்கள் முருங்கைக்காயுடன் சேர்த்து வைக்கும் காய்கறி குழம்பானது Ambila என்று அழைக்கப்படுகிறது.

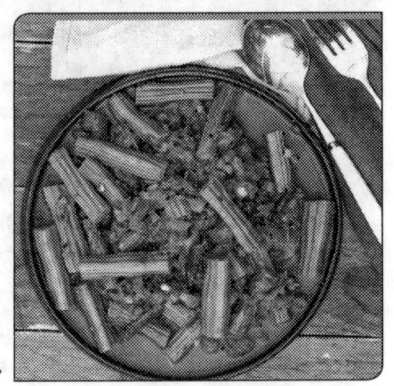

பஞ்சாபிலும் பாகிஸ்தானிலும் முருங்கைப் பூக்கள் சமையலில் அதிகம் சேர்க்கப்படுகிறது. நாம் வாசனைக்கு கருவேப்பிலையைச் சேர்த்து தாளிப்பதுபோல, வட இந்திய மக்களில் சிலர் முருங்கை இலையைச் சேர்த்துத் தாளிக்கிறார்கள். சில வட மாநிலங்களில் முருங்கை இலை சேர்த்து பக்கோடா செய்கிறார்கள். கோவா உணவுகளில் ஒன்று Maskachi Bhaji. இது பலாக்கொட்டையும் முருங்கை இலையும் சேர்த்துச் செய்யப்படும் பொரியல் வகை. Sangacho Ross என்பது கோவா பாணி முருங்கைக்காய் குழம்பு. Maskasangi Magge Koddel என்பது கொங்கணி முருங்கைக்காய் காரக்குழம்பு. மங்களூர் ஸ்டைல் முருங்கைக்காய் காரக்குழம்பு Nurge Gashie என்றழைக்கப்படுகிறது. பார்ஸி சமையலில் இளநீரில் முருங்கைக்காயை வேகவைத்து மசாலா அரைத்து ஊற்றி குழம்பு வைக்கிறார்கள். அதன் பெயர் Sekta Ni Sing.

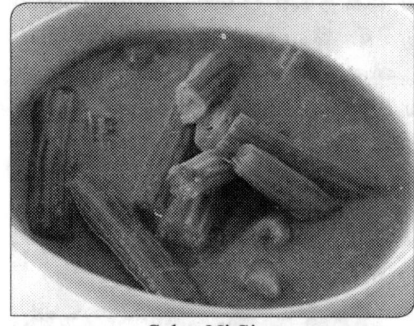

Sekta Ni Sing

வங்கதேசத்திலும் சாம்பார், குழம்பு, பருப்பு என்று சமையலில் முருங்கைக்காய் சேர்த்துக் கொள்கிறார்கள். தவிர முருங்கைக்காயைக் கொண்டு குருமா, கட்லெட் ஆகியன தயாரிக்கிறார்கள். கம்போடியாவில் Daum m'rum என்று அழைக்கப்படும் முருங்கைக்காயைக் கொண்டு விதவிதமாகச் சமைக்கிறார்கள். முருங்கை இலை கொண்டு தயாரிக்கப்படும் Korko என்ற சூப்பை எல்லோருடைய வீட்டிலும் சுவைக்கலாம்.

மாலத்தீவுகளில் மீனுடன் முருங்கை இலை, வெங்காயம், மற்ற மசாலாக்கள் சேர்த்து செய்யப்படும் Thelulifaiy என்ற பதார்த்தம் பிரபலமானது. ரமலான் நோன்புக்காலத்தில் மாலத்தீவு வாழ் இஸ்லாமியர்கள், அதிகாலையில் நோன்பு திறக்கும்போது சாதத்துடன், முருங்கை இலை சூப் சேர்த்து சாப்பிடும் வழக்கத்தைக் கொண்டுள்ளார்கள். முருங்கை இலை தூவப்பட்ட ஆம்லெட் அவர்களது விருப்பத்துக்குரிய உணவு.

'தாய் கறி' - இது தாய்லாந்தின் முக்கியமான, பாரம்பரியமான குழம்பு வகை. இறைச்சி, மீன் அல்லது இறாலுடன் தேங்காய்ப்பால், பூண்டு, வெங்காயம், பிற மசாலாக்களுடன்

சமைக்கப்படும் இந்தக் கறியில் முருங்கைக்காயும் முக்கியமானதாகச் சேர்க்கப்படுகிறது. பிலிப்பைன்ஸில் முருங்கை, Malunggay என்று அழைக்கப்படுகிறது. Tinola - இது அங்கே செய்யப்படும் சூப் மாதிரியான குழம்பு வகை. இதில் சிக்கனுடன் முருங்கை இலையைச் சேர்த்துச் சமைக்கிறார்கள். அங்கே பலவிதமான சூப்களிலும் குழம்புகளிலும் முருங்கை இலை சேர்த்துக் கொள்ளப் படுகிறது. அதில் Tinolang Tahong என்ற சிப்பிக்காளான் சூப் பிரபலமானது. Ginisang Bunga ng Malunggay என்பது பலவிதமான காய்கறிகளுடன் தக்காளி சாஸும் சேர்த்துச் செய்யப்படும் பிலிப்பைன்ஸ் முருங்கைக்காய் பொரியல். அங்கே முருங்கை இலை சேர்த்து செய்யப்படும் பூரி வகை உணவின் பெயர் Puto Malunggay. காய்ந்த முருங்கை இலையைப் பொடியாக்கி மாவில் சேர்த்து ரொட்டி சுட்டு சாப்பிடுகிறார்கள். இந்த உப்பு ரொட்டியின் பெயர் Malunggay Pandesal.

Tinola

இத்தனை ரெசிபிக்களையும் கூகுளில் தேடி முருங்கைக்காயின் புகழை மணக்கச் செய்யவிருக்கும் உங்களுக்கு நல்வாழ்த்துகள்.

சகலகலா டாக்டர்

முருங்கை மரத்தில் இலை, பூ, பிஞ்சு, காய், விதை, பட்டை, வேர் என அனைத்துப் பாகங்களும் மருத்துவக் குணங்களைக் கொண்டவை. அதாவது உச்சி முதல் பாதம் வரை முருங்கை, ‘ஆல் இன் ஆல் ஆரோக்கிய ராஜா’தான்! அகத்தியர் குணவாகடம் நூலில் வரும் பாடல்களே அதற்கான உதாரணம்.

> விழிகுளிரும் பித்தம்போம் வீறருசி யேகும்
> அழிவிந் துவும்புஷ்டி யாகும் - எழிலார்
> ஒருங்கையக லாககற் புடைவா ணகையே
> முருங்கையின் பூவை மொழி.

முருங்கைப்பூவைப் பற்றிய பாடல் இது. முருங்கைப்பூவினால் பித்தம், பசியின்மை நீங்கும். கண்களுக்குக் குளிர்ச்சி உண்டாகும்.

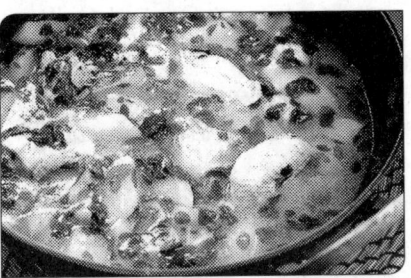

ஆண்களுக்குத் தாது உற்பத்தி பெருகும் என்பது பாடலுக்கான பொருள். தவிர, இதயத்துக்கு வலுவூட்டும் சக்தியும் முருங்கைப் பூவுக்கு உண்டு.

செரிமந்தம் வெப்பந் தெறிகுந் தலைநோய்
வெறிமூர்ச்சை கண்ணோய் விலகும் - மறமே
நெருங்கையிலை யொத்தவிழி நேரிழையே - நல்ல
முருங்கை யிலையை மொழி.

இது முருங்கைக் கீரை பற்றிய பாடல். முருங்கை இலையானது, மந்தம், உடல்சூடு, கண் நோய், மயக்கம், தலைவலி போன்றவற்றை நீக்கக் கூடியது. உடலுக்கு வலிமை சேர்த்து ரத்தசோகையைப் போக்கக்கூடியது. வயிற்றுப் புண்ணை ஆற்றக்கூடியது. குறிப்பாக, குழந்தை பெற்றெடுத்த பெண்கள், தாய்ப்பால் ஊற உணவில் முருங்கைக்கீரை அதிகம் சேர்த்துக் கொள்வது நம் வழக்கம்.

முருங்கைக் கீரையில் கேரட்டைவிட வைட்டமின் ஏ அதிகம். ஆரஞ்சுப் பழத்தைவிட வைட்டமின் சி அதிகம். பசலைக் கீரையைவிட இரும்புச்சத்து அதிகம். பாலைவிட கால்சியம் அதிகம். வாழைப்பழத்தைவிட பொட்டாசியம் அதிகம் என்று ஊட்டச்சத்து நிபுணர்கள் சொல்கிறார்கள்.

முருங்கைப் பிஞ்சும் மருத்துவக் குணம் கொண்டது. ரத்த சிவப்பணுக்களின் எண்ணிக்கை அதிகரிக்கவும், கால்சியத்தை அதிகரித்து எலும்பை, எலும்பு மஜ்ஜைகளை வலுவாக்கவும் முருங்கைப் பிஞ்சு உதவுகிறது.

100 கிராம் முருங்கைக்காயில் 88.20 கிராம் நீர்ச்சத்து உள்ளது. வறட்சியான பகுதிகளில்கூட, அதிக அளவு நீர் தேவைப்படாமல் வளரும் முருங்கையில் அதிகளவு நீர்ச்சத்து இருப்பது இயற்கையின் வரம்தான். தவிர கால்சியம், இரும்பு, பொட்டாசியம், சோடியம், துத்தநாகம், மக்னீஷியம் போன்ற தனிமச் சத்துக்களும், வைட்டமின் சி, வைட்டமின் ஏ, வைட்டமின் பி காம்பளக்ஸ் போன்ற உயிர்ச்சத்துக்களும் முருங்கைக்காயில் இருக்கின்றன.

முருங்கைக்காயானது மலச்சிக்கலைப் போக்கும். வயிற்றுப் புண்ணை ஆற்றும். சளியைப் போக்கும். இந்த முருங்கைக் காயின் முற்றிய விதைகள்தாம், இயக்குநர் கே.பாக்யராஜ்

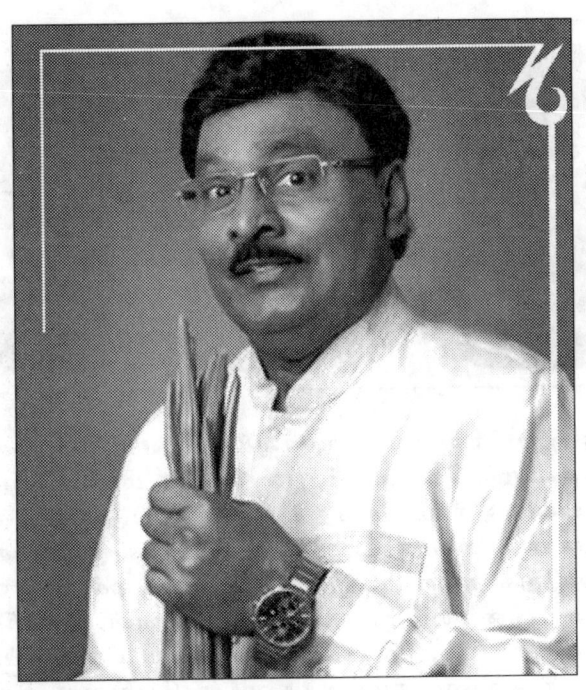

பிரபலப்படுத்திய சமாசாரத்துக்கு உரியது. முற்றிய முருங்கைக் காய் விதைகளைக் காய வைத்து, லேசாக நெய்யில் வதக்கி, பொடியாக்கி பாலில் கலந்து சாப்பிட்டு வர, நரம்புகள் பலப்படும், உடல் சூடு குறையும், விந்தணுக்களின் எண்ணிக்கை அதிகமாகும். முருங்கைக் காம்பு, முருங்கை மரப் பட்டை, முருங்கை மரத்தில் வரும் பிசின், முருங்கை வேர் என்று ஒவ்வொன்றுக்குமே சித்த மருத்துவப் பலன்கள் உண்டு.

தினமும் ஒரு ஸ்பூன் முருங்கை இலைப் பொடியை நேரடியாகவோ அல்லது உணவில் கலந்தோ சேர்த்துக் கொண்டால் போதும். அது உடலுக்குத் தேவையான பலவிதமான சத்துகளை டோர் டெலிவரி செய்துவிடும் என்பது நவீன டயட்டீஷியன்களின் வாக்கும்கூட. இந்த முருங்கை இலைப் பொடியானது ஐரோப்பிய தேசங்களில் குளிரூட்டப்பட்ட சூப்பர் மார்க்கெட்டுகளில் Super Food-ஆக விற்பனையாகிறது. இது மாத்திரை வடிவிலும் விழுங்கப்படுகிறது. ஜமைக்காவில் முருங்கை இலைப் பொடியினாலான தேநீர் என்பது அவர்களது விருப்பத்துக்குரிய பானமாக இருக்கிறது.

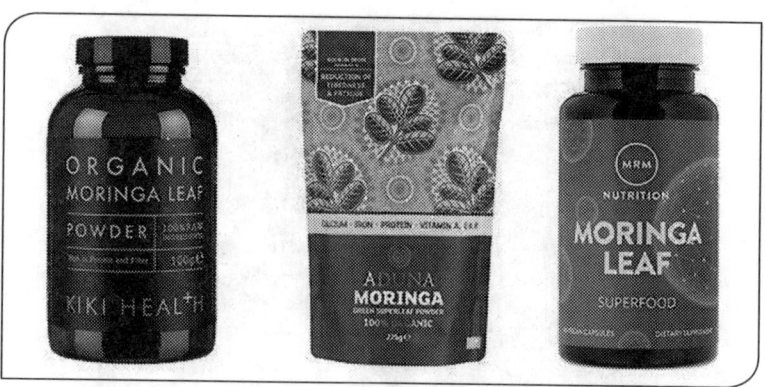

மேற்கு ஆப்பிரிக்காவின் உணவுக்கலாசாரத்தில் முருங்கை இலை, தக்காளி, வெங்காயம், பூண்டு, மீன், மக்காச்சோள மாவு, எண்ணெய் எல்லாம் சேர்த்துச் சமைக்கப்படும் ஒரு குழம்பு பாரம்பரிய உணவாக இருக்கிறது. அங்கே குழந்தைகளின் ஊட்டச்சத்துக் குறைபாட்டைப் போக்கும் முக்கிய உணவாக முருங்கை இலையும் முருங்கைக்காயும்தான் இருக்கின்றன. செனகல் நாட்டில், முருங்கை இலையை தேங்காய்ப்பால் தேனுடன் கலந்து குழந்தைகளுக்கு பேதியை நிறுத்தும் மருந்தாகவும் பயன்படுத்துகிறார்கள். கலங்கிய நீரை முருங்கை விதையைப் பொடித்துப் போட்டு சுத்தம் செய்யும் வழக்கமும் இருக்கிறது. உலகின் சில பகுதிகளில் இயற்கை எரிவாயு தயாரிக்கவும் முருங்கை இலை பயன்படுத்தப்படுகிறது.

முருங்கை விதைகளில் இருந்து எண்ணெய் (Moringa Oil) எடுக்கப்படுகிறது. பல காலத்துக்குக் கெட்டுப்போகாத இந்த எண்ணெய் மூலம் பெர்ஃப்யூம், பாடி லோஷன் தயாரிக்கிறார்கள். இந்த முருங்கை எண்ணெய் சருமப் பராமரிப்புக்கும், கேசப் பராமரிப்புக்கும் பெண்களால் விரும்பிப் பயன்படுத்தப்படுகிறது.

நம் பேச்சு வழக்கில் ஏகப்பட்ட முருங்கைப் பழமொழிகளும் இருக்கின்றன. ‘மாடு - வீட்டுக்குச் செல்வம்; முருங்கை - தோட்டத்துக்குச் செல்வம்’, ‘முருங்கை பருத்தால் தூணாகுமா?’, ‘வெந்து கெட்டது முருங்கை - வேகாமல் கெட்டது அகத்தி.’ (இதன் பொருள், முருங்கைக் கீரையை அதிகம் வேகவைத்தால் அதன் சத்துக்கள் நமக்குக் கிடைக்காது. அகத்திக் கீரையை அதிகம் வேகாமல் பயன்படுத்தினால் முழுமையாக அதன் சத்துக்கள் கிடைக்காது.)

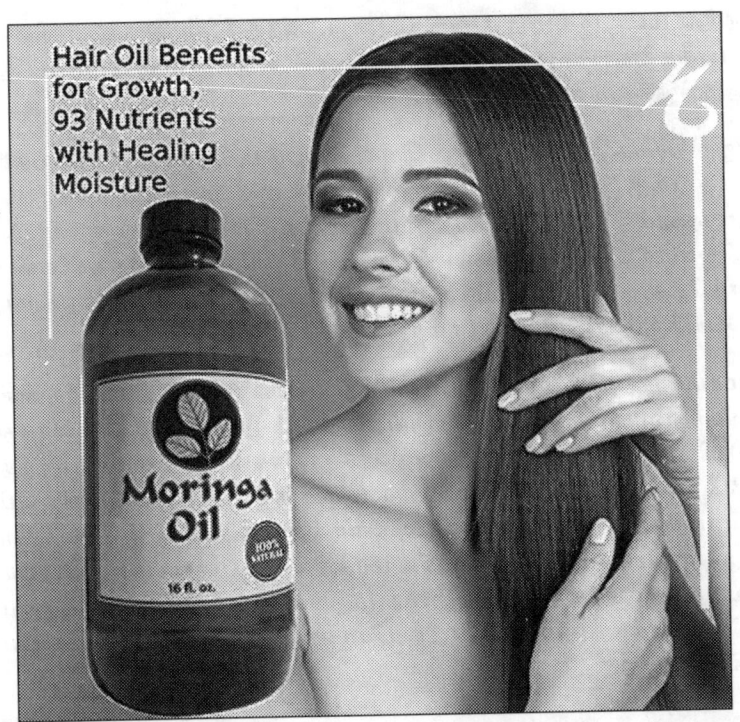

‘பத்தியத்துக்கு முருங்கைக்காய் வாங்கிவா என்றால், பால் தெளிக்கு அவத்திக்கீரை கொண்டுவருவான்’ என்று கிராமத்தில் சொல்வார்கள். இதன் பொருள் நோயாளி பத்தியமாகச் சாப்பிட்டு குணம் பெற வேண்டும் என்பதற்காக முருங்கைக்காய் வாங்கிவரப் போனவன், மிகவும் தாமதமாக நோயாளி இறந்துபோன மூணாவது நாளில் பால் தெளிக்க அகத்திக்கீரை வாங்கி வந்தானாம். தப்பாகப் புரிந்து கொள்ளப்படும் ஒரு பழமொழி உண்டு. ‘முருங்கையை நட்டவன் வெறுங்கையோடு போவான்.’ முருங்கையை வீட்ல வைச்சா ஓட்டாண்டி ஆகி விடுவார்கள் என்பது பொருள் அல்ல. ஒருவர் முருங்கை மரத்தை வீட்டில் வளர்த்தால் அதன் மூலம் கிடைக்கும் பொருள்களை உண்டு உடலை இளமையோடும் ஆரோக்கியத்தோடும் வைத்துக் கொள்ளலாம். அதனால் அவர் வயதானாலும் குச்சி ஊன்றாமல் வெறுங்கையோடு கம்பீரமாக நடந்து செல்லலாம் என்பதே இதன் பொருள்.

பொதுவாகக் கிணற்றுப் பக்கமாக முருங்கை மரம் நட்டு வைத்திருப்பார்கள். முருங்கை மரத்தின் வேரானது, கிணற்று

நீரின் மட்டம் வரை நீண்டு சென்று, அந்த நீரில் இருக்கும் தீமை பயக்கக்கூடிய கழிவுகளை உறிஞ்சி எடுத்துவிடும் என்பதே அதற்குக் காரணம்.

இறுதியாக பேச்சுவழக்கில் சொல்லப்படும் இரண்டு விஷயங்கள். 'பேய்க்கு வாக்கப்பட்டால் முருங்கை மரம் ஏறித்தானே ஆகணும்', 'மீண்டும் வேதாளம் முருங்கை மரம் ஏறிக்கொண்டது'. நிஜமாகவே முருங்கை மரத்தில் பேய் இருக்கிறதா என்ற சந்தேகம் பலருக்கும் உண்டு. சரி, முருங்கை மரத்துக்கும் பேய்க்கும் என்ன சம்பந்தம்?

மரம் ஏறி விளையாடுவதென்பது அன்றைக்குச் சிறுவர்களின் பொதுவான வழக்கம். முருங்கை மரம் அதிக வலுவில்லாதது. எளிதில் முறிந்து விடும். அதில் சிறுவர்கள் ஏறி, மரம் முறிந்து கீழே விழுந்தால் அடி பலமாக இருக்கும், கை கால் முறியவும் வாய்ப்புண்டு அல்லவா. அதனால்தான் நம் முன்னோர்கள், பூச்சாண்டி காட்ட முருங்கை மரத்தில் கற்பனையாகப் பேயை உட்கார வைத்தார்கள். மற்றபடி முருங்கை மரத்துக்கும் பேய்க்கும் வேதாளத்துக்கும் இன்னபிற பிசாசுகளுக்கும் ஒரு சம்பந்தமும் கிடையாது.

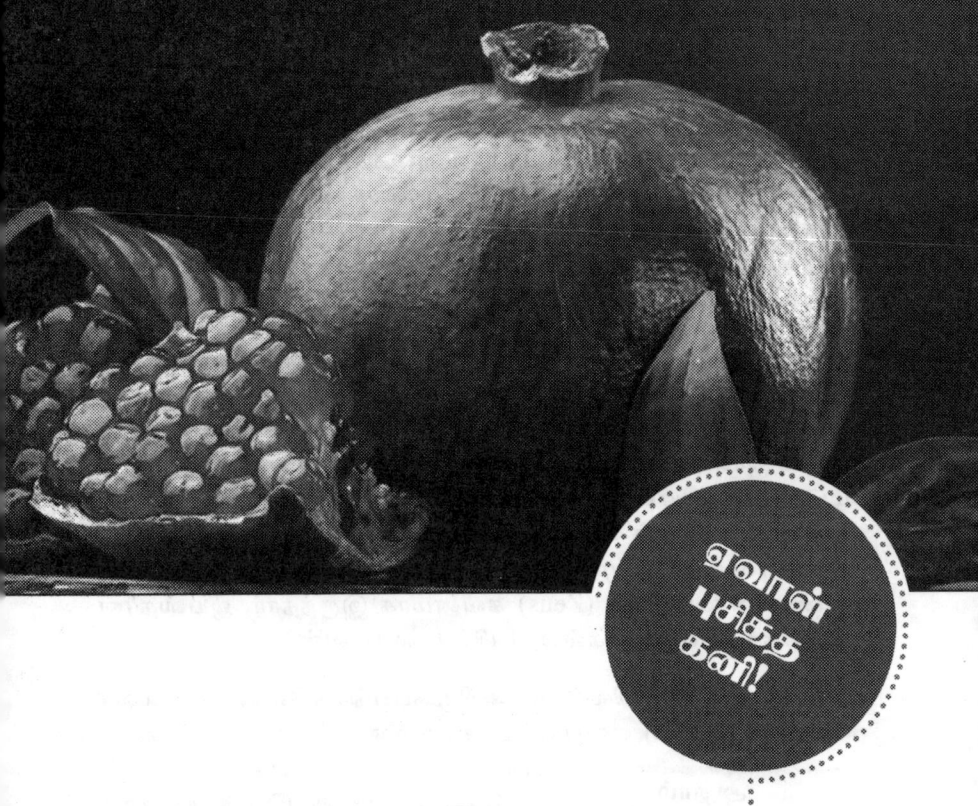

மாதுளை

ஏவாள் புசித்த கனி!

எட்டாத கொம்பிலே மிட்டாய்ப் பொட்டலம் தொங்குது - அது என்ன?

அரைச்சாண் ராணி, அவளுக்குள்ளே ஆயிரம் முத்துக்கள் - அது என்ன?

பட்டைய பட்டைய நீக்கி, பதினாறு பட்டைய நீக்கி, வெளியே வரா முத்தழகி. அவள் யார்?

உருண்டைப் பெட்டியை உடைத்தால் முத்துக்கள். அது என்ன?

எல்லாமே மாதுளைக் கனியைக் குறிக்கும் விடுகதைகளே. (சொற்களை அழகாகக் கோர்த்து கவித்துவமாக இந்த விடுகதைகளை எல்லாம் யார், எப்போது உருவாக்கினார்கள் என்பதே விடை தெரியாத விடுகதைதான்.)

மாதுளை - உலகின் தொன்மையான பழங்களுள் ஒன்று. இந்தக் கனிக்குள் முத்து

முத்தாக பல நூற்றாண்டு வரலாறு புதைந்திருக்கிறது. கிரேக்கப் புராணங்களின்படி, வசந்தகாலம், குளிர்காலம் எப்படி வந்தது என்று விளக்குவதற்கு மாதுளை முத்துக்களை வைத்துச் சொல்லப்படும் சுவாரசியமான கதை ஒன்று இருக்கிறது. நாம் அதிலிருந்து தொடங்கலாம்.

டிமீட்டர் (Demeter) - விவசாயம் மற்றும் அறுவடைக்கான கிரேக்கப் பெண் கடவுள். டிமீட்டரின் பேரழகு மகள், பெர்ஸெபோன் (Persephone). டிமீட்டருக்கு தன் மகள் மேல் பாசம் ஜாஸ்தி. டீமிட்டர் சிரித்தால், மகிழ்ச்சியாக இருந்தால் மட்டுமே பூமியில் பூக்கள் பூக்கும், காய்கள் காய்க்கும், கனிகள் கனியும், பயிர்கள் விளையும், etc., etc. அதனால், டிமீட்டரின் சந்தோஷம் மிக முக்கியம் என்பதில் அவளது பாசக்கார அண்ணனான ஜீயஸ் (Zeus) கவனமாக இருந்தார். ஜீயஸ்தான் கிரேக்கக் கடவுளுக்கெல்லாம் பிக்பாஸ் கடவுள்.

அடுத்து கதையில் வில்லனை அறிமுகப்படுத்த வேண்டுமல்லவா. ஹேட்ஸ் (Hades) என்பவர் பாதாள உலகின் கடவுள். இவரது பாதாள உலகம் என்பது சகல வசதிகளும் நிரம்பிய இருள் பிரதேசம். அந்தப் பாதாளத்துக்குள் யாராவது மாட்டிக் கொண்டால் தப்பிப்பது கடினம். அதுவும் பசி தாளாமல் அங்கே இருக்கும் எதையாவது எடுத்துச் சாப்பிட்டுவிட்டால் ஹேட்ஸின் பிடியிலிருந்து காலத்துக்கும் தப்பிக்கவே முடியாது.

ஆதாம் காலத்தில் ஈடன் தோட்டத்தில் மாதுளை மரங்கள் இருந்தன என்று நிரூபிக்கப் பட்டுள்ளது. ஏவாளைத் தூண்டியது ஆப்பிள் அல்ல. மாதுளைதான்.

ஒருமுறை ஹேட்ஸ், மூன்று நாய்கள் பூட்டிய தன்னுடைய தேரில் பூமிக்கு வந்தார். அது ஒரு ரம்மியமான தோட்டம். அங்கே பெர்ஸெபோன் குதூகலமாக விளையாடிக் கொண்டு இருந்தாள். அவளுடைய வசீகரத்தைப் பார்த்ததுமே ஹேட்ஸுக்குள் காதல் பொங்கியது. யோசிக்கவே இல்லை. அவளைத் தூக்கித் தன்னுடைய தேரில் போட்டார். பாதாள உலகத்துக்கு விரைந்தார்.

சகல வசதிகளும் நிரம்பிய பாதாள உலக அரண்மனையில், சொகுசு அறை ஒன்றில் பெர்ஸெபோன் அடைத்து வைக்கப் பட்டாள். அவள் முன்பு விதவிதமான, சுண்டி இழுக்கும் உணவுகள் வைக்கப்பட்டன. ஆனால், எதையாவது சாப்பிட்டுவிட்டால், ஹேட்ஸிடம் இருந்து நிரந்தரமாகத் தப்பிக்கவே முடியாது அல்லவா. பெர்ஸெபோன் தன்னைக் கட்டுப்படுத்திக் கொண்டாள்.

பூமியில், டிமீட்டர் தன்னுடைய செல்ல மகளைக் காணவில்லை என்று பதறினாள். அழுது கொண்டே இருந்தாள். தனது கடமைகள் அத்தனையையும் மறந்தாள். எனவே பூமியில் பயிர்கள் எல்லாம் வாடின. பஞ்சம் தலைவிரித்து ஆடியது. ஹேட்ஸ்தான் பெர்ஸெபோனைக் கடத்திக் கொண்டு போயிருக்கிறார் என்ற விஷயம் ஜீயஸுக்குத் தெரிய வந்தது. ஜீயஸ், தனது மகனான ஹெர்மெஸை (Hermes) ஹேட்ஸிடம் தூது அனுப்பினார்.

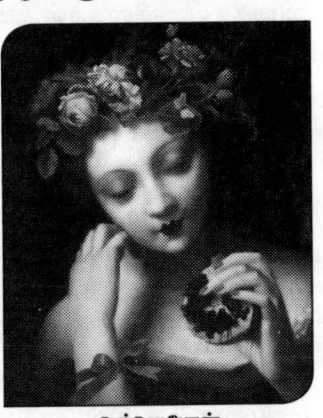

பெர்ஸெபோன்

இடைப்பட்ட காலத்தில் பெர்ஸெபோனால் பசி தாங்க முடிய வில்லை. தன் முன்னால் வைக்கப் பட்டிருந்த ஒரு மாதுளையை எடுத்தாள். உரித்தாள். அதிலிருந்து ஆறே ஆறு முத்துக்களை மட்டும் எடுத்துச் சாப்பிட்டுவிட்டாள். தூது வந்த ஹெர்மெஸிடம், ஹேட்ஸ் பேரம் பேசினார். 'நான் பெர்ஸெபோனைப் பாதாள உலகின் ராணியாக்கப் போகிறேன். அவள் இங்கே ஆறு மாதுளை முத்துக்களைச் சாப்பிட்டு விட்டாள். அதனால் வருடத்தில் ஆறு மாதங்கள், இங்கே அவள் பாதாள உலகின் ராணியாக இருக்கட்டும். மீதி ஆறு மாதங்கள் பூமியில் இருக்கலாம். இதற்குச் சம்மதமென்றால் அவளை விடுவிக்கிறேன்' என்றார். வேறு வழியில்லாமல் ஹெர்மெஸும் அதற்குச் சம்மதித்தார். பெர்ஸெபோனுக்கு அப்போது விடுதலை கிடைத்தது.

மீண்டு வந்த மகளைக் கண்டதும் டிமீட்டர் சந்தோஷப்பட, பூமி மீண்டும் செழித்தது. ஆறு மாதங்கள் கழித்து, கொடுத்த வாக்கின்படி அவள் மீண்டும் பாதாள உலகத்துக்குச் சென்றாள். டிமீட்டர் வருத்தத்தில் விழுந்தாள். செழிப்பெல்லாம் காணாமல் போனது. அப்படியாக, பெர்ஸெபோன் பாதாள உலகில் இருக்கும்

ஆறு மாதம் குளிர்காலமாகவும், பூமியில் இருக்கும் ஆறு மாதம் வசந்த காலமாகவும் மாறியது என்கிறது கிரேக்க புராணம்.

சரி, வரலாற்றுக்கு வருவோம். Pomegranate என்ற பெயரிலிருந்து தொடங்குவோம்.

Punica granatum என்பது மாதுளையின் தாவரவியல் பெயர். The Father of Taxonomy என்றழைக்கப்படும் சுவீடனைச் சேர்ந்த தாவரவியலாளரான கார்ல் லின்னேயஸ், இந்தப் பெயரை மாதுளைக்கு கி.பி.1735-ம் ஆண்டில் சூட்டினார். மாதுளை, Lythraceae என்ற தாவரக் குடும்பத்தைச் சார்ந்தது. ஆங்கிலத்தில் Pomegranate என்ற வார்த்தையின் மூலம், பண்டைய லத்தீன் வார்த்தையான pōmum grānātum என்பதில் இருந்து தோன்றியது. pōmum என்றால் ஆப்பிளைக் குறிப்பது. grānātum என்றால் விதைகள். விதைகள் கொண்ட ஆப்பிள் என்பதே இதற்குப் பொருள். இதுவே பழைய பிரெஞ்சு மொழியில் Pomme-Grenade என்று குறிக்கப்பட்டது. இதுதான் ஆங்கிலச் சொல்லான Pomegranate ஆக மருவியது.

Raktakusuma, Dadimi, Dhalimba, Shukapriya, Dantabija - இவையெல்லாம் மாதுளையைக் குறிக்கும் சமஸ்கிருதச் சொற்கள். இந்தியில் Anāra. மாதளை, கொடிமாதுளை, மாதுலங்கம், மாதுளம், மாதுளங்கம் - இவையெல்லாம் மாதுளையைக் குறிக்கும் பழந்தமிழ்ச் சொற்கள்.

சுமார் 8000 ஆண்டுகள் பழைமையான வரலாறு கொண்டது மாதுளை. உலகில் தோன்றிய நாகரிகங்கள் ஒவ்வொன்றிலுமே மாதுளையின் பங்கும் இருக்கிறது என்று சொல்லலாம். Neolithic Age என்று சொல்லப்படும் கி.மு.6000 காலத்தைச் சேர்ந்த மாதுளையின் படிமங்கள், கிரேக்கப் பகுதிகளில் கிடைத்து இருக்கின்றன. ஆக, உலகில் பயிரிடப்பட்ட ஆதி கனிகளுள் மாதுளையும் ஒன்று என்பது இதன் மூலம் உறுதியாகிறது.

தாவரவியலாளர்களின் கருத்துப்படி மாதுளையின் பூர்விகம் பாரசீகம். பாரசீக மொழியில் மாதுளையின் பழைய பெயர், Dulim. இதில் இருந்தே மாதுளைக்கான சமஸ்கிருதச் சொல்லான Dhalimba வந்திருக்கலாம் என்கிறார்கள். இமயமலையின் சில பகுதிகளிலும், மத்திய கிழக்கு நாடுகளிலும் பல ஆயிரம் ஆண்டுகளுக்கு முன்பிருந்தே மாதுளை விளைந்தது என்பது

ஆய்வாளர்களின் கருத்து. ஹரப்பாவின் அகழ்வாராய்ச்சிகளின்படி, கி.மு.2000 சமயத்திலேயே அங்கே மாதுளை விளைந்ததற்கான சான்றுகள் கிடைத்துள்ளன.

மகாபாரதத்தில், சமைக்கப்பட்ட இறைச்சியின் மேல் அழகுபடுத்த மாதுளை முத்துக்கள் தூவப்பட்டதாகச் சொல்லப்பட்டிருக்கிறது. கி.மு.எட்டாம் நூற்றாண்டில் வாழ்ந்ததாகக் கருதப்படும் ஆயுர்வேதத்தின் தந்தையான சரகர், இரண்டு வகை மாதுளைகளைப் பற்றிக் குறிப்பிட்டு இருக்கிறார். இனிமையான மாதுளைச் சாற்றின் பலன்கள் குறித்தும் எழுதியிருக்கிறார்.

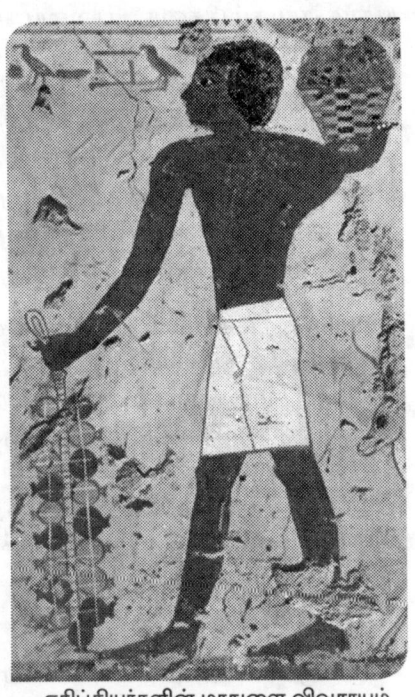

எகிப்தியர்களின் மாதுளை விவசாயம்

எகிப்துக்கு மாதுளை சிரியாவிலிருந்து பரவியது. கி.மு.பதினாறாம் நூற்றாண்டில் எகிப்தை ஆண்ட மன்னர் ஐக்ஸோஸ் (Hyksos) காலத்தில் மாதுளை பயிரிட்டப்பட்டது. பண்டைய எகிப்தியர்கள் மாதுளையை மதிப்புமிக்க உணவாகக் கருதியிருக்கிறார்கள். Schedou என்ற பெயரில் மாதுளைச் சாற்றை வயிற்றுவலிக்கான மருந்தாகப் பயன்படுத்தியிருக்கிறார்கள். மாதுளையைச் சிவப்பு நிறச் சாயம் தயாரிக்கவும் உபயோகப்படுத்தியிருக்கிறார்கள். பண்டைய எகிப்திய ஓவியங்களில் மாதுளையைக் காணலாம். ‘மாதுளை ஒன்றைச் சாப்பிட்டு விட்டு தினமும் குளி. உன் இளமை சீக்கிரமே மீளும்!’ என்று எகிப்திய பழமொழியே இருக்கிறது.

பாரோ என்றழைக்கப்பட்ட எகிப்திய மன்னர்களுக்காக, தோட்டங்களில் தனியாக மாதுளை பயிரிடப்பட்டிருக்கிறது. அதேபோல எகிப்திய மன்னர்களைப் பிரமிடுகளில் புதைக்கும் போது வைக்கப்பட்ட பழ வகைகளில் மாதுளை இருந்திருக்கிறது. புகழ்பெற்ற எகிப்திய அரசர் துட்டன்காமுனும் மாதுளையும்

கையோடும்தான் இறுதி உறக்கத்துக்குக் கல்லறைக்குள் சென்று படுத்திருக்கிறார்.

யூதர்கள் விரும்பும் கனி மாதுளை. மாதுளையினுள் இருக்கும் 613 முத்துக்கள் என்பவை, தங்களது தோரா புனித நூலில் குறிப்பிடப்பட்டிருக்கும் 613 கட்டளைகளைக் குறிப்பவை என்பது யூதர்களது நம்பிக்கை. பழைய ஏற்பாட்டின்படி, கி.மு.பத்தாம் நூற்றாண்டின் மத்தியில் சாலோமன் தேவாலயம் கட்டப்பட்டது. தேவாலயத்தின் தூண்களை அலங்கரிக்க மாதுளைக் கனிகளைத் தோரணங்களாகக் கட்டித் தொங்க விடப்பட்டதாக பழைய ஏற்பாடு சொல்கிறது. 'தூணின் உச்சியில் ஐந்து முழ உயரமுள்ள வெண்கலப் போதிகை* ஒன்று இருந்தது. போதிகையைச் சுற்றிலும் வலைப்பின்னலும் மாதுளம் பழ வடிவங்களும் வெண்கலத்தில் செய்யப்பட்டிருந்தன.'

மாதுளை, பண்டைய நகரமான கார்த்தேஜ் வழியாக ரோமுக்கு கி.மு.ஏழாம் நூற்றாண்டில் பரவியது. ரோமானியர்கள் வீட்டின் வாசலில் நிழலுக்காக மாதுளை மரங்களை வளர்த்திருக்கிறார்கள். கோடைகாலத்தில் தாகம் தணிக்கும் பழமாக மாதுளை இருந்தது. பண்டைய ரோமில் இளம் பெண்கள், கிளை ஒன்றில் மாதுளை தொங்குவது போன்ற வடிவத்தில் ஆபரணத்தைத் தங்கள் தலையில் அணியும் வழக்கத்தைக் கொண்டிருந்தார்கள். தாங்கள் திருமணத்துக்கு தயார் என்பதைக் குறிப்பால் உணர்த்தவே அந்த மாதுளை ஆபரணம்.

கி.மு.ஆறாம் நூற்றாண்டில் பாரசீகத்தில் தீவிரமாகப் பரவிய மதம் Zoroastrianism என்ற பார்ஸிய மதம். ஸோராஸ்டிரியர்கள் நித்திய வாழ்க்கைக்கான அடையாளமாக எடுத்துக் கொண்டது மாதுளையைத்தான். ஸோராஸ்டிரிய கோயில்களின் முன்பாக மாதுளை மரங்கள் வளர்க்கப்பட்டன.

கி.மு.ஐந்தாம் நூற்றாண்டில் புத்தர், பிந்துசாரர் ராஜ்ஜியத்தில் தங்கியிருந்தபோது, பலரும் அவரைத் தரிசிக்க வந்தார்கள். பல பரிசுகளை அவர் முன் வைத்தார்கள். புத்தர் எதையும் ஏற்றுக்கொள்ளவில்லை. ஒரு மூதாட்டி நீண்ட தூரம் பயணம் செய்து புத்தரிடம் வந்தாள். ஒரு சிறிய மாதுளையை அவருக்குப்

★ போதிகை என்றால் தூண், உத்தரத்துடன் இணையும் பகுதியில் அமைக்கப்பட்ட வடிவம்.

பரிசாகக் கொடுத்தாள். புத்தர், அதை அன்புடன் ஏற்றுக் கொண்டு புசித்தார். ஆக, புத்த மதம் கொண்டாடும் புனிதக் கனியாக மாதுளை விளங்குகிறது.

மஹாமயூரி

புத்தர்கள், போதிசத்துவர்களுக்கான பாதுகாவலராகக் கருதப்படுபவர் மஹாமயூரி. ஜப்பானிய மொழியில் Kujaku Myoo. மயில் வாகனத்தில் முருகப்பெருமான் போலவே ஜம்மென்று அமர்ந்திருக்கும் இவர், தனது நெஞ்சுக்கு நேரே உள்ளங்கையில் மாதுளையை ஏந்தியிருப்பதாக பழைமையான ஓவியங்கள் காட்சிப் படுத்துகின்றன.

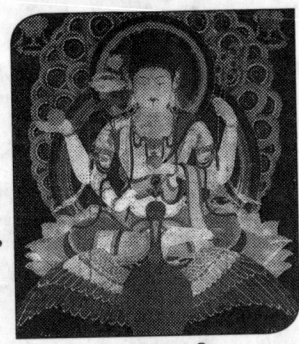

கி.மு.480-ம் ஆண்டில் பாரசீக மன்னன் செர்கஸின் படையினர், கிரேக்கத்தின் மீது படையெடுக்கும்போது, தங்களது வலிமைக்காக கூடை கூடையாக மாதுளையைக் கொண்டு சென்றதாகச் சொல்கிறது வரலாறு. ஒரு பிடி மாதுளை முத்துகளை வாயில் அள்ளிப் போட்டு, அதன் விதைகளை மென்று விழுங்கி போர்க்களத்தில் இறங்கினால் எந்தக் கொம்பனாலும் தங்களை வெல்லவே முடியாது என்று அன்றைய பாபிலோனிய வீரர்கள் நம்பினார்கள்.

கி.மு.138-125-க்கு இடைப்பட்ட காலத்தில் சீனாவுக்குப் பட்டுப்பாதை வழியாக வந்த பாரசீக வணிகர்கள் மூலமாக மாதுளை அங்கே பரவியது. பண்டைய சீனர்கள் மாதுளைச் சாற்றை விரும்பி அருந்தினார்கள். இறவா தன்மையை அருளும் சக்தி மாதுளைச் சாற்றுக்கு இருப்பதாகவும் நம்பினார்கள். குறிப்பாக, கருவுறுதலின் சின்னமாக மாதுளை கருத்தப்பட்டது. பண்டைய சீன ஓவியங்கள் எல்லாம் மாதுளையை அந்த விதத்தில்தான் காட்சிப்படுத்தியிருக்கின்றன. புத்தரும் அங்கீகரித்த கனி என்பதால் சீன கலாசாரத்தோடு பின்னிப் பிணைந்த கனியாகவே மாதுளை இருந்து வருகிறது.

கி.பி.முதலாம் நூற்றாண்டில் வெளியான மிக முக்கியமான மருத்துவ அகராதி De Materia Medica. இதை எழுதியவர், கிரேக்கத்தை பூர்விகமாகக் கொண்ட ரோமானிய மருத்துவரான Pedanius Dioscorides. இந்த மருத்துவ அகராதியில் மாதுளையின்

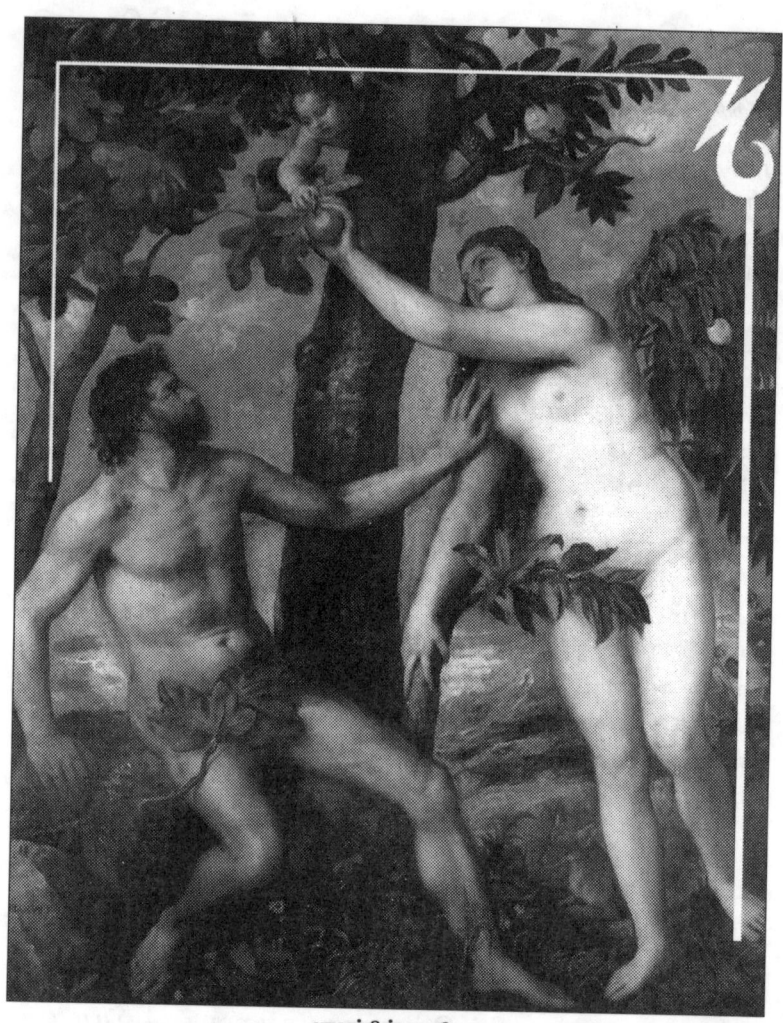

பாவத்தின் கனி

மருத்துவப் பலன்கள் குறிப்பிடப்பட்டிருக்கின்றன. மாதுளம் பழத்தின் கீழ் முனை, கீரிடம் போன்ற அமைப்பில் இருந்ததால், பொதுவாக ஐரோப்பியர்கள் இதை ராயல் ஃப்ரூட் என்று அழைத்தார்கள்.

'இனிக்கும் இந்த ஆரஞ்சுப் பழங்கள் எங்கும் எங்கெங்கும் விளைகின்றன' என்று ஏழாம் நூற்றாண்டில் யுவான் சுவாங் தன் பயணக் குறிப்பில் மாதுளை குறித்து எழுதியிருக்கிறார். பதினைந்தாம் நூற்றாண்டில் மொரோக்கோ பயணி

இபின் பதூதாவும் மாதுளைக் குறிப்புகள் கொடுத்திருக்கிறார். பதினைந்தாம் நூற்றாண்டில் வங்கத்தில் மாதுளை சுவைத்ததாக Ma huan என்ற சீனப் பயணியும் குறிப்பிட்டிருக்கிறார். போர்ச்சுக்கீசிய பயணி Domingo Paes, சூஃபி இசை ஞானி அமீர் குஸ்ரோ, டெல்லி சுல்தான் சிக்கந்தர் லோடி, அக்பர் அவைக்கு வந்துபோன போர்ச்சுக்கீசியர் Father Monserrate - இப்படிப் பலரும் மாதுளை குறித்து வரலாற்றில் பதிவு செய்திருக்கிறார்கள்.

ஆறாம் நூற்றாண்டிலிருந்தே இஸ்லாமிய மத சம்பந்தப்பட்ட ஓவியங்களில், கட்டட வடிவமைப்புகளில், அலங்காரங்களில் மாதுளை காட்சிப்படுத்தப்பட்டிருக்கிறது. 'சொர்க்கத்திலிருந்து நேரடியாக வந்த கனி மாதுளை' என்று இஸ்லாம் இதைக் கொண்டாடுகிறது. பதினான்காம் நூற்றாண்டுக்குப் பிறகான கிறிஸ்துவ மத ஓவியங்களில் மாதுளை புனிதமான கனியாகக் காட்சிப்படுத்தப்பட்டிருக்கிறது. ஆதாம் காலத்தில் ஈடன் தோட்டத்தில் மாதுளை மரங்கள் இருந்தன என்று நிரூபிக்கப்பட்டுள்ளது. ஏவாளைத் தூண்டியது ஆப்பிள் அல்ல. மாதுளைதான். ஆதாம் பறித்துக் கொடுத்தது மாதுளைதான். பாவத்துக்கான கனி அதுவே என்று சில ஆய்வாளர்கள் தங்களது வாதத்தை முன் வைக்கிறார்கள். அதேபோல பழைய ஏற்பாட்டில் பல இடங்களில் மாதுளை இடம்பெற்றிருப்பதையும் கவனிக்கலாம்.

யாத்திராகமம் 39-ஆம் அதிகாரத்தில் கர்த்தர் மோசஸுக்குக் கற்பித்தபடி தயாரிக்கப்பட்ட விசேஷ ஆடையின் வருணிப்பு இப்படியாக நீளுகிறது.

...அவர்கள் மெல்லிய துகில், இளநீலம், இரத்தாம்பரம், சிவப்பு நிற நூலைக் கொண்டு துணியாலான மாதுளம் பழங்களை உண்டாக்கினார்கள். அங்கியின் கீழ்த்தொங்கலில் இந்த மாதுளம் பழங்களைத் தைத்தனர். பின்பு பசும்பொன்னால் மணிகளை உண்டாக்கினார்கள். அவற்றை அங்கியின் கீழ்த்தொங்கலில் மாதுளம் பழங்களுக்கு இடையே தொங்கவிட்டனர். அங்கியின் கீழ்த் தொங்கலைச் சுற்றிலும் மாதுளம் பழங்களும் பொன்மணிகளும் இருந்தன. மாதுளம் பழங்களுக்கு இடையில் ஒரு பொன்மணி இருந்தது. மோசஸுக்கு கர்த்தர் கட்டளை யிட்டபடியே, கர்த்தருக்குப் பணிவிடை செய்யும்போது ஆசாரியன் அணியும் அங்கியாக இது இருந்தது.'

முதலாம் இஸபெல்லா, கி.பி.1492-ம் ஆண்டில் ஸ்பெயினின் ஒரு பகுதியாக இருந்த Castile-ன் அரசியாக இருந்தாள். அவள் தனது பெரு முயற்சியால் கிரானடா* என்ற பிரதேசத்தைக் கைப்பற்றினாள். அதன் மூலம் ஸ்பெயினில் இஸ்லாமியர்களின் ஆதிக்கம் முடிவுக்கு வந்தது. அந்த வெற்றிக்குப் பின் கையில் மாதுளை ஒன்றை வைத்துக் கொண்டு சொன்ன வார்த்தைகள் - Just like the pomegranate, I will take over Andalusia seed by seed!

குயின் இஸபெல்லாவின் மகள் கேத்தரின். இங்கிலாந்து அரசர் எட்டாம் ஹென்றிக்கும் கேத்தரினுக்கும் திருமணம் நடந்தபோது, ஊரெங்கும் மாதுளையின் தோரணங்களே தொங்க விடப்பட்டிருந்தன. தன் திருமணத்துக்குப் பின் எட்டாம் ஹென்றிதான் இங்கிலாந்துக்கு மாதுளையைக் கொண்டு சென்றார் என்றொரு தகவலும் உண்டு.

பல்வேறு உணவுப் பொருள்களை அமெரிக்கக் கண்டத்துக்குக் கொண்டு சேர்த்தவர்கள், அங்கே காலனி அமைக்கச் சென்ற ஸ்பானியர்கள்தாம். அப்படித்தான் 1700-களின் ஆரம்பத்தில் அமெரிக்க கண்டத்தில் மாதுளையும் வேர்விட்டது. அமெரிக்க அதிபர்களிலேயே மிகச் சிறந்த தாவரவியலாளரான தாமஸ் ஜெஃபர்ஸன்தான், மாதுளையின் அருமை, பெருமைகளையும் அமெரிக்க மக்களிடையே கொண்டு சேர்த்தார்.

பதினாறாம் நூற்றாண்டில் இத்தாலியின் ஃப்ளோரென்ஸ் நாட்டு ராணி Eleonora di Toledo, அவள் அணிந்திருக்கும் உடைகளில் எல்லாம் மாதுளையின் டிஸைன் பிரதானமாக இடம்பெற்றிருப்பதை ஓவியங்களில் பார்க்கலாம். தான் ஏழு குழந்தைகளின் தாய் என்ற பெருமையைப் பறைசாற்று வதற்காகவே கருத்தருத்தலின் சின்னமான மாதுளையைத் தன் உடைகளில் இருக்கும்படி பார்த்துக் கொண்டார் ராணி எலெனோரா. கி.பி.1793-ம் ஆண்டில் பிரெஞ்சு ஓவியர் Louis Lafitte என்பவர் புதிய காலண்டருக்காக 12 ஓவியங்களை வரைந்தார். அதில் பன்னிரண்டாவது

★ ஸ்பானிய மொழியில் Granada என்றால் மாதுளை என்று பொருள். இன்றைக்கும் ஸ்பெயினின் Granada நகரம் முழுக்க மாதுளை மரங்களைக் காணலாம். மாதுளை வடிவம் கொண்ட சிலைகள், டைல்ஸ்களின் டிஸைன், மாதுளை மர ஓவியங்கள், மாதுளை லோகோக்கள், கட்டடங்களின் மாதுளை சின்னங்கள் என்று உலகின் மாதுளை நகரமாக தனித்துவம் பெற்று விளங்குகிறது கிரானடா.

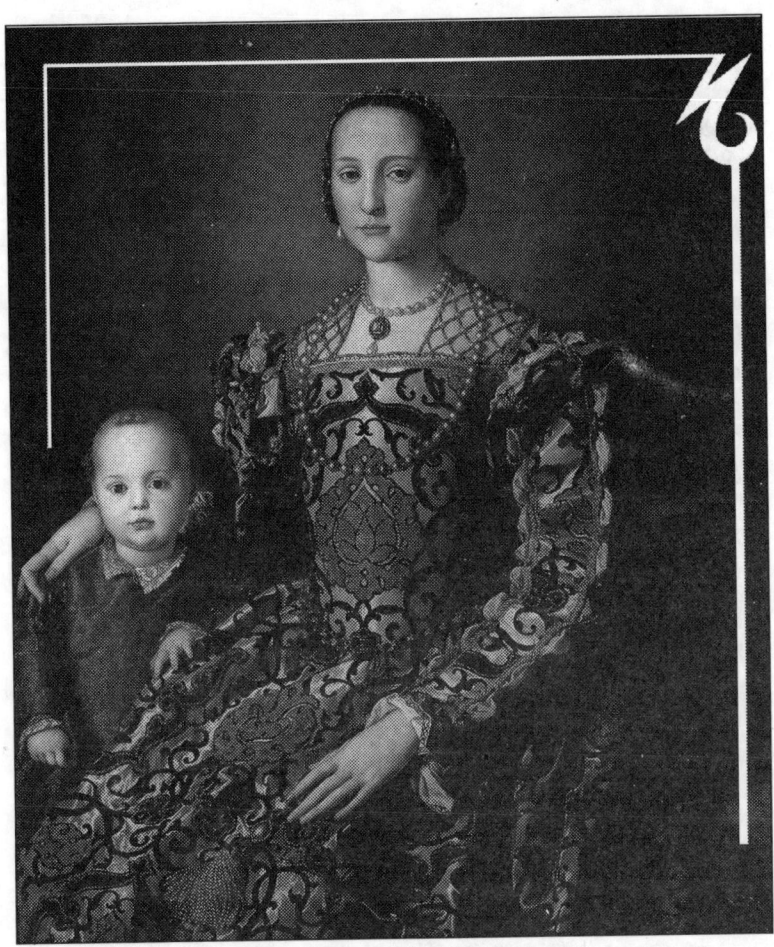

ராணி எலெனோராவின் மாதுளை உடை

மாதத்துக்கான ஓவியத்தில் கன்னி மேரி மாதுளம்பழத்துடன் காட்சியளித்தார். அன்றைய பழைமையான ஓவியம் முதல் இன்றைய நவீன ஓவிய வடிவங்கள் வரை, மாதுளை ஓவியர்களின் பிரியத்துக்குரிய வரைபொருளாகத் தொடர்ந்து கொண்டிருக்கிறது.

தமிழர்களும் மாதுளையும்

சங்க காலத்தில் தமிழர்கள் விரும்பி உண்ட கனிகளில் மாதுளையும் ஒன்று. மாதுளம் பிஞ்சும் மாதுளங்காயும் சங்க காலச் சமையலில் பயன்படுத்தப்பட்டிருக்கின்றன. பெரும்பாணாற்றுப்படையின் பாடல் ஒன்று இப்படி ஒரு சமையல் குறிப்பைத் தருகிறது.

சேதா நறுமோர் வெண்ணெயின் மாதுளத்
துருப்புறு பசுங்காய்ப் போழொடு கறிகலந்து...

மாதுளம் பிஞ்சைப் பிளந்து, மிளகுப் பொடியும், கறிவேப்பிலையையும் கலந்து பசும்வெண்ணெயிலே வேக வைத்து சமைத்த கறி என்பது இதற்குப் பொருள். அதேபோல மாதுளங்காய் ஊறுகாயும் அன்று புழக்கத்தில் இருந்திருக்கிறது. அன்றைக்கு முல்லை நிலப்பகுதிகளில் தோட்டங்களில் மாதுளை விளைவிக்கப்பட்டிருக்கிறது. மூன்று வகை மாதுளைகள் இருந்திருக்கின்றன. இனிப்பு மாதுளை, புளிப்பு மாதுளை, துவர்ப்பு மாதுளை.

கி.பி.பதினைந்தாம் நூற்றாண்டில் வாழ்ந்த அருணகிரிநாதர் இயற்றிய திருப்புகழில் மாதுளை குறித்த ஒரு பாடல் இருக்கிறது.

...ஒளிர் ஆனையின் கரமில் மகிழ் மாதுளம் கனியை
ஒரு நாள் பகிர்ந்த உமை அருள் பாலா.

அதாவது பார்வதி விநாயகரின் கையில் மாதுளைக் கனியைக் கொடுத்ததாகப் பாடுகிறார். அதேபோல, பதினாறு, பதினேழாம் நூற்றாண்டைச் சேர்ந்த விநாயகர் சிலைகள், ஓவியங்கள் சிலவற்றில் அவர் கையில் மாதுளை இருப்பதையும் பார்க்க முடியும். மாதுளம் பூக்களும், மாதுளை இலைகளும் விநாயகருக்கு அர்ச்சனை செய்ய உகந்தவையாகக் கருதப்படுகின்றன. விநாயகருக்கும் முருகருக்கும் நடந்த சண்டைக்குரிய பழம் மா அல்ல, மாதுளை என்று சொல்வோரும் உண்டு.

பதினெட்டாம் நூற்றாண்டின் பிற்பகுதியில் வாழந்த அபிராமி பட்டர் இயற்றிய அபிராமி அந்தாதியின் முதல் பாடலிலும், இறுதிப் பாடலிலும் மாதுளைச் சாறு கலந்திருக்கிறது. முதல் பாடல் வரிகள் இவை.

உதிக்கின்ற செங்கதிர், உச்சித் திலகம், உணர்வுடையோர்
மதிக்கின்ற மாணிக்கம், மாதுளம்போது, மலர்க்கமலை...

உதயசூரியனின் செம்மையான கதிரைப் போலவும், உச்சித் திலகம் என்கிற செம்மலரைப் போலவும், போற்றப்படுகின்ற மாணிக்கத்தைப் போலவும், மாதுளை மொட்டைப் போலவும் விளங்கும் வடிவுடையவள் அபிராமி என்று உருகும் அபிராமி பட்டர்,

ஆத்தாளை, எங்கள் அபிராம வல்லியை, அண்டம் எல்லாம்
பூத்தாளை, மாதுளம் பூ நிறத்தாளை...

என்று இறுதிப் பாடலில் வருணித்துப் பாடுகிறார். பெரியாழ்வாரும் கண்ணனைத் தொட்டிலில் இட்டுத் தாலாட்டும் போது இப்படிப் பாடுகிறார். உடையார் கனமணியோடு ஒண்மா துளம்பூ இடைவிரவிக் கோத்த... - அதாவது பெருஞ்செல்வம் உடையவர்களிடம் மட்டுமே இருக்கக் கூடிய சிறப்பு வாய்ந்த மணிகளோடு அழகிய மாதுளம்பூவையும் அரைஞாண் கயிற்றியில் கோர்த்திருந்ததாகச் சொல்கிறார்.

சிலப்பதிகாரத்தில் கொலைக்களக்காதையில், மாதரி வீட்டுக்கு அடைக்கலமாகச் சென்ற சமயத்தில் கண்ணகி, கோவலனுக்கு உணவு சமைக்கிறாள். அதற்காக மாதரி, கண்ணகியிடம் முதிர்ந்த பலாக்காய், வளைந்த வெள்ளரி, மாம்பழம், வாழைப்பழம், செந்நெல் அரிசி, பால், நெய் உடன் மாதுளையின் இளங் காயையும் தந்ததாக இளங்கோவடிகள் குறிப்பிடுகிறார்.

கோளிப் பாகல் கொழுங்கனித் திரள்காய்
வாள்வரிக் கொடுங்காய் மாதுளம் பசுங்காய்
மாவின் கனியொடு வாழைத் தீங்கனி
சாலி யரிசி தம்பால் பயனொடு...

ஆக, மாதுளை அயல் தேசத்திலிருந்து வந்த கனிதான் என்றாலும் பண்டைக் காலத்திலிருந்தே தமிழர்களின் வாழ்வோடு இரண்டறக் கலந்து விட்டது என்று சொல்லலாம். மாதுள்ளம் போல மயக்கும் மாதுளை என்பது கி.வா.ஜ.வின் கூற்று. மாது என்றால் பெண். அவள் உள்ளத்தில் உள்ளதை யாரும் எளிதில் கண்டுபிடிக்க முடியாது. மாதுள்ளத்தைப் போன்ற பழம் மாதுளம்பழம். இதனுள் இருக்கும் முத்துக்கள் வெளியில் இருந்து பார்க்கும்போது தெரியாது என்பது போன்ற ஒரு விளக்கமும் மாதுளையின் பெயருக்கு உண்டு.

★

மாதுளையின் பழம், பூ, பட்டை, பிஞ்சு ஆகியவை அனைத்தும் மருத்துவக் குணங்கள் நிறைந்து காணப்படுகின்றன. ஆயுர்வேதத்தில் சுரத்தைத் தணிப்பதற்கு மாதுளை மருந்தாகப் பயன்படுத்தப்பட்டிருக்கிறது. ஆயுர்வேதத்திலும்

சித்த வைத்தியத்திலும் மாதுளம்பூ அதிக அளவில் பயன் படுத்தப்படுகிறது. தலைவலி, உடல் சூடு, இருமல், பெண்களுக்கான பிரச்னைகள் என்று பல நோய்களைத் தீர்க்க மாதுளம்பூவைத்தான் மருந்தாக உபயோகித்திருக்கிறார்கள். பண்டைய கிரேக்க மருத்துவத்தில் வயிறு சம்பந்தப்பட்ட பல்வேறு பிரச்னைகளுக்கு மாதுளம்பூதான் ஒரே மருந்தாக இருந்திருக்கிறது. அன்றைக்கு எகிப்தில் தாய்மார்கள் தம் பிள்ளைகளின் குடற்புழுக்களை வெளியேற்ற மாதுளைச் சாற்றைத்தான் மருந்தாக வாய்க்குள் ஊற்றியிருக்கிறார்கள்.

அந்தக் காலத்தில் காதில் சீழ் வடிகிறது என்று வைத்தியரிடம் சென்றால் அவர் மாதுளைச்சாற்றைத்தான் காதில் பிழிந்திருக் கிறார். நோய் கண்டு உடல் பலகீனமானவர்கள் தேறுவதற்கும், ரத்தம் புதிதாக ஊறுவதற்கும் 'நெதமும் மாதுளைச் சாற்றுல தேனைக் கலந்து குடி. தெம்பா இருக்கும்' என்றுதான் வைத்தியம் சொல்லியிருக்கிறார்கள். விக்கல் வந்து கொண்டேயிருந்தால், அதை நிறுத்த ஒரு கைப்பிடி மாதுளை முத்துகளை வாயில் போட்டுக் கொள்ளும் வழக்கம் இப்போதும் தொடர்கிறது.

மாதுளை ரசாயனம் அல்லது மாதுளங்க ரசாயனம் என்பது இன்றும் புழக்கத்தில் இருக்கும் ஆயுர்வேத மருந்து. பசியைத் தூண்டும், ஹீமோ குளோபினை அதிகரிக்கும், உடல் எடையை அதிகரிக்கும், கர்ப்பப் பையை வலுவாக்கும். கர்ப்பிணி களுக்கு மசக்கை வாந்தியைக் கட்டுப் படுத்தும் பாரம்பரியமான மருந்து இது.

மேற்படி பல விஷயங்கள் அறிவியல் பூர்வமான ஆய்வறிக்கைகளாகவும் கடந்த இருபது ஆண்டுகளில் வெளி வந்திருக்கின்றன. நறுக்கென்று நான்கே நான்கு விஷயங்களைச் சொல்ல வேண்டுமென்றால்... மாதுளை, நோய் எதிர்ப்புச் சக்தி தரும் ஆண்டி ஆக்சிடென்ட்களை அதிகளவில் கொண்டுள்ளது.

> ஊரான்
> பிள்ளையை
> கொன்று
> கொடுத்தால்
> தம் பிள்ளைகள் தானே
> வளரும் என்று
> **ஹாரீதிக்கு**
> யாரோ
> பழமொழியைத்
> தப்பாகச்
> சொல்லிக்
> கொடுத்து
> விட்டார்கள் போல!

Punicalagin என்பது மாதுளையில் மட்டுமே காணப்படும் கூட்டுப் பொருள். இது இதயத்திற்கும், ரத்த நாளங்களுக்கும் இதமளிப்பதாக உள்ளது. ரத்தக்குழாய் அடைப்பின் அளவைக் குறைக்கிறது.

பெண்களுக்கு மார்பகப் புற்று நோய் வருவதைத் தடுக்கும் ஆற்றல் மாதுளைக்கு இருக்கிறது.

இளமையைக் கட்டிக் காக்கும் தன்மை மாதுளைக்கு உண்டு. சந்தையில் கிடைக்கும் Anti Aging களிம்புகளில் மாதுளையின் விதைகளை முக்கியமான சேர்மானம். மாதுளை நம்மை மார்க்கண்டேயனாக வைக்கும் என்பது முக்கியமான தகவல்.

உணவாக மாதுளை

Super Fruit என்பதே மாதுளைக்கு இடப்பட்டிருக்கும் நவீன உணவியல் பெயர். உலக அளவில் மாதுளை, சாறு வடிவில்தான் அதிகம் உட்கொள்ளப்படுகிறது. குறிப்பாக இந்தியர்கள், அர்மெனியர்கள், இரானியர்கள், இஸ்ரேலியர்கள் தங்கள் உணவில் மாதுளைச் சாற்றை அதிகம் சேர்த்துக் கொள்கிறார்கள். மாதுளை கொண்டு தயாரிக்கப்படும் அடர்த்தியான Grenadine சிரப், ஐரோப்பிய, அமெரிக்க நாடுகளில் காக்டெயில் மற்றும் இதர பானங்களில் கலந்து உண்ணப்படுகிறது.

Fesenjān - இது இரானியர்களின் பாரம்பரிய உணவு. வாத்து அல்லது கோழிக்கறியுடன் வால்நட் சேர்த்து, மாதுளைச் சாற்றில் அதை வேகவைத்துச் சமைக்கும் பதார்த்தம். Ash-e Anar என்ற மாதுளை சூப் இரானியர்களின் உணவில் முக்கியமானது. தவிர, அவர்கள் தங்களது பல்வேறு உணவுகளில் மாதுளை முத்துகளைத் தூவி பரிமாறுகிறார்கள். Morghan-e-Anar என்ற மாதுளை முத்துக்கள் அள்ளிப் போட்ட ஆம்லெட் அவர்களது விருப்ப உணவு.

மாதுளை முத்துக்களின் சதையை நீக்கி, அதன் விதைகளை மட்டும் காய வைத்து எடுத்தால் அதன் பெயர் அனார்தனா (Anardana). இது பாகிஸ்தானிய உணவுகளில் சுவைக்காகச் சேர்க்கப்படுகிறது. இந்தியாவில் சில வட மாநிலங்களில், சட்னி மற்றும் கறி தயாரிப்புகளில் இந்த அனார்தனாவை கூடுதல் சுவைக்காகச் சேர்க்கிறார்கள். மிக்சர், சாக்லேட், ஐஸ்கீரிம், உலர் பருப்பு கலவை, சாலட் போன்றவற்றிலும் கூடுதல் சேர்மானமாக அனார்தனா பயன்படுத்தப்படுகிறது.

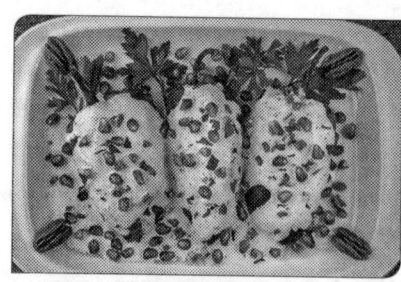

Chiles en Nogada

துருக்கியர்கள், மாதுளை கொண்டு தயாரிக்கப்படும் சாஸை, சாலட்களிலும், இறைச்சி சமைக்கும்போதும் சேர்த்துக் கொள்கிறார்கள். இஸ்ரேலில் Tabbouleh என்ற சாலட்டில் மாதுளைதான் பிரதானமானது. Chiles en Nogada - இது மெக்ஸிகர்களின் பாரம்பரிய உணவு. மெக்ஸிகோவின் தேசியக் கொடியைப் பிரதிபலிக்கும் விதமாகச் செய்யப்படும் பதார்த்தம். கொடியின் சிவப்பு நிறத்தைப் பிரதிபலிக்க மாதுளை முத்துக்கள் பயன்படுத்தப்படுகின்றன. Kollivozoumi என்ற கோதுமை கொண்டு தயாரிக்கப்படும் கிரேக்கத்தின் பாரம்பரிய உணவில் மாதுளை முக்கியமான சேர்மானமாக இருக்கிறது. ஐரோப்பிய கத்தோலிக்கர்கள் புனித உணவாகக் கருதும் Koliva என்ற கோதுமை பதார்த்தத்திலும் மாதுளை சேர்க்கப்படுகிறது. மத்திய கிழக்கு நாடுகளில் மாதுளை பலவிதமான பதார்த்தங்களில் சேர்க்கப்படுகிறது. இவை தவிர மதுபானத் தயாரிப்பிலும் மாதுளைச் சாறு பயன்படுத்தப்படுகிறது.

மத்திய தரைக்கடல் நாடுகளில் சில நூற்றாண்டுகளுக்கு முன்பு வரை மாதுளையே பல்வேறு வகையான உணவு தயாரிப்புகளில் முக்கியமான சேர்மானமாகப் பயன்படுத்தப்பட்டிருக்கிறது. பின்பு அதன் சக்களத்தியாக தக்காளி வந்துவிட்டது என்பது உணவு சரித்திர உண்மை.

நம்பிக்கைகள்

ஐரோப்பாவின் கிழக்கே, ஆசியக் கண்டத்தில் மேற்கே அமைந்துள்ள நாடு அசர்பைஜான். இங்கே ஒவ்வொரு அக்டோபர் மாதமும் மாதுளைக்கென தேசியத் திருவிழா கொண்டாடாப்படுகிறது. நாடெங்கும் ஆட்டம் பாட்டத்துடன் கோலாகல ஊர்வலத்துடன் இந்தத் திருவிழா நடத்தப்படுகிறது. மாதுளை ஜூஸ் குடிக்கும் போட்டி, மாதுளை உரித்து உண்ணும் போட்டி, பெரிய அளவில் மாதுளையை விளைவித்த விவசாயிகளுக்கான போட்டி, மாதுளை அழகிப் போட்டி என்று விதவிதமாக நிகழ்ச்சிகள் நடத்துகிறார்கள். மாதுளை கொண்டு தயாரிக்கப்படும் ஒருவிதமான சாறை Narsharab என்று

அழைக்கிறார்கள். இதை கபாப் உணவுகளுடன் சேர்த்துப் பரிமாறுகிறார்கள். ஆட்டிறைச்சியை மாதுளைச் சாற்றில் ஊற வைத்து, செஸ்நட் (கஷ்கொட்டை), வெங்காயம் எல்லாம் சேர்த்துச் சமைக்கப்படும் Nargovurma என்ற அசர்பைஜானின் பாரம்பரிய பதார்த்தம் இந்தத் திருவிழா காலத்தில் சமைக்கப் படுகிறது.

மாதுளை சார்ந்த நம்பிக்கைகள், குறிப்பாகத் திருமணச்சடங்குகள் உலகின் பல்வேறு நாடுகளிலும் கடைபிடிக்கப்படுகிறது. இரானியர்கள் திருமணத்தில் மணமக்கள் முன்பாக ஒரு கூடை நிறைய சிவந்த மாதுளைகளை வைக்கிறார்கள். அதற்கு 'இனிமையான வருங்காலம் அமையட்டும்' என்று வாழ்த்துவதாகப் பொருள். சீன மக்கள் திருமணத்துக்குப் பரிசாக, மாதுளை முத்துக்கள் சிதறிக் கிடப்பதாகப் புகைப்படங்களைப் பரிசளிக்கிறார்கள். அதற்கு 'மாதுளை முத்துக்கள் போன்ற குழந்தைகளைப் பெற்று நீடூழி வாழ்க' என்று அர்த்தம். சீனர்கள் புத்தாண்டு அன்று விரும்பி உண்ணும் அதிர்ஷ்ட உணவாகவும் மாதுளை இருக்கிறது.

ஜப்பானியர்கள் போன்சாய் மாதுளை மரங்களை விரும்பி வளர்க்கிறார்கள். வீட்டுக்குள்ளேயே ஒரு மாதுளை மரம் இருப்பதை அதிர்ஷ்டமாக, செழிப்பின் அடையாளமாகவும் கருதுகிறார்கள்.

துருக்கியில், திருமணம் முடிந்ததும் மணமகள் தன் கையால் மாதுளையை எடுத்துத் தரையில் வீச வேண்டும். அப்போது மாதுளை உடைந்து எத்தனை முத்துக்கள் சிதறுகிறதோ, அத்தனைக் குழந்தைகள் அந்தத் தம்பதிக்குப் பிறக்கும் என்று ஒரு நம்பிக்கை. மத்திய தரைக்கடலில் அமைந்திருக்கும் கிரீட் தீவில், திருமணத்துக்குப் பின் மணமகன், மணமகளைத் தன் வீட்டுக்கு அழைத்துச் சென்றதும் ஒரு கைப்பிடி நிறைய மாதுளை முத்துக்களை அவள் கையில் கொடுக்கும் வழக்கம் இருக்கிறது. 'நம் வாழ்க்கையும் இதுபோல வளமையாக, இனிமையாக இருக்க வேண்டும்' என்று இதற்கு அர்த்தம்.

மாதுளம் பழத்தைக் கனவில் கண்டால் இனிமையான நற்செய்தி கிடைக்கும் என்பது நம் மண்ணின் ஜோதிட நம்பிக்கை. பலாப்பழம் கனவில் வந்தால் என்ன ஆகும் என்று ஜோதிடக் கலைமாமணிகளிடம் கேட்டுத் தெரிந்துகொள்ள ஆவல்.

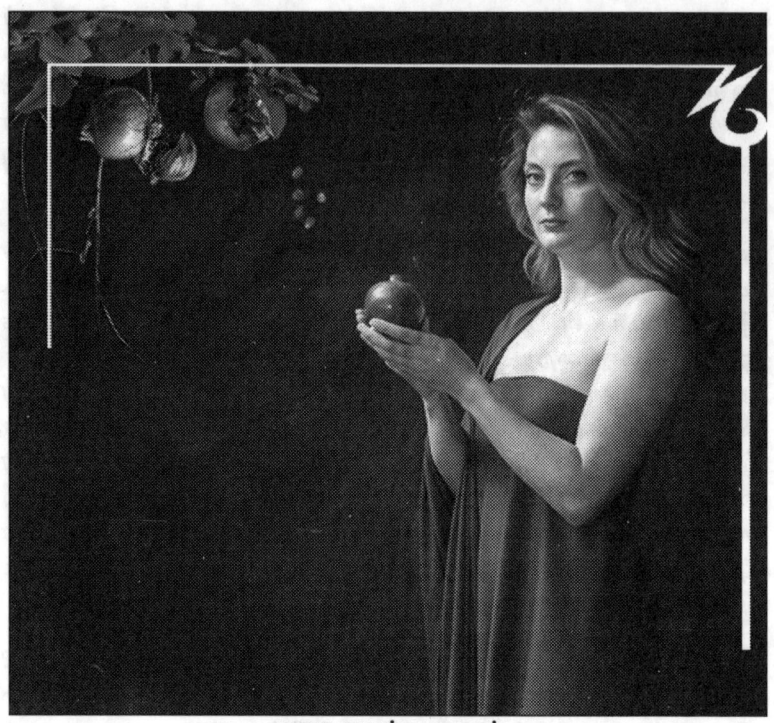

மாதுளையுடன் மணமகள்

கணேஷுக்காகக் குரல் கொடுப்போம்!

எல்லா வகை மண்களிலும் மாதுளை நன்கு வளரும். நட்ட ஆறு மாதங்களில் செடிகளில் பூ எடுக்க ஆரம்பிக்கும். ஆனால், அந்தப் பூக்களை உதிர்த்துவிட வேண்டும். குறைந்தது 24 மாதங்கள் முடிந்த பிறகே, காய்ப்புக்கு விட வேண்டும் என்று அனுபவ விவசாயிகள் சொல்கின்றனர். செடிகள் நட்ட மூன்று அல்லது நான்காவது ஆண்டில் இருந்து பலன் கொடுக்க ஆரம்பிக்கும். 7 ஆண்டுகளுக்குப் பின்பு முழுப் பலனும் கொடுக்கும். மாதுளைக்கு வருடம் முழுவதும் சந்தையில் தேவை இருப்பதால், முறையாகப் பராமரித்தால் அது லாபத்தை அள்ளித் தரக்கூடியது.

ஒரு காலத்தில் உலகில் மாதுளையின் தொட்டில் என்ற பெருமை (மட்டுமாவது) ஆப்கனிஸ்தானுக்கு இருந்தது. இன்றைக்கு உலகில் அதிக அளவில் மாதுளை உற்பத்தி செய்யும் நாடுகளாக இந்தியாவும் இரானும் போட்டி போட்டுக் கொண்டிருக்கின்றன. வெப்ப மண்டலப் பிரதேசமான இந்தியாவிலிருந்துதான்

அதிக அளவில் மாதுளை ஏற்றுமதி பல நாடுகளுக்கும் வருடம் முழுவதும் நடைபெறுகிறது. இந்தியாவின் மொத்த மாதுளை உற்பத்தியில் சுமார் 60 சதவிகிதத்துக்கும் மேல் மகாராஷ்டிராவில் விளைவதுதான். அடுத்து கர்நாடகா, ஆந்திரா, குஜராத் மாநிலங்கள் இருக்கின்றன.

Kandhari, Alandi, Dholka, Kabul, Muscat Red, Paper Shell, Poona, Spanish Ruby, Vellodu, Muscat White, Wonderful - இவையெல்லாம் உலக அளவில் விளைவிக்கப்படும் புகழ்பெற்ற மாதுளை ரகங்கள். கணேஷ், மிருதுளா, ரூபி, அராக்தா, பாக்வா - இவையெல்லாம் இந்தியாவில் அதிகம் விளைவிக்கப்படும் மாதுளை ரகங்கள். இதில் கணேஷ் என்பது நாட்டு மாதுளை. வெள்ளை நிறத்தில் இருப்பது. அதிகச் சத்துகள் கொண்டது. மருந்துகள் தயாரிக்கப் பயன்படுத்தப்படுவது இதுதான். ஆனால், எளிதில் வெடிப்பு விழுந்து கெட்டுப் போய்விடும். அதனால் சந்தையை நீண்ட நாள்களுக்குக் கெட்டுப் போகாமல் இருக்கும் பளபள சிவப்பு காபுல் மாதுளை ரகங்கள் ஆக்கிரமித்திருக் கின்றன. நாட்டு மாடுகளுக்காக மட்டுமல்ல, வருங்காலத்தில் நாட்டு மாதுளைகளுக்காகவும் குரல் கொடுக்க வேண்டும்போல!

இலக்கிய ரசம்

உலக இலக்கியங்களில் காலம் காலமாக மாதுளை பயன்படுத்தப் பட்டு வருகிறது. ஷேக்ஸ்பியரின் ரோமியோ - ஜூலியட் கதையில் நாயகியின் பால்கனி ஜன்னலோரம் வீற்றிருந்தது மாதுளை மரம்தான். தூய்மையான காதல் குறித்து ரோமியோவும் ஜூலியட்டும் ஆழமான உரையாடலை நடத்துவதும் மாதுளை மரத்தின் அடியில் அமர்ந்துதான். அங்கே மாதுளையின் சிவப்பு காதலின் அடர்த்தியை உணர்த்துகிறது.

முதலாம் இஸபெல்லா, கி.பி.1492-ம் ஆண்டில் ஸ்பெயினின் கிரானடாவைக் கைப்பற்றியதாகச் செய்தி பார்த்தோம் அல்லவா. அத்துடன் அந்தப் பிரதேசத்தில் இஸ்லாமிய ஆட்சியாளர்களின் சகாப்தம் முடிவுக்கு வந்தது. அதற்குப் பின்பான கதையை ஒரு நாவலாக எழுதியிருக்கிறார் உலகப் புகழ் பெற்ற எழுத்தாளர் தாரிக் அலி. நாவலின் தலைப்பு - Shadows of the Pomegranate Tree.

2003-ம் ஆண்டு வெளியான நாவல் The Kite Runner. ஆப்கனிய-அமெரிக்கரான காலித் ஹுசைனி எழுதிய முதல் புதினம். பாஷ்டூன் இனத்தைச் சார்ந்த வசதியான வீட்டுப்

பையனான அமீருக்கும், வேலையாளின் மகன் ஹசனுக்குமான நட்புதான் கதை. ஆப்கன் முடியரசின் வீழ்ச்சி, சோவியத் படையெடுப்பு, ஆப்கன் மக்களின் வெளியேற்றம், தாலிபன்களின் ஆட்சி போன்ற பின்னணியில் நகரும் கதையில் ஒரு மாதுளை மரமும் முக்கியமான பாத்திரம். அமீரும் ஹசனும் பொழுதைக் கழிப்பது அந்த மாதுளை மரத்தின் நிழலில்தான். அதில் அவர்களது பெயர்களையும் செதுக்கி வைத்திருப்பார்கள். அந்த மரம் கல்லறைத் தோட்டத்தின் அருகே அமைந்திருப்பது என்பது ஆப்கனின் துயரமான சூழலைக் குறிப்பது. அதேசமயம் மாதுளை மரம் என்பது இந்தச் சிறுவர்களின் அன்பையும், நட்பின் வளமையையும் சொல்லும் குறியீடு. ஒரு கட்டத்தில் ஹசன் இறந்துபோக, அமீர் தன்னந்தனியாக மாதுளை மரத்தைத் தேடி வருவான். மாதுளை மரம் சிதைந்து போய் இருக்கும்.

★

புராணக் கதையில் ஆரம்பித்ததை புராணக் கதையோடே முடித்தும் வைப்போம்.

அந்த அரக்கியின் பெயர் ஹாரிதி. (இது இந்தியப் பெயர். சீனாவில் Guĭzĭmŭ, ஜப்பானில் Kishimojin. கிரேக்க, பாரசீக, ரோம புராணக் கதைகளில் வேறு வேறு பெயர்களுடன் இதே கதாபாத்திரம் உலவுவதாக ஏஜென்ஸி செய்திக் குறிப்புகள் தெரிவிக்கின்றன.) ஹாரிதி அரக்கியின் புருஷன் பெயர் இங்கே தேவைப்படவில்லை. இருவருக்கும் பிறந்த பிள்ளைகளின் எண்ணிக்கை ஐநூறு+. (புராணத்தில் லாஜிக் பார்த்தால் கருட புராணத்தில் தண்டனை உண்டாம்.)

ஐநூறு+ பிள்ளைகளுக்கும் சோறும் கறியும் போட வழியில்லாத அரக்கி ஹாரிதி, ஊரில் உள்ள மற்ற பிள்ளைகளை எல்லாம் பிடித்து வந்தாள். தனது பிள்ளைகளுக்கு உண்ணக் கொடுத்தாள். ஊரான் பிள்ளையை கொன்று கொடுத்தால் தம் பிள்ளைகள் தானே வளரும் என்று ஹாரிதிக்கு யாரோ பழமொழியைத் தப்பாகச் சொல்லிக் கொடுத்துவிட்டார்கள்போல!

பிள்ளையைப் பறிகொடுத்த தாய்மார்கள் எல்லாம் புத்தரிடம் சென்று கண்ணீர் விட்டு கதறி அழுதார்கள். அரக்கி ஹாரிதியை அடக்கி வைக்கச் சொல்லிக் கெஞ்சினார்கள். புத்தர், ஹாரிதியின் கடைசிக் குழந்தையான ஐஜியைக் கடத்தினார். ம், கவர்ந்து

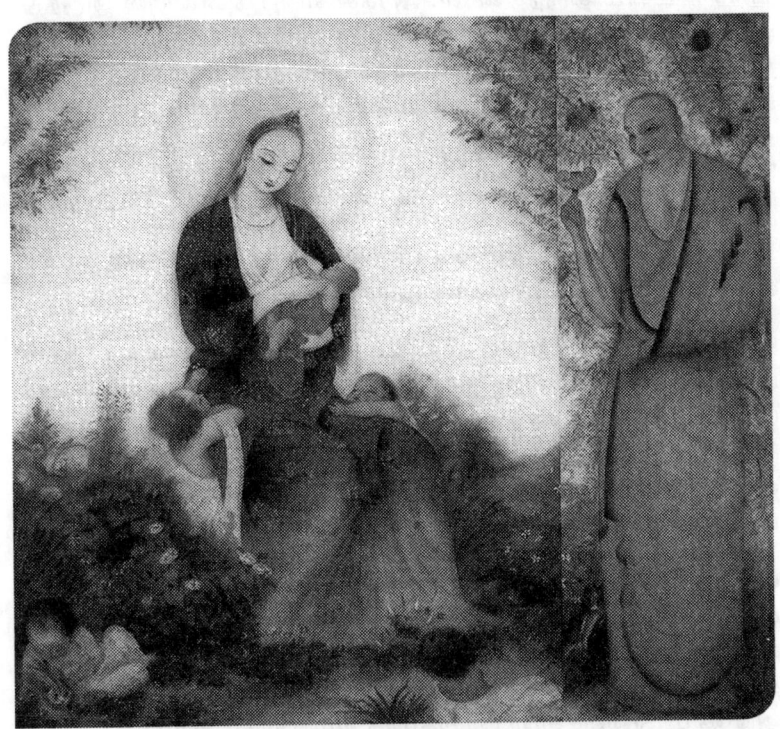

ஹாரிதி

கொண்டார் என்று சொல்லலாமா? ஐஜியை தன் பிச்சைப் பாத்திரத்தினுள் மறைத்து வைத்துக் கொண்டார்.

தம் பிள்ளைகளை எண்ணிப் பார்த்த ஹாரிதி, கடைக்குட்டி ஐஜியியைக் காணவில்லை என்றதும் பதறினாள். தேடினாள், தேடினாள், பூமியெங்கும் தேடினாள். அண்டமெங்கும் தேடினாள். 'அய்யய்யோ எம் புள்ளையைக் காணலையே' என்று கடைசியாக புத்தர் முன்பு வந்து கண்ணீருடன் நின்றாள். புத்தர் அப்போது தான் யோசித்து வைத்திருந்த பன்ச் டயலாக்கைப் பேசினார்.

'ஐநூறு புள்ளை பெத்து வெச்சிருக்க நீ, ஒத்தப் புள்ளையைத் தொலைச்சதுக்கே இப்படிப் பதறுறியே... ஒத்தப் புள்ளையைப் பெத்து அத உன்கிட்ட பறிகொடுத்த மத்த தாய்மாருங்களோட கண்ணீரை நீ நினைச்சு பாத்தியா?'

பளார், பளார், பளார்!

ஹாரிதி மனம் திருந்தினாள். அரக்கி என்ற நினையில் இருந்து ஞானம் பெற்று புத்தரால் போதிசத்துவராக உயர்த்தப்பட்டாள். தான் செய்த பாவங்களுக்கு எல்லாம் பரிகாரமாக குழந்தைகளைப் பாதுகாப்பதையே தன் கடமையாக மாற்றிக் கொண்டாள்.

'அதெல்லாம் சரி தாயி, இனிமே உம் புள்ளைங்களுக்கு சாப்பிட நீ என்ன கொடுக்கப் போற?' - அக்கறையுடன் புத்தர் கேட்டார்.

'மாதுளம்பழம் மட்டும் கொடுத்து வளர்த்துக்கிறேன் சாமி!' என்றாள் அன்பின் உருவமான ஹாரிதி.

சீன, ஜப்பானிய ஓவியங்களில் மாதுளையுடனும் பிள்ளைகளுடனும் வீற்றிருக்கும் ஹாரிதியைக் காணலாம். சுமார் இரண்டாயிரம் ஆண்டுகளுக்கு முற்பட்ட ஹாரிதி சிலைகளும் கிடைத்துள்ளன. நேபாள தலைநகர் காத்மாண்டுவின் சுயம்புநாத் வளாகத்தில் 'ஹாரிதி மா'வுக்குக் கோயில் இருக்கிறது. மாதுளம் பழத்தைப் படைத்து பக்தர்கள் வழிபடுகிறார்கள்.

புத்தர், புராணக் கதை, பிள்ளை வரம், கர்ப்பிணிகளைப் பாதுகாப்பவள், மாதுளை பிரசாதம்... எல்லா அம்சங்களும் சரியாக இருக்கின்றன. வருங்காலத்தில் ஹாரிதி அம்மனுக்குத் தமிழகத்திலும் பல ஏக்கரில் பிரமாண்ட கோயில் அமையலாம். அங்கே மாதுளைச் சாறு பிரசாதமாக வழங்கப்படலாம்!

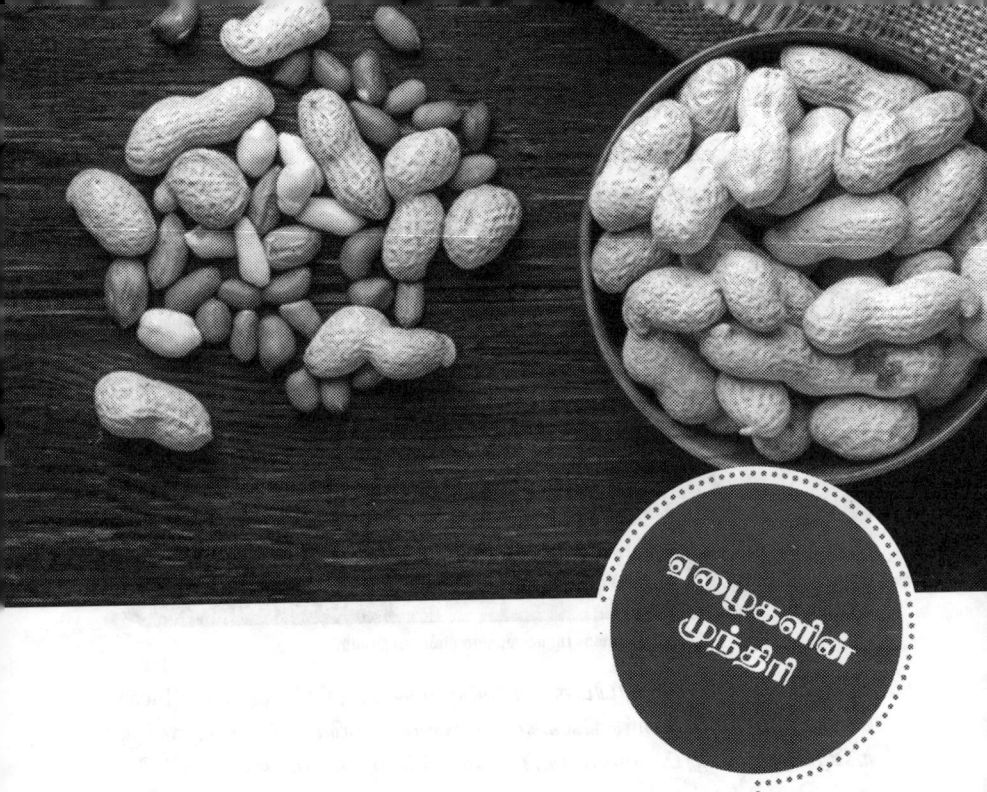

ஏழைகளின் முந்திரி

நிலக்கடலை

நிலக்கடலை, வேர்க்கடலை, கச்சான் கடலை, மணிலா கடலை, மல்லாட்டை, கடலைக்காய்... கடலைக்கு வெவ்வேறு வட்டாரங்களில் மாறுபட்ட பெயர்கள் உண்டு. 'சீட்டு கிழிச்சான் கொட்டை' என்ற விநோதமான பெயரும் இதற்கு வரலாற்றில் உண்டு. ஏன் என்று தொள்ளாயிரத்துச் சொச்ச வார்த்தைகளுக்குப் பிறகு பார்ப்போம்.

கடலை மிட்டாய் நம் மண்ணுக்குச் சொந்தமான பண்டம் என்றாலும், நிலக்கடலையின் பூர்விக வேர்கள் தென் அமெரிக்கக் கண்டத்தில் பரவியிருக்கின்றன. இது ஒரு பூக்கும் தாவரம். இதன் தாவரவியல் பெயர் - Arachis Hypogaea.

தென் அமெரிக்கக் கண்டத்தின் பிரேஸில் அல்லது பெரு - ஆகிய நாடுகள் நிலக்கடலையின் தாயகமாகக் கருதப்படுகின்றன. தொல்பொருள் ஆய்வாளர்கள், சுமார் 7600 ஆண்டுகளுக்கு முற்பட்ட கடலையின் படிமங்களை

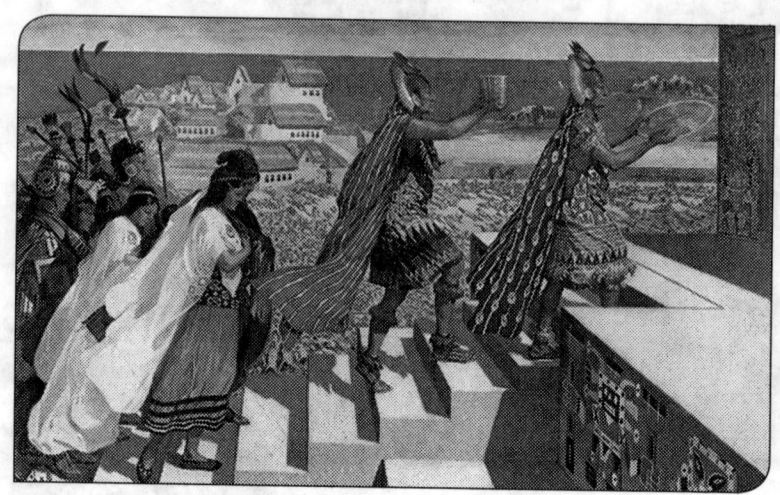

இன்கா பழங்குடியினரின் வழிபாடு

பெரு நாட்டில் கண்டுபிடித்திருக்கிறார்கள். அங்கே இன்கா (Inca) என்ற பழங்குடியினர், நிலக்கடலையைப் பயிரிட்டு கடவுளுக்கு நன்றி சொல்லும் விதமாகப் படைத்திருக்கிறார்கள். அங்கே கண்டெடுக்கப்பட்ட சுமார் 3500 ஆண்டுகள் பழைமையான மண்பாண்டங்களில் நிலக்கடலையின் மேல் கூடு போன்ற உருவங்கள் செதுக்கப்பட்டு இருக்கின்றன.

நிலக்கடலை, தென் அமெரிக்கக் கண்டத்திலிருந்து வட அமெரிக்கக் கண்டத்துக்கு, குறிப்பாக மெக்ஸிகோவுக்குப் பரவியது. நிலக்கடலையைப் பிற கண்டங்களுக்குக் கொண்டு சேர்த்தவர்கள், கடல் விட்டு கடல், கண்டம் விட்டுக் கண்டம் என்று வியாபாரப் பசியுடன் பயணம் செய்த ஐரோப்பிய வணிகர்கள்தாம். கி.பி.1500 சமயத்தில் போர்ச்சுக்கீசியர்கள், தென் அமெரிக்கக் கண்டத்துக்கு வந்தபோது, அவர்களுக்கு நிலக்கடலை அறிமுகமானது. அதே சமயத்தில், ஸ்பெயின்காரர்களும் தென் அமெரிக்கக் கண்டத்தில் இருந்து நிலக்கடலையை எடுத்துச் சென்று தங்கள் மண்ணில் பயிரிடத் தொடங்கினர். ஆசியாவுக்கும் ஆப்பிரிக்காவுக்கும் நிலக்கடலையை அறிமுகப்படுத்தியது ஸ்பெயின் வணிகர்களே. ஆப்பிரிக்கக் கண்டத்தின் பம்பாரா (Bambara) என்னும் நிலத்துக்கு அடியில் விளையும் கடலை வகையை ஒத்ததாக நிலக்கடலை இருந்தது. அதைவிடச் சுவையாகவும் இருந்தது. அதனால் ஆப்பிரிக்கர்கள் பலரும் பம்பாராவை விட்டுவிட்டு நிலக்கடலைக்கு வேகமாக மாறினார்கள்.

நிலக்கடலையை இந்தியாவுக்குக் கொண்டு வந்தவர்கள் போர்ச்சுக்கீசியர்கள் என்று பொதுவாகச் சொல்வார்கள். ஆனால், அதற்கு முன்பே வங்கப் பகுதிக்கு சீனாவிலிருந்து நிலக்கடலை கொண்டு வரப்பட்டிருக்கிறது. போர்ச்சுக்கீசியரான வாஸ்கோ ட காமா, இந்தியாவில் அடித்தளம் இட்ட பிறகு, மேற்குக் கடற்கரையில் வந்து இறங்கிய மதபோதகர்கள், நிலக்கடலையையும் அங்கே பரப்பினார்கள். அவர்கள் பயிரிட்டது தென் அமெரிக்கக் கண்டத்தில் பிரேசிலில் இருந்து கொண்டு வந்த கடலை ரகமாக இருக்க வாய்ப்புண்டு. போர்ச்சுக்கீசியர்கள் மூலமாகவே, தக்காண பீடபூமிப் பகுதிகளிலும், கர்நாடகாவின் வடக்குப் பகுதியிலும் நிலக்கடலை பரவியது. இப்படியாக தென்னிந்தியா முழுவதும் நிலக்கடலை பரவியிருக்கக் கூடும் என்பது வரலாற்றாளர்களின் கருத்து.

இதற்கு மாற்றுக் கருத்தும் உண்டு. அதாவது பதினாறாம் நூற்றாண்டில் ஸ்பெயின் சார்பாக உலகை முழுவதுமாகக் கப்பலில் சுற்றிவரக் கிளம்பிய மெகல்லன், பிலிப்பைன்ஸுக்குச் சென்றபோது அங்கே நிலக்கடலையை அறிமுகப்படுத்தினார். பிலிப்பைன்ஸின் மணிலாவுக்கும் நம் தென்னிந்தியாவுக்கும் அதற்கு முன்பிருந்தே வணிகத் தொடர்பு உண்டு அல்லவா. அதனால் பதினாறாம் நூற்றாண்டின் பிற்பகுதியில் மணிலாவிலிருந்து, தென்னிந்தியாவிற்கு நிலக்கடலை வந்து சேர்ந்தது. அதனால்தான் 'மணிலா', 'மணிலா கொட்டை', 'மணிலா கடலை' என்று அது பெயர் பெற்றது என்று சில ஆய்வாளர்கள் சொல்கிறார்கள். மணிலா கொட்டைதான் பேச்சு வழக்கில் சுருங்கி 'மல்லாட்டை' என்று அழைக்கப்படலானது. பிரேசிலில் இருந்து வந்தது பெரிய ரக நிலக்கடலை, மணிலா மற்றும் சீனாவிலிருந்து வந்தது அளவில் சிறிய ரக நிலக்கடலை என்று உணவியல் ஆய்வாளர் கே.டி. அட்சயா கூறுகிறார்.

ஃபிரான்ஸிஸ் புகானன் (Francis Buchanan) பத்தொன்பதாம் நூற்றாண்டில் இந்தியாவில் தங்கி பல்வேறு ஆய்வுகளை மேற்கொண்ட ஸ்காட்லாந்தைச் சேர்ந்த ஆய்வாளர். 1807-ல் அவர் வெளியிட்ட ஓர் ஆய்வறிக்கையில், மைசூர், தெற்கு கர்நாடகா, மலபார் பகுதிகளில் நிலக்கடலையானது மஞ்சளுடன் ஊடு பயிராகப் பயிரிடப்பட்டிருப்பதை அவர் குறிப்பிட்டிருக்கிறார்.

தமிழ்நாட்டில், அதாவது அன்றைய மெட்ராஸ் மாகாணத்தில், நிலக்கடலை முதலில் அதிகம் விளைவிக்கப்பட்ட பிரதேசம்

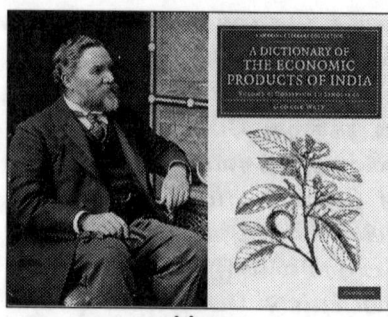

ஜார்ஜ் வாட்

என்றால் அது தென் ஆற்காடு. காரணம் அந்த மண்ணுக்கான வறண்ட வானிலை. தென் ஆற்காட்டில் இருந்துதான் தமிழ்நாட்டின் மற்ற வறண்ட பிரதேசங்களுக்கும், ஆந்திரா, கர்நாடகா மாநிலங்களுக்கும் மணிலா கடலை பரவியதாகச் சொல்லப்படுவதுண்டு. கி.பி.1850 சமயத்தில் மெட்ராஸ் மாகாணத்தில் சுமார் ஆயிரம் ஹெக்டேர் பரப்பளவில் நிலக்கடலை விவசாயம் நடைபெற்றிருக்கிறது. அதுவே கி.பி.1895 சமயத்தில் பல மடங்கு பெருகி சுமார் 70000 ஹெக்டேர் பரப்பளவில் நிலக்கடலை விவசாயம் நடைபெற்றிருக்கிறது. அதிலும் தென் ஆற்காடு பகுதியில்தான் அதிகம். A Dictionary of the Economic Products of India என்ற நூலில் அதன் ஆசிரியர் ஜார்ஜ் வாட் ஆச்சரியத்துடன் குறிப்பிட்டிருக்கும் விஷயம் முக்கியமானது. அவர் சொல்லியிருக்கும் காலம் பத்தொன்பதாம் நூற்றாண்டின் இறுதி.

'தென் இந்தியாவின் பிரெஞ்சுக் குடியிருப்பான பாண்டிச்சேரியில் இருந்து பிரான்ஸுக்கு நிலக்கடலை ஏற்றுமதியானது முழு வீச்சில் நடைபெறுகிறது. அதுவும் நிலக்கடலைகள் எல்லாம் தென் ஆற்காடு பகுதியில் விளைந்தவை. அந்தப் பகுதியில் எப்படி இவ்வளவு தரம் நிறைந்த நிலக்கடலை பயிரிடப்படுகிறது என்பது ஆச்சரியமூட்டுகிறது.'

இங்கே தென்னிந்தியாவின் நிலக்கடலையின் தந்தை என்று அழைக்கப்பட வேண்டிய கோவிந்தைய்யரின் வரலாற்றைப் பார்ப்பது அவசியம்.

வளவனூர் கோவிந்தய்யரின் கதை

விழுப்புரத்துக்கும் பாண்டிச்சேரிக்கும் இடையில் அமைந்திருக்கும் வளவனூரில் சின்னன்ன குப்புசாமி - லட்சுமி தம்பதியினருக்கு 1851-ம் ஆண்டில் மூன்றாவது மகனாகப் பிறந்தவர் கோவிந்தய்யர். குப்புசாமி குறைந்த சம்பளத்தில் அரசாங்க உத்தியோகம் பார்த்தவர். எனவே குடும்பத்தினருக்கு மூன்று வேளை வயிறார உணவு என்பது தட்டு நிறையாத கனவாகத்தான் இருந்தது.

கோவிந்தைய்யரின் மூத்த சகோதரர் வெங்கட்ராமன், மெட்ராஸுக்குச் சென்று கொத்தவால்சாவடியில் வேலைக்குச் சேர்ந்தார். கோவிந்தைய்யரும் இரண்டாவது சகோதரரும் சுற்று வட்டார விவசாயிகளிடமிருந்து அரிசி, பருப்பு, புளி போன்ற பொருள்களை வாங்கிச் சென்று கொத்தவால்சாவடியில் விற்கும் பணியைச் செய்தனர். அங்கே கோவிந்தய்யருக்கு கல்கத்தாவைச் சேர்ந்த வணிகரான சுலைமான் சாலாஜி என்பவரது நட்பு கிடைத்தது.

'பர்மாவுக்கு ஏற்றுமதி செய்ய நூறு பீப்பாய் கடலை எண்ணெய் வேண்டும். ஏற்பாடு செய்து தாருங்கள்' என்று கோவிந்தைய்யரிடம் சுலைமான் கேட்டார். 'கடலை எண்ணெய் என்பது விளக்கெரிக்கத் தானே பயன்படும். அதனால் இங்கே அவ்வளவு எண்ணெய் எல்லாம் தயாரிக்கப்படுவதில்லையே?' என்று யோசித்தார் கோவிந்தைய்யர். 'பர்மியர்கள் அதைத்தான் சமையலுக்குப் பயன்படுத்துகிறார்கள்' என்று தகவல் சொன்ன சுலைமான், பாண்டிச்சேரியிலிருந்து பிரான்ஸுக்கு நிலக்கடலையும் கடலை எண்ணெயும் ஏற்றுமதி ஆகும் விவரத்தையும் சொன்னார். கடலை எண்ணெய் எடுக்கும் செக்குத் தொழிலில் ஈடுபட்டால் நல்ல வருங்காலம் இருக்கிறது என்று கோவிந்தைய்யருக்குப் புரிந்தது. 'எப்படியாவது நூறு பீப்பாய் கடலை எண்ணெய் தயார் செய்து வையுங்கள்' என்று சுலைமான், கோவிந்தைய்யருக்கு முன் பணம் அளித்து விட்டுக் கிளம்பினார்.

அப்போது அந்தப் பகுதியில் கடலை விவசாயம் அதிக அளவில் கிடையாது என்பதால் கோவிந்தய்யரும் வண்டி கட்டிக்கொண்டு புறப்பட்டார். மெட்ராஸ் மாகாணம் முழுக்க அலைந்து திரிந்து மூட்டை

அதற்கு முன்பு அவர்கள் பயிரிட்ட கடலை ரகமானது ஏக்கருக்கு அதிகபட்சம் 200 கிலோ மகசூல் தந்ததென்றால், மொஸாம்பிக் ரகமானது 1000 கிலோ வரை விளைந்து நிறைந்தது. அதுவரை கடனில் தத்தளித்த விவசாயிகள் பலரும், நிலக்கடலையினால் வாங்கிய கடன்களை எல்லாம் அடைத்து நிமிர்ந்து நின்றனர்.

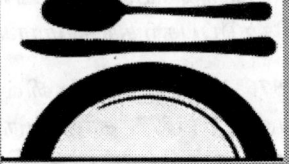

மூட்டையாக நிலக்கடலையைச் சேகரித்துக் கொண்டு வந்தார். மரச்செக்கு நிறுவி கடலை எண்ணெய் எடுத்தார். உழைப்பைப் பிழிய வேண்டியதிருந்தது. ஆனால், அந்த ஆரம்ப கால அலைச்சல் அனுபவங்கள் அவருக்கு அசாத்தியமான நம்பிக்கையைத் தந்தது.

கொச்சினிலிருந்து வளவனூருக்குத் தச்சர்களை வரவழைத்தார். செக்கு தயாரிப்பதிலும், மரப்பீப்பாய்கள் தயாரிப்பதிலும் அவர்கள் கைதேர்ந்தவர்கள். மாதக்கணக்கில் தங்கி வேலை பார்த்துக் கொடுத்தார்கள். அதேபோல தான் சந்தித்த விவசாயிகளிடம் நிலக்கடலை பயிரிடச் சொல்லி உற்சாகப் படுத்தினார். விளைவதைத் தான் வாங்கி கொள்வதாக வாக்குக் கொடுத்தார். மேலும் பலரையும் செக்கு அமைக்கச் சொல்லி எண்ணெய் எடுக்கும் தொழிலில் ஈடுபடுத்தினார். இப்படியாக வளவனூர் மூன்றே ஆண்டுகளில் *(1868 - 1871)* நிலக்கடலையை பிரதானமாகக் கொண்டு இயங்கும் தொழில் மையமாக மாறியது. நூற்றுக்கணக்கான இளைஞர்கள் வேலை வாய்ப்பு பெற்றனர். கோவிந்தய்யர், சுலைமானுக்கு நூறு பீப்பாய்கள் கடலை எண்ணெய் தயாரித்துக் கொடுத்தார்.

தனது அந்த முயற்சியால் நிலக்கடலை வணிகத்துக்கென மிக வலுவான அடித்தளத்தை அமைத்துக் கொண்ட கோவிந்தைய்யர், அப்படியே வளர்ந்து மாபெரும் செல்வந்தராக மாறியிருக்கலாம். ஆனால், அவர் அந்த வணிகத்தில் தனக்கென குறைந்த அளவு லாபத்தை மட்டும் எடுத்துக் கொண்டார். விவசாயிகள், செக்கு வைத்திருப்பவர்கள், வணிகர்கள், கூலித் தொழிலாளிகள் முதற்கொண்டு நிலக்கடலைத் தொழிலில் சம்பந்தப்பட்ட ஒவ்வொருவருமே நிறைவாகப் பயன்பெற வேண்டுமென நினைத்து எல்லோருக்கும் வழிகாட்டினார். மெட்ராஸ் மற்றும் பாண்டிச்சேரியின் வியாபார வட்டத்தில் கோவிந்தைய்யரின் பெயரைச் சொன்னாலே எல்லோருக்கும் தெரியுமளவுக்கு அவரது செல்வாக்கு உயர்ந்தது. பாண்டிச்சேரியில் இயங்கிய Pernon-Boyle மற்றும் Mount Brun ஆகிய பிரெஞ்சுக்காரர்களின் நிறுவனங்கள், கோவிந்தைய்யர் சொன்னால் என்ன வேண்டுமானாலும் செய்து கொடுப்பதற்குத் தயாராக இருந்தன.

1876-1878 ஆண்டுகளில் மெட்ராஸ் மாகாணத்தைப் பெரும் பஞ்சம் (1877, தாது வருடப் பஞ்சம் என்றும் அழைப்பார்கள்) புரட்டிப் போட்டது. தென் ஆற்காட்டிலும் பாதிப்பு அதிகம்.

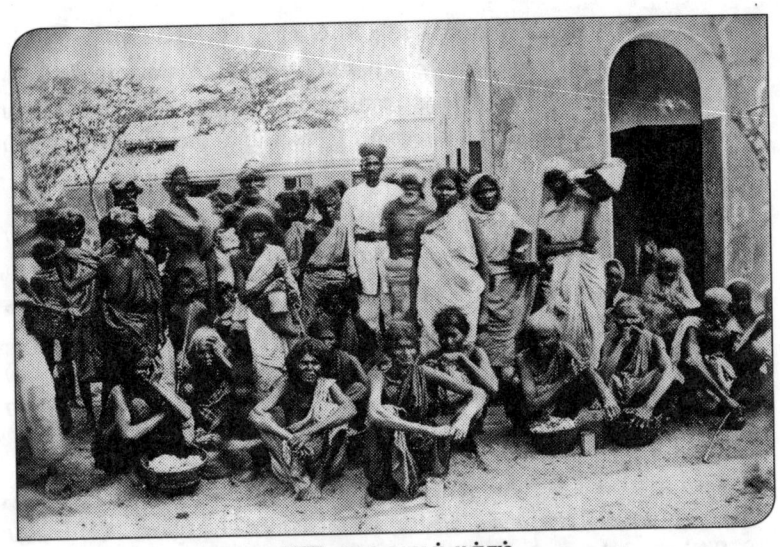

1877 தாது வருடப் பஞ்சம்

அப்போது அங்கே நிவாரணமையங்களைத் திறந்த கோவிந்தய்யர், பசியால் வாடி, தன்னை நாடி வந்தவர்களுக்குக் கஞ்சியும், வெல்லம் சேர்த்த நிலக்கடலை உருண்டையும் வழங்கினார். இப்படியாக கோவிந்தைய்யர் மூலமாகத்தான் நிலக்கடலை உருண்டை என்ற இனிப்பு அறிமுகமானது. வளவனூருக்குச் சென்றால் கஞ்சி கிடைக்கிறது என்ற தகவல் பரவியதால் பல்வேறு ஊர்களிலிருந்தும் பஞ்சத்தால் பாதிக்கப்பட்ட மக்கள் அங்கே வரத் தொடங்கினர். கோவிந்தைய்யர் யாருமே பசியால் மடிந்துவிடக்கூடாது என்று தவிப்புடன் இயன்ற அளவு நிதி திரட்டினார். தனக்குத் தெரிந்த வணிகர்களிடமெல்லாம் தானியங்களைச் சேகரித்தார். கோவிந்தய்யருக்காக, பாண்டிச்சேரி பிரெஞ்சு கவர்னர், தானியக் கிடங்கிலிருந்து 1500 மூட்டைகள் நிலக்கடலை கொடுத்து உதவினார். கோவிந்தய்யர், வளவனூர் தவிர பல்வேறு இடங்களிலும் கஞ்சித் தொட்டிகள் திறந்தார். அங்கே வந்தவர்களுக்கெல்லாம் கஞ்சியும் கடலை உருண்டையும் கிடைத்தன. 'பஞ்சகாலத்தில் ஒருவேளை உணவு கிடைப்பதே பெரிது. அதற்கு மேல் உண்பது பாவம்' என்பதே கோவிந்தய்யரின் கொள்கையாக இருந்தது. அவரும் அந்தச் சூழல் சரியாகும்வரை ஒருவேளை மட்டுமே உணவருந்தினார். தாதுப் பஞ்சத்தில் ஆயிரக்கணக்கான உயிர்களைக் காப்பாற்றியதில் கோவிந்தய்யருக்கும் நிலக்கடலைக்கும் மகத்தான பங்கு உண்டு.

Pernon-Boyle நிறுவனத்தைச் சேர்ந்த மிஸ்டர் பாய்ல், மொஸாம்பிக்கில் விளையும் நிலக்கடலை ரகம் ஒன்றை 1877-ம் ஆண்டில் கோவிந்தய்யருக்கு அறிமுகப்படுத்தினார். 'முன்னூறு மூட்டை விதைகள் இருக்கின்றன. இதை இங்கே விளைவித்துப் பாருங்களேன்!'

தாதுப்பஞ்சம் முடிந்து என்ன செய்யலாம் என்று விவசாயிகள் தவித்துக் கொண்டிருந்த வேளையில் மொஸாம்பிக் கடலை ரகம், தென் ஆற்காட்டின் வயல்களிலும் செழித்து வளர்ந்து கொழுத்த அறுவடையைக் கொடுத்தது. அதற்கு முன்பு அவர்கள் பயிரிட்ட கடலை ரகமானது ஏக்கருக்கு அதிகபட்சம் 200 கிலோ மகசூல் தந்ததென்றால், மொஸாம்பிக் ரகமானது 1000 கிலோ வரை விளைந்து நிறைந்தது.

அதுவரை கடனில் தத்தளித்த விவசாயிகள் பலரும், நிலக்கடலையினால் வாங்கிய கடன்களை எல்லாம் அடைத்து நிமிர்ந்து நின்றனர். கடன் பத்திரங்களைக் கையில் வாங்கிக் கிழித்துப் போட்டனர். கடனுக்கு எழுதிக் கொடுத்த சீட்டுகளைக் கிழித்துப் போட பேருதவி செய்த நிலக்கடலைக்கு ஆற்காடு வட்டார வழக்கில் 'சீட்டு கிழிச்சான் கொட்டை' என்ற பெயர் புழக்கத்தில் வந்தது.

1875 - 1890 இடைப்பட்ட காலத்தில் விழுப்புரத்திலிருந்து பாண்டிச்சேரி, காட்பாடி என்று புதிய ரயில் பாதைகள் செயல்படத் தொடங்கின. இதனால் கடலையையும், கடலை எண்ணெயையும், கடலைப் புண்ணாக்கையும் பாண்டிச்சேரிக்கு எளிதாகக் கொண்டு செல்ல வழி பிறந்தது. வணிகம் வளர்ந்தது. இதன் விளைவாக கோவிந்தய்யரின் வழிகாட்டுதலால் கடலூர், பண்ருட்டி, திருவண்ணாமலை, விழுப்புரம், விருதாச்சலம் ஆகிய பகுதிகளில் சுமார் ஆயிரம் எண்ணெய்ச் செக்குகள் புதிதாக உருவாகின. அந்தக் காலத்தில் வளவனூருக்கு இடைவிடாது மாட்டு வண்டிகள் வந்து போய்க்கொண்டே இருந்தன.

முழங்கால் வரையிலான வேட்டி. மேலே ஒரு துண்டு. ஐரோப்பிய அதிகாரிகள் யாரையாவது பார்க்கச் சென்றால் மட்டும் கோட்டும் செருப்பும் அணிவார் கோவிந்தய்யர். இந்த எளியவர் வருவதற்குத் தாமதம் உண்டானால் சில சமயங்களில் ரயில்கூட காத்திருந்து ஏற்றிச் சென்றதாகக் குறிப்புகள் உண்டு. 'கோவிந்தய்யர் கொடுத்தப்பினார்' என்று அவர் எழுதிக் கொடுத்த துண்டுச் சீட்டுக்குக்கூட அன்றே பாண்டிச்சேரியில் வியாபாரிகள்

ஆயிரக்கணக்கில் பணத்தை எடுத்துக் கொடுக்கத் தயாராக இருந்தனர். அவரது வணிக நேர்மை அப்படிப்பட்டதாக இருந்தது. கோவிந்தைய்யர் வாழ்ந்த காலம் என்பது நிலக்கடலையின் பொற்காலம். தென்னிந்தியாவில் ஒரு பணப்பயிராக நிலக்கடலையை மாற்றிய வித்தகர் கோவிந்தைய்யர். மீண்டும் ஒருமுறை அழுத்தமாகச் சொல்லலாம் - 'கோவிந்தைய்யர் - தென்னிந்தியாவின் நிலக்கடலையின் தந்தை!'

★

பத்தொன்பதாம் நூற்றாண்டின் முற்பாதி வரை, உலகத்தின் பல பகுதிகளில் நிலக்கடலை மனிதர்களுக்கான பொதுவான உணவுப் பொருளாக மதிக்கப்படவில்லை. ஏழை மக்கள் மட்டுமே அதை உண்டார்கள். உலகம் முழுக்க ஆடு, மாடு, பன்றிகளுக்கான உணவாகத்தான் நிலக்கடலை விளைவிக்கப்பட்டது.

இருந்தாலும் பத்தொன்பதாம் நூற்றாண்டின் இறுதியில் 'நட்ஸ்ு.. நட்ஸேய்... வறுத்த சூடான பீநட்ஸேய்...' என்று வண்டி நிறைய நிலக்கடலையுடன் தெருக்களில் வியாபாரிகள் கூவிக் கூவி விற்கும் வழக்கம் அமெரிக்காவில் தொடங்கியது. அதற்குக் காரணமானவர், P.T.Barnum என்ற அமெரிக்க சர்க்கஸ் கலைஞர். இவர் தன்னுடைய சர்க்கஸில் வேலை பார்க்கும் கலைஞர்களுக்கு எல்லாம் சத்துமிகுந்த நிலக்கடலையை நொறுக்குத் தீனியாகக் கொடுத்தார். அவருடைய சர்க்கஸ் ஷோ நடக்கும் இடங்களில் எல்லாம் கடலை வியாபாரம் சூடு பறந்தது. அதேபோல பேஸ்பால் போட்டிகள் நடக்கும் இடங்களிலும் கடலை வியாபாரிகள் அமோக வியாபாரம் செய்து கல்லா கட்டினார்கள். நிலக்கடலை சாப்பிடும் எளிய மக்கள் கூடும் அரங்கங்களில், குறைந்த விலை டிக்கெட் கேலரியின் பெயர்கூட Peanut Gallery என்றே அழைக்கப்பட்டது.

கால்நடைகளுக்கான உணவாக ஒதுக்கி வைக்கப்பட்டிருந்த நிலக்கடலையை, அற்புத உணவாக, லாபம் தரும் விவசாயப் பயிராக வெளிச்சம் போட்டுக் காட்டியவர் ஒருவர்.

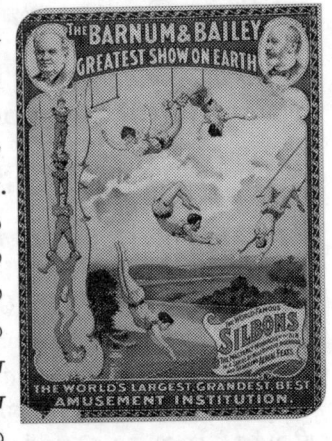

இங்கே கோவிந்தய்யர் எப்படி பெரிய தலைக்கட்டோ, அங்கே அமெரிக்காவில் அவர். 'நிலக்கடலையின் தந்தை' என்று சரித்திரத்தில் நிலைபெற்ற அந்த அமெரிக்கரது பெயர் ஜார்ஜ் வாஷிங்டன் கார்வர் (George Washington Carver).

கார்வரின் கதை

பத்தொன்பதாம் நூற்றாண்டில் அமெரிக்காவின் மிசௌரி மாநிலத்தில் டைமண்ட்குரோவ் என்ற சிறிய ஊரில் பிறந்தவர் ஜார்ஜ் வாஷிங்டன் கார்வர். கருப்பினத்தவர். சிறு வயதிலேயே தன் தாயுடன் ஒரு வெள்ளைக்கார முதலாளியின் பண்ணையில் அடிமையாக வேலை பார்த்தவர். அந்த முதலாளி, கார்வரைப் படிக்க வைத்தார்.

கி.பி. 1896-ம் ஆண்டில் கார்வர், வேளாண்மையில் முதுகலைப் பட்டம் பெற்றார். பின் Tuskegee என்ற ஊரில் அமைந்த Normal and Industrial Unit என்ற நிறுவனத்தில் விவசாயத் துறைக்குப் பொறுப்பேற்றார். அப்போது அமெரிக்காவின் தென்பகுதியில் இருந்த விளைநிலங்களில் பருத்தி சாகுபடி மட்டுமே தொடர்ந்து நடைபெற்றதால் அவை விஷமாக்கப்பட்டிருந்தன. 'காற்றில் உள்ள நைட்ரஜனை மண்ணில் சேர்க்கும் ஆற்றல் பருத்திக்கு இல்லை. அது நிலக்கடலைக்கும் சர்க்கரைவள்ளிக் கிழங்குக்கும் உண்டு. அவற்றை விளைவித்தால் மண் மீண்டும் வளம் பெறும்' என்று வேளாண் அறிஞரான கார்வர் விவசாயிகளிடம் அக்கறையுடன் ஆலோசனை சொன்னார்.

அன்றைக்குச் சர்க்கரைவள்ளிக்கிழங்கும் நிலக்கடலையும் கால்நடைகளுக்கான உணவுகள் என்பதால் அவரது யோசனையை விவசாயிகள் நிராகரித்தனர். கார்வர், விவசாயிகளிடம் மீண்டும் மீண்டும் நிலக்கடலையின் அருமை பெருமைகளை எடுத்துச் சொல்லிக் கொண்டே இருந்தார். சிலர் மட்டும் காது கொடுத்தார்கள். கார்வரின் வழிகாட்டுதலின்படி நிலக்கடலை பயிரிட்டார்கள். குறைந்த காலத்திலேயே நல்ல விளைச்சல். மண்ணும் வளம் பெறத் தொடங்கியது. பலரும் நிலக்கடலை சாகுபடிக்கு மாறினார்கள். அடுத்த மாற்றமாக அமெரிக்க மக்களும் நிலக்கடலையை விரும்பி உண்ண ஆரம்பித்தார்கள்.

இரண்டு ஆண்டுகள் கழிந்திருக்கும். விளைநிலங்களெங்கும் நிலக்கடலை. கிடங்குகளெங்கும் நிலக்கடலை. அதை வைத்துக்கொண்டு என்ன செய்வதென்று யாருக்கும் புரியவில்லை.

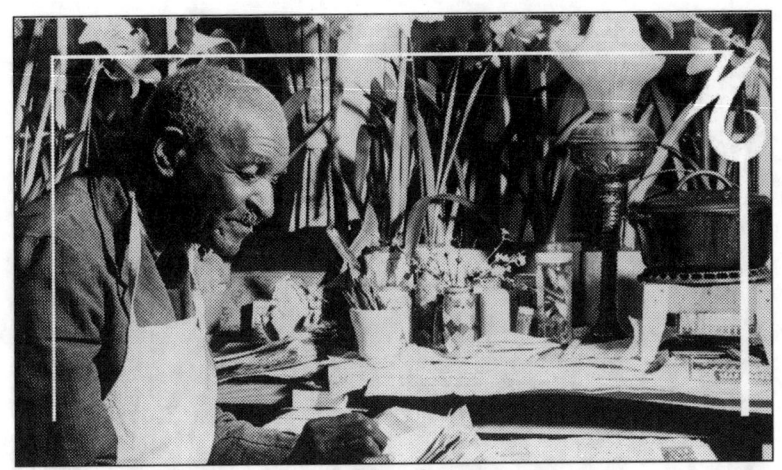

ஜார்ஜ் கார்வர்

கார்வர், தன்னுடைய ஆராய்ச்சிக் கூடத்தில் நிலக்கடலையை ஆராய்ச்சி செய்யத் தொடங்கினார். அதை நொறுக்கினார். வெப்பப்படுத்தினார். குளிரூட்டினார். அதனுள் என்னவெல்லாம் இருக்கின்றன என்று பிரித்து மேய்ந்தார். 33 சதவிகிதம் எண்ணெய்ச் சத்து இருப்பதைக் கண்டார். ஏழு வேதியியல் கூறுகள் இருப்பதைக் கண்டுபிடித்தார். ஏழு இரவுகள், ஏழு பகல்கள் - தவத்தை முடித்த கார்வர், நிலக்கடலையினுள் 24 விதமான பொருள்கள் இருப்பதாக அறிவித்தார். நிலக்கடலை 'வெண்ணெய்' தயாரிக்கும் முறையை(Peanut Butter) செயல்படுத்திப் பார்த்தார். அப்படியே அதிலிருந்து எண்ணெய், பால், உணவுப் பொருள்கள், வார்னிஷ் என்று பல பொருள்கள் தயாரிக்கும் முறையைக் கண்டறிந்தார். நிலக்கடலை ஓட்டிலிருந்தும் கார்ட்போர்டு, செயற்கை பளிங்குக் கல் உள்பட விதவிதமான பொருள்கள் செய்ய முடியும் என்று அறிவித்தார்.

நிலக்கடலையில் இருந்து இத்தனைவிதமான பொருள்கள் தயாரிக்கலாம் என்று கார்வர் நிரூபித்த பிறகு, அதன்மீது விவசாயிகளுக்குத் தனி ஈர்ப்பு உருவானது. அமெரிக்க அரசும் நிலக்கடலை மீது தனிக் கவனம் செலுத்த ஆரம்பித்தது. 1930-ம் ஆண்டில் அமெரிக்காவின் தென் மாநிலங்களின் முக்கியப் பயிராக நிலக்கடலை மாறியது. நிலக்கடலை மூலமாகவும், அதிலிருந்து தயாரிக்கப்படும் எண்ணெய் மூலமாகவும் அமெரிக்காவுக்குப் பல மில்லியன் டாலர் வருமானம் கொட்ட ஆரம்பித்தது.

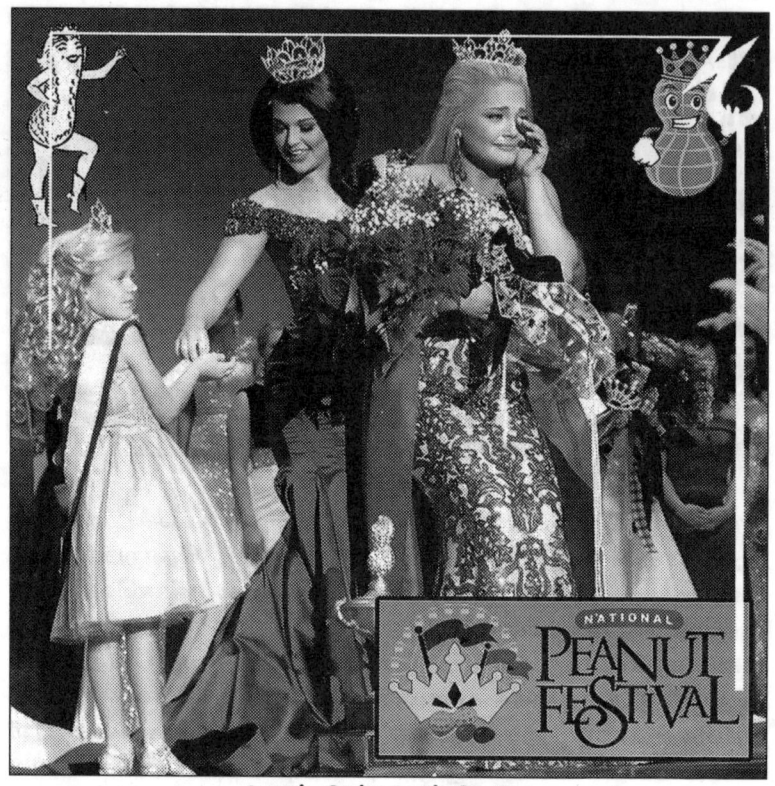

டோதன் நிலக்கடலைத் திருவிழா

அமெரிக்க மாநிலமான அலபாமாவின் பெரும்பாலான விவசாயிகள், இருபதாம் நூற்றாண்டின் முற்பகுதி வரை பருத்தியை நம்பித்தான் காலத்தை ஓட்டிக் கொண்டிருந்தார்கள். 1920-களில் பருத்தி விளைச்சல் பெரும் சரிவைக்கண்டது. ஒரே ஒரு விவசாயி மட்டும் கார்வரின் அறிவுறுத்தலால் நூறு ஏக்கர் பரப்பளவில் நிலக்கடலை பயிரிட்டிருந்தார். அந்த அறுவடையில் வங்கியில் வாங்கிய கடனை அடைத்ததுபோக நல்ல லாபத்துடன் அந்த விவசாயி புன்னகை சிந்தினார். அவர் காட்டிய வழியில் அலபாமா மாநிலமே நிலக்கடலை விவசாயத்துக்கு மாறியது. சில வருடங்களிலேயே அலபாமாவின் டோதன் (Dothan) அமெரிக்காவின் நிலக்கடலை விளைச்சல் மையமாக ஏற்றம் பெற்றது. ஜார்ஜியா, ஃப்ளோரிடா, அலபாமா மாநிலங்களின் எல்லையில் அமைந்திருப்பதால் டோதன், 'உலகின் நிலக்கடலை தலைநகரம்' ஆக வளர்ச்சி

பெற்றது. இன்றைக்கு அமெரிக்காவின் பெரும்பான்மையான நிலக்கடலை உற்பத்தி, டோதனைச் சுற்றி 100 மைல்கள் சுற்றளவில்தான் நடக்கிறது.

1938-ம் ஆண்டில் டோதனில் முதல் தேசிய நிலக்கடலைத் திருவிழா கொண்டாடப்பட்டது. அதில் ஜார்ஜ் கார்வர் கலந்துகொண்டு பேசினார். இப்போது வரை நிலக்கடலைக்கான டோதன் தேசிய திருவிழா (உணவுக் கொண்டாட்டம், உற்சாகப் பொருட்காட்சி, அழகிப் போட்டி, ஆரவார ஊர்வலம், கேளிக்கை நடனங்கள்) ஒவ்வொரு நவம்பரிலும் கோலாகலமாகக் கொண்டாடப்படுகிறது.

கார்வரின் கண்டுபிடிப்பில் மிகவும் உன்னதமான உணவுப் பொருளாக அமெரிக்கர்கள் கொண்டாடுவது நிலக்கடலை வெண்ணெயைத்தான். தென் அமெரிக்கப் பழங்குடிகளான இன்கா மக்கள், நிலக்கடலையை அரைத்து, வெண்ணெய் போல் தங்களது உணவுகளில் தடவிச் சாப்பிட்டதற்கான ஆதாரங்கள் கிடைத்திருக்கின்றன. ஆனால், நிலக்கடலை வெண்ணெயை வியாபார ரீதியாக அறிமுகப்படுத்தி, அதற்கென்று ஒரு சந்தையை உருவாக்கியவர், அமெரிக்க மருத்துவரான ஜான் ஹார்வி கெல்லாக். கார்ன் ப்ளேக்ஸ் புகழ் கெல்லாக்தான், 1895-ம் ஆண்டில் Peanut Butter-ஐயும் தயாரித்தார். மருத்துவரான கெல்லாக், வயது முதிர்ந்த, இறைச்சி சாப்பிட இயலாத தனது நோயாளிகளுக்குப் புரதச் சத்து மிகுந்த உணவைக் கொடுக்க நினைத்தார். ஆகவே மாற்று உணவாக, ரொட்டியில் தடவிச் சாப்பிடும் வகையில் நிலக்கடலை வெண்ணெயை அறிமுகப்படுத்தினார். நோயாளிகள் விரும்பிச் சாப்பிட்டார்கள்.

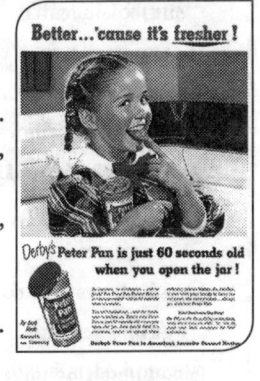

1904-ம் ஆண்டில் அமெரிக்காவில் நடந்த St. Louis World Fair என்ற வர்த்தகக் கண்காட்சியில் Peanut Butter வணிக ரீதியாக அறிமுகப்படுத்தப்பட்டது. இது நீண்ட நாள்கள் கெட்டுப்போகாது என்பதால் முதல் மற்றும் இரண்டாம் உலகப்போர் சமயங்களில் ராணுவ வீரர்கள்

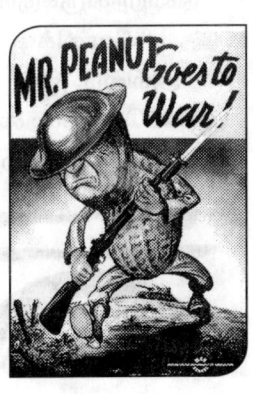

ரொட்டிக்குத் தடவிச் சாப்பிடுவதற்கு தங்கு தடையில்லாமல் வழங்கப்பட்டது. அமெரிக்க வீரர்களின் ரேஷனில் நிலக்கடலை வெண்ணெயும் தவறாமல் இடம்பெற்றிருந்தது. Mr.Peanut Goes to War - நிலக்கடலை ஒன்று ராணுவ உடையணிந்து துப்பாக்கியுடன் போருக்குக் கிளம்பிச் செல்வது போன்ற கார்ட்டூன் போஸ்டர் இரண்டாம் உலகப்போர் சமயத்தில் அமெரிக்காவில் பிரபலமானது.

நிலக்கடலை வெண்ணெய் நல்ல உணவுப்பொருள் மட்டு மில்லை. எந்திரங்கள் தடையின்றி இயங்க உபயோகிக்கப்படும் சிறந்த உயவுப்பொருளும்கூட. தோல் பொருள்களை பாலீஷ் செய்ய, கறை, அழுக்குகளை நீக்க என்று இது பலவிதங்களில் பயன் படுத்தப்படுகிறது. அமெரிக்கர்களை விட, கனடாக்காரர்கள் நிலக்கடலை வெண்ணெயை அதிகம் சுவைக் கிறார்கள். 95% கனடாக்காரர்கள் தினமும் நிலக்கடலை அல்லது நிலக்கடலை வெண்ணெய் அல்லது அது சார்ந்த ஏதோ ஒரு பொருளை உண்பதாகப் புள்ளிவிவரங்கள் சொல்கின்றன.

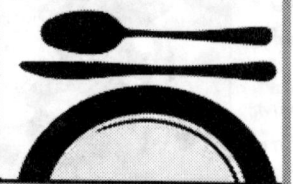

நிலக்கடலைச் செடியை மேயும் ஆடுகள், மாடுகள், பன்றிகள், வயல்வெளிப் பறவைகள் எல்லாமே அறுவடை காலத்திற்குப் பிறகு **இனப்பெருக்கம்** செய்திருக்கும். காரணம், நிலக்கடலையில் இயற்கையாக நிறைந்திருக்கும் ஃபோலிக் அமிலம். இது இனப்பெருக்கத்தை விரைவுபடுத்துகிறது.

The American Peanut Council சொல்லும் புள்ளிவிவரப்படி, அமெரிக்காவில் அதிக லாபம் தரும் பயிர் வரிசையில் பன்னிரண்டாவது இடத்தில் நிலக்கடலை இருக்கிறது. நிலக்கடலை சார்ந்த பொருள்களின் சந்தை மதிப்பு வருடத்துக்கு இரண்டு பில்லியன். அமெரிக்கர்கள் அதிகத் தரமான எண்ணெயாக மதித்து உபயோகிப்பது கடலை எண்ணெயைத்தான்.

நிலக்கடலை உற்பத்தியில் உலக அளவில் இந்தியா இரண்டாம் இடத்தில் இருக்கிறது. முதலிடத்தில் இருக்கும் தேசம் சீனா. நைஜீரியா,

டேன்டாடாவின் நிலக்கடலை பிரமிடுகள்

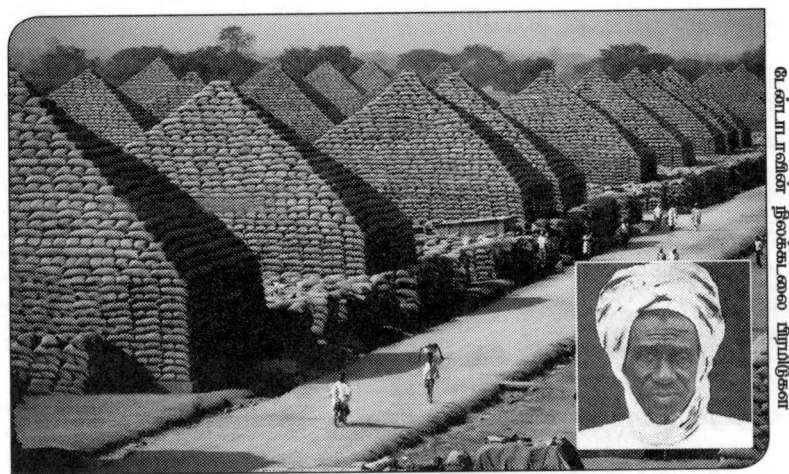

சூடானுக்குப் பிறகு ஐந்தாம் இடத்தில் அமெரிக்கா நிலக்கடலை கொரிக்கிறது.

இங்கே மூன்றாம் இடத்திலிருக்கும் நைஜீரியாவைப் பற்றி கூடுதலாக ஒரு விஷயம். 1930-கள் தொடங்கி 1950-கள் வரை நைஜீரியாவின் பல பகுதிகளில் பிரமிடுகள் தோன்றின. எல்லாம் நிலக்கடலை மூட்டைகளால் ஆன பிரமிடுகள். அல்ஹசன் டேன்டாடா (Alhassan Dantata), நைஜீரியாவைச் சேர்ந்த வியாபாரி. நைஜீரியாவின் மிகப் பெரிய நிலக்கடலை வியாபாரியாக 1920-களில் உருவெடுத்தார். ராயல் நைஜர் நிறுவனம் (RNC), ஐரோப்பிய நாடுகளுக்கு நிலக்கடலை ஏற்றுமதி செய்து கொண்டிருந்தது. RNC-க்குப் பெருமளவில் நிலக்கடலை விநியோகம் செய்தவர் டேன்டாடாதான். ஏற்றுமதி செய்யப்பட வேண்டிய நிலக்கடலை மூட்டைகளை காலி மைதானங்களில் பிரமிடு வடிவத்தில் அடுக்கி வைத்தார். ஒரு பிரமிடு என்பது சுமார் 15000 நிலக்கடலை மூட்டைகளால் ஆனது.

அந்த நிலக்கடலை பிரமிடுகள் நைஜீரியாவின் வளத்தைப் பறைசாற்றின. அவற்றைக் காண்பதற்காக வெளிநாட்டுச் சுற்றுலா பயணிகளும் வந்து சென்றார்கள். நைஜீரியாவின் பொருளாதாரத்துக்கு முதுகெலும்பாக இருந்த அந்த நிலக்கடலை பிரமிடுகளைக் கொண்டு தபால்தலைகளும் வெளியிடப்பட்டன. அன்றைக்கு மேற்கு ஆப்பிரிக்காவின் மிகப்பெரிய பணக்காரராக விளங்கிய டேன்டாடாவின் காலத்துக்குப் பிறகு நைஜீரிய நிலக்கடலை பிரமிடுகளும் சரிந்து போயின.

கோவில்பட்டி கடலை மிட்டாய்

1901-ம் ஆண்டில் கோவில்பட்டி பகுதியில் விளையும் பருத்தி, நிலக்கடலை, கரும்பு பயிர்களில் உண்டாகும் நோய்களைத் தடுப்பதற்காக தாவரவியலாளர் ஒருவர் நியமிக்கப்பட்டதாக பிரிட்டிஷ் அரசுக் குறிப்பு சொல்கிறது. ஆக, பத்தொன்பதாம் நூற்றாண்டிலேயே கோவில்பட்டி கரிசல் மண்ணுக்குரிய பயிராக நிலக்கடலை இடம் பிடித்துவிட்டது என்பது உறுதியாகிறது.

உலகமெங்கும் கடலை மிட்டாய்கள் இருக்கின்றன. இந்தியாவெங்கும் தயாரிக்கப்படுகின்றன. தமிழகத்தின் பல பகுதிகளிலும் கடலை மிட்டாய்த் தொழில் பலருக்கும் வாழ்வாதாரமாக அமைந்திருக்கிறது. என்றாலும், சுவையில் நம்பர் 1 கடலை மிட்டாய் என்றால் நெஞ்சு நிமிர்த்தி நிற்கிறது கோவில்பட்டி. ஏன்? எதனால்?

முதல் காரணம், கடலையின் தரம். இரண்டாவது காரணம் கோவில்பட்டிக்காரர்களின் கைப்பக்குவம்.

வெல்லம் அல்லது பனங்கருப்பட்டியை ஒரு கடி கடித்துக் கொண்டே வறுத்த அல்லது அவித்த கடலையைச் சாப்பிடுவது கிராம மக்களின் வழக்கம். இந்தக் கூட்டணி உடலுக்கு நல்லது. ஒரு காலத்தில் கோவில்பட்டி பகுதியில் பனைத்தொழில் ஓஹோவென இருந்தது. அதேபோல தூத்துக்குடி மாவட்டத்தின் பல பகுதிகளில் நிலக்கடலை சாகுபடி பிரதானமாக இருந்தது. ஆக, நிலக்கடலையை வறுத்து, அதில் பனங்கருப்பட்டியை காய்ச்சி ஊற்றி, உருண்டை பிடித்தார்கள். கடலை உருண்டை மக்கள் விரும்பும் இனிப்பாக மாறியது.

அடுத்து கடலை உருண்டையில் கருப்பட்டிக்குப் பதிலாக, வெல்லம் சேர்க்கத் தொடங்கினார்கள். வீட்டில் தின்பண்டமாகச் செய்யப்பட்ட கடலை உருண்டையை, கடைகளுக்கு வியாபாரத்துக்குக் கொண்டு வந்தவர் பொன்னம்பல நாடார். 1940-களில் பொன்னம்பலம் கோவில்பட்டி சந்தையில் பலசரக்குக் கடை வைத்திருந்தார். தன் கடையின் வியாபாரத் தேவைக்குப் போக, கூடுதலாக இருக்கும் நிலக்கடலையை என்ன செய்யலாம் என்று யோசித்தார். கடலை உருண்டை தயாரிக்க ஆரம்பித்தார். அவரது கைப்பக்குவத்தில் உருவான 'கடலை மிட்டாய்' தனிச் சுவையுடன் மக்கள் மனத்தில் இடம் பிடித்தது. 'பொன்னம்பலம் கடலை மிட்டாய்'தான் கோவில்பட்டியின் முதல் பிராண்ட்.

பொன்னம்பலத்துக்குப் பிறகு அவரது குடும்பத்தினர் அந்தத் தொழிலை தொடர்ந்து செய்யவில்லை. ஆனால், பொன்னம்பலத்திடம் தொழில் கற்றுக் கொண்டவர்கள், கற்றுக் கொண்டவர்களிடம் இருந்து கற்றுக் கொண்டவர்கள் என்று பலரும் பிரிந்து தனியாகக் கிளைபரப்பி கடலை மிட்டாய்த் தயாரிப்பைத் தொடங்கினார்கள். கோவில்பட்டியெங்கும் கடலை மிட்டாய் தயாரிப்பு பெருகியதும், அதன் அடையாளமாகிப் போனதும் இப்படித்தான்.

பொன்னம்பலம் உருவாக்கிய கடலை உருண்டையை, சதுரமான கடலை மிட்டாயாக மாற்றி வியாபாரத்தை ஆரம்பித்தவர், வி.வி.ராமச்சந்திரன். VVR என்ற பிராண்ட் கடலை மிட்டாய் இன்றைக்கும் அங்கே முன்னணியில் இருக்கிறது. கரிசல் பூமி என்பதால் கோவில்பட்டி சுற்றுவட்டாரப் பகுதிகளில் நல்ல தரமான 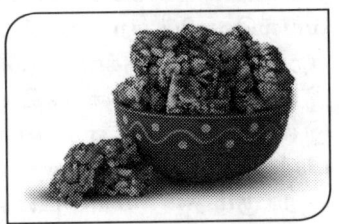 நிலக்கடலை விளைகிறது. தவிர, திண்டுக்கல், ராமநாதபுரம், விருதுநகர் பகுதிகளில் இருந்தும் நிலக்கடலை கொள்முதல் செய்கிறார்கள். சேலம், ஸ்ரீவில்லிபுத்தூர், தேனியில் இருந்து கடலை மிட்டாய்க்கான தரமான வெல்லத்தைக் கொள்முதல் செய்கிறார்கள். கடலையை வறுக்கும் பதமும், தேர்ந்தெடுத்து வாங்கும் வெல்லத்தை, பாகுகாய்ச்சும் பதமும் கடலை மிட்டாயின் சுவைக்கு மிகவும் முக்கியமானவை.

இவை தவிர பொடி செய்யப்பட்ட கற்கண்டு, ஏலக்காய்த் தூள், கொஞ்சமாகச் சுக்குத்தூள், வண்ண வண்ண தேங்காய்த் துருவல் போன்றவற்றையும் கடலை மிட்டாயின் மேற்பரப்பில் தூவுகிறார்கள். கோவில்பட்டியில் தயாரிக்கப்படும் கடலை மிட்டாய், மூன்று மாதங்கள் வரை மொறுமொறுப்பு குறையாமல், சுவை குன்றாமல் இருக்கும். அதற்காக எந்தவித வேதிப்பொருளும் கடலை மிட்டாயில் சேர்க்கப்படுவதில்லை.

நல்லன எல்லாம் தரும் நிலக்கடலை

பச்சையான நிலக்கடலையை அதிகமாகச் சாப்பிட்டால்தான் பித்தம். கடலையை அவித்தோ, வறுத்தோ சாப்பிட்டால் தொந்தரவு கிடையாது. கடலை மேல் இருக்கும் மெல்லியத்

தோலை நீக்காமல் சாப்பிடுதல் நல்லது. அதில் பல சத்துக்கள் இருக்கின்றன. நாற்பது வயதில் எல்லாம் எலும்புத் தேய்மானம், மூட்டு வலி வராமல் இருக்க, சிறுவயதிலிருந்தே கால்சியம் சத்து நிறைந்த கடலையை உட்கொண்டு வருதல் நலம்.

கிராமப்புறங்களில் நிலக்கடலை பயிரிடப்பட்டிருக்கும் வயலைச் சுற்றி ஏராளமான உயிரினங்கள் இனப்பெருக்கம் செய்வது என்பது இயல்பாக நடக்கும். நிலக்கடலை விதைக்கும்போது வயலில் எலிகளே இருக்காது. ஆனால், அறுவடை சமயத்தில் ஏகப்பட்ட குட்டிகளுடன் எலிகள் பெருகியிருக்கும். அதேபோல, நிலக்கடலைச் செடியை மேயும் ஆடுகள், மாடுகள், பன்றிகள், வயல்வெளிப் பறவைகள் எல்லாமே அறுவடை காலத்திற்குப் பிறகு இனப்பெருக்கம் செய்திருக்கும். காரணம், நிலக்கடலையில் இயற்கையாக நிறைந்திருக்கும் ஃபோலிக் அமிலம். இது இனப்பெருக்கத்தை விரைவுபடுத்துகிறது. கர்ப்பப்பை பிரச்னைகளைத் தீர்த்து அதனை வலுவாக்குகிறது. குழந்தைப் பேறு வழங்கும் தன்மையுடையதாக இருக்கிறது. ஆம், நிலக்கடலை உண்ணுதல் சந்ததியைப் பெருக்க உதவும். செயற்கைக்கருத்தரிப்பு மையங்களைத் தேடிப் போகாமலிருக்கச் செய்யும்.

கடலை எண்ணெயில் உள்ள கொழுப்பு, உடலுக்குத் தேவையான நல்ல கொழுப்பு. நிலக்கடலையில் இருக்கும் தாமிரம், துத்தநாகச் சத்துகள் எல்லாம், கெட்ட கொழுப்பை அழித்து, நல்ல கொழுப்பை அதிகமாக்கி இதயத்தைப் பாதுகாக்கின்றன. ரீஃபைண்ட் செய்யப்படாத கடலை எண்ணெயை, அதிகம் கொதிக்க வைக்காமல் சமையலுக்கு உபயோகிப்படுத்தினால் உடலுக்கு எந்தவிதமான பாதிப்பும் கிடையாது என்று உணவியல் நிபுணர்கள் சொல்கிறார்கள்.

மூளையைச் சுறுசுறுப்பாக்கும் செரட்டோனின் என்ற உயிர்ப்பொருளைத் தூண்டும் சக்தி நிலக்கடலைக்கு இருக்கிறது. தினமும் ஒரு கப் அவித்த நிலக்கடலை அல்லது சில கடலை மிட்டாய்கள் உண்பது என்பது குழந்தைகளின் ஆரோக்கியத்தையும் அறிவையும் மேம்படுத்தும்.

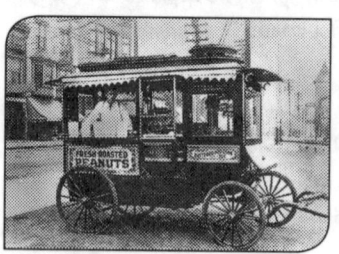

ஒரே ஒரு விஷயம் மட்டும்தான். நிலக்கடலையைச் சாப்பிடும்போது கசப்புச் சுவை வந்தால் அதைச் சாப்பிடக் கூடாது. கசப்பேறிய

நிலக்கடலையில் அஃப்லோடாக்ஸின் என்ற பொருள் இருக்கிறது. இது வயிற்றின் ஜீரணத்தைப் பாதிக்கும். சிலருக்கு நிலக்கடலை ஒவ்வாமை என்பது இயற்கையாகவே இருக்கும். சில சமயங்களில் நிலக்கடலையால் ஏற்படும் ஒவ்வாமை என்பது உயிரையே பறிக்கும் அளவுக்குச் சென்றுவிடும். இந்த ஒவ்வாமைக்கான சிகிச்சை முறை இன்னும் கண்டறியப்படவில்லை.

விலை மலிவான நிலக்கடலையை 'ஏழைகளின் முந்திரி' என்பார்கள். காரணம் அதில் பாதாம், பிஸ்தா, முந்திரி இன்னபிற பருப்புகளைவிட வளமான சத்துக்கள் உண்டு. ஆக நிலக்கடலைக்கு நாம் கூடுதல் சிறப்புப் பட்டம் ஒன்றையும் வழங்குவோம். 'சத்துக்களின் பேரரசன்!'

உணவும் கலாசாரமும்

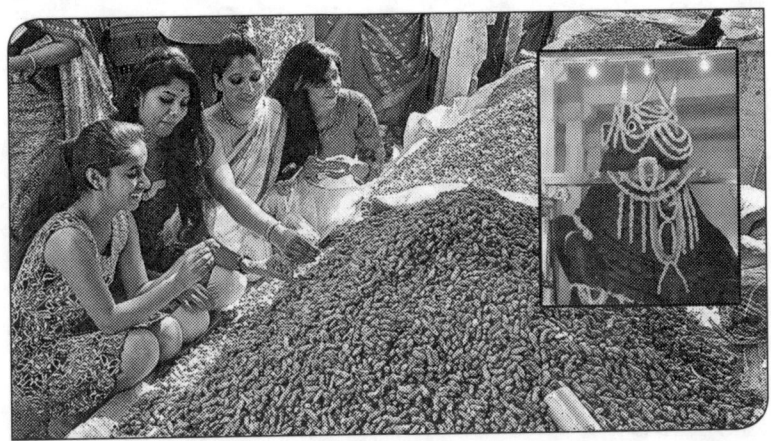

ஒவ்வோர் ஆண்டும் கார்த்திகை சோமாவாரத்தின்போது பெங்களூரு பசவனகுடி நந்தி கோயிலில் கட்லேகாய் பரிஷே என்றழைக்கப்படும் நிலக்கடலைத் திருவிழா களைகட்டுகிறது. கர்நாடகா மட்டுமன்றி, தமிழகம், ஆந்திரா, கேரளா, மகாராஷ்டிராவைச் சேர்ந்த நிலக்கடலை விவசாயிகளெல்லாம் ஒன்றுகூடி கோயிலைச் சுற்றி உள்ள வளாகத்தில் விதவிதமான நிலக்கடலை ரகங்களை விற்கிறார்கள். சுமார் 500 ஆண்டுகளாக நடைபெறும் இந்தத் திருவிழாவுக்குப் பின்னணியில் ஒரு கதையும் இருக்கிறது.

பதினாறாம் நூற்றாண்டில் பசவனகுடி பகுதியில் நிலக்கடலை விவசாயம் செய்துவந்த விவசாயிகள், இரவு நேரங்களில்

அவர்களது பயிரெல்லாம் சேதம் ஆவதைக் கண்டு மன வருத்தத்தில் இருந்தனர். யார் இதைச் சேதப்படுத்துவது என்று கண்டறியக் களம் இறங்கியபோது காளை ஒன்று வயல்களில் புகுந்து பயிரை மேய்வதைக் கண்டனர். ‘சிவனின் வாகனமான நந்திபெருமானாகிய நீங்கள் எங்கள் பயிரைச் சேதப்படுத்தாமல் உதவ வேண்டும்’ என்று விவசாயிகள் காளையனிடம் வேண்டுதல் வைக்க, மறுநாள் அங்கே காளையானது நந்தி சிலையாக சமைந்து நின்றதாகவும், பின்னர் அங்கே கோயில் எழுப்பப்பட்டதாகவும் ஒரு கதை உண்டு.

காளை பயிரை மேய்வதைக் கண்ட விவசாயிகள் அதனை ரத்தம் வரும் அளவுக்குத் தாக்கியதாகவும், பின்பு அந்தச் செயலுக்கு மனம் வருந்தி அங்கே காளைக்குக் கோயில் எழுப்பி, ஒவ்வொரு நிலக்கடலை அறுவடையிலும் முதல் பங்கை நந்திக்கு வழங்கி வணங்கியதாகவும் கதைக்கு இன்னொரு வடிவமும் உண்டு. சுமார் ஒரு வார காலத்துக்கு இந்த நிலக்கடலைத் திருவிழா களைகட்டுகிறது. இந்தியாவில் நடைபெறும் நிலைக்கடலைக்கான ஒரே திருவிழா இதுவே.

இந்தியர்களின் உணவுக் கலாசாரத்திலும் நிலக்கடலை தேசிய ஒருமைப்பாடு கொண்ட பயிர்தான். கடுகெண்ணெய், சூரியகாந்தி எண்ணெக்கு அடுத்து கடலை எண்ணெயையும் இந்தியர்கள் அதிக அளவில் பயன்படுத்துகிறார்கள். தென்னிந்திய உணவுக் கலாசாரத்தில் வறுத்த கடலை, அவித்த கடலை, பொரித்த கடலை, மசாலா கடலை, உப்புக்கடலை, கடலை மிட்டாய், கடலை உருண்டைக்குப் பிறகு நிலக்கடலை சட்னியும் அதிகம் புழக்கத்தில் இருக்கிறது. நிலக்கடலை சேர்க்கப்பட்ட இட்லிப்பொடி, நிலக்கடலை குழம்பு, கூட்டு, பொரியல், குருமாவில் சேர்க்கப்படும் நிலக்கடலை, புளியோதரை, மிக்சர் என்று கடலை பல பதார்த்தங்களில் துணை நடிகராக முகம் காட்டுகிறது. மிர்ச்சி கா சாலன் என்பது ஹைதரபாத்தில் கிடைக்கும் காரசார கடலைக் குழம்பு. தருமபுரி புகழ் நிப்பட் என்ற நிலக்கடலை சேர்க்கப்பட்ட தட்டை வகை வெளிநாடுகளுக்கும் ஏற்றுமதியாகிறது. குடிசைத் தொழிலாக நிப்பட் தயாரிப்பு என்பது அங்கே ஆயிரக்கணக்கான குடும்பங்களின் பிரதான தொழிலாகவும் இருக்கிறது.

நிலக்கடலையின் தாயகமான பெரு மற்றும் மெக்ஸிகன் உணவுக் கலாசாரத்தில் நிலக்கடலை அதிகமாகப் பயன்படுத்தப்படுகிறது. உருளைக்கிழங்கு அல்லது இறைச்சியோடு நிலக்கடலை கொண்டு

தயாரிக்கப்பட்ட சாஸ், பெருவில் விளைந்த ஒரு வகை மிளகாய், பூண்டு, வெங்காயம், மசாலாவெல்லாம் சேர்த்துத் தயாரிக்கப்படும் Ocopa என்ற பதார்த்தம் அங்கே பிரபலமானது. இதே நிலக்கடலை சாஸ், மிளகாய் உடன் கடல் மீனைக் கொண்டோ, கோழிக்கறி கொண்டோ சமைக்கப்படும் கறிக்கஞ்சி போன்ற பெருவின் பாரம்பரிய உணவு அங்கே பெரும்பான்மையானோரால் சமைக்கப்படுகிறது. பெரு, ஸ்பெயினின் காலனியாக இருந்த சமயத்தில் ஸ்பானியர்கள் தங்கள் உணவில் பாதாம் அல்லது பைன் கொட்டைக்குப் பதிலாக பெருவின் நிலக்கடலையைச் சேர்த்துக் கொள்ளத் தொடங்கினார்கள். இப்படியாக ஸ்பானிய உணவுக் கலாசாரத்திலும் நிலக்கடலை மரியாதைக்குரிய இடத்தைப் பிடித்தது.

நிலக்கடலையைப் பிரதானமாகக் கொண்டு, பிற மசாலாக்கள் சேர்த்துத் தயாரிக்கப்படும் மெக்ஸிகன் கடலை சாஸுக்கு Encacahuatado என்று பெயர். இந்த மெக்ஸிக கடலை சாஸ் அங்கே பல்வேறு பாரம்பரிய பதார்த்தங்களின் தயாரிப்பில் பிரதான சேர்மானம். Mazapán de cacahuate என்ற நிலக்கடலை பர்பியானது மெக்ஸிகன் பெட்டிக்கடையில்கூட கிடைக்கும் இனிப்பு ரகம். பூண்டு, எலுமிச்சை, மிளகு, வத்தல்பொடி, ஆலிவ் ஆயில் எல்லாம் சேர்த்து வறுத்த அல்லது பொரித்த மெக்ஸிகன் மசாலா கடலைக்குச் சர்வதேச அளவில் சந்தை மதிப்பு உண்டு.

இஸ்ரேலில் Kabukim என்ற உப்பு மசாலா கடலை அவர்களது விருப்பத்துக்குரிய தின்பண்டம். நடைபாதை வியாபாரிகள் முதல் குளிரூட்டப்பட்ட மால்கள் வரை கபுகிம்முக்கும் இடம் உண்டு. நிலக்கடலையும் மக்காச்சோளமும் கலந்த பம்பா பஃப்ஸ் என்ற நொறுக்குத் தீனி இஸ்ரேல் பொடிசுகளின் விருப்பத்துக்குரியது.

கோபா இனிப்பு

நிலக்கடலை வெண்ணெயும் இறைச்சியும் சேர்த்துத் தயாரிக்கப்படும் Kare-Kare என்ற கறிக்குழம்பு வகையை பிலிப்பைன்ஸ் மக்கள் அடிக்கடிச் சுவைக்கிறார்கள். உப்பு, வத்தல்பொடி எல்லாம் போட்டு வறுத்த நிலக்கடலையானது அவர்களுக்கும் பிடித்த நொறுக்குத் தீனி.

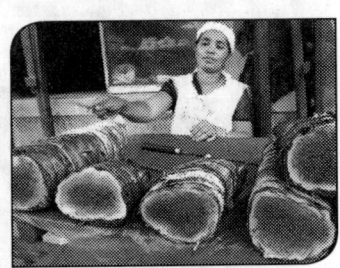

இந்தோனேசிய உணவுக் கலாசாரத்தில் நிலக்கடலை சாஸ் சேர்த்து விதவிதமான சாலட் செய்கிறார்கள். Gado-gado, Pecel, Karedok போன்ற திருநாமத்துக்குரியவை எல்லாம் காய்கறி, நூடுல்ஸ் முதல் முட்டை, இறைச்சி வரை விதவிதமான கலவையில் அமைந்த நிலக்கடலை சாஸ் பிரதானமாகச் சேர்க்கப்பட்ட சாலட்கள். இந்தோனேசியாவில் நிலக்கடலை சாஸ் என்பது Satay என்ற பெயரில் பொதுவாக அழைக்கப் படுகிறது. Rempeyek என்பது இந்தோனேசியர்கள் தயாரிக்கும் நிலக்கடலை தட்டை போன்ற மொறுமொறு தின்பண்டம்.

கோபா - மடகாஸ்காரின் பாரம்பரியமான இனிப்பு. நிலக்கடலை, வாழைப்பழம், தேன், அரிசி மாவு அல்லது மக்காச்சோள மாவு போன்றவற்றைப் பிசைந்து வாழை இலையில் வைத்து அவித்து எடுக்கிறார்கள். மடகாஸ்கரின் சாலையோரக் கடைகளில் இந்த இனிப்பு விற்கப்படுகிறது. மாஃபே, இது நிலக்கடலை சேர்த்துத் தயாரிக்கப்படும் மாட்டுக்கறி அல்லது ஆட்டுக்கறிக் குழம்பு. மேற்கு ஆப்பிரிக்கக் கலாசார உணவு. டோமொடா என்ற நிலக்கடலை இறைச்சிக் குழம்பை சாதத்தில் ஊற்றி குழைத்து அடிப்பது என்பது காம்பியர்களுக்கு ஏகாந்த உணர்வைத் தரும் விஷயம். மேற்கு ஆப்பிரிக்காவில் நிலக்கடலை மாவு கொண்டு தயாரிக்கப்படும் முறுக்கு Kuli-kuli என்ற பெயரில் அழைக்கப்படுகிறது.

நிலக்கடலை சூப் என்பது உலகில் பல்வேறு நாடுகளில் கொதித்துக் கொண்டிருக்கிறது. ஆப்பிரிக்கர்களுக்கு விருப்பமான பானம். தைவான் உணவு கலாசாரத்தில் இருக்கிறது. அமெரிக்கர்களும் அடிக்கடி பருகுகிறார்கள். லத்தீன் அமெரிக்க உணவுக் கலாசாரத்தில் தவிர்க்க முடியாதது. கானா மக்கள் மசிக்கப்பட்ட

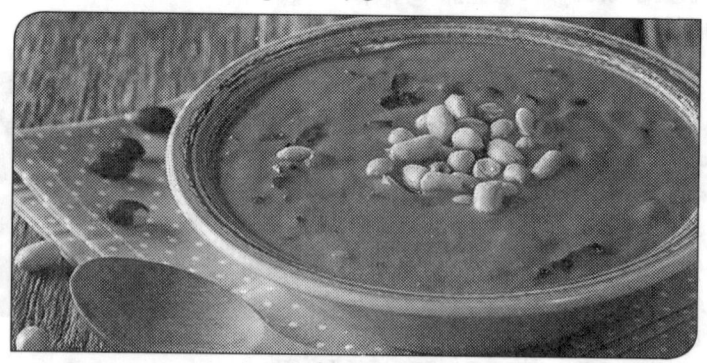

நிலக்கடலை சூப்

சோற்று உருண்டைகளுடன் (Omo tuo) நிலக்கடலை சூப்பை விரும்பிப் பருகுகிறார்கள்.

உலகமெங்கும் கடலை மிட்டாய்களுக்கு என்று ஏகப்பட்ட செய்முறைகள் இருக்கின்றன. விதவிதமான பெயர்களில், சுவைகளில் கடலை மிட்டாய்கள் சர்வதேச சந்தையை ஆள்கின்றன. தவிர, பல வகையான நிலக்கடலை சாக்லேட்டுகள், சாக்லேட் பார்கள், ஐஸ்கிரீம்கள், கேக்குகள், பிஸ்கட்டுகள், குக்கீஸ்கள் புழக்கத்தில் இருக்கின்றன. Peanut punch என்பது கரீபியர்கள் விரும்பிப் பருகும் நிலக்கடலை வெண்ணெய், சர்க்கரை, பால், வாழைப்பழம் எல்லாம் சேர்த்துத் தயாரிக்கப் படும் ஊட்டச்சத்து பானம். ஜமைக்காவில் இதில் சற்றே ரம் கலந்து கிக்காகவும் தயாரிக்கிறார்கள். தவிர, அமெரிக்காவின் சில இடங்களில் Peanut butter whiskey-ம் புழக்கத்தில் இருக்கிறது என்பது இங்கே தகவலுக்காக.

கடலைப் பயிரும், கடலையும், கடலை தயாரிப்பில் மிஞ்சும் சக்கையான கடலைப் புண்ணாக்கும் கால்நடைகளுக்கான முக்கியமான தீவனமாக உபயோகப்படுகிறது. கடலைப் புண்ணாக்கு உரமாகவும் பயன்படுகிறது. கடலைப் புண்ணாக்கை ரகசியமாகச் சுவைத்து உண்ணும் மனிதர்களும் இருக்கிறார்கள் என்பதும் இங்கே தகவலுக்காக.

கடலையும் காதலும்

சிலருக்கு இந்தக் கேள்வி இருக்கலாம். 'கடலை போடுதல்' என்ற வார்த்தைப் பிரயோகம் எப்படித் தோன்றியது? எங்கிருந்து தோன்றியது? ஹிஸ்டரி என்ன? கடற்கரையில் விற்கப்படும் அவித்த அல்லது வறுத்த கடலையை சில்லறைக்கு வாங்கிவைத்துக் கொண்டு மணிக்கணக்கில் காதலனுடன் அல்லது காதலியுடன் அல்லது பெஸ்ட்டியுடன் பேசிக் கொண்டே இருப்பதால் அந்த மகோன்னதச் செயலுக்கு கடலை போடுதல், கடலை வறுத்தல், கடலை சாகுபடி என்ற பெயர் தோன்றியிருக்கலாம். (சரித்திரபூர்வமான வேறு விளக்கம் இருந்தால் எனக்கு கடுதாசி எழுதிப் போடவும்.)

சரி, காதலில் விளைந்த சர்வதேச கடலை வெற்றிக் கதை ஒன்றைப் பார்த்துவிடுவோம்.

யோசிகெய் நகாடானி (Yoshiegei Nakatani), *1930-களில் ஜப்பானிலிருந்து வேலை தேடி மெக்ஸிகோவுக்குச் சென்ற*

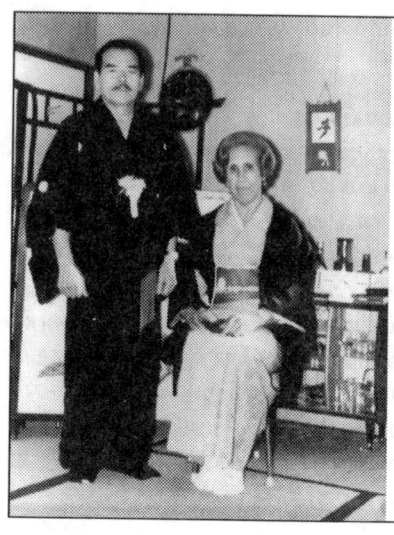 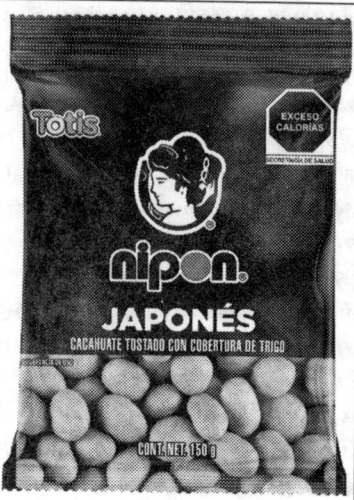

ஏராளமான ஜப்பானியர்களுள் ஒருவர். மெக்ஸிகோவில் ஏதாவது ஒரு வேலை பார்ப்பார்கள். பின்பு சூழல் அமைந்தால் அமெரிக்காவுக்கு நகர்ந்து விடுவார்கள். அதுவே அன்றைய ஜப்பானிய இளைஞர்களின் நோக்கமாக இருந்தது. மெக்ஸிகோவின் கொலிமாநகரத்தில் பட்டன் தயாரிப்பு நிறுவனம் ஒன்றை நடத்தி வந்த கடோ ஷியோகாய் என்ற ஜப்பானியர் யோசிகெய்யை வேலைக்கு எடுத்துக் கொண்டார்.

யோசிகெய் வாடகைக்கு அறை ஒன்றை எடுத்துத் தங்கினார். மொட்டை மாடியில் துணி துவைக்கச் சென்றபோது, அங்கே துணிகளை உலர்த்திக் கொண்டிருந்த எம்மா (அறையின் உரிமையாளரது மகள்) என்ற இளம்பெண்ணைக் கண்டார். அந்த மெக்ஸிகோ இளம் பெண்ணுக்கும், ஜப்பானின் இளைஞனுக்கும் இடையே காதல் வந்து அமர்ந்து கொண்டது. இருவருக்கும் இடையே பேசுவதற்கென பொதுவான மொழி எதுவும் இல்லை. இருந்தாலும் வார்த்தைகளின்றியே கடலை பயிரிட்டார்கள். ஆயிரம் காலத்துப் பயிர் பந்தத்தில் இணைந்து கொண்டார்கள். ஏழு பிள்ளைகளும் பெற்றுக் கொண்டார்கள்.

இரண்டாம் உலகப்போர் ஆரம்பமானது. கடோ ஷியோகாய் ஜப்பானிய உளவாளியாக இருப்பார் என்ற சந்தேகத்தில் கைது செய்யப்பட, பட்டன் நிறுவனம் மூடப்பட, யோசிகெய் வேலை இழந்து வெறுங்கையுடன் நின்றார். எம்மா சோர்ந்துவிடவில்லை.

‘வீட்லயே ஏதாவது தின்பண்டம் சுட்டுத் தர்றேன். போய் வித்துக்கிட்டு வாங்க!’ என்றாள். அப்போது யோசிகெய்யின் கையில் நிலக்கடலை கிடைத்தது. ஜப்பானிய பாணியில் Oranda என்ற மசாலா கடலை தயாரித்தார். சோயா சாஸும் கோதுமை மாவும் சேர்த்து புரட்டிப் பொரிக்கப்பட்ட மொறுமொறு நிலக்கடலைத் தின்பண்டம் அது. மெக்ஸிகர்கள் விரும்பி வாங்க ஆரம்பித்தார்கள்.

கொஞ்ச காலத்திலேயே இதை வீட்டில் தயாரித்தால் கட்டுப்படியாகாது என்று தனியே ஓர் இடம் பார்த்தார்கள். அடுத்து அதைத் தயாரிக்க எந்திரம் வாங்கிப் போட்டார்கள். மொறுமொறு மசாலா கடலையால் விறுவிறு வளர்ச்சி. Mr.Japanese என்ற பெயரில் மெக்ஸிகர்கள் ஜப்பானிய மசாலா கடலையைக் கொண்டாடினார்கள். 1950-களில் Nipon என்ற பிராண்ட் மசாலா கடலையாக மெக்ஸிகோவின் சந்தையை ஜப்பான் மசாலா கடலை பாக்கெட்டுகள் ஆளத் தொடங்கின. இன்று வரை வெற்றிகரமாக விற்பனையாகிக் கொண்டிருக்கின்றன.

தொழிலதிபர்களான யோசிகெய் - எம்மா தம்பதியர் நமக்குச் சொல்லும் பாடம் என்னவென்றால் கடலை போட்டு காதல் கல்யாணம் செய்வது மட்டும் முக்கியமல்ல. தேவைப்பட்டால் கல்யாணத்துக்குப் பிறகும் கடலை (பொட்டலம்) போட்டு வாழ்க்கையில் வெல்வதே முக்கியம்.

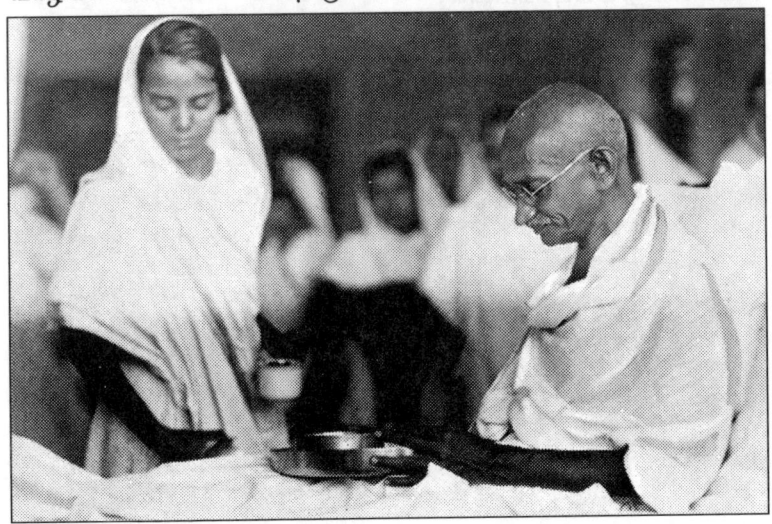

கடைசியாக காந்தியின் கடலைக் காதலுக்கு வருவோம். மகாத்மாவுக்குப் பிடித்தமான உணவு ஆட்டுப்பாலும் வேர்க்கடலையும் என்று நமக்குத் தெரியும். காந்தியின் மெனுவில் வேர்க்கடலை சேர்ந்ததற்குக் காரணம் என்ன?

ஜார்ஜ் கார்வர் எழுதிய ஒரு கடிதம்.

'நீங்கள் அடிக்கடி உண்ணாவிரதம் இருக்கிறீர்கள். உங்கள் உடல் வலிமையுடன் இருந்தால்தான், நீங்கள் போராட்டங்களை வலிமையுடன் நடத்த முடியும். அதனால் உங்கள் உடலுக்குத் தேவையான புரதச்சத்துகள் கிடைக்க, ஆட்டுப்பாலும் வேர்க்கடலையும் எப்போதும் சேர்த்துக் கொள்ளுங்கள்' என்று கார்வர், காந்தியிடம் கேட்டுக் கொண்டார். காந்தி வேர்க்கடலை மீது காதல் கொள்ளக் காரணம் இதுவே.

கோட்சே, கார்கரே, ஆப்தே - மூவரும் காந்தியைக் கொல்வதற்குத் திட்டம் போட்டார்கள். ஜனவரி 30 என்று நாள் குறித்தார்கள். திட்டத்தைச் செயல்படுத்த ராணுவ வீரன் உடையில் கோட்சே கிளம்பத் தயாரானார். கிளம்பும் முன் கோட்சேக்கு ஓர் ஆசை. 'உப்புக்கடலை சாப்பிடணும் போல இருக்கு. கிடைக்குமா?'

கோட்சேவுக்காக, அவரது நண்பர்கள், உப்புக்கடலையைத் தேடி வாங்கி வந்தார்கள். வேர்க்கடலையை விரும்பிச் சாப்பிட்ட காந்தியைக் கொல்லுவதற்கு முன், கோட்சே பிரியமாகச் சாப்பிட்டது உப்புக்கடலை.

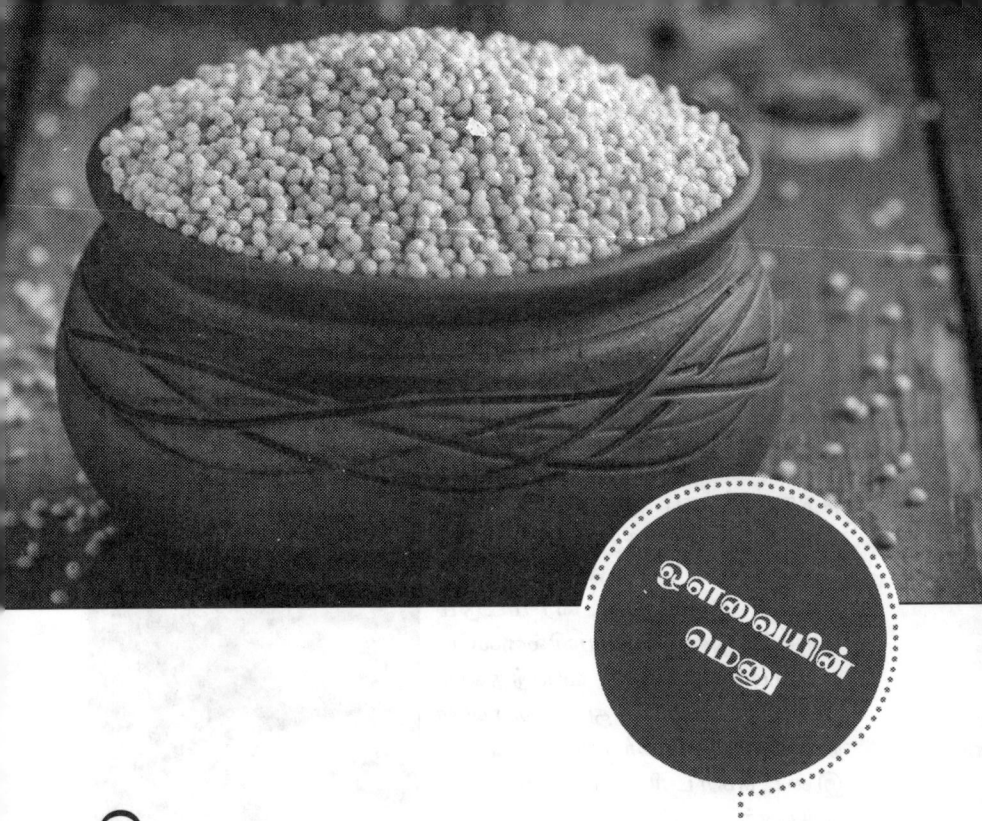

ஔவையின் மெனு

சித்தர்களுள் ஒருவராக அறியப்படும் இடைக்காடர், மேய்ச்சல் தொழிலை மேற்கொண்டு வந்தவர். அபாரமான ஜோதிட ஞானம் கொண்டவர். ஒரு சமயம் ஊர் மக்களிடம், 'இன்னும் கொஞ்ச நாள்களில் கொடிய பஞ்சம் வரப்போகிறது' என்று எச்சரித்தார். ஆனால், மழைக்காலம் நெருங்கிக் கொண்டிருந்ததால் யாரும் இடைக்காடரின் சொற்களை மதிக்கவில்லை. அவரை ஏளனமாகப் பேசினார்கள்.

இடைக்காடரோ பஞ்சத்தை எதிர்கொள்ளத் தயாரானார். தம் ஆடுகளை எந்தக் காலத்திலும் கிடைக்கக் கூடிய எருக்கிலைகளைத் தின்னப் பழக்கினார். தன் கைவசமிருந்த வரகு தானியத்தை மண்ணுடன் சேர்த்துப் பிசைந்து சுவர்களை எழுப்பிக் குடிசை கட்டினார். எருக்கிலையை உண்ட ஆடுகள் உடலில் அரிப்பெடுக்க, அவை சுவற்றில் தம் உடம்பைத்

தேய்த்துக் கொண்டன. ஆகவே மண் சுவற்றிலிருந்து வரகு தானியங்கள் உதிர்ந்தன. அவற்றைச் சேகரித்து கஞ்சி காய்ச்சி உண்டு வாழ்ந்தார்.

இடைக்காடர் எதிர்பார்த்தபடியே பஞ்சம் வந்தது. ஊர் மக்களும் கால்நடைகளும் உண்ண உணவின்றி, குடிக்க நீரின்றி தவித்துக் கிடக்க, இறப்பின் எண்ணிக்கை கொஞ்சம் கொஞ்சமாக அதிகரிக்க ஆரம்பித்தது. ஆனால், இடைக்காடரின், அவரது ஆடுகளின் இயல்பு வாழ்க்கை தொடர்ந்தது. இதைப் பார்த்த நவக்கிரக நாயகர்களும் 'ஊரே பஞ்சத்தில் பாலைவனமாகிக் கிடக்க, இடைக்காடரை மட்டும் பஞ்சம் எதுவும் செய்யவில்லையே. எப்படி?' என்று வியந்தனர். அதைத் தெரிந்து கொள்ள நவக்கிரக நாயகர்களும் ஒன்றாக இடைக்காடரின் குடிசைக்கே வந்தனர்.

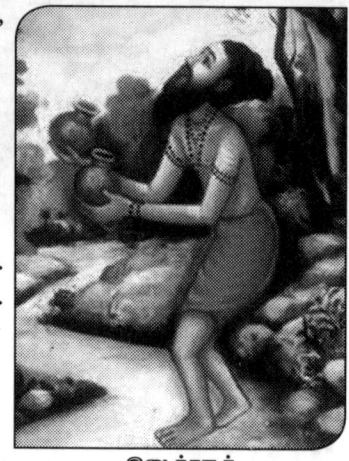

இடைக்காடர்

இடைக்காடர் நவக்கிரகங்களைப் பார்த்ததும் அகமகிழ்ந்தார். 'இந்த ஏழையின் குடிசையில் வரகு ரொட்டியும், ஆட்டுப் பாலும்தான் உள்ளன. எளிய உணவை தாங்கள் தயவு செய்து ஏற்றுக் கொள்ள வேண்டும்' என்று நவக்கிரகங்களையும் நன்றாக உபசரித்தார். வரகு ரொட்டியை விரும்பி உண்ட நவக்கிரக நாயகர்கள், தாகத்துக்கு ஆட்டுப் பாலைப் பருகினர். அது எருக்கிலைச் சத்து நிறைந்த ஆட்டுப் பால் என்பதால் அதை அருந்தியதும் மயங்கி விழுந்தனர். உடனே இடைக்காடர், கிரகங்கள் எந்த அமைப்பில் இருந்தால் மழை பொழியுமோ அந்த அமைப்பில் அவர்களை மாற்றிப் படுக்க வைத்தார்.

உடனே வானில் கருமேகங்கள் திரண்டன. பூமி குளிரக் குளிரக் மழை பொழிந்தது. பஞ்சம் நீங்கியது. மயக்கம் தெளிந்து விழித்தெழுந்த நவக்கிரக நாயகர்கள், மக்கள் நலனுக்காக இடைக்காடர் செய்த இந்த அருஞ்செயலைப் பாராட்டினர் என்று ஒரு கதை சொல்லப்படுவது உண்டு. கதைக்குள்ளிலிருந்து நாம் பிரித்து எடுத்துக் கொள்ள வேண்டிய செய்தி என்னவென்றால்...

நெல்லோ, பிற பயிர்களோ வறட்சி தாங்காமல் மடிந்துவிடும். வெள்ளம் வந்தாலும் சங்கடம்தான். ஆனால், நீரே இல்லாத வறட்சியான சூழ்நிலை என்றாலும், அதிக மழை பெருவெள்ள சூழல் என்றாலும், சரியான முறையில் விளைந்து உழவனுக்கு உற்சாகத்தைத் தரக்கூடியவை சிறுதானியங்களே. அப்படிப்பட்ட சிறுதானியங்களில் தனித்துவம் மிக்கது வரகு.

Panicum miliaceum - இது வரகின் தாவரவியல் பெயர். இது Poaceae என்ற தாவரக் குடும்பத்தைச் சார்ந்தது. அதாவது கேழ்வரகுக்குப் பங்காளிதான். Panicum என்ற தாவர இனத்தைச் சேர்ந்தது. Proso millet, Common millet, Hog millet, White millet இவை வரகைக் குறிக்கும் ஆங்கிலப் பெயர்கள். கேழ்வரகு, கம்பு போன்ற தானியங்களின் பூர்விகம் ஆப்பிரிக்கக் கண்டம் என்று குறிப்பிடலாம். ஆனால், வரகின் பூர்வீகத்தை உறுதியாகச் சொல்ல முடியவில்லை. ஐரோப்பியக் கண்டத்தின் கிழக்குப் பகுதியும், தென்மேற்கு ஆசியப் பகுதியும் இணைந்த பகுதியைக் குறிப்பிடும் Transcaucasia பகுதியில் சுமார் 7000 ஆண்டுகளுக்கு முன்பே வரகு காட்டுப் பயிராக இருந்ததற்கான ஆதாரங்கள் உள்ளன. அதேபோல சீனாவின் சில காட்டுப் பிரதேசங்களிலும் வரகு பல்லாயிரம் ஆண்டுகளுக்கு முன்பே விளைந்ததாகக் கருதப்படுகிறது.

வரகு, சீனாவிலிருந்து அரேபியாவின் சில பகுதிகளுக்கும் இராக்குக்கும், கி.மு.ஏழாம் நூற்றாண்டில் பரவியது. இந்தியாவில் வரகு பரவிய துல்லியமான காலம் தெரியவில்லை. ஆனால், கிறித்து பிறப்பதற்கு பல நூற்றாண்டுகளுக்கு முன்பிருந்தே இந்தியாவில் வரகு புழக்கத்தில் இருந்திருக்கிறது.

ஐரோப்பியக் கண்டத்தின் கிழக்குப் பகுதியில் வரகு சுமார் 7000 ஆண்டுகளுக்கு முன்பே விளைந்திருந்தாலும்,

> வரகரிசியில் அவ்வளவு நன்மைகள் புதைந்துள்ளன. வரகில் உள்ள நார்ச்சத்து அரிசி, **கோதுமையில் இருப்பதைவிட** மிக அதிகம். தவிர, வரகில் மாவுச்சத்து குறைவு.

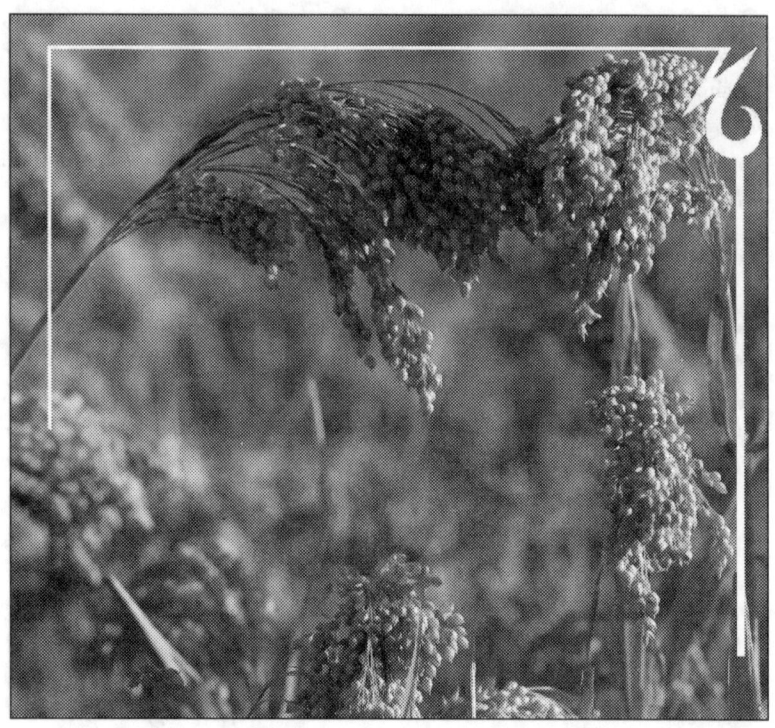

பிற ஐரோப்பிய நாடுகளில் மக்களின் உணவாக வரகு மிக மெதுவாகத்தான் பரவியது. இத்தாலியிலும் கிரீஸிலும் கி.பி.ஏழாம் நூற்றாண்டுக்குப் பிறகுதான் வரகு கால்பதித்ததாக நம்பப்படுகிறது.

வரகு, பழந்தமிழர்கள் விளைவித்த முக்கியமான உணவு தானியம். அதை நிரூபிக்கும் வகையில் வரகு பற்றிய சங்க இலக்கியக் குறிப்புகள் காணப்படுகின்றன. உணவு என்றாலே அது வரகும் தினையும் கொள்ளும் அவரையும் ஆகிய நான்கும்தான். இந்த நான்கின்றி வேறு எதுவும் உணவே இல்லை என்று சங்ககாலப் புலவரான மாங்குடி கிழார் அழுத்தமாகச் சொல்கிறார்.

கருங்கால் வரகே
இருங்கதிர்த்தினையே
சிறுகொடிக்கொள்ளே
பொறிகிளர் அவரையொடு
இந்நான்கல்லது உணாவும் இல்லை.

இந்த புறநானூற்று வரிகள் மூலமாக வரகு, பழந்தமிழ் மக்களின் உணவுகளில் ஒன்றாக இருந்ததை அறிந்துகொள்ள முடிகிறது. புறநானூற்றில் பறம்பு நாட்டின் வளத்தைச் சொல்லும்விதமாக கபிலர் பாடிய வரிகள்...

கீழு மேலு மெஞ்சாமைப் பலகாய்த்து
வாலிதின் விளைந்த புதுவர கரியத்
தினைகோய்யக் கவ்வை கறுப்ப...

கதிரினது அடியும் தலையும் ஒழியாமல் சிறப்பாக விளைந்து இருக்கும் புதிய வரகை அறுக்க, தினையைக் கொய்ய - என்று இந்தப் பாடல் விரிகிறது.

புதுவர கரிகாற் கருப்பை பார்க்கும்
புன்றலைச் சிறாஅர்...

இதுவும் புறநானூற்று அடிகள். புதிதாக விளைந்த வரகை அரிந்தபின் அதை வந்து மேயும் எலியைப் பிடிப்பதற்காகக் குறி பார்க்கிறார்கள் என்பது பொருள்.

கவைக்கதிர் வரகின் யாணர்ப் பைந்தாள்...
கவைக்கதிர் வரகின் சீறூர் ஆங்கண்...

என்று அகநானூற்று வரிகளும் கிளைத்த கதிரினை உடைய வரகினைக் கொண்டாடுகின்றன. வரகு, முல்லை நிலத்தில் விளைந்ததை குறுந்தொகை குறிப்பிடுகிறது. சங்க இலக்கியத்தை மேயும்போது தலைவன், தலைவி, பிரிவு, ஏக்கம் வராவிட்டால் எப்படி!

பழமழைக் கலித்த புதுப்புன வரகின்
இரலை மேய்ந்த குறைத்தலைப் பாவை
இருவிசேர் மருங்கிற் பூத்த முல்லை
வெருகுசிரித் தன்ன பசுவீ மென்பிணி
குறுமுகை அவிழ்ந்த நறுமலர்ப் புறவின்
வண்டுசூழ் மாலையும் வாரார்
கண்டிசிற் றோழி பொருட்பிரிந் தோரே.

தோழி! எப்போதோ பெய்த மழையினால் தழைத்த, கொல்லையில் உள்ள புதிய வரகின் கதிர்கள் அறுவடை செய்யப்பட்டன. கதிர் அரியப்பட்ட வரகின் தாள்களில் எஞ்சியிருந்த இலைகளை ஆண்மான் மேய்ந்ததால், அவை குறைந்த தலையை

ஒரு கிலோ நெல் விளைவிக்க 1550 லிட்டர் நீரும், ஒரு கிலோ கோதுமை விளைவிக்க 750 லிட்டர் நீரும் தேவை. ஆனால், வரகு போன்ற தவசங்களுக்கு இதில் பத்தில் ஒரு பங்கு நீரே அதிகம்.

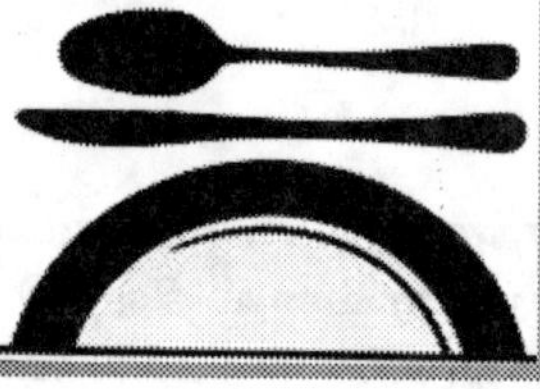

உடையனவாக உள்ளன. அவற்றின் பக்கத்தில் உள்ள முல்லைக் கொடியில், காட்டுப்பூனை சிரித்ததைப் போன்ற தோற்றத்தையுடைய, மெல்லிய இதழ்கள் மூடிய, புதிய பூவின் சிறிய அரும்புகள் மலர்ந்து, மணம் வீசுகின்ற முல்லை நிலத்தில், வண்டுகள் அந்த மலர்களில் உள்ள தேனை உண்ணுவதற்காகச் சுற்று கின்றன. இந்த மயக்குறு மாலைக் காலத்திலும், பொருள் ஈட்டுவதற்காக நம்மைவிட்டுப் பிரிந்த தலைவன் வரவில்லையே!

24/7 தொடர்பிலிருக்கும் இந்தக் கால காதல்களைவிட, பிரிவுகள் அதிகம் இருந்த சங்க காலக் காதல்கள் மிக மிக வலிமையாகவே இருந்தன என்பதை மட்டும் கூறிக்கொண்டு... அடுத்த விஷயத்துக்கு நகரலாம்.

வரகும் கேழ்வரகும் வேறு வேறு. கேழ்வரகு என்பது சிவப்பு நிறம் கொண்ட வரகு. சாதா வரகு என்பது பழுப்பு நிறம் கொண்டது. ஏழு அடுக்குத் தோல் கொண்டது. இந்தத் தோலை நீக்குவதை வரகு தீட்டுதல் என்பார்கள். சரியாகத் தீட்டப்பட்ட வரகை உண்ணுதல் அவசியம். வரகரிசியைத் தீட்டினால் அது வெண்மையாகிவிடும். கேழ்வரகைத் தீட்ட முடியாது.

பொதுவாக ஆடிப் பட்டம், வரகு சாகுபடிக்கு ஏற்றது. தவிர, புரட்டாசி, ஐப்பசி மாதங்களில் விதைக்கப்படும் வரகு, 'பனிவரகு' என்று அழைக்கப்படுகிறது. இந்தப் பனிவரகை விதைத்தால், அப்போது கிடைக்கும் மழை மற்றும் பனியை வைத்தே 75 நாள்களில் அறுவடைக்கு வந்துவிடும். சாதா வரகு என்னும் சிறுவரகு, பனிவரகு, விளைச்சலுக்கான காலம் கொஞ்சம் அதிகமாகத் தேவைப்படும் பெருவரகு என்று வரகில் மொத்தம் மூன்று வகைகள் உண்டு.

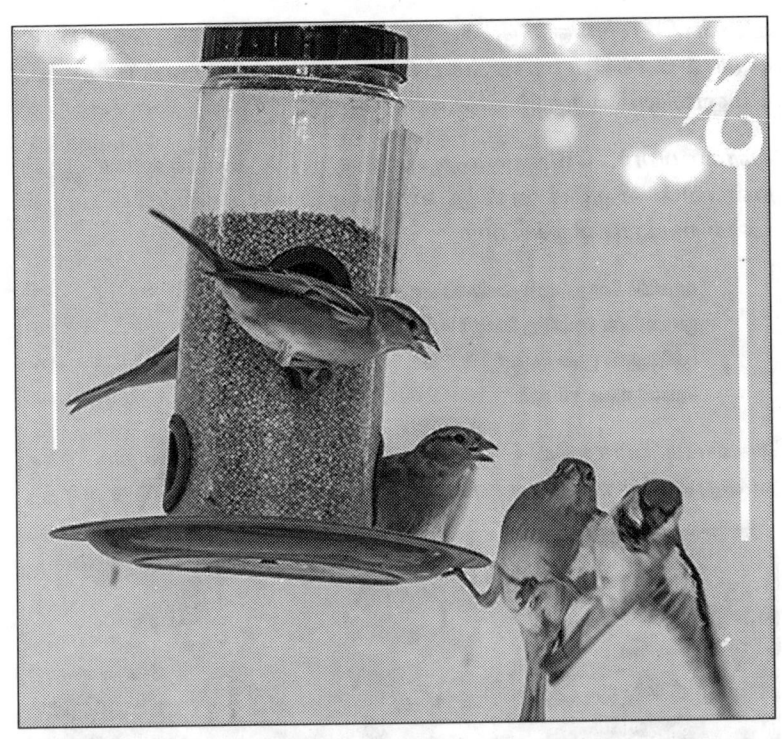

அமெரிக்காவில் வரகு, கால்நடைத் தீவனங்கள், பறவைகளுக்கான உணவுகள் தயாரிப்பதில் அதிகம் பயன்படுத்தப்படுகிறது. அறுவடைக்குப் பின் கிடைக்கும் வரகுப்புல்லுக்கு உடம்புச் சூட்டைத் தணிக்கும் சக்தி இருப்பதால், அதை நம் விவசாயிகள் கால்நடைகளுக்கு உணவாகக் கொடுக்கிறார்கள். வீடுகளில் கூரை வேய, வரகுப்புல்லைப் பயன்படுத்தலாம். கோடைக்காலத்தில் நல்ல குளிர்ச்சியாக இருக்கும்.

வரகரிசியில் அவ்வளவு நன்மைகள் புதைந்துள்ளன. வரகில் உள்ள நார்ச்சத்து அரிசி, கோதுமையில் இருப்பதைவிட மிக அதிகம். தவிர, வரகில் மாவுச்சத்து குறைவு. ஆகவே இது உடல் ஆரோக்கியத்துக்கு உகந்தது. குறிப்பாக வரகரிசி, நோயாளிகளின் உணவு நண்பன். இது, உடம்பில் சர்க்கரை அளவைக் குறைக்கிறது. விரைவில் செரிமானம் ஆகி, உடலுக்குத் தேவையான சக்தியைக் கொடுக்கிறது. வரகரிசி உடலில் கெட்ட கொழுப்பினைக் கரைத்து, உடலுக்கு நன்மை செய்யும் கொழுப்பினை அதிகரிக்கச் செய்கிறது. மாதவிடாய்ப் பிரச்னைகள்

உள்ள பெண்களுக்கு வரகு நல்ல உணவு. பெண்களால் தெய்வமாகவே வணங்கப்படும் ஔவைப்பாட்டி உண்ட மெனுவிலும் வரகு இருந்திருக்கிறது.

ஔவையார், வேளூரை ஆண்ட குறுநில மன்னனான பூதன் என்பவன் விரும்பி அளித்த விருந்தை உண்ட களிப்பில் பாடல் ஒன்றைப் பாடியிருக்கிறார்.

வரகரிசிச் சோறும் வழுதுணங்காய் வாட்டும்
முரமுரவென் றேபுளித்த மோரும் – பரிவுடனே
புல்வேளூர்ப் பூதன் புகழ்புரிந் திட்டசோ
றெல்லா வுலகும் பெறும்.

அதன்படி வரகரிசியில் சமைத்த சோறும், அதற்குத் தொட்டுக்க, வழுதுணங்காயில், அதாவது கத்திரிக்காயைச் சுட்டு சமைத்த

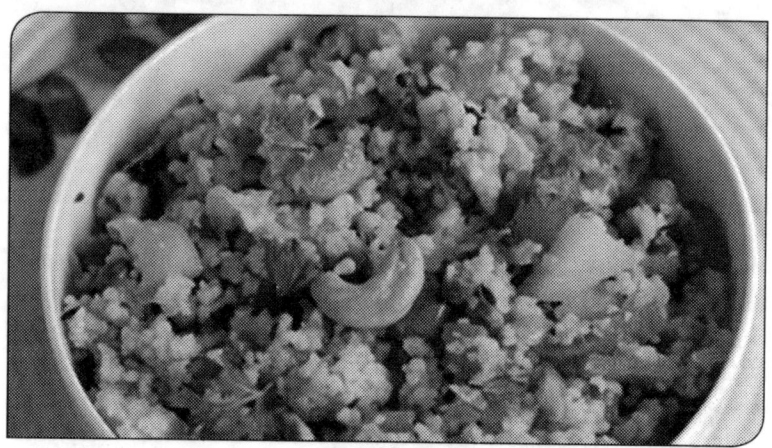

வரகு பிரியாணி

கறியும், முரமுரவெனப் புளித்த மோரும் அன்றே நம் ஔவைப் பாட்டி ரசித்து உண்ட மெனுவாக இருந்திருக்கிறது.

இப்போது எப்படியாவது வரகையும் அன்றாட மெனுவில் கொண்டு வந்துவிட வேண்டுமென்று நவீன முயற்சிகள் நடந்து கொண்டிருக்கின்றன. வரகு லட்டு, வரகுப் பணியாரம், வரகு தோசை, வரகு கிச்சடி என்று தொடங்கி வரகு பிஸ்கட், வரகு பிரியாணி, வரகு நூடுல்ஸ், வரகு பாஸ்தா என்று சகல ரெசிபிக்களும் வரகோடு வலம் வரத் தொடங்கியிருக்கின்றன.

ஆன்மிகமும் அறிவியலும் கலந்த ஒரு விஷயத்துக்கு வருவோம்.

இயற்கைப் பேரழிவுகள் என்பதை மனிதனால் தடுக்க முடியாது. ஒரு பெரிய வெள்ளத்துக்குப் பிறகு, மீண்டும் விவசாயம் செய்ய வேண்டும் என்றால் அதற்கு விதைகள், தானியங்கள் தேவை. வெள்ளத்திலிருந்து தானியங்களை, விதைகளைப் பாதுகாக்க வேண்டும் என்றால் அதற்கு உயரமான இடம் அவசியம். அந்தக் காலத்தில் ஊரிலேயே உயரமான இடம் என்றால் அது கோயில் கோபுரம்தான். அதற்காகத்தான் நம் முன்னோர்கள் கோயில் கலசங்களில் தானியங்களைப் பாதுகாத்து வைக்கும் வழக்கத்தைக் கடைபிடித்தார்கள்.

இந்தக் கலசங்கள் ஐம்பொன்னால் செய்யப்பட்டவை. அதில் கொட்டப்படும் தானியங்களும் உலோகங்களும் மின் காந்த அலைகளை ஈர்க்கும் சக்தியை கலசங்களுக்குக் கொடுக்கின்றன. பொதுவாக நெல், வரகு, கேழ்வரகு, தினை, சோளம், மக்காச் சோளம், சாமை, எள் ஆகிய தானியங்களைக் கலசங்களுள் கொட்டினார்கள். அதில் வரகு தானியத்தை அதிகமாக நிரப்பினார்கள். ஏனென்றால் முளைப்பதற்கு முன்பான உறக்க நிலையில் இருக்கும் ஒரு தானியத்தில் எப்போதும் உயிரோட்டம் இருக்கும். அந்த உயிரோட்டம்தான், தானியத்தின் முளைப்புத் திறனை, அதைச் சுற்றி ஒரு காந்தப்புலத்தை உருவாக்கி பாதுகாத்து வைத்திருக்கும். அந்தக் காந்தப்புலம் பன்னிரெண்டு ஆண்டுகள் வரை நீடித்து இருப்பது வரகு தானியத்தில் மட்டும்தான். அதாவது பன்னிரண்டு ஆண்டுகள் கழித்தும் வரகு முளைப்புத் திறனுடனேயே இருக்கும். அதனால்தான் பன்னிரெண்டு ஆண்டுகளுக்கு ஒருமுறை அஷ்ட பந்தன மஹா கும்பாபிஷேகம் நடத்தி, கோயில் கும்பங்களில் உள்ள வரகு தானியத்தை மாற்றி அமைக்கும் வழக்கம் கடைபிடிக்கப்படுகிறது என்கிறார்கள். கூடுதலாக ஒரு செய்தி. பொதுவாகத் தானியங்கள் நீரில் நனைத்து வைத்தால் முளைவிடும். ஆனால், வரகானது முளைக்காது. அது மண்ணில் விதைத்தால் மட்டுமே முளைக்கும் தன்மை கொண்டது.

ஒரு சிட்டிகை உணவு அரசியல் பேசி வரகை நிறைவு செய்வோம்.

பொதுவாக தவசம் என்ற சொல்லுக்கு தானியம் என்ற அர்த்தம் உண்டு. தெற்கு மாவட்டங்களில் தவசம் என்றால் கம்பு தானியத்தைக் குறிப்பது என்றாலும் புஞ்சைத் தவசங்கள் என்றால் சோளம், கம்பு, கேழ்வரகு, வரகு, சாமை, தினை, குதிரைவாலி, காடைக் கண்ணி போன்றவற்றைப் பொதுவாகச் சொல்லலாம். அதிலும் வரகு, சாமை, தினை, குதிரைவாலி,

காடைக் கண்ணி ஆகிய ஐந்தும் அருந்தவசங்கள் என்று போற்றப்படுகின்றன. காரணம், இவை மிகுந்த ஊட்டச் சத்து கொண்டவை. விளைவதற்கு மிகக் குறைந்த நீர்த்தேவை மட்டும் கொண்டவை. இடுபொருள் செலவு மிகக்குறைவு. அதிகம் பாடு பார்க்கத் தேவையும் இல்லை. ஒரு கிலோ நெல் விளைவிக்க 1550 லிட்டர் நீரும், ஒரு கிலோ கோதுமை விளைவிக்க 750 லிட்டர் நீரும் தேவை. ஆனால், வரகு போன்ற தவசங்களுக்கு இதில் பத்தில் ஒரு பங்கு நீரே அதிகம்.

இந்தத் தானியங்களைத்தாம் பசுமைப்புரட்சி என்ற பெயரில் வேளாண் அறிவியலாளர்கள் புறக்கணித்தனர். அரசுத் துறையும் புறந்தள்ளியது. நெல்லையும் கோதுமையையும் மாய்ந்து மாய்ந்து ஆராய்ச்சி செய்தவர்கள், அரிசிச் சோறு உண்பதே உயர்ந்த பண்பாடு என்றும் பரப்புரை செய்து அதனை யாவருக்குமான உணவாக மாற்றினர். ரேஷன் கடையில் அரிசியும் கோதுமையும் புகுந்தன. சத்துணவுத் திட்டத்திலும் அரிசியே ஆக்கிரமித்தது. இட்லி, தோசை, பொங்கல், இடியாப்பம், சோறு, பிரியாணி என்று தமிழன் மூன்று வேளையும் அரிசிக்கு அடிமையானது அவலம்தான். இருபதாம் நூற்றாண்டின் பிற்பகுதியில் புஞ்சைத் தவசங்களுக்கு திவசம் செய்யப்பட்டதில் நம் அறியாமைக்கும் பங்கு இருக்கிறது.

நல்லனவற்றை அழிக்கவே முடியாது. காலம் திரும்பும். 'நான் திரும்பி வந்துட்டேன்னு சொல்லு' என்று கடந்த சில ஆண்டுகளாக சிறுதானியங்கள் மீண்டும் தலையெடுக்கத் தொடங்கியிருக்கின்றன. பழங்குடிகளின் உணவு, எளிய மக்களின் உணவு என்ற நிலை மாறி, அப்பர்-மிடில் கிளாஸ் மக்களின் ஆரோக்கிய ஆர்கானிக் உணவாக இந்தத் தானியங்கள் குளிரூட்டப்பட்ட கடைகளில் பிரைஸ் டாக் ஒட்டிக் கொண்டு கொஞ்சம் காஸ்ட்லியாகவே சிரிக்கின்றன. சந்தையில் தேவைகள் அதிகமானால், சிறுதானியங்களின் பேரரசு மீண்டும் உருவாகும். புத்தகக் காட்சிகளில் சிறுதானிய சமையல் புத்தகங்கள் சக்கை போடு போடுகின்றன. யூடியூப் சேனல்களில் வரகில் செய்யப்படும் பிரியாணி மில்லியன் பார்வைகளைத் தாண்டுகிறது. இவற்றின் நல் விளைவாக, ரேசன் கடைகளிலும் சிறுதானியங்கள் அடியெடுத்து வைத்திருக்கின்றன.

வரும் காலம் வரகின் காலமாகட்டும்!

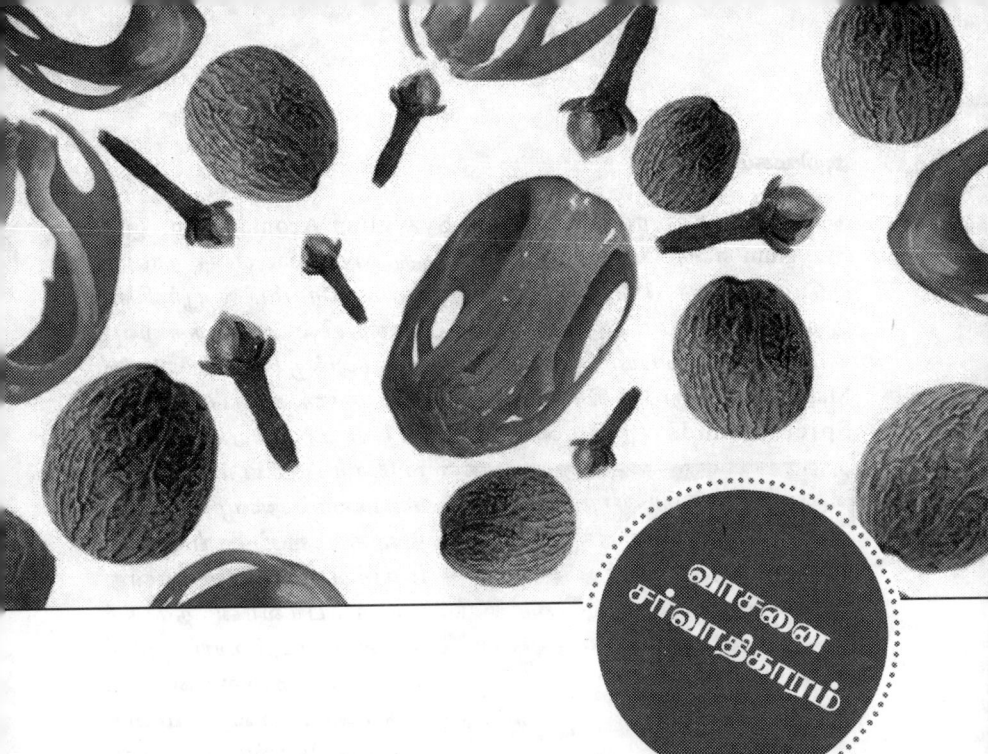

வாசனை சர்வாதிகாரம்

கிராம்பு - ஜாதிக்காய்

Peter Piper picked a peck of pickled peppers.
A peck of pickled peppers Peter Piper picked.
If Peter Piper picked a peck of pickled peppers,
Where's the peck of pickled peppers that Peter Piper picked?

இது அந்தக் கால பிரிட்டனில் புழக்கத்தில் இருந்த tongue-twister. இது வெறும் வார்த்தை விளையாட்டு அல்ல. இந்த பீட்டர் பைப்பருக்குப் பின் சரித்திர முக்கியத்துவம் வாய்ந்த கமகம, திக்திக் வரலாறு இருக்கிறது. போகிற போக்கில் தெரிந்து கொள்ளலாம். அத்தியாயத்துக்குள் நுழையும் முன்பு இரண்டு விஷயங்கள். முதல் விஷயம். பணப்பயிர்களான கிராம்பு மற்றும் சாதிக்காய் வேறு வேறு பொருள்கள்தாம் என்றாலும் இரண்டின் வரலாறும் தனித்தனியே பிரிக்க இயலாத அளவுக்கு பின்னிப் பிணைந்தவை. இரண்டாவது விஷயம். இரண்டு கிராம்பை எடுத்து வாயில் போட்டு மென்று கொண்டே வாசிப்பைத் தொடருங்கள். உள்ளே ஒரு சீன மன்னரைச் சந்திக்கப் போகிறோம்.

அறிமுகம்

கிராம்பின் தாவரவியல் பெயர் Syzygium Aromaticum. இது Syzygium என்ற பேரினத்தைச் சார்ந்தது. Myrtaceae என்ற தாவரக் குடும்பத்தைச் சேர்ந்த பூக்கும் தாவரம். கிராம்பின் பூர்விகம் இந்தோனேசியா. அதன் கிழக்குப் பகுதியில் அமைந்த தீவுக் கூட்டங்களின் பெயர் மொலக்கன் என்ற மலுக்கு (Moluccas என்ற Maluku)★. அதுவே கிராம்பின் பிறப்பிடமாகக் கருதப்படுகிறது. Spice Islands (நறுமணத் தீவுகள்) என்று பிற்காலத்தில் ஐரோப்பியர்களால், சீனர்களால் அழைக்கப்பட்ட தீவுக் கூட்டங்களில் மலுக்கு பிரதானமானது. பெரும்பாலான தீவுகள் மலைகளையும் உயிர்ப்புடன் கூடிய எரிமலைகளையும் கொண்டவை. மழை அதிகம் கொண்ட பிரதேசம். அடர்த்தியான, ஈரப்பதம் மிகுந்த மழைக்காடுகள் நறுமணப் பொருள்கள் விளைவதற்கு ஏற்றவையாக இருக்கின்றன.

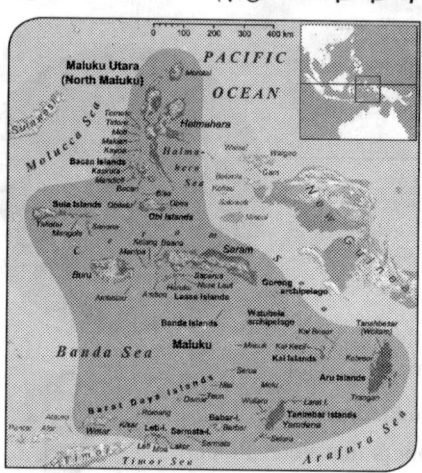

மலுக்கு தீவுக்கூட்டங்களில் ஒன்றான பண்டா தீவுகளே (Banda) சாதிக்காய் அல்லது ஜாதிக்காயின் பூர்விகம். சாதிக்காய் மரம் ஒரு பூக்கும் தாவரம். இது Myristicaceae என்ற தாவரக் குடும்பத்தைச் சேர்ந்தது. Myristica என்ற பேரினத்தைச் சேர்ந்தது. இதன் தாவரவியல் பெயர் - Myristica Fragrans.

Nux என்ற பழைய லத்தீன் மொழிச் சொல்லுக்கு Nut என்று பொருள். இதுவே முதலில் சாதிக்காயைக் குறிப்பிடப்

★ மலுக்கு தீவுகள் மொத்தம் 1027. அதில் ஹல்மெஹரா மற்றும் சேரம் ஆகிய இரண்டு தீவுகள் மட்டும் பெரியவை. அதிக மக்கள் வசிப்பவை. அம்பான் (Ambon), தெர்னேட் (Ternate) ஆகியன சற்றே பெரியவை. நிர்வாக ரீதியாக மலுக்கு மற்றும் வடக்கு மலுக்கு என்று பிரிக்கப்பட்டுள்ளன. பெரும்பாலான குட்டிக்குட்டி தீவுகளில் மனிதர்கள் வசிக்கவில்லை. இந்தோனேசியாவின் மக்கள்தொகையில் சுமார் 1% மட்டுமே மலுக்கு தீவுகளில் வசிக்கிறார்கள். ஒரு காலத்தில் சுமார் 130 விதமான மொழிகள் இந்தத் தீவுகளில் பேசப்பட்டன என்பது குறிப்பிடத்தக்கது.

பயன்படுத்தப்பட்டது. பின் Muscus என்ற சொல்லால் அது குறிக்கப்பட்டது. பழைய பிரெஞ்சில் Nois muguede என்று அழைக்கப்பட்டது. அதாவது கஸ்தூரியின் மணம் கொண்ட கொட்டை (nut smelling like musk) என்று பொருள். அதுவே பழைய ஆங்கிலத்தில் Notemuge என்றாகி, பின் Nutmeg என்ற சொல்லாக மருவியது.

நாம் சாதிக்காயாக உபயோகிப்பது சாதிக்காய் மரத்தில் காய்க்கும் பழத்தின் உள்ளே இருக்கும் கொட்டையைத்தான். இந்தக் கொட்டையானது மேல் ஓடு கொண்டது. அந்த மேல் தோட்டைச் சுற்றி சிவப்பு அல்லது இளஞ்சிவப்பு நிறத்தில் வலைப்பின்னல் போன்ற ஓர் அமைப்பு காணப்படுகிறது. அதன் பெயர் சாதிபத்ரி அல்லது ஜாதிபத்திரி. ஆங்கிலத்தில் Mace. அதுவும் மதிப்புமிக்க வாசனைப் பொருளே. இது சாதிக்காயின் தங்கை போன்றது. இரண்டு மதிப்புமிக்க நறுமணப்பொருள்களைத் தரும் ஓரே மரம் என்ற பெருமை சாதிக்காய் மரத்துக்கு உண்டு. ஒட்டிப்பிறந்தாலும்

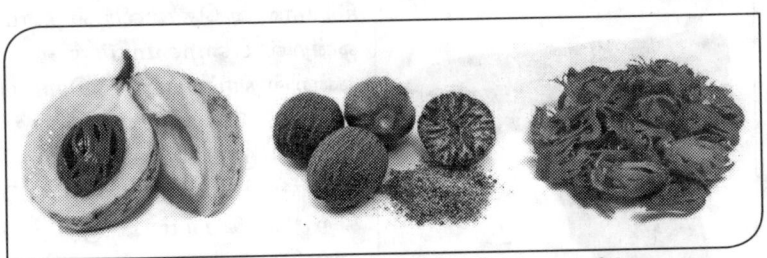

சாதிக்காய்ப் பழம் - சாதிக்காய் கொட்டை - சாதிபத்ரி

சாதிக்காயின் எண்ணெயும், சாதிபத்ரியில் எடுக்கப்படும் எண்ணெயும் வேறு வேறு வேதியியல் கூட்டணியில் அமைந்தவை, வெவ்வேறு சுவை கொண்டவை என்பது இயற்கையின் அதிசயமே.

நாம் பயன்படுத்தும் கிராம்பு என்பது செடியின் மொட்டுகள். அந்த மொட்டுகளைப் பறித்து காயவைத்துதான் கிராம்பாக நாம் உபயோக்கிறோம். அது பார்ப்பதற்கு நகத்தின் தோற்றத்தில் இருப்பதால் லத்தீன் மொழியில் அதை Clavus - அதாவது நகம் போன்றது என்று ஐரோப்பியர்கள் அழைத்தார்கள். அதிலிருந்து ஆங்கிலத்தில் கிராம்பைக் குறிக்கும் சொல்லான Clove பிறந்தது. போர்ச்சுக்கீசியர்கள் இதை Cravo-da-índia,

அதாவது இந்தியாவிலிருந்து பெறப்பட்ட நகம் போன்ற வாசனைப் பொருள் என்று அழைத்தனர். சுருக்கமாக Cravo. இந்த Cravo என்ற சொல்லிலிருந்துதான் கிராம்பு என்று நாம் பேச்சு வழக்கில் உபயோகிக்கும் சொல் உருவானது. அஞ்சுகம், உற்கடம், கருவாய்க்கிராம்பு, சோசம், திரளி, வராங்கம் போன்றவை கிராம்பைக் குறிக்கும் தமிழின் பிற சொற்கள்.

கிராம்பு சமஸ்கிருதத்தில் லவங்கா என்று அழைக்கப் படுகிறது. இந்தச் சொல் மலாய் மொழியில் கிராம்பைக் குறிக்கப் பயன்படும் பழைமையான வார்த்தையான Bungalavanga என்ற வார்த்தையில் இருந்து உருவானது. இந்த வார்த்தை புத்த இலக்கியங்களில், சமண இலக்கியங்களில் இடம்பெற்றுள்ளது. ராமாயணத்தில் குறிப்பிடப்படுகிறது. சரகர் எழுதிய பழைமையான மருத்துவ நூலான சரக சம்ஹிதையில் லவங்கா குறிப்பிடப்படுகிறது.

வரலாறு

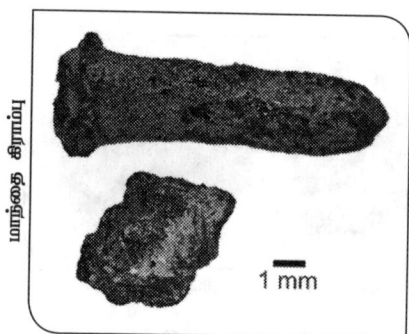

மாந்தை கிராம்பு

சிரியாவின் தொல்லியல் தளம் ஒன்றில் பழைமையான ஜாடி ஒன்றில் நிரப்பப்பட்ட கிராம்பு கண்டெடுக்கப்பட்டுள்ளது. அது கி.மு.1700 காலத்தைச் சேர்ந்தது என்று கருதப்படு கிறது. கிராம்பு குறித்து கண்டெடுக்கப்பட்ட மிகப் பழைமையான தொல்லியல் சான்று இது. இலங்கையில் முன்பு அனுராதபுர ராஜ்ஜியமாக இருந்த பழைமையான துறைமுகமான மாந்தை (Manthai) தொல்லியல் தளத்தில் கி.பி.900-க்கும் கி.பி.1100-க்கும் இடைப்பட்ட காலத்தைச் சேர்ந்த கிராம்பு கிடைத்துள்ளது. கிராம்பு வணிகத்தில் இலங்கையின் வரலாற்றைச் சொல்லும் முக்கியமான சான்று இது.

கி.மு.மூன்றாம் நூற்றாண்டில் சீனாவின் ஹன் சாம்ராஜ்ஜியத்தில், அரசரிடம் சென்று பேசுவதற்கு முன்பாக அனைவரும் கிராம்பைச் சுவைக்க வேண்டும் என்ற கட்டுப்பாடு இருந்தது. சந்திக்க வருபவர்களின் கெட்ட மூச்சு அரசரைப் பாதிக்கக்கூடாது, கிராம்பு வாய் துர்நாற்றத்தைப் போக்கி, வாயை மணக்கச் செய்யும்

என்பதால் இந்த நடைமுறை. கிராம்பு குறித்து கி.பி.முதலாம் நூற்றாண்டில் வாழ்ந்த ரோமானிய இயற்கை அறிஞர் Pliny the Elder குறிப்புகள் எழுதி வைத்துள்ளார். பண்டைய ரோமானியர்கள் கிராம்பை வாசனைக்காக உணவில் சேர்த்து வந்துள்ளனர். அதனைக் கொண்டு வாசனைத் திரவியங்களும் தயாரித்துள்ளனர். அங்கே சந்தைகளில் கொஞ்சம் கிராம்பைக் கொடுத்து பலவிதமான பொருள்களை வாங்கிக் கொள்ளலாம் என்ற வழக்கம் இருந்தது.

பல நூற்றாண்டுகளுக்கு முன்பாகவே அரபு வணிகர்கள் இந்தியாவிலிருந்து மிளகு, கிராம்பு, ஏலக்காய் போன்றவற்றை வாங்கிச் சென்று பிற நாடுகளில் வணிகம் செய்யும் வழக்கத்தைக் கொண்டிருந்தனர். அப்படியாக இரண்டாம் நூற்றாண்டில் எகிப்துக்கும் கிராம்பு சென்று சேர்ந்தது. அரபு வணிகர்கள், கி.பி.நான்காம் நூற்றாண்டில் ஐரோப்பியக் கண்டத்துக்கும் கிராம்பைக் கொண்டு சென்றார்கள். இதில் யூத வணிகர்களுக்கும் பங்கு உண்டு. உலகின் ஆகச்சிறந்த கடல் பயணிகளான பெனிஸீயர்கள் மூலமாக மத்தியத் தரைக்கடல் பகுதிகளுக்கு கிராம்பு பரவத் தொடங்கியது.

பதினைந்தாம் நூற்றாண்டின் இறுதியில் போர்ச்சுக்கீசியரான வாஸ்கோ ட காமா, நன்னம்பிக்கை முனையைத் தாண்டி, இந்தியாவுக்கு கடல் வழி கண்டுபிடித்த பிறகே ஒட்டுமொத்த தெற்காசிய நாடுகளுக்கும் சனி பிடித்தது. தன் முதல் பயணத்தில் வாஸ்கோ ட காமா மிளகோடு சேர்த்து இங்கிருந்து அள்ளிச் சென்றதில் கிராம்பும் முக்கியமான வாசனைப் பொருள். கி.பி.1497-லிருந்து கி.பி.1630 வரை 1033 முறை மலபார் பகுதிகளிலிருந்து போர்ச்சுக்கீசிய கப்பல்கள் போர்ச்சுகலின் தலைநகரமான லிஸ்பன் நோக்கிச் சென்றிருக்கின்றன. இது போர்ச்சுக்கீசிய மொழியில் Carreira da Índia அதாவது India Run என்றழைக்கப்படுகிறது. இதில் வாஸ்கோ ட காமா

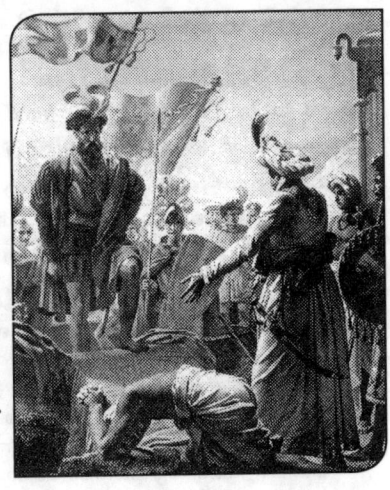

காமாவின் வருகை

ஒருமுறை மலபாரிலிருந்து திரும்பிச் செல்லும் போது மட்டும் சுமார் ஒன்பது டன் கிராம்பை அள்ளிச் சென்றதாக ஒரு வரலாற்றுக் குறிப்பு தெரிவிக்கிறது.

அப்படியே சாதிக்காயின் ஆரம்ப கால வரலாற்றைத் திரும்பிப் பார்த்தோமானால், ரோமானிய வரலாற்றாளரான Pliny the elder, சாதிக்காய் மரங்கள் இரண்டு சுவைகளையுடைய காய்களைத் தந்ததாகக் குறிப்பிட்டுள்ளார். கி.பி.ஆறாம் நூற்றாண்டில் அரேபிய வணிகர்கள் மூலமாக சாதிக்காய் துருக்கியின் கான்ஸ்டாண்டிநோபிளுக்குக் கொண்டு செல்லப்பட்டது. பல நூற்றாண்டுகளாக அரேபிய வணிகர்களே சாதிக்காய் வணிகத்தில் கோலோச்சிக் கொண்டிருந்தார்கள். சாதிக்காயைப் பல்வேறு நாடுகளுக்குக் கொண்டு சென்று பரப்பியவர்களும் அவர்களே. ஐரோப்பியர்கள் வாசனைப் பொருள்களுக்கான புதிய கடல் வழித்தடங்களை கண்டறியும் வரை அரேபியர்களின் கையே ஓங்கியிருந்தது.

ஏழாம் நூற்றாண்டில் நாளந்தாவில் தங்கியிருந்த சீனப் பயணியான யுவான் சுவாங், அங்கே தனக்கு தினமும் 20 சாதிக்காய்கள் வழங்கப்பட்டதாகக் குறிப்பிட்டுள்ளார். கி.பி.1191-ம் ஆண்டில் புனித ரோமானியப் பேரரசராக ஆறாம் ஹென்றி பதவியேற்கும்போது, ரோம் நகர வீதிகளில் சாதிக்காயை எரித்து நறுமணப் புகையைப் பரப்பச் செய்தார். பதினான்காம் நூற்றாண்டில் அரைக்கிலோ சாதிக்காயைக் கொடுத்து ஒரு பசுவோ அல்லது மூன்று ஆடுகளோ வாங்கிக் கொள்ளலாம் என்ற நிலை ஐரோப்பிய ராஜ்ஜியங்களில் இருந்தது.

இந்தோனேசியாவின் பண்டா தீவுகளுக்கு★ வந்து சென்ற முதல் ஐரோப்பியர் லுடோவிகோ டி வர்திமா. இத்தாலியைச் சேர்ந்தவர். கி.பி.1502-ம் ஆண்டின் இறுதியில் தனது பயணத்தை ஆரம்பித்தவர், மத்திய கிழக்கு நாடுகள், மெக்கா, பெர்ஸியா, இந்தியா, இலங்கை, பர்மா என்று சுற்றிவிட்டு, கி.பி.1505 சமயத்தில் பண்டா தீவுகளை வந்தடைந்தார். உலகில்

★ பண்டா தீவுகள் என்பவை மலுக்கு தீவுகளின் ஒரு பகுதி. இந்தத் தீவுகளை சுற்றி அமைந்த கடல் பகுதி பண்டா கடல் என்று அழைக்கப்படுகிறது. பண்டா நெய்ரா, பண்டா அபி, பண்டா பெஸார், லோண்டோர், அய், ரன், பிஸாங், ஹட்டா ஆகிய ஏழும் மனிதர்கள் வசிக்கும் பண்டா தீவுகள். இவை தவிர மனிதர்கள் வசிக்காத சில சிறு தீவுகளும் உண்டு. இவற்றில் பண்டா பெஸார் தீவுதான் இருப்பதிலேயே பெரியது (ஏழு மைல் நீளம், இரண்டு மைல் அகலம்). பண்டா நெய்ராதான் பண்டா தீவுகளின் தலைமைச் செயலகமாக இயங்குகிறது.

வேறெங்குமே காண முடியாத சாதிக்காய் மரங்களைக் கண்டு வியந்து நின்றார். அங்கிருந்து மேலும் பன்னிரண்டு நாள்கள் படகில் பயணம் செய்து மலுக்கு தீவுகளுக்கு வந்து கிராம்பு மரங்களையும் கண்டுகளித்தார். சாதிக்காய், கிராம்பு தாவரங்களை நேரில் கண்டு பதிவு செய்த முதல் ஐரோப்பியர் என்ற பெருமை லுடோவிகோவுக்கு உண்டு.

லுடோவிகோ டி வர்திமா

பதினாறாம் நூற்றாண்டின் இறுதியில் இந்தியாவுக்கு வந்த டச்சுப் பயணியான Van Linschoten, இந்தியாவில் ஏழை மக்கள்கூட போதைக்காக வெற்றிலையில் சாதிக்காய், சாதிபத்ரி உள்ளிட்ட சில வாசனைப் பொருள்களை வைத்துச் சுவைக்கின்றனர் என்று குறிப்பிட்டுள்ளார்.

தெற்காசிய நாடுகளின் அடிமை அத்தியாயங்களின் பின்னணியில் கமகமத்துக் கிடப்பவை சாதிக்காய், சாதிபத்ரி, மிளகு, கிராம்பு, ஏலக்காய், லவங்கப்பட்டை போன்ற வாசனைப் பொருள்களே! Spice Trade என்று வரலாற்றில் அழைக்கப்பட்ட வாசனைப் பொருள்களைத் தேடி ஐரோப்பியர்கள் மேற்கொண்ட கடல் பயணங்களே பல புதிய வழித்தடங்கள் (Spice Route) கண்டறியப் படக் காரணமாக அமைந்தன. வாசனைப் பொருள்களின் உற்பத்திக் கேந்திரங்களை வசப்படுத்திக் கொள்ள பல கடுமையான போர்களும், அரசியல் சூழ்ச்சிகளும் படுகொலைகளும் நிகழ்ந்தன. அப்படி சாதிக்காய், சாதிபத்ரி, கிராம்புக்காக ஐரோப்பியர்கள் வெறி கொண்டு நடத்திய வாசனை வேட்டையில் அதிகம் பாதிக்கப்பட்ட நாடு இந்தோனேசியா.

வாசனை வேட்டை

பதினான்காம் நூற்றாண்டில் ஐரோப்பிய ராஜ்ஜியங்களில் ஒரு கிராம் தங்கத்தைவிட, ஒரு கிராம் கிராம்பு அதிக விலை

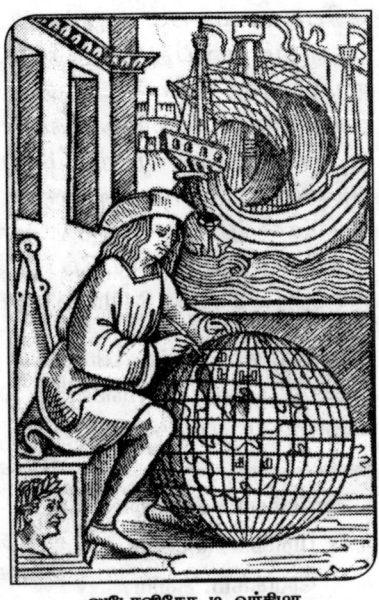

மதிப்புடையதாகக் கருதப்பட்டது. அன்றைக்கு உலகின் கிராம்பு வணிகம் என்பது இந்தோனேசியாவின் மலுக்கு தீவுகளை மையமாகக் கொண்டும், சாதிக்காய் வணிகம் என்பது பண்டா தீவுகளை மையமாகக் கொண்டும் நடந்தன. இந்தத் தீவுகளை ஐரோப்பியர்கள் மோப்பம் பிடித்து வந்தடைந்த வரலாறானது பதினாறாம் நூற்றாண்டிலிருந்து தொடங்குகிறது. நாம் வாசனைப் போர்களின் வரலாற்றைத் தொடங்க வேண்டியது மலுக்குவில் இருந்து அல்ல. மலேய தீபகற்பத்தின் முக்கிய வணிக மையமாகத் திகழ்ந்த மலாக்கா (Malacca) ராஜ்ஜியத்தில் இருந்து.

பதினான்காம் நூற்றாண்டின் இறுதியில் சிங்கப்பூர் ராஜ்ஜியத்தை ஆண்ட அரசர் பரமேஸ்வரா. கி.பி.*1398*-ம் ஆண்டில் ஜாவாவின் பண்டைய பேரரசுகளில் ஒன்றாகிய மஜாபாகித் ராஜ்ஜியத்தினர், சிங்கப்பூர் மீது கடல் வழியே படையெடுத்தனர். பரமேஸ்வரா, தனது ஆதரவாளர்களுடன் மலேய தீபகற்பத்தின் மேற்குக்கரை வழியாகத் தப்பித்தார். தொடர்ந்து பயணம் செய்தார். தான் புதிய ராஜ்ஜியம் அமைக்கச் சரியான இடம் ஒன்றைத் தேடிக் கொண்டிருந்தார். அவர் அங்கே காட்டில் ஓய்வெடுத்துக் கொண்டிருந்தபோது, சருகு மான் ஒன்று வேட்டை நாயை எதிர்த்து நின்று போராடி வென்றது. வீரம் செறிந்த அந்த மண்ணில் தனது ராஜ்ஜியத்தை நிறுவ முடிவெடுத்தார் பரமேஸ்வரா. அவர் ஓய்வெடுத்தது மலாக்கா (காட்டு நெல்லி) மரத்தின் கீழ். எனவே மலாக்கா என்று அந்த இடத்துக்குப் பெயர் வைத்தார். பின்னர், இஸ்லாமிய இளவரசி ஒருத்தியைத் திருமணம் செய்து கொண்டு சுல்தான் இஸ்கந்தர் ஷா ஆனார். மலாக்காவில் சுல்தான்களின் ஆட்சி (Malacca Sultanate) கி.பி.*1400*-ம் ஆண்டில் ஆரம்பமானது.

மலாக்கா சுல்தானை பழிவாங்குவதே நோக்கம். தவிர, அஃபோன்ஸோ தனது லட்சியத்தை வெளிப்படையாகவே அறிவித்தார். ''இஸ்லாமியர்களின் பிடியில் இருந்து மலாக்காவைக் கைப்பற்ற வேண்டும். வாசனை பொருள்களின் வணிக ராஜ்ஜியத்தை கிறித்துவர்கள் வசமாக்க வேண்டும்.'

இஸ்கந்தர் ஷா அங்கு வாழ்ந்த மீனவர்களையும் உள்ளூர் மக்களையும் ஒன்றிணைத்து பெரிய குடியிருப்பை உருவாக்கினார். இந்தியா, இலங்கை, பாரசீகத்துக்குச் செல்லும் சீன வணிகக் கப்பல்கள் மலாக்கா நீரிணை வழியாகத்தான் மலுக்கு தீவுகளுக்குச் செல்ல வேண்டும். ஆகவே, கப்பல்கள் எல்லாம் மலாக்காவுக்கு வந்து செல்லும்படி துறைமுகம் அமைத்தார் சுல்தான். பல வசதிகளைச் செய்து கொடுத்தார். மிகக் குறுகிய காலத்திலேயே மலாக்கா, தென்கிழக்கு ஆசியாவின் மாபெரும் வணிக நகரமாக பெரு வளர்ச்சி கண்டது. அங்கே 80 மொழிகள் பேசப்பட்டன.

பதினைந்தாம் நூற்றாண்டு முழுக்கவே மலாக்கா சுல்தான்களின் பொற்காலம். மலாக்கா பழங்குடியினர், இஸ்லாமிய மதத்தைத் தழுவியவர்கள், தமிழர்கள், குஜராத்தியர்கள், சீனர்கள், அரேபியர்கள், ஐப்பானியர்கள் என்று கலவையான மக்களால் அந்தப்பிரதேசம் நிரம்பியிருந்தது. எல்லா இடங்களிலும் இருப்பதுபோல யார்பெரியவன் என்ற அதிகாரப் போட்டி அங்கும் இருந்தது. குட்டையை மேலும் குழப்பி மீன் பிடிக்க வில்லன் களாக மோப்பம் பிடித்து வந்து சேர்ந்தனர் போர்ச்சுக்கீசியர்கள்.

அஃபோன்ஸோவின் மலாக்கா ஆக்கிரமிப்பு

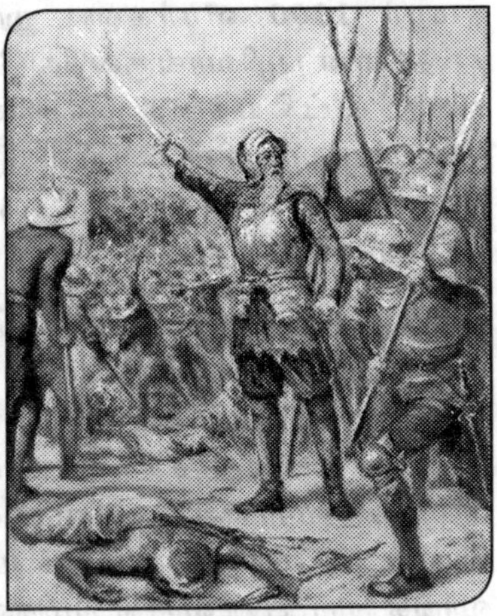

கி.பி.1509. போர்ச்சுகலின் மன்னராகிய முதலாம் மேனுவல், டியோகோ (Diogo Lopes de Sequeira) என்ற தளபதியை கப்பல் படையுடன் அனுப்பினார். அந்தப் பயணத்தின் நோக்கம், மடகாஸ்கரிலும் மலாக்காவிலும் போர்ச்சுக்கீசிய வணிக மையங்களை உருவாக்குவது. அதற்காக போர்ச்சுக்கீசிய மன்னரது கடிதத்தையும் எடுத்துக்கொண்டு ஆகஸ்ட் 1 அன்று மலாக்கா தீவுகளுக்கு வந்து சேர்ந்தார் டியோகோ. அப்போதைய மலாக்கா சுல்தான் மஹ்மூத் ஷாவுடன் கைகுலுக்கி, நல்லுறவு ஏற்படுத்தக் காத்திருந்தார். மலாக்காவின் தமிழ் முஸ்லீம்களின் தலைவராகவும், சுல்தானின் மதிப்புக்குரிய பெந்தகராவாகவும் (பிரதம மந்திரி போன்ற பதவி) விளங்கிய டன் முடாஹிர்,

போர்ச்சுக்கீசிய கிறித்துவர்கள் தங்கள் மண்ணில் கால் ஊன்றுவதை விரும்பவில்லை. அதேசமயம் முடாஹிருக்கும் சுல்தானுக்கும் இடையே இன்னொரு விஷயத்தில் கருத்து வேறுபாடு ஒன்று நிலவியது. டியோகோவைச் சிறைபிடித்து கொல்வதே முடாஹிரின் நோக்கமாக இருந்தது. திட்டம் டியோகோவுக்கு எப்படியோ ஒற்றர்கள் மூலமாகத் தெரிய வந்தது. அந்த அசாதாரணமான சூழலில் அவர் மலாக்காவிலிருந்து தப்பித்து வெளியேறினார். ஆனால், அவரோடு வந்த போர்ச்சுக்கீசியர்கள் பலர் சிறைபிடிக்கப்பட்டனர். கொல்லப்பட்டனர்.

அஃபோன்ஸோ (Afonso de Albuquerque) - இந்தியாவின் போர்ச்சுக்கீசிய வைஸ்ராயாக கோவாவில் கோலோச்சியவர். 1511-ம் ஆண்டில் மலாக்கா நோக்கி 14 போர்க்கப்பல்களுடனும், சுமார் 1200 வீரர்களுடனும் கிளம்பினார். மலாக்கா சுல்தானை பழிவாங்குவதே நோக்கம். தவிர, அஃபோன்ஸோ தனது லட்சியத்தை வெளிப்படையாகவே அறிவித்தார். 'இஸ்லாமியர்களின் பிடியில் இருந்து மலாக்காவைக் கைப்பற்ற வேண்டும். வாசனை பொருள்களின் வணிக ராஜ்ஜியத்தை கிறித்துவர்கள் வசமாக்க வேண்டும்.'

ஜூலை 25 அன்று போர்ச்சுக்கீசிய கப்பல்கள் அஃபோன்ஸா தலைமையில் மலாக்கா தீவுகளை ஆக்கிரமிக்கச் சென்றன. சுல்தான் மஹ்மூத் ஷா, சுமார் 20000 வீரர்களுடன் தயாராகவே இருந்தார். போர்ச்சுக்கீசிய பீரங்கிகளும் துப்பாக்கிகளும், மலாக்கா வீரர்களுக்கு மிரட்சியைத் தந்தாலும் எதிர்த்து நின்று தீரத்துடன் போராடினர். அஃபோன்ஸா, தன் படைகளுடன் பின் வாங்கினார். பின் வாசல் வழிகளையும் தேடினார். மலாக்கா வாழ் இந்துக்களுக்கு சுல்தானோடு ஒத்துப் போகாத சூழல். ஆகவே, போர்ச்சுக்கீசியர்களை மறைமுகமாக ஆதரித்தனர். அங்கே வணிகம் செய்து கொண்டிருந்த சீனர்களும் சுல்தானுக்கு எதிராக போர்ச்சுக்கீசியர்களுடன் கைகோத்தனர்.

ஆகஸ்ட் 10 அன்று, அஃபோன்ஸா மீண்டும் தாக்குதலில் இறங்கினார். இந்த முறை சீன வணிகர்கள் தங்கள் படகுகளைத் தந்து உதவிசெய்தார்கள். எனவே, மலாக்கா நகரத்தை இணைக்கும் பாலத்தை போர்ச்சுக்கீசியர்கள் கைப்பற்றினர். மலாக்கா நகரம் முற்றுகையிடப்பட்டது. நகரத்துக்கான உணவுத்தேவை முடக்கப்பட்டது. தொடர்ந்து இரண்டு வாரங்கள் முற்றுகைப் போர். ஆகஸ்ட் 24 அன்று சுல்தான் மஹ்மூத் ஷா தப்பித்த

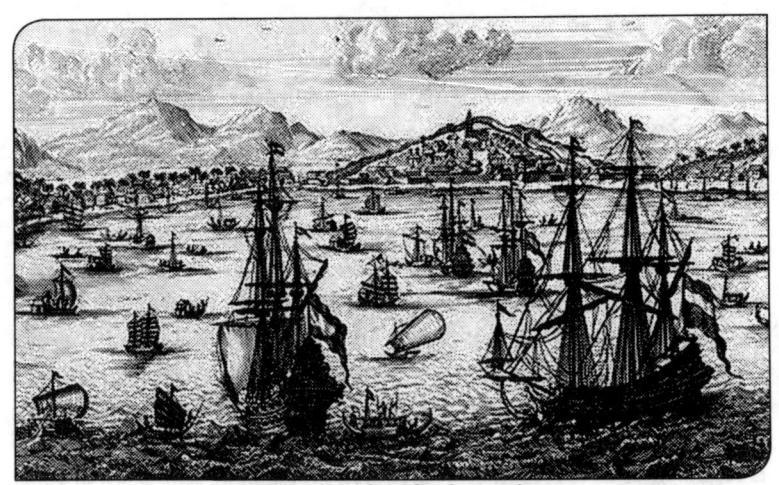
பதினாறாம் நூற்றாண்டில் மலாக்கா

விஷயம் அஃபோன்ஸாவுக்குத் தெரிய வந்தது. மலாக்கா நகரமும் துறைமுகமும் போர்ச்சுக்கீசியர்கள் வசம் வந்தன. கிட்டத்தட்ட மலாக்கா சுல்தான்களின் ஆட்சி முடிவுக்கு வந்தது. இது கிழக்கிந்திய காலனியாதிக்க வரலாற்றின் மாபெரும் நிகழ்வு.

யாரெல்லாம் நட்புடன் கைகுலுக்க வருகிறார்களோ, அவர்களது சொத்துகளை எல்லாம் விட்டுவிடச் சொல்லி உத்தரவிட்டார் அஃபோன்ஸா. அங்கே அதிகாரம் செலுத்துவதைவிட, வணிக வாய்ப்புகளைக் கைப்பற்றுவதே அவரது முதன்மையான நோக்கமாக இருந்தது. ஆக, மலாக்கா மக்களின் உள்விவகாரங்களில் பெரிதாகத் தலையிட அவர் விரும்பவில்லை. அஃபோன்ஸா, மலாக்காவில் கொள்ளையடித்த செல்வங்களை எல்லாம் Flor de la Mar என்ற கப்பலில் ஏற்றினார். போர்ச்சுகல் அரசருக்குப் பரிசாக அளிப்பதற்குக் கிளம்பினார். சுமத்ரா கடல் பகுதியில் அந்தக் கப்பல் புயலில் சிக்கி ஜல சமாதி ஆனது. கப்பலில் செல்வங்களைவிட மதிப்புமிக்க கிராம்பும் சாதிக்காயும் சாதிபத்ரியும் இருந்தன என்பது குறிப்பிடத்தக்கது. அஃபோன்ஸா எப்படியோ காப்பாற்றப்பட்டார். கப்பலிலிருந்த சுமார் 400 பேர் இறந்து போயினர்.

மீண்டும் மலாக்காவின் அதிகாரத்தைப் பிடிக்க வேண்டும் என்ற சுல்தான் மஹ்மூத் ஷாவின் நீண்ட முயற்சிகள் எதுவும் நிறைவேறவில்லை. அஃபோன்ஸா, மலாக்காவில் இருந்தபடியே மலுக்கு தீவுகளில் வணிக உறவை வளர்க்க,

அதிகாரத்தை விரிவாக்கத் திட்டமிட்டார். மலுக்கு தீவுகளில் ஒன்றான தெர்னெட்டை (Ternate) அப்போது ஆண்ட சுல்தான், போர்ச்சுக்கீசியர்களைவரவேற்றார். அங்கேகிராம்பு ஏகபோகமாக விளைந்தது. 1513-ம் ஆண்டில் அம்பான் (Ambon) தீவுகளிலும் போர்ச்சுக்கீசியர்கள் நல்லுறவு ஏற்படுத்திக் கொண்டனர். அடுத்து அஃபோன்ஸா, பண்டா தீவுகளுக்கு போர்ச்சுக்கீசியர்கள் சிலரை அனுப்பி வைத்தார். அவர்கள் அங்கே சென்று வணிக ரீதியாக நல்லுறவு பேசி, சில கப்பல்களில் சாதிக்காயையும் சாதிபத்ரியையும் நிரப்பிக் கொண்டு திரும்பினர். அதில் ஒரு கப்பல் சரக்குகளோடு கவிழ்ந்து போனது. பின்பு கி.பி.1529 வரை போர்ச்சுக்கீசியர்கள் யாரும் பண்டா தீவுகள் பக்கம் செல்ல வில்லை. அதற்குப் பின்பு பண்டா மக்களை கிறித்துவர்களாக மதம் மாற்ற போர்ச்சுக்கீசியர்கள் எடுத்த முயற்சிகளும் பலிக்கவில்லை. பண்டா தீவுகளை ஆக்கிரமிக்க அவர்கள் எடுத்த முயற்சிகளும் பலனளிக்கவில்லை. இருந்தாலும் பதினாறாம் நூற்றாண்டில் பண்டா தீவுகளிலிருந்து அதிக அளவில் சாதிக்காயும் சாதிபத்ரியும் அள்ளிச் சென்றவர்கள் போர்ச்சுக்கீசியர்களே. அவர்களது ஆதிக்கம் அந்த நூற்றாண்டின் இறுதி வரை மலாக்காவிலும் மலுக்குத் தீவுகளிலும் தட்டுத்தடுமாறி தொடர்ந்தது.

அதுவரை டச்சுக்காரர்கள் போர்ச்சுக்கீசியர்களிடம்தான் வாசனைப் பொருள்களை வாங்கிக் கொண்டிருந்தனர். டச்சுக் கப்பல்கள் லிஸ்பன் துறைமுகத்துக்குச் சென்று வாசனைப் பொருள்களை ஏற்றி வந்தன. அவற்றை டச்சுக்காரர்கள் பிற ஐரோப்பிய தேசங்களில் வணிகம் செய்தார்கள். கி.பி.1580. போர்ச்சுக்கீசிய ராஜ்ஜியத்தில் அரியணைக்கு வலுவான அரசர் இல்லாத நிலை. அப்போதைய ஸ்பெயின் ராஜ்ஜியத்தின் அரசரான இரண்டாம் பிலிப், போர்ச்சுக்கீசிய ராஜ்ஜியத்தையும் தன் கட்டுப்பாட்டின் கீழ் கொண்டு வந்தார். லிஸ்பனில் டச்சுக்காரர்கள் வணிகம் செய்வதற்குத் தடை விதித்தார்.

சாதிக்காய்க்கும் கிராம்புக்கும் லவங்கப்பட்டைக்கும் மிளகுக்கும் எங்கே போவது? டச்சுக்காரர்கள் தவித்து நின்றார்கள். பொருளாதாரம் பொலபொலவென்று சரிந்தது. இனி அடுத்த வனை நம்பி பிரயோசனமில்லை. நாமே நமக்கான வாசனை சாம்ராஜ்ஜியத்தை உருவாக்கிக் கொள்வது மட்டுமே ஒரே வழி. இந்தியப் பெருங்கடலை டச்சுக் கப்பல்கள் மட்டுமே ஆளும் நிலை உருவாக வேண்டும் என்று கங்கணம் கட்டிக்கொண்டு

களம் இறங்கினார்கள். 1595-ம் ஆண்டில் டச்சு வணிகக் கப்பல்கள் நேரடியாக வாசனைத் தீவுகளுக்கு வந்து சென்றன. அதன் மூலம் நடந்த வணிகத்தால் 400% லாபம். அடுத்தடுத்து டச்சு வணிகக் கப்பல்கள் இந்தியப் பெருங்கடலை அளந்த வண்ணம் இருந்தன.

இதன் அடுத்தகட்டமாக டச்சு கடல் வணிக நிறுவனங்களை எல்லாம் ஒன்றிணைக்கும் விதமாக, கி.பி.1602-ம் ஆண்டில் டச்சு கிழக்கிந்திய கம்பெனி (டச்சுப் பெயர் Vereenigde Oostindische Compagnie - சுருக்கமாக VOC) நிறுவப்பட்டது. உலகின் முதல் கொடூர கார்ப்பரேட் அரக்கன் என்றே சொல்லலாம்.

உதயமானபோதே டச்சுக் கிழக்கிந்திய நிறுவனம் உன்னதமான பல லட்சியங்களைக் கொண்டிருந்தது. வாசனை வணிகத்துக்கான கடல் வழித்தடங்களைக் கைப்பற்றுவது. வாசனைப் பொருள்கள் விளையும் பிரதேசங்களைக் கைப்பற்றுவது. அங்கே டச்சுக் காலனியை உருவாக்குவது. அடிமைகளைக் கொண்டு வாசனைப் பொருள்களை விளைவித்து கொள்ளை லாபம் சம்பாதிப்பது. ஆயுதங்களை வாங்கிக் குவிப்பது. சளைக்காமல் போர் செய்து, பிற ஐரோப்பிய தேசங்களின் வணிக ராஜ்ஜியங்களை முற்றிலும் அழித்தொழிப்பது. தாங்களே உலகின் மாபெரும் வியாபாரக் காந்தம், ஆதிக்க சக்தி என்று நிரூபிப்பது.

தங்கள் திட்டங்களைச் செயல்படுத்துவதற்காக VOC, ஆம்ஸ்டெர்டாம் நகரத்தின் மையத்தில் வணிக அலுவலகம் ஒன்றைத் திறந்தது. அங்கே டச்சுக் குடிமகன்கள் யார் வேண்டுமானாலும் சென்று VOC-ன் பங்குகளை வாங்கிக்

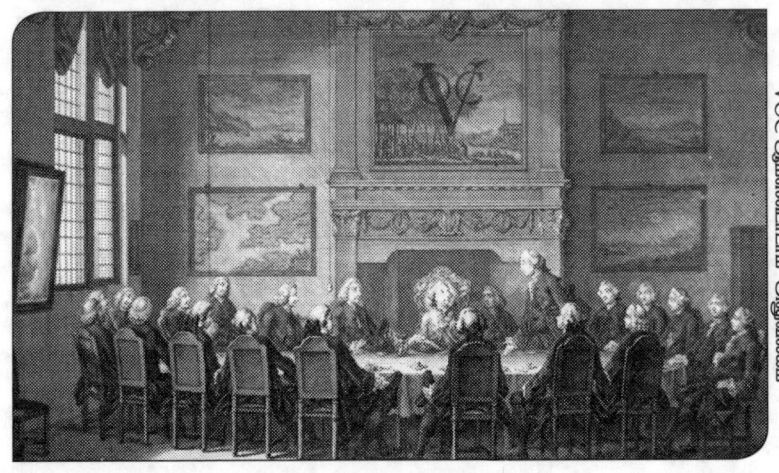

VOC ஆம்ஸ்டெர்டாம் அலுவலகம்

முகில் ✦ 167

> ஆசியாவுடனான வணிகம் நமக்கு மிகவும் முக்கியம். அதை ஆயுதங்களைத் தாங்கித்தான் நடத்த முடியும். ஆயுதங்களுக்கான செலவை நாம் செய்யும் வணிகத்தில் கிட்டும் லாபம் பார்த்துக் கொள்ளும். **யுத்தம் செய்யாவிட்டால்** நம்மால் வணிகம் செய்யவே முடியாது.

கொள்ளலாம். வருங்காலத்தில் லாபம் கிடைக்க ஆரம்பிக்கும்போது அவர்களுக்கு பங்குகளின் மதிப்பு உயரும் என்று சொன்னார்கள். தெளிவான நிபந்தனைகளுடனும் ஆவணங்களுடனும் வலுவாக நிதி திரட்டினார்கள். உலகின் முதல் பங்குச்சந்தை இதுவே. VOC-தான் உலகின் முதல் பொது வர்த்தக நிறுவனமும்கூட. நெதர்லாந்தின் பெரு வணிகர்கள், பணக்காரர்கள் தொடங்கி சாதாரண மக்கள் வரை VOC-ன் பங்குகளை வாங்கிக் குவிக்க, மிகக்குறுகிய காலத்திலேயே இன்றைய மதிப்பில் 110 மில்லியன் டாலர் நிதி திரட்டப்பட்டது.

இனி, என்ன வேண்டுமானாலும் செய்யலாம் என்ற முரட்டு பலத்துடன் டச்சுக்காரர்கள் களத்தில் / கடலில் இறங்கினார்கள். அப்போதைய சூழலும் அவர்களுக்குச் சாதகமாகவே இருந்தது. கி.பி.1585 முதல் 1604 வரை நீண்ட ஆங்கிலேய-ஸ்பானிஷ் போரால் பிரிட்டனும் ஸ்பெயினும் தடுமாறிக் கொண்டிருந்தன. பல்வேறு காரணங்களால் போர்ச்சுக்கீசியர்களின் வணிகப் பிடியும் தளர்ந்து கொண்டிருந்த சூழல் அது.

கி.பி.1603-ம் ஆண்டில் வடமேற்கு ஜாவாவின் பாண்டென் (Banten) பகுதியில் டச்சுக்காரர்கள் தங்கள் முதல் வணிக மையத்தை அமைத்தனர். கி.பி.1605. முக்கியமான கிராம்பு வர்த்தக மையமான அம்பான் தீவை அடைந்த டச்சுக்காரர்கள், அங்கிருந்த போர்ச்சுக்கீசியர்களை விரட்டி அடித்தனர். அவர்களது விக்டோரியா கோட்டையைக் கைப்பற்றி வசதியாக சம்மணம் போட்டு அமர்ந்து கொண்டனர். கிராம்பு வணிகத்தில் டச்சுக்காரர்களுக்குக் கிடைத்த முதல் பெரிய வெற்றி இது.

கி.பி.1609. பீட்டர் வில்லியம்ஸ் வெர்ஹோஃப் என்ற டச்சுத் தளபதி, சாதிக்காய் பூமியான பண்டா தீவுகளில் ஒன்றான

பண்டா நெய்ரா தீவுக்கு வந்து சேர்ந்தார். பண்டாவாசிகளுடன் பல கட்டப் பேச்சு வார்த்தைகள் நடத்தினார். 'நாங்கள் கத்தியும் வாளும் குளிருக்கான கம்பளி உடைகளும் தருகிறோம். பதிலுக்கு நீங்கள் உங்களிடமிருக்கும் சாதிக்காய், சாதிபத்ரியை எல்லாம் எங்களுக்கு மட்டும் தாருங்கள்.' பண்டாவாசிகள் கத்தியும் கம்பளியும் எங்களுக்குத் தேவையே இல்லை என்று இடது கையால் புறக்கணித்தனர். வெர்ஹோஃப் தன் தொனியை மாற்றினார். சற்றே மிரட்டினார். 'நீங்கள் வேறு யாருக்கும் சாதிக்காய், சாதிபத்ரி விற்கக்கூடாது. நாங்கள் சொல்லும் விலைக்கு எங்களுக்கு மட்டும்தான் விற்க வேண்டும்.'

அரேபியர்கள், சீனர்கள், இந்தியர்கள், போர்ச்சுக்கீசியர்கள், ஜப்பானியர்கள் என்று பல்வேறு தேசத்தினரது வியாபார உறவை பண்டாவாசிகள் கத்தரித்துக் கொள்ள விரும்பவில்லை. தவிர, ஐரோப்பியக் கிறித்தவர்களின் ஆதிக்கத்தை விரும்பாத அவர்கள், ரகசியத் திட்டம் ஒன்றைச் செயல்படுத்தினார்கள். 'வாருங்கள், இன்றைக்கு முடிவெடுத்துவிடுவோம்' என்று வெர்ஹோஃபையும் அவரது சகாக்களையும் கடற்கரைக்கு வரவழைத்தனர். சுற்றி வளைத்தனர். உயிரைப் பிதுக்கி வெளியேற்றினர். 46 டச்சுக் காரர்கள் கொல்லப்பட்டனர். (அந்த நிகழ்வில் உயிர் தப்பிய டச்சு வியாபாரியான ஜேன் பீட்டர்ஸ் கோயன் என்பவர் பண்டாவாசிகளுக்கு எமனான கதையை ஐந்து பத்திகள் தள்ளி பார்க்கலாம்.)

பதிலுக்கு டச்சுக்காரர்கள் பண்டா நெய்ரா தீவிலிருந்த மீனவ கிராமங்கள் சிலவற்றை அழித்தனர். தீவுவாசிகள் பலரும் கொல்லப்பட்டனர். அவர்களது படகுகளும் கப்பல்களும் சிதைக்கப்பட்டன. மோதல் வலுக்கவே சமாதானப் பேச்சுவார்த்தைக்கு வழிவகுக்கப்பட்டது. முடிவில் டச்சுக் கிழக்கிந்திய கம்பெனிக்கு சாதகமான முடிவு எட்டப்பட்டது. 'பண்டா தீவுகளில் சாதிக்காய் கொள்முதல் செய்யும் முழு உரிமையும் டச்சுக்காரர்களுக்கே உரியது' என்ற ஒப்பந்தம் கையெழுத்தானது. அப்படியே பண்டா நெய்ரா தீவில் கோட்டை ஒன்றை அமைக்கும் உரிமையையும் கேட்டு வாங்கிக் கொண்டனர். டச்சுக்காரர்களின் நாசாவு என்ற கோட்டை அங்கே எழுந்தது.

இப்படியாகப் பலமாக நங்கூரமிட்ட டச்சுக்காரர்கள், அக்மார்க் அரசியல் ஃபார்முலாவான பிரித்தாளும் சூழ்ச்சி மூலமாக

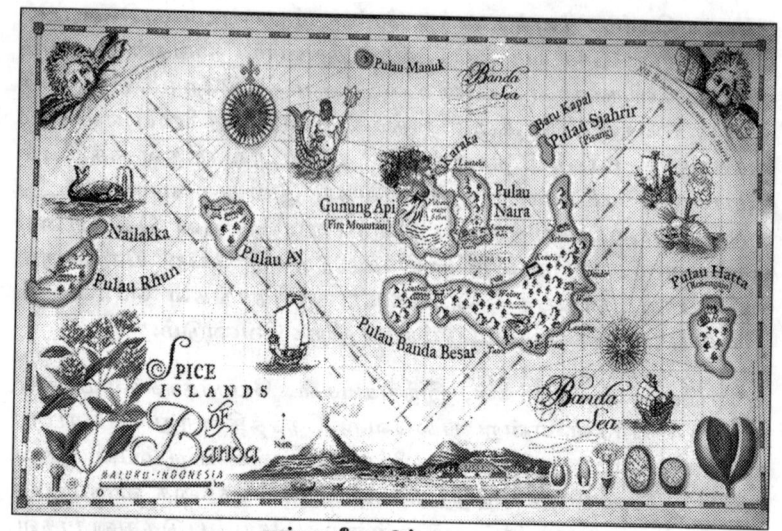

பண்டா தீவுகளின் வரைபடம்

சில ஆட்சியாளர்களுடன் நல்லுறவு வைத்துக் கொண்டனர். அவர்களது பகையை முடிக்க உதவுவதாகச் சர்க்கரை வார்த்தைகள் பேசினர். அதிகார எல்லைகளை விரிவாக்கினர். அம்பான் தீவு டச்சுக்காரர்களின் தலைமையகமாகச் செயல்பட்டது.

இன்னொரு பக்கம் பண்டா தீவுக்கூட்டங்களுக்கு அருகிலேயே பிரிட்டிஷ்காரர்களும் தங்கள் குடியிருப்பை நிறுவ முயற்சி செய்து கொண்டிருந்தார்கள். சில தீவுகள் அவர்கள் வசம் இருந்தன. கி.பி.1600-ம் ஆண்டில் பிரிட்டிஷ் கிழக்கிந்திய கம்பெனியும் தொடங்கப்பட்டிருந்தது. ஆசியக் கண்டத்தின் மாபெரும் வணிக அரக்கனாக உருவெடுக்க ஆங்கிலேயர்களும் சிரத்தையுடன் திட்டமிட்டுக் கொண்டிருந்தனர்.

1519, செப்டெம்பரில், ஸ்பெயின் மன்னரின் உதவியுடன், ஐந்து கப்பகளில் உலகையே சுற்றி வலம் வரக் கிளம்பியவர் போர்ச்சுக்கீசிய கடல் பயணியான பெர்டினாண்ட் மெகல்லன். 1521-ம் ஆண்டில் மெகல்லன் பிலிப்பைன்ஸில் நடந்த ஒரு மோதலில் கொல்லப்பட்டார். மெகல்லனின் குழுவினர் தொடர்ந்து பயணம் செய்து மலுக்கு தீவுகளுக்குச் சென்றடைந்தனர். 1522, மே மாதம் மிஞ்சி உயிர் பிழைத்திருந்த மெகல்லனின் குழுவினர் பதினெட்டு பேர் மட்டும் விக்டோரியா என்ற ஒரே ஒரு கப்பலில் ஸ்பெயினைச் சென்றடைந்தனர். அப்போது அவர்கள் மலுக்கு தீவுகளில் இருந்து அள்ளிச் சென்ற

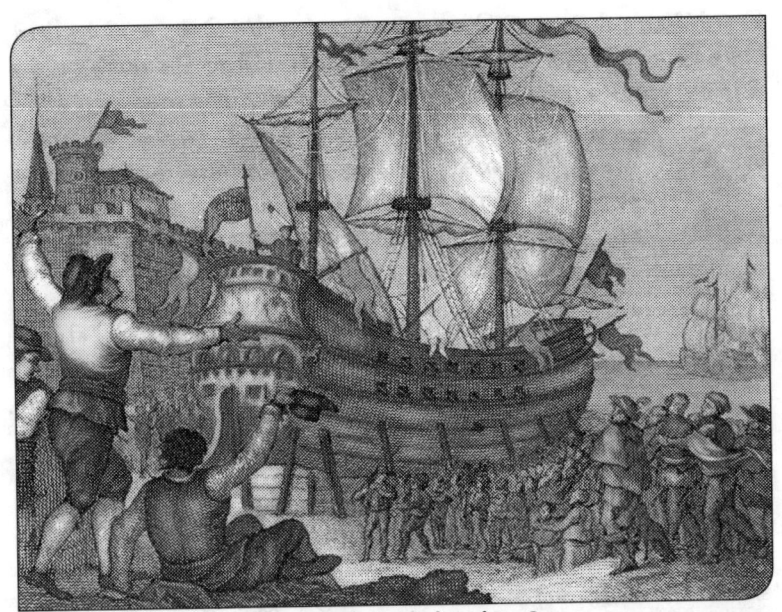

ஸ்பெயினுக்குத் திரும்பும் விக்டோரியா

கிராம்பு மற்றும் லவங்கப்பட்டையின் அளவு மட்டும் சுமார் 26 டன்கள். அது அவர்களது ஒட்டுமொத்தப் பயணத்துக்கும் ஆன செலவைவிட இரண்டு மடங்கு மதிப்பு கொண்டது. அந்தக் கப்பலின் கேப்டனான செபாஸ்டியான் எல்கானோவுக்கு ஸ்பெயினின் அரசர் மதிப்புமிக்க அங்கி ஒன்றை அணிவித்துக் கௌரவித்தார். அந்த அங்கியானது மூன்று ஜாதிக்காய், இரண்டு லவங்கப்பட்டை மற்றும் கிராம்புகள் கொண்டு அலங்கரிக்கப்பட்டிருந்தது. அதற்குப் பிறகு ஸ்பெயினும் ஸ்பைஸ் தீவுகள் மீதான ஆக்கிரமிப்பு முயற்சிகளைத் தொடங்கியிருந்தது. கி.பி.1606-ம் ஆண்டில் தெர்னேட் ராஜ்ஜியத்தின் சுல்தானை ஸ்பானியர்கள் தோற்கடித்தனர். அவரது கோட்டையைக் கைப்பற்றினர்.

இப்படி ராஜ்ஜியங்களை வீழ்த்தி, தீவுகளைக் கைப்பற்றி, கோட்டைகளை ஆக்கிரமித்து, பிரிவினை அரசியல் செய்து, மண்ணின் மைந்தர்களை அடிமைப்படுத்தி, படுகொலைகள் நிகழ்ச்சி, வாசனைப் பிரதேசத்தின் வளத்தை முழுக்கத் தம் வசமாக்க டச்சுக்காரர்கள், போர்ச்சுக்கீசியர்கள், ஸ்பானியர்கள், பிரிட்டிஷ்காரர்கள் என்று ஒவ்வொருமே தனித்தனியாக கணக்கு போட்டு காய்கள் நகர்த்திக் கொண்டிருந்தனர்.

வெர்ஹோஃப் படுகொலைச் சம்பவத்தில் உயிர்தப்பி, நெதர்லாந்துக்குத் திரும்பிய ஜேன் பீட்டர்ஸ் கோயன், டச்சு கிழக்கிந்திய கம்பெனியின் நிர்வாகிகளிடம் தனது அறிக்கை ஒன்றைச் சமர்ப்பித்தார். அதில் ஸ்பைஸ் தீவுகளில் வணிகம் செய்யவும், லாபத்தை வாரிக் குவிக்கவும் எந்த அளவுக்கு வாய்ப்பிருக்கிறது என்று அடிக்கோடிட்டு விவரித்திருந்தார்.

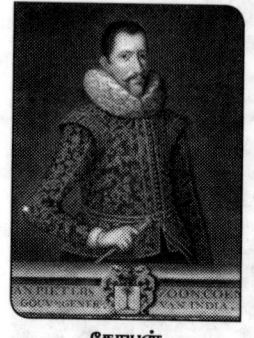

கோயன்

'மதிப்பிற்குரியவர்களே! நான் எனது அனுபவத்தில் சொல்கிறேன், ஆசியா உடனான வணிகம் நமக்கு மிகவும் முக்கியம். அதை ஆயுதங்களைத் தாங்கித்தான் நடத்த முடியும். ஆயுதங்களுக்கான செலவை நாம் செய்யும் வணிகத்தில் கிட்டும் லாபம் பார்த்துக் கொள்ளும். யுத்தம் செய்யாவிட்டால் நம்மால் வணிகம் செய்யவே முடியாது.'

கி.பி.1612-ம் ஆண்டில் கோயன் மீண்டும் இந்தோனேசியாவுக்கு அனுப்பி வைக்கப்பட்டார். இந்த முறை அவருக்குக் கொடுக்கப் பட்டிருந்த பதவி, தலைமை வியாபாரி. சிறப்பாகச் செயல்பட்ட காரணத்தினால் அடுத்த ஆண்டே தலைமைக் கணக்காளராக பதவி உயர்வு பெற்றார். இன்னொரு பக்கம் அடுத்த டச்சுத் தளபதியாக வந்து சேர்ந்திருந்த பியெட் ஹெய்ன் சிறு சிறு தீவுகளாகக் கைப்பற்றிக் கொண்டிருந்தார். பண்டா பெஸார், ரன் ஆகிய பண்டா தீவுகளைக் கைப்பற்றிய டச்சுக்காரர்கள், அய் தீவைக் கைப்பற்றும் முயற்சியில் தோல்வியடைந்தனர்.

பண்டா தீவுகளின் தலைவர்கள், டச்சுக்காரர்களோடு வணிகத்துக் காக போட்ட ஒப்பந்தங்களை மதிக்கவில்லை. காகிதமெல்லாம் எங்களைக் கட்டுப்படுத்தாது என்பதே அவர்களது மனநிலை. பிரிட்டிஷ்காரர்கள் சாதிக்காய்க்கு நல்ல விலை தருகிறார்களா! சரி, இந்த முறை சரக்கை அவர்கள் எடுத்துக் கொள்ளட்டும். மலாய் வியாபாரிகள் சாதிபத்ரிக்கு அதிக விலை கேட்கிறார்களா! சரக்கை அவர்களது கப்பலில் ஏற்றுங்கள்! இப்படியாக டச்சுக்காரர்களுடன் வணிகத்தைப் புறக்கணித்தார்கள்.

ஒட்டுமொத்த பண்டா தீவுகளையும் நிரந்தரமாகத் தங்கள் கட்டுப்பாட்டுக்குள் கொண்டுவர டச்சுக்காரர்கள் திட்ட மிட்டார்கள். கி.பி.1614 மே மாதத்தில் அய் தீவில் தாக்குதல்

நடத்தினார்கள். அங்கே முகாமிட்டிருந்த பிரிட்டிஷ் படையினர், தாக்குதலைச் சமாளிக்க முடியாமல் ரன் தீவுக்கு ஓடினர். ஆனால், வெகு சீக்கிரமாகவே திரும்பி வந்து மறுதாக்குதல் நடத்தி 200 டச்சு வீரர்களைக் கொன்றனர். டச்சுப் படையினர் அய் தீவிலிருந்து பின் வாங்கினர். பண்டாவாசிகள், தங்களை டச்சுக் காரர்களிடமிருந்து காத்துக் கொள்ள பிரிட்டிஷாரோடு நட்பு பாராட்ட வேண்டிய சூழல். டச்சுக்காரர்கள் ஆக்கிரமிப்பதும் பிரிட்டிஷார் தாக்கி மீட்பதுமாக சூடு குறையவே இல்லை. இருவருக்கும் தொடர்ந்த மோதலில் ரன் தீவுகளின் பூர்வகுடி மக்கள் கொல்லப்பட்டதும், தீவுகளில் இருந்து துரத்தியடிக்கப் பட்டதும் தனி அத்தியாயம்.

இந்தக் காலகட்டத்தில் படிப்படியாக வளர்ச்சி பெற்ற கோயன், டச்சுக் கிழக்கிந்திய கம்பெனியின் கவர்னர் ஜெனரலாக நியமிக்கப்பட்டார் (கி.பி.1617). கிராம்பின் நறுமணத்தை நாசியில் ஏற்றியபடியே காரம் நிறைந்த வார்த்தைகளை உதிர்த்தார் கோயன்.

'விரக்தியடைய வேண்டாம். எதிரிகளை விட்டுவிட வேண்டாம். நம்மைத் தடுக்கவோ, நமக்குத் தீங்கிழைக்கவோ உலகில் எதுவும் இல்லை. ஏனென்றால், கடவுள் நம்முடன் இருக்கிறார். முந்தைய தோல்விகளை நினைத்து எந்த முடிவும் எடுக்காதீர்கள். நாம் முடிக்க வேண்டிய பெரிய காரியங்கள் நிறைய இருக்கின்றன.'

முற்றுகையிடு. தாக்கு. தகர்த்தெறி. சுடு. கொளுத்து. கொல். கோயன் தலைமையில் குரூரக் குருதி ஆட்டம் தொடங்கியது.

மலுக்கு தீவுகளின் பெரும்பாலான கிராம்பு வணிகம் டச்சுக்காரர்கள்

அப்போது உலகில் வேறெந்தப் பகுதியிலும், ஏன் இந்தோனேசியாவின் வேறெந்தத் தீவுகளிலுமே சாதிக்காய் மரங்கள் இருக்கக்கூடாது என்று தேடிப்பிடித்து மரங்களை, விதைகளை, கன்றுகளை தீர்த்துக் கட்டினர். இப்படியாக ஒட்டுமொத்த சாதிக்காய், சாதிபத்ரி வணிகத்தின் பிடியும் டச்சுக் கிழக்கிந்திய கம்பெனியின் கைக்குள் சுருண்டது.

கட்டுப்பாட்டில் வந்தது. பிரிட்டனின் கப்பல்களை டச்சுக்காரர்கள் தாக்கிக் கொள்ளையடிப்பதும் நிகழ்ந்தது. மோதல் வலுக்கவே இங்கிலாந்தும் நெதர்லாந்தும் அமைதி + வணிக ஒப்பந்தம் (Treaty of Defence) ஒன்றை 1619-ம் ஆண்டில் லண்டனில் போட்டுக் கொண்டன. கிடைக்கும் வாசனைப் பொருள்களில் மூன்றில் இரண்டு பங்கு நெதர்லாந்துக்கு, ஒரு பங்கு இங்கிலாந்துக்கு என்று தலைவர்கள் கைகுலுக்கிக் கொண்டார்கள். 'சண்டையெல்லாம் வேண்டாம். ஒப்பந்தப்படி நடந்து கொள்ளவும்' என்று கோயனுக்குத் தலைமையிடமிருந்து கடிதம் வந்தது. இருந்தாலும் களத்திலிருந்த கோயனுக்கு அதில் உடன்பாடில்லை. ஒரே ஒரு கிராம்பு, அரை சாதிக்காய், இத்தனூண்டு சாதிபத்ரிகூட பிரிட்டிஷ்காரனுக்குக் கிடைக்கக் கூடாது என்பதில் உறுதியாக நின்றார்.

கி.பி.1619-ம் ஆண்டில் படாவியா (இன்றைய ஜகார்தா) முழுக்க முழுக்க டச்சுக்காரர்களின் கட்டுப்பாட்டில் வந்தது.

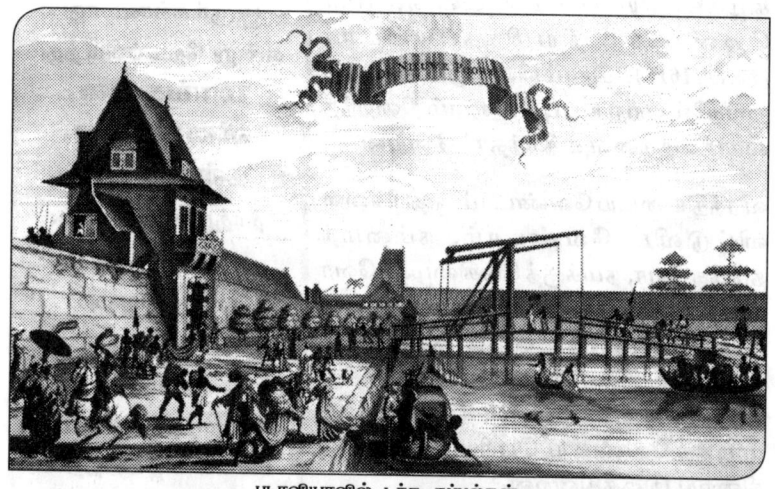

படாவியாவில் டச்சு கப்பல்கள்

கோயன், படாவியாவை டச்சுக் கிழக்கிந்திய கம்பெனியின் புதிய தலைமையகமாக அறிவித்தார். படாவியா கோட்டை வலுப்படுத்தப்பட்டது. கி.பி.1621-ம் ஆண்டில் பண்டா தீவுகளை முழுமையாகக் கைப்பற்ற கோயன் படைதிரட்டினார். பத்தொன்பது போர்க்கப்பல்கள், 1655 டச்சு வீரர்கள், 286 ஜப்பானிய சாமுராய் (கூலிப்படை) வீரர்கள், ஏகப்பட்ட ஆயுதங்களுடன் கோயனே தலைமை தாங்கிச் சென்றார்.

பண்டா தீவுக்கூட்டங்களில் பெரிய தீவான பண்டா பெஸாரின் பலமுனைகளில் டச்சுப்படைகள் களமிறங்கின. ஐந்தாவது நாளில் (மார்ச் 12) தீவு கோயன் வசமானது. அவர் பக்கம் அதிகம் சேதாரமில்லை. ஆறு டச்சு வீரர்கள் கொல்லப்பட்டிருந்தனர். எதிர்ப்புறம் ஆன உயிரிழப்புகளுக்கு கணக்கு கிடையாது. பண்டா பெஸார் தீவில் வாழும் பண்ணையார்கள் (Orang Kaya என்று அழைக்கப்பட்டனர்) கோயனுக்கு சமாதானத் தூது அனுப்பினர். பரிசுகளை அனுப்பி வைத்து பாயாச வார்த்தைகள் பேசினர். 'இங்க விளையுறதெல்லாம் உங்களுக்குத்தான். நீங்க சொல்றதுதான் விலை. எத்தனை கோட்டைன்னாலும் கட்டி ஆண்டுக்கோங்க. நீங்க என்ன சொன்னாலும் கேட்டுக்குறோம் எசமான்! நாங்க ஒரு ஓரமா தொழுதுகிட்டு அமைதியா வாழ மட்டும் அனுமதி தாங்க!'

பண்டா பெஸார் தீவின் கிராமங்களில் வாழ்ந்த மக்கள் பலரும் மலைப்பகுதிகளுக்குச் சென்று மறைந்து கொண்டனர். அவ்வப்போது டச்சுக்காரர்கள் மீது தற்காப்புத் தாக்குதலும் நடத்தினர். பண்ணையார்களின் சமாதானப் பேச்சுகள் எடுபடவில்லை. 'அவனுங்களை எல்லாம் குடும்பத்தோட தூக்குங்கடே!' - கோயன் கட்டளையிட்டார். கிட்டத்தட்ட 780 பண்ணையார்கள் குடும்பத்துடன் மடக்கப்பட்டனர். உதை. வதை. அவர்கள் அனைவரும் படாவியாவுக்கு அனுப்பி வைக்கப்பட்டனர், அடிமைகளாக.

பண்டா படுகொலைகள்

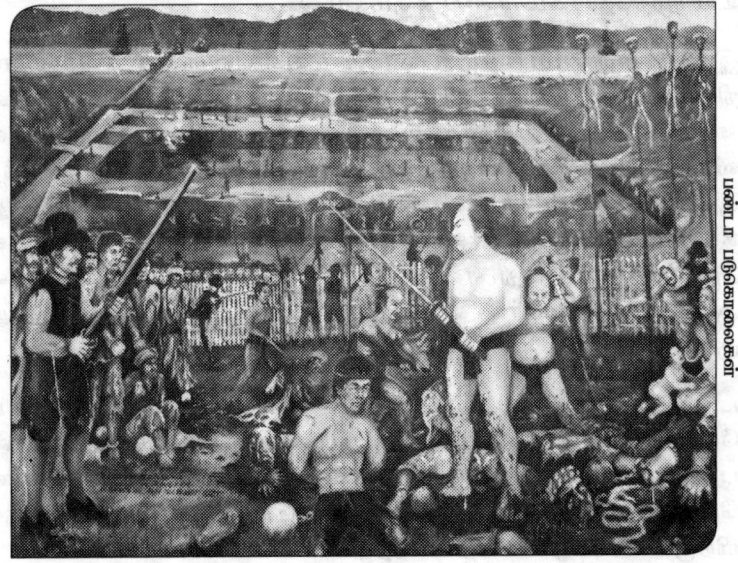

தன்கண்முன்பு நிகழ்ந்த தளபதி வெர்ஹோஃப் படுகொலைக்காகப் பழிவாங்க நினைத்த கோயன், நாற்பத்தியிரண்டு பேரைத் தேர்ந்தெடுத்து மரண தண்டனை நிறைவேற்றினார். ஜப்பானிய சாமுராய் வாள்கள் திகட்டத் திகட்ட ரத்தம் சுவைத்தன. அந்தப் பண்டாவாசிகளின் தலைகள் கடற்கரையில் மூங்கில் கழிகளில் சொருகி வைக்கப்பட்டன. எதிரிகளுக்கும், எதிர்க்க நினைப்பவர்களுக்குமான எச்சரிக்கைச் செய்தி.

தன் கொடூர லட்சத்தியத்தில் முனைப்புடன் இருந்த கோயன் அடுத்த கட்டளை இட்டார். ஒரு கிராமத்தையும் விட்டு வைக்காதீர்கள். அடித்து நொறுக்குங்கள். அனைவரையும் பிடித்து இழுத்து வாருங்கள். முரண்டு பிடித்தால் கதையை முடித்து விடுங்கள்!

கொலைவெறித் தாண்டவம் அரங்கேறியது. காடுகளுக்குள் வாரக்கணக்கில் பதுங்கியிருந்த பலர் பட்டினியால் செத்து மண்ணுக்கு உரமாகினர். மேலும் பலர், டச்சுக்காரர்களிடம் சிக்கிக் கொள்ளக்கூடாது என்பதற்காக மலை உச்சியிலிருந்து கீழே குதித்தனர். சில நூறு பேர் மட்டும் தப்பித்து அக்கம் பக்கத்துத் தீவுகளில் அடைக்கலம் புகுந்து தங்கள் சாவைத் தள்ளிப் போட்டனர். அன்றைய பண்டா பெஸார் தீவின் மக்கள் தொகை சுமார் 5000. இந்தக் கொடூரங்களால் உயிரிழந்தோர் சுமார் 3000-க்கும் மேல்.

இன்னொரு சம்பவம். பண்டா தீவுகளின் டச்சு கவர்னராக நியமிக்கப்பட்டிருந்த மார்ட்டின் (Martin ‘t Sonck), செலமோன் என்ற கிராமத்தில் முகாமிட்டிருந்தார். அங்கிருந்த மசூதியில் வீரர்களுடன் தங்கியிருந்தார். இரவு நேரம். பலமாக அடித்த காற்றில் தொங்கிக் கொண்டிருந்த விளக்கு தானாக அறுந்து கீழே விழுந்தது. பண்டாவாசிகளின் திடீர்த் தாக்குதல் ஆரம்பித்துவிட்டது என்று பதறிப் போன மார்ட்டின், இரவு அதிரக் கத்தினார். ‘ஒருவரையும் விடாதீர்கள்! கொன்று குவியுங்கள்!’

டச்சு வீரர்களும், ஜப்பானிய கூலிப்படை வீரர்களும் வேட்டையைத் தொடங்கினர். குடிசைகள் கொளுத்தப்பட்டன. படகுகள் எரிக்கப்பட்டன. சிக்கிய மக்களின் உயிர்கள் பால் பேதமின்றி உடல்களிலிருந்து விடுவிக்கப்பட்டன. விடியலுக்குப் பிறகும் மரண ஓலம் தொடர்ந்தது.

அடுத்த சில மாதங்களிலேயே ஒட்டுமொத்த பண்டா தீவுகளையும் கோயன், டச்சுக் கிழக்கிந்திய கம்பெனியின் கட்டுப்பாட்டில் கொண்டு வந்தார். பண்டா தீவுக்கூட்டங்களில் அப்போது வாழ்ந்த மக்களின் எண்ணிக்கை சுமார் 15000 வரை இருக்கலாம். மலாய், ஜாவா, அரபு, சீன வணிகர்களும் அதில் அடக்கம். பாரபட்சமின்றி அனைவரது மீதும் வன்முறை ஏவப்பட்டது. பலர் கொல்லப்பட்டனர். பலர் துரத்தியடிக்கப்பட்டனர். சிலர் தப்பித்துச் சென்றனர். எல்லா களேபரங்களும் முடிந்து டச்சுக்காரர்களால் பண்டா தீவுகளில் மிச்சம் வைக்கப்பட்டிருந்த பண்டாவாசிகளின் எண்ணிக்கை ஆயிரத்துக்கும் கீழ்தான்.

மனிதர்களுக்கு மட்டுமல்ல, சாதிக்காய் மரங்களுக்கும் அந்த நிலைமைதான். அப்போது லட்சக்கணக்கான சாதிக்காய் மரங்கள் பண்டா தீவுகளில் இருந்தன. குறிப்பிட்ட பகுதிகள் தவிர, மீதி இடங்களில் இருக்கும் சாதிக்காய் மரங்களை எல்லாம் கோயன் வெட்டச் சொன்னார். தீயிட்டுக் கொளுத்தச் செய்தார். அய், பண்டா நெய்ரா, பண்டா பெஸார் ஆகிய தீவுகளில் பாதுகாக்கப்பட்ட 68 பகுதிகளில் மட்டும் சாதிக்காய் மரங்கள் உயிர் வாழ அனுமதிக்கப்பட்டன. அப்போது உலகில் வேறெந்தப் பகுதியிலும், ஏன் இந்தோனேசியாவின் வேறெந்தத் தீவுகளிலுமே சாதிக்காய் மரங்கள் இருக்கக்கூடாது என்று தேடிப்பிடித்து மரங்களை, விதைகளை, கன்றுகளைத் தீர்த்துக் கட்டினர். இப்படியாக ஒட்டுமொத்த சாதிக்காய், சாதிபத்ரி வணிகத்தின் பிடியும் டச்சுக் கிழக்கிந்திய கம்பெனியின் கைக்குள் சுருண்டது. கோயன், சாதிக்காயால் சாதித்த சர்வாதிகாரப் புன்னகை பூத்தார். உலகின் முதல் கார்ப்பரேட் கொலைவெறி ஆட்டத்தின் குரூர வெற்றி!

கி.பி.1623. நெதர்லாந்துக்குத் திரும்பிய கோயென் சூப்பர் ஹீரோவாகக் கொண்டாடப்பட்டார். பதவி உயர்வு பெற்று VOC-ன் நிர்வாகப் பொறுப்பில் அமர்ந்தார். அடுத்த ஆண்டு டச்சுக் கிழக்கிந்திய கம்பெனியின் புதிய கவர்னராக பீட்டர் டி கார்பென்டியர் என்பவர் ஸ்பைஸ் தீவுகளுக்கு வந்து சேர்ந்தார்.

பண்டாவாசிகள் இல்லாமல் சாதிக்காய் விவசாயம் செய்யத் தடுமாறிய டச்சுக்காரர்கள், வேறு வேறு பிரதேசங்களிலிருந்து அடிமைகளை இறக்குமதி செய்தனர். பின்பு அதுவும் சரிப்படாமல் படாவியாவில் அடிமைகளாக வைக்கப்பட்டிருந்த பண்டாவாசிகள் சில நூறு பேரை மீண்டும் பண்டா தீவுகளுக்கு

அழைத்து வந்து சாதிக்காய்த் தோட்ட அடிமைகளாக வேலை வாங்கினர்.

முக்கியமான கிராம்பு வர்த்தக மையமான அம்பான், முழுக்க டச்சுக்காரர்களின் பிடிக்கு வரவில்லை. 1619-ம் ஆண்டில் லண்டனில் போட்ட அமைதி ஒப்பந்தப்படி பிரிட்டிஷ்காரர்களும் அங்கே விளைந்த கிராம்பில் ஒரு பங்கை அனுபவித்துக் கொண்டிருந்தார்கள். ஆனால், பண்டா தீவுகளில் டச்சுக்காரர்களால் நிகழ்த்தப்பட்ட கொடூரங்களுக்குப் பிறகு, அம்பானிலும் எப்போது வேண்டுமானாலும் மரணத்தின் நிழல் படியலாம் என்ற சூழல். நெதர்லாந்துக்குத் திரும்பிச் செல்லும் முன் கோயன், அம்பானுக்கு வந்திருந்தார். அங்கே டச்சு கவர்னராகப் பொறுப்பிலிருந்தவர் ஹெர்மென் (Herman van Speult). அவருக்கு கோயன் கடுமையான அறிவுரைகளை வழங்கியிருந்தார். 'எந்தச் சூழலிலும் பிரிட்டிஷ்காரனை இங்கே வளர விட்டுவிடாதே. அவர்களை ஒருபோதும் நம்பிவிடாதே!'

கி.பி.1623, பிப்ரவரி. டச்சுக்காரர்களின் வசமிருந்த விக்டோரியா கோட்டைக்கு ஐப்பானிய சாமுராய் வீரன் ஒருவன் வந்து சென்றான். அவன் VOC-ன் வேலையாள்தான். கவர்னர் ஹெர்மெனுக்கு மூக்கு வியர்த்தது. 'ஏதோ சரியாகப்படவில்லை. அவனைப் பிடித்து தகுந்த முறையில் விசாரியுங்கள்.'

கடும் சித்ரவதைகளை அனுபவித்த அந்த சாமுராய், முன்னுக்குப் பின் முரணான பதில்களை அளித்தான். அதற்கு மேல் உயிர் போய் விடும் என்ற சூழலில் கேப்ரியல் டவர்சன் என்ற பிரிட்டிஷ் அதிகாரி பெயரைச் சொன்னான். பிரிட்டிஷ்காரர்கள் ஜப்பானிய சாமுராய் வீரர்களைக் கொண்டு கவர்னர் ஹெர்மெனைக் கொல்ல சதித்திட்டம் தீட்டியிருக்கிறார்கள் என்றும் ஒப்புக் கொண்டான். அப்போது ஹெர்மென், கோயன் அவதாரம் எடுத்தார்.

டவர்சன் உள்ளிட்ட பத்து பிரிட்டிஷ்காரர்கள் தேடிப்பிடித்து கைது செய்யப்பட்டனர். மேலும் எட்டு ஜப்பானியர்கள் பிடித்து வரப்பட்டனர். ஒரு போர்ச்சுக்கீசியரும் வலையில் சிக்கியிருந்தார். விதவிதமான சித்ரவதைகள். கவர்னரைக் கொல்ல சதித்திட்டம் தீட்டினோம் என்று ஒப்புக் கொண்டனர் அல்லது ஒப்புக்கொள்ள வைக்கப்பட்டனர். அம்பானில் அமைக்கப்பட்டிருந்த டச்சு நீதிமன்றம் கூடியது. நீதிபதிகள் அவர்கள் மீதான குற்றம் நிரூபிக்கப்பட்டதாக அறிவித்தனர். மார்ச் 9 அன்று Amboyna Massacre என்று சரித்திரத்தில் பதிவான அந்த மாபெரும்

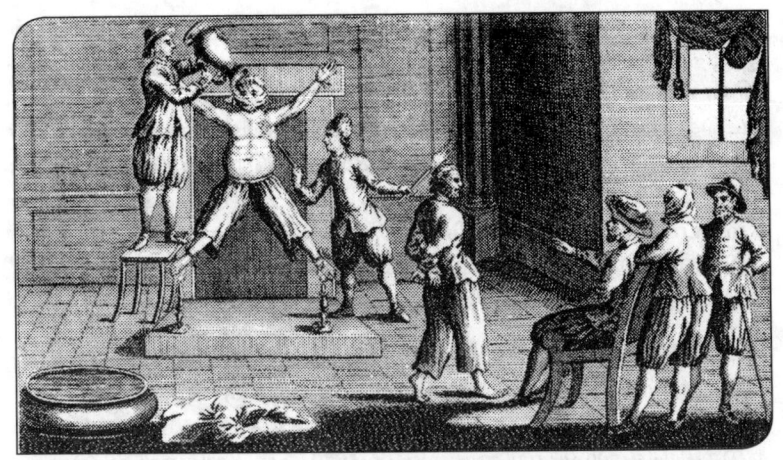

அம்பாய்னா படுகொலை

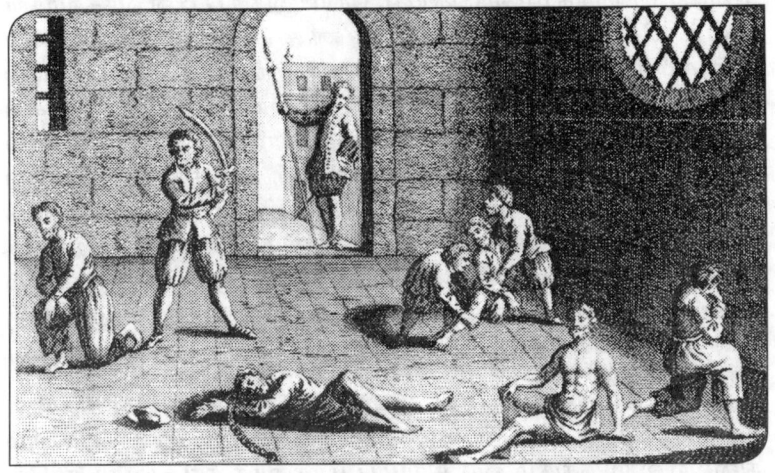

கொடூரம் நிகழ்த்தப்பட்டது. பத்து பிரிட்டிஷ்காரர்கள், ஒன்பது ஜப்பானியர்கள், ஒரு போர்ச்சுக்கீசியர் என இருபது பேர்களது தலைகள் எடுக்கப்பட்டன. டவர்சனின் தலை பொதுமக்களின் காட்சிக்கு வைக்கப்பட்டது.

அம்பாய்னா படுகொலை, இங்கிலாந்தில் கனத்த அதிர்வலைகளை உண்டாக்கியது. இந்தக் கொடூரத்தை எல்லாம் எதிர்பார்க்காத டச்சு அரசாங்கமும் நடந்ததெற்கெல்லாம் வருத்தம் தெரிவித்தது. நீதி விசாரணை நடத்தப்பட வேண்டும் என்று குரல்கள் எழுந்தன. வழக்கை விசாரித்த நீதிபதிகள் கைது செய்யப்பட்டனர். இருந்தாலும் வழக்கின் அடுத்தகட்ட

விசாரணை, வழக்கம்போல ஆண்டுக்கணக்கில் இழுத்துக்கொண்டே போனது. கி.பி.1654-ம் ஆண்டில் நீதி விசாரணை முடிவுக்கு வந்து டவர்சனின் வாரிசுகள் நஷ்ட ஈட்டுத் தொகையாக £3,615 பெற்றனர். பிரிட்டிஷ் கிழக்கிந்திய கம்பெனிக்கு நஷ்ட ஈடாக £85,000 தொகையை டச்சுக் கிழக்கிந்தியகம்பெனி வழங்கியது. அப்போது டச்சுக் கிழக்கிந்திய கம்பெனி இருந்த உச்சநிலைக்கு அந்தத் தொகையெல்லாம் எதுவுமே இல்லை. ஏனென்றால் ஸ்பைஸ் தீவுகள் அனைத்தும் கிட்டத்தட்ட டச்சுக்காரர்கள் வசம் வந்திருந்தன.

கி.பி.1627-ல் மீண்டும் டச்சுக் கிழக்கிந்திய கம்பெனியின் கவர்னர் ஜெனரலாக கோயன், ஸ்பைஸ் தீவுகளுக்கு வந்து சேர்ந்தார். பிரிட்டிஷ் ஆதிக்கம் எஞ்சியிருந்த பகுதிகளிலும் அவர்களை ஒடுக்கி வெளியேற்றினார். கி.பி.1629. படாவியாவில் இருந்த அவரை காலரா காவு வாங்கியது. கோயனுக்குப் பின் வந்தவர்கள், அவர் விட்டுச் சென்ற அரும்பணியை அதே (அ)சிங்கப் பாதையில் செவ்வனே தொடர்ந்தனர். தங்கள் கட்டுப்பாட்டில் இல்லாத எந்தப் பிரதேசங்களில் எல்லாம் கிராம்பு மரங்கள் இருக்கின்றன என்று கண்டறிவதற்காகவே தனி குழுவை நியமித்திருந்தனர். அந்தக் குழுவினர் படகுகளில் ரோந்து வந்தனர். அப்படி கிராம்பு மரங்கள் கண்டறியப்படும் பகுதிகளைக் கைப்பற்றித் தங்கள் அதிகாரத்தின் கீழ் கொண்டு வந்தனர். அல்லது, ஏதாவது சதி செய்து, அந்தப் பகுதியில் இருக்கும் கிராம்பு மரங்களை எல்லாம் வெட்டிப் போட்டனர். நெருப்புக்கு இரையாக்கினர். மீறி பயிர் செய்தவர்களது உயிர் கொய்யப்பட்டது.

மலுக்கு தீவுகளின் பூர்வ குடியினர், கிராம்பு மரங்களை வணங்குவதற்குரிய தெய்வமாகவே கருதினர். பூத்துக் குலுங்கும் நிலையில் இருக்கும் ஒரு கிராம்பு மரத்தைக் கர்ப்பவதியாகவே நினைத்தனர். அப்படிப்பட்ட மரத்தின் முன்பு ஆண்கள் தொப்பியோ, தலைப்பாகையோ அணிந்து செல்ல மாட்டார்கள். அதன் அருகில் எந்தவிதமான சத்தத்தையும் எழுப்ப மாட்டார்கள். தீப்பந்தம் கொண்டு செல்ல மாட்டார்கள். அந்த மரத்தை எந்தவிதத்திலும் தொந்தரவு செய்யக்கூடாது என்பதில் மிகவும் கவனமாக இருப்பார்கள்.* தங்களுக்கு குழந்தை பிறக்கும்போது

★ உண்மையாகவே கிராம்பு மரங்கள் அதிக உணர்திறன் மிக்கவை. பூக்கும் பருவத்தில் கிராம்பு மரங்களைச் சுற்றி அதிகம் சத்தமோ அல்லது வேறு தொந்தரவுகளோ ஏற்பட்டால் அவை சரியாகப் பூக்காது, பூக்கள் உதிர்ந்துவிடும் என்று சொல்கிறார்கள்.

புதிதாக ஒரு கிராம்பு மரக் கன்றை நடுவது அப்பகுதி மக்களின் வழக்கம். அந்த மரம் செழிப்பாக வளருவதுபோல குழந்தையும் நலமாக வளரும் - அந்த மரத்துக்கு ஏதாவது தீங்கு வந்தால் குழந்தைக்கும் ஏதாவது ஆபத்து நேர்ந்துவிடும் என்று நம்பினார்கள். அப்படிப்பட்ட பூர்வகுடி மக்கள் ஒவ்வொருவரும் டச்சுக்காரர்களின் கொடுமையால் ரத்தக்கண்ணீர் சிந்தினர். கிராம்பு மரங்களைத் தீயிட்டு அழிப்பது பூர்வ குடியினரைக் கொந்தளிக்கச் செய்தது. அவ்வப்போது நிகழ்ந்த பூர்வ குடியினரது எழுச்சியை அடக்கி அழிப்பது என்பது டச்சுக்காரர்களுக்கான எக்ஸ்ட்ரா கரிகுலர் ஆக்டிவிட்டியாகத்தான் இருந்தது.

மலுக்கு தீவுக்கூட்டங்களின் சற்றே பெரிய நிலப்பரப்பு கொண்ட தீவு புரு (Buru). அந்தத் தீவில் வாழும் பழங்குடியினர் முதலில் டச்சுக்காரர்களுக்குக் கட்டுப்படவில்லை. ஐரோப்பியர்களுடனும் சீனர்களுடனும் வணிக உறவைத் தொடர்ந்தனர். டச்சுக்காரர்கள் சாம, பேத, தான வழிகளைப் பின்பற்றினர். பின்பு தண்டத்தைத்

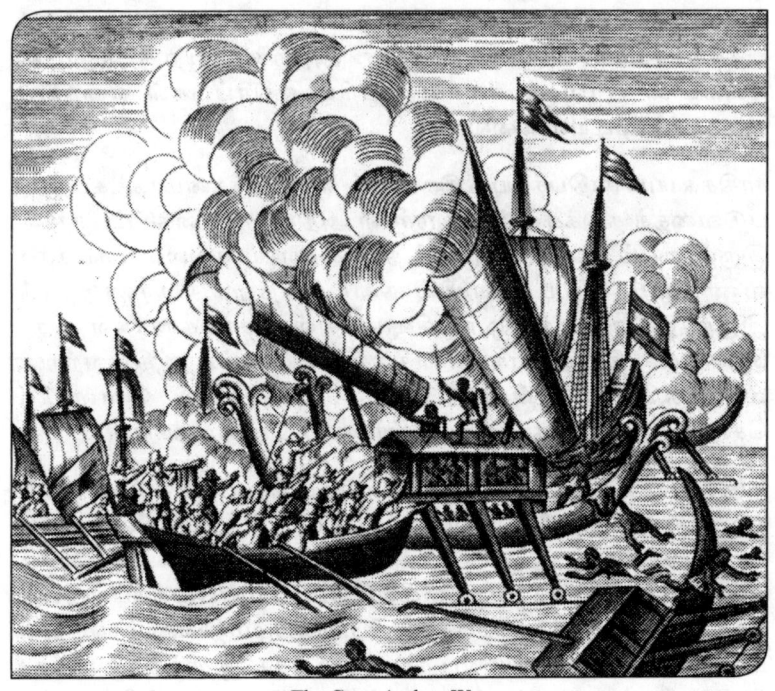

The Great Ambon War

தூக்கினர். அந்தத் தீவில் செழித்திருந்த கிராம்பு மரங்கள் முக்தி பெற்றன. அங்கே ஒரு கோட்டை கட்டி சுவர் வளர்த்தனர். அந்த எல்லைக்குள் டச்சு அதிகாரிகளின் கட்டுப்பாட்டில் மட்டுமே புரு தீவுவாசிகள் வாழ வேண்டும் என்று கட்டளையிடப்பட்டது. அவர்களுக்கு ஒரே ஒரு விஷயத்தில் மட்டும் டச்சுக்காரர்கள் சலுகை வழங்கியிருந்தார்கள். அங்கே யாருடைய தொழுகையும் தடைபடவில்லை.

1651-ம் ஆண்டில் மலுக்கு தீவுக்கூட்டங்களின் ஒன்றான சீரம் (Seram) தீவு மக்கள், டச்சு எதேச்சதிகாரத்தை எதிர்க்கத் தொடங்கினர். அருகிலிருந்த மேலும் சில தீவுவாசிகளும் கைகோத்தனர். கிராம்பு மரங்களை அழிக்க முடியாது. நாங்கள் விரும்பும் நபர்களுடன் கிராம்பு வணிகம் செய்வோம் என்று போர்க்கொடி தூக்கினர். அப்போது மலுக்கு தீவுக்கூட்டங்களின் டச்சு கவர்னராக இருந்த அர்னால்ட் (Arnold de Vlamingh van Oudshoorn), ஆயுதங்கள் தாங்கிய கப்பல்களுடன் கடலில் இறங்கினார். பெரும்பாலான மோதல்கள் கடலில் நிகழ்ந்தன. 1656 வரை நீண்ட இந்த மோதல்கள், The Great Ambon War என்று வரலாற்றில் பதிவு செய்யப்பட்டுள்ளது. இறுதியில் டச்சுக்காரர்களே வென்றார்கள். அதற்குப் பிறகு ஸ்பைஸ் தீவுகளின் பூர்வகுடிகளால் பெரிய எதிர்ப்புகள் எதையும் உருவாக்க முடியவில்லை.

சாதிக்காயும் சாதிபத்ரியும் கிராம்பும் திருட்டுத்தனமாகக் கடத்தப் படுவதைத் தடுக்க டச்சுக்காரர்கள் அதிகம் மெனக்கிட்டார்கள். இருந்தாலும் அதை முற்றிலும் தடுக்க முடியாதல்லவா. கடத்தல் வணிகமும் சிறிய அளவில் நடைபெற்றுக் கொண்டுதான் இருந்தது. ஆனால், ஒரு விஷயத்தில் டச்சுக்காரர்கள் மிகத் தெளிவாக இருந்தார்கள். சாதிக்காய், கிராம்பு ஆகியவற்றின் விதைகளோ, கன்றுகளோ தங்களை மீறி வெளியில் சென்றுவிடக்கூடாது என்று கவனமாகப் பாதுகாத்தார்கள்.

சாதிக்காய் கொட்டைகளின் முளைக்கும் திறனைத் தடுக்க அவை எலுமிச்சைச் சாற்றில் ஊறவைக்கப்பட்டன. அவற்றில் பூஞ்சை வராமல் தடுப்பதற்கும், பூச்சி அரிப்பைத் தடுப்பதற்கும்கூட அந்த எலுமிச்சைச் சாறு வைத்தியம் பயன்படுத்தப்பட்டது. தீவுகளுக்கு வரும் பறவைகள், குறிப்பாக பழம் தின்னும் புறாக்கள் டச்சுக்காரர்களுக்குப் பெரும் சவாலாக இருந்தன. அந்தத் திமிர் பிடித்த புறாக்கள், டச்சுக் கிழக்கிந்திய கம்பெனியின்

கட்டளைகளுக்குக் கட்டுப்படாமல் சாதிக்காய் பழங்களைத் தின்றன. கொத்திக் கொண்டும் தீவு தாண்டிப் பறந்தன. அவற்றைக் கொல்வதற்கு ஆள் வைத்தும் பார்த்தார்கள். நடக்கிற காரியமா அது!

சில தீவுகளில் கிராம்பு, சாதிக்காய் தவிர வேறு எதுவும் விளைவிக்கக்கூடாது என்று டச்சுக்காரர்கள் கட்டளையிட்டிருந்தனர். அந்தத் தீவுகளில் வாழும் மக்கள் தங்கள் உணவுக்கும் பிற தேவைகளுக்கும் முழுக்க முழுக்க டச்சுக்காரர்களைத்தான் நம்பியிருக்க வேண்டியதிருந்தது. கிராம்பும் சாதிக்காயும் சாதிபத்ரியும் அதிகம் விளைந்துவிட்டால், அவை தேவைக்கு மிஞ்சி தேங்கி விட்டால், டச்சுக்காரர்கள் அவற்றின் விலையைக் குறைத்து விற்க நினைக்கவில்லை. உபரி சரக்கைக் கடலில் கொட்டி அழித்தார்கள். ஆம்ஸ்டெர்டாமில் கிட்டங்கிகளில் தேங்கிப் போன சரக்குகளும் தீவைத்துக் கொளுத்தப்பட்டன. இப்படியாக அவற்றின் விலையை உச்சத்திலேயே வைத்திருந்தார்கள்.

ஆக, பதினேழாம் நூற்றாண்டு என்பது டச்சுக் கிழக்கிந்திய கம்பெனியின் பொற்காலம். நெதர்லாந்து திமிருடன் நிமிர்ந்து நின்றது. அங்கே உள்கட்டமைப்புகள் பெரும் வளர்ச்சி பெற்றன.

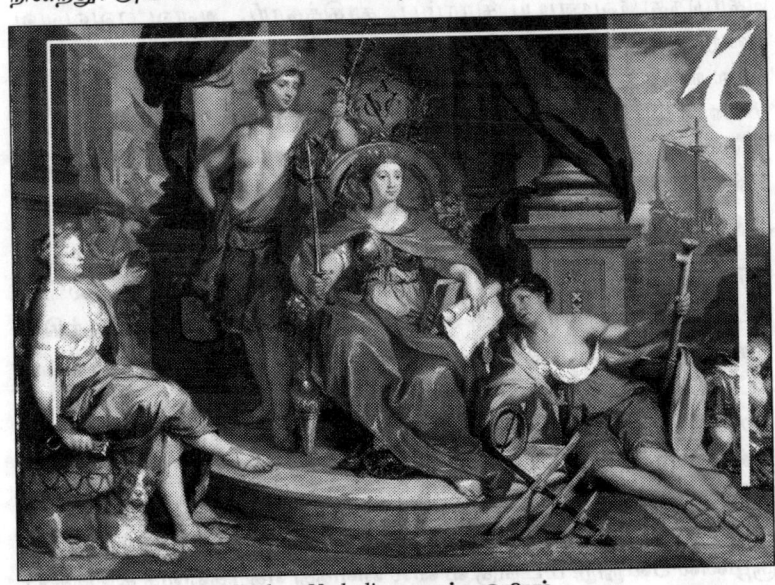

Nicolaas Verkolje வரைந்த ஓவியம்
Apotheosis of the Dutch East India Company

வாசனைப் பொருள்களால் கிடைத்த கொழுத்த வருமானத்தால் கலை வளர்த்தார்கள். புதிய அறிவியல் ஆராய்ச்சிகள் செய்தார்கள். படை பலத்தை அதிகரித்தார்கள். ஏகப்பட்ட கப்பல்களைக் கட்டினார்கள். இங்கே கூடுதலாக ஒரு தகவல். உலகின் சிறந்த வரைபடத் தயாரிப்பாளர்கள் டச்சுக்காரர்களே. இந்தியா, இந்தோனேசியா, ஜப்பான், ஆப்பிரிக்கா, சீனா நோக்கிய தங்களது கடல் பயணங்களுக்காகவே சிறந்த வரைபட மேதைகளைப் பணிக்கு அமர்த்தியிருந்தார்கள். பதினேழு, பதினெட்டாம் நூற்றாண்டுகளில் சுமார் 180 வரைபடங்கள் மற்றும் வழிகாட்டிகள் அவர்களால் உருவாக்கப்பட்டன. அவற்றை டச்சுக்காரர்கள் மிகவும் ரகசியமாகப் பாதுகாத்தார்கள்.

கிழக்கிந்திய தீவுகளை நோக்கி, புதிது புதிதாக டச்சுக்காரர்களைச் சுமந்தபடி கப்பல்கள் வந்து கொண்டே இருந்தன. அந்தப் புதியவர்கள் கிராம்பு, சாதிக்காய் எஸ்டேட்களுக்குப் பொறுப்பாளர்களாவும், வேறு பணிகளிலும் நியமிக்கப்பட்டனர். அவர்கள் கட்டுப்பாட்டில் தோட்ட வேலைகளுக்கு அடிமைகள் வழங்கப்பட்டனர். ஒருவிதத்தில் எஸ்டேட் பொறுப்பாளர்களாக இருந்த டச்சுக்காரர்களும் அடிமைகளாகத்தான் இருந்தனர். காரணம், ஒவ்வொரு பருவத்துக்கும் அவர்கள் விளைவித்துக் கொடுக்க வேண்டிய கிராம்பு, சாதிக்காய், அளவு எவ்வளவு என்று டச்சுக் கிழக்கிந்திய கம்பெனி இலக்கு நிர்ணயித்திருந்தது. 'இலக்கைத் தொடர்ந்து அடைந்தால் மட்டுமே நீங்கள் மீண்டும் நெதர்லாந்துக்குத் திரும்பி வர முடியும். இல்லையென்றால் அந்தத் தீவுகளிலேயே உங்களுக்கு ஒரு கல்லறை கட்டிக் கொள்ளுங்கள்!' என்று கட்டளையும் இடப்பட்டிருந்தது.

பதினேழாம் மற்றும் பதினெட்டாம் நூற்றாண்டுகளில் உலகின் ஒட்டுமொத்த கிராம்பு, சாதிக்காய், சாதிபத்ரி வணிகத்தில் கோலோச்சியவர்கள் டச்சுக்காரர்கள் மட்டுமே. தங்கள் கட்டுப்பாடு இல்லாத வேறு எந்த இடத்திலும் கிராம்பு, சாதிக்காய் மரங்களே இருக்கக்கூடாது. அவை தேவை என்றாலே உலகம் டச்சுக்காரர்களிடம் மண்டியிட்டுதான் வாங்க வேண்டும் என்ற மகோன்னத இலக்கில் கிட்டத்தட்ட வெற்றியும் பெற்றனர். இந்த வாசனைப் பொருள்களுக்கு அவர்கள் வைப்பதே விலை என்ற சூழலில் பல நூறு மடங்கு விலை வைத்து எதிரிகளைத் திகைக்கச் செய்தனர்.

ஐரோப்பிய தேசங்கள் ஒவ்வொன்றும் டச்சுக்காரர்களின் கொட்டத்தை ஒடுக்க, பலவிதங்களில் கட்டம் கட்டி, திட்டம் போட்டு, சரிவராமல் முட்டி பெயர்ந்து, மூக்கு உடைந்து, விட்டம் பார்த்து கவலை வளர்த்துக் கொண்டிருந்தனர். இதற்கெல்லாம் முடிவுரை எழுத கி.பி.1719 ஆகஸ்ட் 23 அன்று பிரான்ஸின் லியோன் நகரில் ஆண் குழந்தை ஒன்று பிறந்தது. அந்தக் குழந்தைக்குப் பெற்றோர் வைத்த பெயர் Pierre Poivre. பிரெஞ்சு மொழியில் அதன் பொருள் - மிளகுப் பாறை. வாசனை சர்வாதிகாரத்தை முறியடிக்கப் பிறந்தவன் அவன் என்று தெரியாமல் வைக்கப்பட்ட பெயர்தான். தாவரவியலாளராக வளர்ந்த பியருக்கு பிற்காலத்தில் செல்லப்பெயர் ஒன்றும் நிலைத்தது. அது கட்டுரையின் முதலில் குறிப்பிடப்பட்ட Peter Piper.

பீட்டர் பைப்பர் காதை

தாவரவியல் படித்த பியருக்கு, பிரெஞ்சுக் கிழக்கிந்திய கம்பெனியில் இளவயதிலேயே வேலை கிடைத்தது. கம்பெனியின் பெருந்தலைகள் வலியுறுத்திய விஷயம் ஒன்றே ஒன்றுதான். கிராம்பு, சாதிக்காய் விதைகளை அல்லது

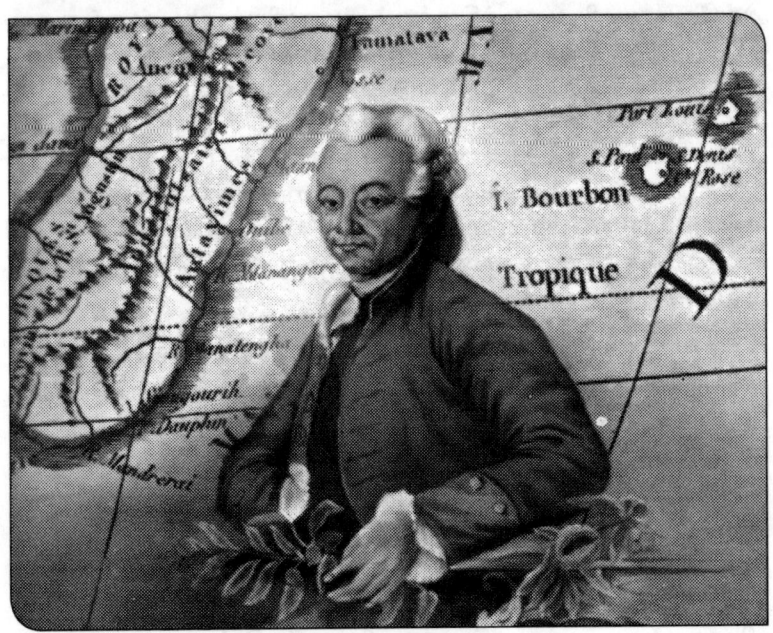

தாவரவியலாளர் பியர்

கன்றுகளை எப்படியாவது ஸ்பைஸ் தீவுகளில் இருந்து கடத்திக் கொண்டு வர வேண்டும். அவற்றை பிரெஞ்சுக் காலனியாக இருக்கும் பிரதேசம் எதிலாவது விளையச் செய்ய வேண்டும். டச்சுக்காரர்களின் வாசனை வணிக சர்வாதிகாரத்தை நசுக்கி ஒடுக்க வேண்டும்.

பியரும் கம்பெனியின் லட்சியத்தை தன் வாழ்நாள் லட்சியமாக மனத்தில் செதுக்கிக் கொண்டார். தனது இருபத்தாறாவது வயதில் பிரெஞ்சு கிழக்கிய கம்பெனியின் பணியாளாக ஸ்பைஸ் தீவுகள் நோக்கிக் கிளம்பினார். இந்தியப் பெருங்கடலில் பிரிட்டன் கப்பல்களோடு நடந்த சண்டை ஒன்றில், பாய்ந்து வந்த பீரங்கிக் குண்டு ஒன்று பியரின் வலது கையைப் பதம் பார்த்தது. வாழ்நாள் முழுக்கச் சரி செய்ய முடியாத ஊனம். பியர் கலங்கவில்லை. தன் பணிகளைத் தொடர்ந்தார்.

கி.பி.1748. பியர், பாண்டிச்சேரியில் இருந்தார். பிரெஞ்சு கவர்னராக இருந்த ஜோசப் பிரான்ஸுவா தூப்ளே (Joseph François Dupleix), ‘25 சாதிக்காய் மற்றும் கிராம்புக் கன்றுகளை வெற்றிகரமாக நீ கொண்டு வந்துவிட்டால் 20000 பியாஸ்டர் உனக்குப் பரிசு!’ என்று பியருக்கு ஆசை காட்டினார். பிலிப்பைன்ஸுக்குச் சென்று அங்கே காலனி அமைத்திருக்கும் ஸ்பானியர்களுடன் நல்லுறவு ஏற்படுத்திக் கொண்டு, ஸ்பைஸ் தீவுகளிலிருந்து மேற்படி கன்றுகளை லவட்டிக் கொண்டு வர வேண்டும் என்பது திட்டம். அதற்கு பிலிப்பைன்ஸின் ஸ்பானிய கவர்னருக்கு ரகசியப் பரிந்துரைக் கடிதம் ஒன்றையும் தூப்ளே, பியரிடம் வழங்கினார். அதேபோன்ற கடிதம் ஒன்றை பாண்டிச்சேரிக்கு வந்து சென்ற கவாய்லோ என்ற ஸ்பானிய வியாபாரிக்கும் தூப்ளே கொடுத்திருந்தார். காரணம், அவர் அனுபவங்களற்ற பியரை முழுமையாக நம்பவில்லை.

மணிலாவுக்குச் சென்ற பியர், சீன வியாபாரிகள், அரபு வியாபாரிகள், ஸ்பானிய அதிகாரிகள், வாசனைப் பொருள்கள் கடத்தல்காரர்கள் என்று பலரிடமும் ரகசியப் பேச்சு வார்த்தைகள் நடத்தினார். ‘கடத்தல் வழி’ தேடிக்கொண்டே இருந்தார். மணிலாவுக்கு வந்த சீன வியாபாரி ஒருவரை தாஜா செய்து அவரிடமிருந்து சுமார் 300 இளம் சாதிக்காய்களை வாங்கினார். அந்தச் சாதிக்காய்களில் இருந்து கன்றுகளை உருவாக்கிவிட முடியுமென்று அவருக்கு நம்பிக்கை இருந்தது. ஆனால், கிராம்பு விதைகளோ, கன்றுகளோ யாரிடமும் இல்லை. அவற்றை

மலுக்கு தீவுகளுக்குள் அத்துமீறிப் புகுந்து அல்லது திருட்டுத் தனமாக நுழைந்து கபளீகரம் செய்து வந்தால்தான் உண்டு என்பதே நிலை.

பிலிப்பைன்ஸின் ஸ்பானிய கவர்னர் ஜெனரல் டான் பிரான்சிஸ்கோ ஒவாண்டோ, பியர் உடன் ஆர்வமாகக் கைகோத்தார். டச்சு ஆதிக்கத்தை ஒழித்தே தீர வேண்டும் என்று தொடை தட்டி ஒப்பந்தங்கள் போட்டனர். ஆயுதம் தாங்கிய கப்பல், வீரர்கள் என எல்லாவற்றையும் ஏற்பாடு செய்து தருகிறோம். பிலிப்பைன்ஸ் பழங்குடிகளின் உதவியோடு ஸ்பைஸ் தீவுகளுக்குள் புகுவதற்கும் வழி ஏற்படுத்தித் தருகிறோம் என்றெல்லாம் ஒவாண்டோ உற்சாகம் காட்டினார். சில நாள்களில் அவரும் பின்வாங்கினார். யாரோ ஒரு பிரெஞ்சுக்காரனுக்காக ஸ்பானியர்கள் ஏன் டச்சுக் கிழக்கிந்திய கம்பெனியைப் பகைக்க வேண்டும் என்று யோசித்ததன் விளைவு.

இன்னொரு பக்கம், பிரெஞ்சுக் கிழக்கிந்திய கம்பெனியிடம் இரண்டு கப்பல்கள் அனுப்பச் சொல்லி பியர் கேட்டிருந்தார். அவர்கள்கூட பியரின் கோரிக்கைக்குச் செவி மடுக்கவில்லை. சொந்த தேசத்துக்காரர்களே பியரை மதிக்காத நிலையில், அவரது கோரிக்கைகள் அயலாரிடம் எடுபடாமல் போயின. 1753 டிசம்பரில் பியர், தான் வெற்றிகரமாக வளர்த்த சாதிக்காய் நாற்றுகள் சிலவற்றுடன் பாண்டிச்சேரிக்கு வந்தார். கிறிஸ்டோபர் ஃப்யூஸ் ஔப்லெட் என்ற பிரெஞ்சுத் தாவரவியலாளர்தான் அந்த சாதிக்காய் நாற்றுகளைப் பரிசோதிக்கும் பொறுப்பில் இருந்தார். பியருக்கும் ஔப்லெட்டுக்கும் ஏற்கெனவே சில விஷயங்களில் ஒத்துப் போகாத சூழல். கம்பெனி அரசியல். ஆகவே, ஔப்லெட் ‘இவை உண்மையான சாதிக்காய் இல்லை’ என்று நிராகரித்தார். அதன் தொடர்ச்சியாக, பியர் பிரான்ஸுக்கு அனுப்பி வைத்திருந்த சாதிக்காய் கன்றுகளும் போலி என்று நிர்தாட்சண்யமாக நிராகரிக்கப்பட்டன. பியரின் தாவரவியல் விளக்கங்கள் எவையும் எடுபடவில்லை.

தன் முயற்சியில் சற்றும் மனம் தளராத பியர், மீண்டும் மணிலா நோக்கிக் கிளம்பினார். அல்லும் பகலும் கிராம்பு, சாதிக்காய் விதைகளின் தேடலுக்காகவே சிந்தித்தார். செயல்பட்டார். தோல்விகள் தொடர்ந்தன. சில ஆண்டுகளுக்குப் பிறகு தோல்வி சொட்டும் முகத்துடன் பிரான்ஸுக்குத் திரும்பினார் பியர்.

1760-களில் பியர், பிரெஞ்சுக் கிழக்கிந்திய கம்பெனியில் ஓரளவு அதிகாரம் மிக்க பதவிக்கு உயர்ந்திருந்தார். பிரெஞ்சுக் காலனியாக இருந்த Isle de France என்று அழைக்கப்பட்ட இன்றைய மொரிஷியஸ் தீவின் நிர்வாகி. கேட்டது கிடைக்கும். நினைத்ததை ஏற்பாடு செய்து கொள்ளலாம். அடிப்படையில் தாவரவியலாளரான பியர், மொரிஷியஸ் தீவில் தாவரவியல் பூங்கா★ ஒன்றை உருவாக்கினார். அங்கே பல்வேறு சோதனை முயற்சிகளையும் செய்து பார்த்தார். அந்தத் தீவில், அதன் மண்ணில், கிடைக்கும் மழையில், காற்றின் ஈரப்பதத்தில் சாதிக்காயும் கிராம்பும் விளைய வைக்க முடியுமா என்று சிந்தித்துக் கொண்டே இருந்தார். கையில் கிராம்பு - சாதிக்காய் விதைகளோ, கன்றுகளோ இன்றி எதையும் பரிசோதிக்க முடியாதல்லவா.

அந்தச் சூழலில் மேத்யூ சைமன் ப்ரோவோஸ்ட் என்ற பிரெஞ்சுக் கப்பல் தளபதி ஒருவரது நட்பு பியருக்குக் கிடைத்தது. அலைவரிசை ஒத்துப் போனது. ப்ரோவோஸ்ட் தலைமையில் ஸ்பைஸ் தீவுகளுக்கு கிராம்பு - சாதிக்காய் தேடி நெடும் பயணம் மேற்கொள்ளும் குழு ஒன்றை பியர் அமைத்தார். 1769, மே மாதத்தில் இரண்டு பிரெஞ்சுக் கப்பல்கள் (L'Etoile du Matin & Vigilant) ஸ்பைஸ் தீவுகளை நோக்கிக் கிளம்பின.

இந்த ரகசிய ஸ்பைஸ் ஆபரேஷனுக்குப் பின்னணியில் பிரெஞ்சுக் காரர்களோடு, பிலிப்பைன்ஸ்வாசிகள், மலாய்வாசிகள், மலுக்குவாசிகள், சில போர்ச்சுக்கீசியர்கள், சில ஸ்பானியர்கள், மற்றும் சில தேச வியாபாரிகள், தரகர்கள் கூட்டணி சேர்ந்திருந் தனர். கிட்டத்தட்ட நூற்றைம்பது வருடங்களுக்கும் மேலாக நீடிக்கும் டச்சுக்காரர்களின் வாசனை சர்வாதிகாரத்தை எப்படியாவது முறியடிக்க வேண்டும் என்று உறுதியுடன் ப்ரோவோஸ்ட் களமிறங்கினார்.

இரண்டு கப்பல்களும் சுமத்ரா கடல் பகுதியை அடைந்து, மலேயா தீபகற்பத்தை ஒட்டிய பகுதிகளில் பயணம் செய்து, தென் சீனக் கடலில் மிதந்து மணிலாவை அடைந்தன. எந்தவிதத்திலும்

★ மொரிஷியஸின் Pamplemousses என்ற மாவட்டத்தில் சுமார் 90 ஏக்கர் பரப்பளவில் அமைந்துள்ளது. இதன் இன்றைய பெயர், Sir Seewoosagur Ramgoolam Botanic Garden. பூமியின் தெற்கு அரைக்கோளத்தில் அமைந்த மிகப்பழைமையான தாவரவியல் பூங்கா இதுதான்.

டச்சுக்காரர்களுக்குச் சந்தேகம் வந்து விடக்கூடாது என்பதற்காக ஜாவா கடல் பகுதிக்குச் செல்லவில்லை. ப்ரோவோஸ்ட், பேசும் அளவுக்கு மலாய் மொழி அறிந்து வைத்திருந்தார். இந்தோனேசியா, மலேசியா, பிலிப்பைன்ஸ் என்று எங்கும் செல்லுபடியாகும் சொற்கள். ஆகவே பழங்குடிகளிடமும், மண்ணின் மைந்தர்களிடமும் நெருங்க முடிந்தது. இதில் இன்னொரு விஷயமும் சொல்லியாக வேண்டும். பிலிப்பைன்ஸில் சில மலைப்பகுதிகளிலும் சாதிக்காய் விளைந்தது. அவை மிக உயரமான மலைப்பகுதிகள். அடர்த்தியான வனப்பகுதிகள். அங்கே வாழும் பழங்குடி மக்கள் மட்டுமே செல்ல முடிந்த இடங்கள் அவை. ஆகவே, பிலிப்பைன்ஸை ஆட்சி செய்த ஸ்பானியர்கள் எவ்வளவோ முயற்சி செய்தும் அந்த சாதிக்காய் வளத்தை அடைய முடியவில்லை.

கயேனிலும், சீசெல்ஸ் தீவுகளிலும் கிராம்பு, சாதிக்காய் மரங்கள் பலன் கொடுக்க ஆரம்பித்தன. இப்படியாக டச்சுக்காரர்களின் வாசனைச் சர்வாதிகாரத்தை முறியடித்த பணியில் பியர், ப்ரோவோஸ்ட் என்ற பிரெஞ்சுக்காரர் களோடு, ராமா என்ற வங்காளிக்கும் வரலாற்றில் இடம் உண்டு.

1769-ம் ஆண்டில் ப்ரோவோஸ்ட், பிலிப்பைன்ஸுக்கு வந்தபோது, ஸ்பானிய கவர்னர் ஜெனரல் அவரது முன்பு சிறிய மூட்டை நிறைய சாதிக்காயைக் கொட்டினார். 'ஸ்பானியர்களாகிய நாங்கள் சாதிக்காயைக் கண்டெடுத்து விட்டோம்' என்று பெருமையுடன் நெஞ்சு நிமிர்த்தி அறிவித்தார். அவற்றைப் பரிசோதித்துப் பார்த்த ப்ரோவோஸ்ட் உதட்டைப் பிதுக்கினார். 'இவை தரம் குறைந்த சாதிக்காய் வகை. இவற்றால் பிரயோசனமில்லை.'

ப்ரோவோஸ்ட், தெர்னேட் தீவுகளுக்கு வடமேற்கில் அமைந்த மியாவோ (Miao) என்ற ஆளில்லாத தீவு ஒன்றில் சென்று இறங்கினார். அங்கே சாதிக்காயோ, கிராம்போ டச்சுக்காரர்களின் கண்களில் படாமல் காட்டுப்பயிராக முளைத்துக் கிடக்கின்றன என்று அவருக்குத் தகவல்

கிடைத்திருந்தது. ப்ரோவோஸ்ட் குழுவினர் இரண்டு நாள்கள் அந்தச் சிறிய தீவில் வலம் வந்தனர். தகவல் சரிதான். ஆனால், அங்கிருந்த கிராம்பு, சாதிக்காய் மரங்களை டச்சுக்காரர்கள் பல தசாப்தங்களுக்கு முன்பு நெருப்பால் பொசுக்கியிருந்தனர். வெட்டிச் சாய்த்திருந்தனர். ஆகவே ஏமாற்றத்துடன் கப்பல் ஏறினார்கள்.

அடுத்து என்ன திட்டம்? ஆபத்து வளையத்துக்குள் செல்லாமல் நினைத்ததை அடைய முடியாது என்பதே சூழல். ஆகவே, விஜிலண்ட் கப்பலின் கேப்டன் மற்றும் சிலரை மட்டும் அழைத்துக் கொண்டு டச்சுக்காரர்களின் கண்காணிப்பு வளையத்துக்குள் இருக்கும் சேரம் தீவுகளுக்குச் செல்ல ப்ரோவோஸ்ட் முடிவெடுத்தார். இன்னொரு கப்பலின் குழுவை எப்படியாவது இந்தோனேசியாவின் தென்கிழக்கில் அமைந்த திமோர் (Timor) கடல் பகுதிக்குச் சென்று காத்திருக்கச் சொன்னார். கிளம்பினார்கள்.

சேரம் தீவுகளை அடைந்தபோது ப்ரோவோஸ்ட்டின் குழுவினர் நடுநடுங்கியபடிதான் கரையிறங்கினர். மீண்டும் கப்பல் ஏற முடியாதபடி அந்தத் தீவிலேயே சமாதியாகும் வாய்ப்பு 99.9% உண்டு என்பதே காரணம். அதற்கு முன் உதாரணங்களும் இருந்தன. அங்கே பொறுப்பில் இருந்த டச்சுக்காரர், ப்ரோவோஸ்ட்டை எதிர் கொண்டார், புன்னகையுடன். நட்புடன் உபசரித்தார். காரணம், அந்த டச்சுக்கார நல்லவரானவர், தான் பணியாற்றும் டச்சுக் கிழக்கிந்திய கம்பெனியைப் பழிவாங்கும் மனநிலையில் அப்போது இருந்தார். ஆகவே பிரெஞ்சுக் காரரான ப்ரோவோஸ்ட்டுக்கு உதவ ஒப்புக்கொண்டார். சில முக்கியமான (வாசனையான) செய்திகளைப் பகிர்ந்து கொண்டார். 'கியுபி தீவுக்குச் செல்லுங்கள். அங்கே முதல் தரமான சாதிக்காய் மரங்களும், கிராம்பு மரங்களும் நிறையவே உண்டு. ஆனால், அங்கே அவை இருப்பது VOC-க்குத் தெரியாது.' கியுபி (Gueby) தீவுக்கு வழிகாட்டும் ரகசிய வரைபடத்தையும் வழங்கி அருள்பாலித்தார். ஆக, வரலாற்றில் பெயர் பதிவு செய்யப்படாத அந்த டச்சுக்காரருக்கும் இந்த ஆபரேஷனில் முக்கியப் பங்கு உண்டு.

ப்ரோவோஸ்ட் குழுவினர் கியுபி என்ற சிறிய தீவை அடைந்தனர். கரையிறங்கலாமா என்று யோசித்துக் கொண்டிருந்த வேளையில்,

தீவுவாசிகள் படகுகளில் விஜிலண்ட் கப்பல் நோக்கி வந்தனர். 'எங்கள் தீவுக்கு உங்களை அன்புடன் வரவேற்கிறோம்' என்று புன்னகையால் மொழிந்தனர். ப்ரோவோஸ்ட்டும் குழுவினரும் தைரியமாகக் கரையிறங்கினார்கள். பல ஆண்டுகள் டச்சுக் காரர்களின் அடக்குமுறையால் பாதிக்கப்பட்ட அந்த மக்கள், யாராவது நட்புடன் கைகொடுக்க வர மாட்டார்களா என்று காத்துக் கொண்டிருந்தனர். பிரெஞ்சுக்காரரான ப்ரோவோஸ்ட் கேப்டன் உடையில், பிரான்ஸ் ராஜ்ஜியத்தின் கொடியைப் பிடித்தபடி கரையிறங்கவும், கியுபி தீவின் தலைவர் அங்கிருந்த டச்சுக் கொடியைப் பிடுங்கி மண்ணில் போட்டு ஏறிக் குதித்து மிதித்தார். குதூகலமாக அவர்களை வரவேற்றார். காரணம் ப்ரோவோஸ்ட்டை அவர் பிரான்ஸ் ராஜ்ஜியத்தின் மன்னராகவே நினைத்துவிட்டார். கொண்டாட்டங்கள் ஆரம்பமாயின. நல்ல சாப்பாடு. அற்புதமான இசை. களி நடனம்.

'சொல்லுங்கள். உங்களுக்கு நான் என்ன பரிசு தரட்டும்?' - தீவின் தலைவர் பவ்யமாகக் கேட்டார்.

ஐயன்மீர் சாதிக்காய், கிராம்பு விதைகளைத் தந்து உதவினீர்கள் என்றால் உங்களுக்குக் கோடி புண்ணியம் என்று கெஞ்சும் நிலைமையில்தான் ப்ரோவோஸ்ட் இருந்தார் என்றாலும் கெத்தை விட்டுக் கொடுக்கவில்லை. மன்னராகக் காட்டிக் கொள்ளும் மிடுக்கு குறையாத உடல் மொழியுடன் கடலைப் பார்த்து ஏதோ சிந்திப்பதுபோல நின்றார். பின் இயல்பாகச் சொன்னார். 'சில கிராம்புக் கன்றுகளும் சாதிக்காய் கன்றுகளும் மட்டும் தாருங்கள். அவை பிரான்ஸின் அரண்மனைத் தோட்டத்தையும் அலங்கரிக்கட்டும்'

சந்தோஷமாக ஒப்புக் கொண்ட கியுபி தீவின் தலைவர், தனது கட்டுப்பாட்டில் இருந்த பெதானி (Petani) என்ற இன்னொரு தீவுக்கு அவர்களை அழைத்துச் சென்றார். கன்றுகளைச் சேகரிக்க அவகாசம் வேண்டுமல்லவா. அதுவரை அங்கும் விருந்துகளும் உபசரிப்புகளும் தொடர்ந்தன. நாள்கள் கடந்து கொண்டே இருக்க, கப்பலின் கேப்டன் ப்ரோவோஸ்ட்டை எச்சரித்தார். 'இதற்கு மேல் இங்கே காலநிலை மோசமாகிவிடும். தாமதம் செய்யச் செய்ய கடலில் புயலிலோ அல்லது டச்சுக்காரர்களிடமோ சிக்கிக் கொள்வோம். இரண்டில் ஏதோ ஒன்றில் சிக்கினாலும் விதி ஒன்றுதான்.'

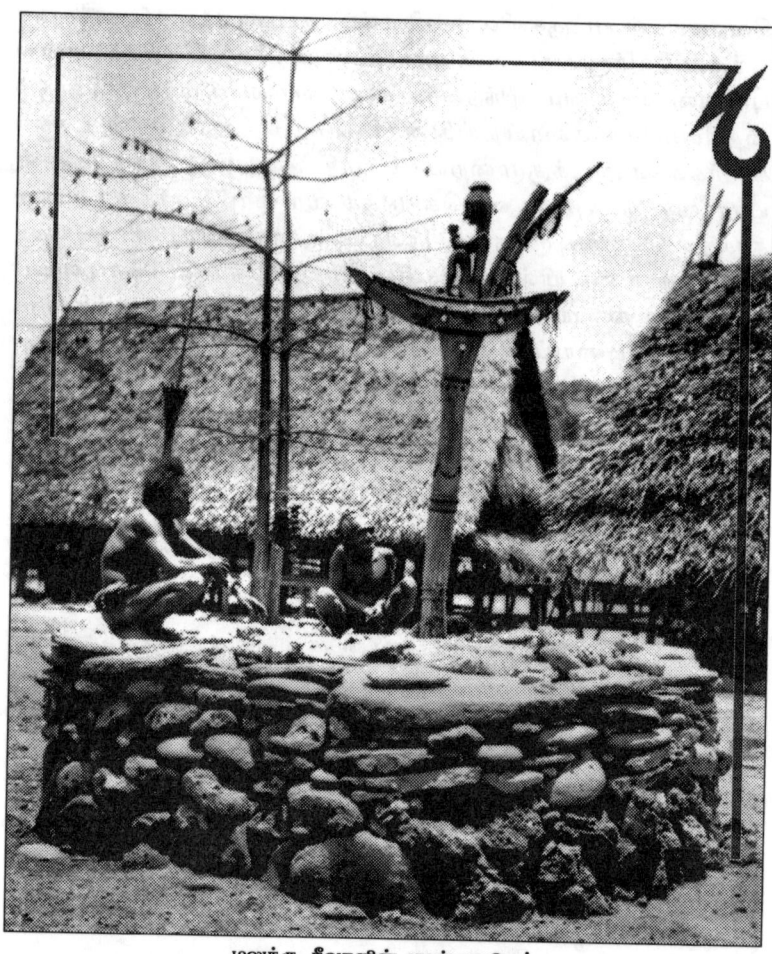

மலுக்கு தீவுகளின் பழங்குடியினர்

ப்ரோவோஸ்ட் கனத்த ஏமாற்றத்துடன், கிளம்புவதற்கான ஏற்பாடுகளைச் செய்யச் சொன்னார். கப்பல் தயாராகிக் கொண்டிருந்தது. அப்போது தீவின் தலைவர் சிலரோடு வந்தார். அவர்கள் கையில் இளம் சாதிக்காய்களும், ஏகப்பட்ட சாதிக்காய் கன்றுகளும். ப்ரோவோஸ்ட் மகிழ்வுடன் நன்றி சொன்னார். 'மன்னிக்கவும். கிராம்புக் கன்றுகளை ஏற்பாடு செய்ய முடியவில்லை' என்றார் தலைவர்.

இதாவது கிடைத்ததே என்று ப்ரோவோஸ்ட் அவர்களிடம் விடைபெற்றார். படகுகள் விஜிலண்ட் கப்பலை நோக்கிச் சென்றன. கப்பலில் ஏறினார்கள். நங்கூரத்தைத் தூக்கும் நேரம்...

கரையிலிருந்து சிலர் படகுகளில் சைகைகள் காட்டியபடியே வருவது தெரிந்தது. ஒரு படகில் தலைவரும் இருந்தார். ப்ரோவோஸ்ட்டிடம் வந்தார். முகம் மலர்ந்த புன்னகையுடன் கிராம்புக் கன்றுகளை நீட்டினார். 'ஒருவழியாகக் கிடைத்து விட்டன' என்றார். ப்ரோவோஸ்ட் அவரை ஆனந்தப் பெருக்குடன் அணைத்துக் கொண்டார். கம்பீரமான உடல்மொழியுடன் விஜிலண்ட் கிளம்பியது. கன்றுகள் கப்பலில் கமுக்கமாகப் பதுக்கப்பட்டன.

டச்சுக்காரர்களின் கண்காணிப்பு வளையங்களைத் தாண்டித்தான் திமோர் கடலை நோக்கிச் செல்ல வேண்டும். எப்போது வேண்டுமானாலும் சிக்கலாம். வசமாகச் சிக்கினார்கள். சில படகுகள் விஜிலண்டைச் சூழ்ந்தன. டச்சு காவல் அதிகாரிகள், கப்பலில் ஏறினார்கள். கேள்விகளை எழுப்பினார்கள். ப்ரோவோஸ்ட் அசராமல் பதில் சொன்னார். 'மணிலாவிலிருந்து படாவியா நோக்கித்தான் சென்றுகொண்டிருக்கிறோம். இடையில் புயல் ஒன்றில் சிக்கித் திசைமாறி வந்துவிட்டோம். நீங்கள் எங்களுக்கு வழிகாட்டி உதவ முடியுமா?'

டச்சுக் காவல் அதிகாரிகளுக்கு சந்தேகம் எதுவும் எழவில்லை. அவர்கள் கப்பலைச் சோதனை போடவில்லை. தங்கள் படகுகள் முன் செல்ல, படாவியாவுக்கு வழிகாட்டினார்கள். குறிப்பிட்ட தொலைவு வரை உடன் வந்தார்கள். பின் அவர்களுக்கு டாடா காட்டிவிட்டு, அந்தப் படகுகள் கண் பார்வையிலிருந்து மறைந்ததும் திமோர் நோக்கி கப்பலைத் திருப்பினார் ப்ரோவோஸ்ட். அங்கே இன்னொரு கப்பலாகிய L'Etoile du Matin காத்திருந்தது. ப்ரோவோஸ்ட், சரக்கைச் சரிசமமாகப் பிரித்து இரண்டு கப்பல்களிலும் பதுக்கினார். அவை மொரிஷியஸ் நோக்கிக் கிளம்பின.

1770, ஜூன் *24*. மொரிஷியஸ் தீவில் கோலாகலக் கொண்டாட்டம். பியர் குத்தாட்டம் ஆடாத குறைதான். ப்ரோவோஸ்ட் மற்றும் குழுவினருக்குப் பாராட்டுகள் குவிந்தன. சுமார் நானூறு சாதிக்காய் கன்றுகள், எழுபது கிராம்புக் கன்றுகள், இவைபோக விதைகள் பியரிடம் பத்திரமாக ஒப்படைக்கப்பட்டன. அவற்றைச் சோதித்துப் பார்த்தப் பியர் 'தரமான சம்பவம்' என்பதற்கு ஒப்பான பிரெஞ்சு வார்த்தைப் புகழுரையைப் பொழிந்தார். பெரும்பாலான கன்றுகளை பியர், தான் உருவாக்கிய தாவரவியல் தோட்டத்தில் நட்டு, கவனமாகப் பராமரித்தார். சில

கன்றுகள், தென் அமெரிக்காவின் பிரெஞ்சு கயானா பகுதியின் தலைநகரமான கயேனுக்கும், மேலும் சில கன்றுகள் சீசெல்ஸ் தீவுகளுக்கும் அனுப்பி வைக்கப்பட்டன. அங்கும் அவை நட்டு வளர்க்கப்பட்டன.

இருந்தாலும் பியருக்குத் திருப்தி உண்டாகவில்லை. 'இந்தக் கன்றுகள் எல்லாம் சரியாக வளராவிட்டால்? வளர்ந்தும் ஒழுங்காகப் பூக்காவிட்டால்? பூத்தும் தரமான காய்களைத் தராவிட்டால்?' ஏகப்பட்ட கேள்விகள் அவருக்குள் துளிர்விட்டுக் கொண்டே இருந்ததால் மீண்டும் ப்ரோவோஸ்ட்டை அழைத்தார். வாசனைத் தீவுகளை நோக்கிய மற்றுமொரு பயணத்துக்கு ஏற்பாடு செய்தார் (1771). அனுபவம் இருந்ததால் ப்ரோவோஸ்ட்டுக்கு இரண்டாவது பயணம் பெரிய சிரமங்கள் தரவில்லை. கியுபி தீவின் தலைவர் இந்த முறை அதிக அளவிலான கன்றுகளை அள்ளிக் கொடுத்தார். டச்சுக் கழுகுகளிடம் சிக்காமல் மீண்டும் வெற்றிகரமாக மொரிஷியஸுக்கு வந்து சேர்ந்தார் ப்ரோவோஸ்ட்.

இப்படியாக டச்சுக் கிழக்கிந்திய கம்பெனியின் கிராம்பு - சாதிக்காய் சர்வாதிகாரத்தை ஒழிக்க, பீட்டர் பைப்பர் பியருக்குத் தோள் கொடுத்த ப்ரோவோஸ்ட், 1776-ம் ஆண்டில் மொரிஷியஸிலேயே இறந்து போனார். 1773-ம் ஆண்டில் மொரிஷியஸ் நிர்வாகப் பொறுப்பிலிருந்து விடுபட்ட பியர், அங்கிருந்து விடைபெற்றுச் சென்றார். எனில், மொரிஷியஸில் கிராம்பு, சாதிக்காய்த் தோட்டங்களைத் தொடர்ந்து பராமரித்தது யார்?

ஸ்பைஸ் தீவுகளில் இருந்து கிராம்பு, சாதிக்காய் வளர்ப்பில் அனுபவம் கொண்ட ஒரு சிலர் மொரிஷியஸுக்குக் கொண்டு வரப்பட்டதாகக் குறிப்புகள் உண்டு. தன் நம்பிக்கைக்குரிய தோட்டக்காரர் ஒருவர் குறித்தும் பியர் தன் வரலாற்றில் (Voyages of a Philosopher) பெயர் சொல்லாமல் குறிப்பிட்டு எழுதியுள்ளார். அவர் ஒரு வங்காளி. அடிமையாக மொரிஷியஸுக்கு அனுப்பி வைக்கப்பட்டவர். திறமை மிகுந்த அந்த மனிதரை பியருக்கு மிகவும் பிடித்துப் போனது. தோட்டக்கலை குறித்து அவருக்கு நிறையவே கற்றுக் கொடுத்தார். அவரிடமிருந்தும் பியர் பல விஷயங்களைக் கற்றுக் கொண்டார். அர்ப்பணிப்புடன் வேலை செய்த அந்த வங்காளிக்கு பியர் கூடுதல் சலுகைகள் வழங்கி இருந்தார். அங்கே தோட்டத்திலிருந்த அடிமைகளுக்கெல்லாம் தலைவனாகவும் அந்த வங்காளியே செயல்பட்டார். தனக்குப் பிறகு பொறுப்புகளை எல்லாம் அந்தத் தலைமைத்

தோட்டக்காரரிடம் நம்பிக்கையுடன் ஒப்படைத்துவிட்டு வந்ததாக பியர் தன் நூலில் எழுதியிருக்கிறார்.

தாவரவியலாளர் மெயிலார்ட் (Maillart-Dumesle) என்பவர், பியருக்குப் பிறகு மொரிஷியஸில் பதவி ஏற்றார். மெயிலார்டுக்குரிய பொறுப்புகளில் முழுக்க முழுக்க வழிகாட்டியவர் அந்த வங்காளிதான். பியர் அங்கே அதுவரை செய்த மகத்தான வேலைகள் குறித்து தலைமைத் தோட்டக்காரர் கடிதம் எழுதுவது போன்ற சிறிய புத்தகம் ஒன்றை மெயிலார்ட் வெளியிட்டார். புத்தகத்தில் குறிப்பிடப்பட்டிருக்கும் அந்தத் தலைமைத் தோட்டக்காரரின் பெயர், சார்லி ராமா. இது கற்பனைப் பெயர் என்று சில வரலாற்றாசிரியர்கள் சொல்கிறார்கள்.

சார்லி ராமாதான் மொரிஷியஸ் மண்ணில் கிராம்பு, சாதிக்காய் மரங்கள் செழித்து வளரக் காரணமாக இருந்தவர். 1776-ம் ஆண்டில் பியரின் வேண்டுகோளுக்கு இணங்க அடிமைத் தோட்டக்காரர் சார்லி ராமா, அவரது மனைவி கேத்தரின், மகள் மேரி ஆகிய மூவருக்கும் விடுதலை வழங்கப்பட்டது. பின்பு மூவருமே சுதந்தரமாக அங்கு தம் பணிகளை, கௌரவமாகத் தொடர்ந்தனர்.

பியர், 1786-ம் ஆண்டில் இயற்கை எய்தினார். பியரின் பிரியத்துக்குரிய ராமா வளர்த்த கிராம்பு, சாதிக்காய் மரங்கள்,

நான்காவது ஆங்கிலோ - டச்சுப் போர்

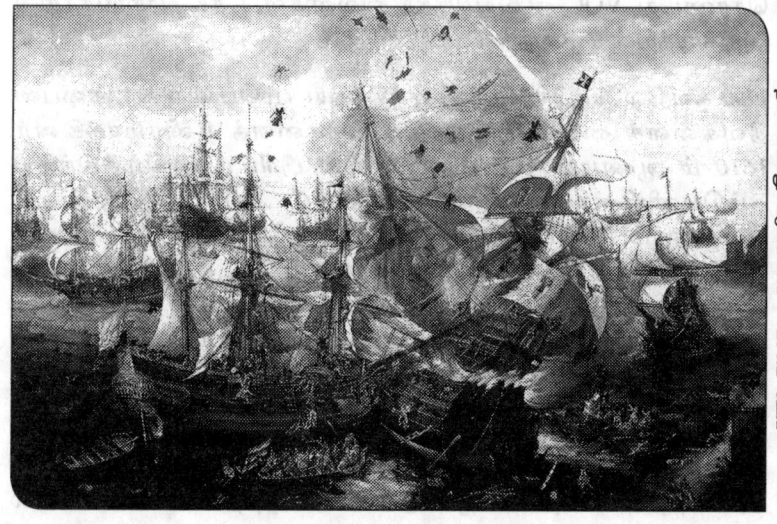

குறிப்பிட்ட ஆண்டுகளுக்குப் பிறகு தரமான சரக்கைத் விளைவிக்கத் தொடங்கின. ஸ்பைஸ் தீவுகளைப்போல மொரிஷியஸில் இருக்கும் கிராம்பு மரங்களும் நல்ல விளைச்சலைத் தருகின்றன என்று பின்னாளில் அங்கே சென்று பார்த்த தாவரவியலாளர்கள் பதிவு செய்திருக்கின்றனர். கயேனிலும், சீசெல்ஸ் தீவுகளிலும் கிராம்பு, சாதிக்காய் மரங்கள் பலன் கொடுக்க ஆரம்பித்தன. இப்படியாக டச்சுக்காரர்களின் வாசனைச் சர்வாதிகாரத்தை முறியடித்த பணியில் பியர், ப்ரோவோஸ்ட் என்ற பிரெஞ்சுக்காரர்களோடு, ராமா என்ற வங்காளிக்கும் வரலாற்றில் இடம் உண்டு.

பதினெட்டாம் நூற்றாண்டின் இறுதியில் டச்சுக் கிழக்கிந்திய கம்பெனியின் கிராம்பதிகாரமும், சாதிக்காய் சர்வாதிகாரமும் முடிவுக்கு வந்தன. *1784*-ம் ஆண்டில் நிகழ்ந்து முடிந்த நான்காவது ஆங்கிலோ - டச்சுப் போரில் நெதர்லாந்து அடிபணிந்திருந்தது. டச்சுக் காலனிகளில் பிரிட்டிஷ் ஏகாதிபத்தியத்தின் நிழல் படிய இந்த வெற்றி வழிவகுத்தது.

டச்சுக் கிழக்கிந்திய கம்பெனியின் வீழ்ச்சிக்கு போர்களின் தோல்வி, பேராசை, ஆசிய நாடுகள் டச்சு ஏகாதிபத்தியத்தின் மீது கொண்டிருந்த நீண்ட கால வெறுப்பு, கம்பெனிக்குள் நடந்த ஊழல்கள் என்று பல காரணங்களைச் சொல்லலாம். *1796*-ம் ஆண்டில் டச்சுக் கிழக்கிந்திய கம்பெனி தேசியமயமாக்கப் பட்டது. அதன் சொத்துகளையும் கடன்களையும் அரசு எடுத்துக் கொண்டது. VOC-ன் வசமிருந்த காலனிகள், டச்சு அரசாங்கத்தின் அதிகாரத்தின் கீழ் வந்தன.

1790-களிலேயே பிரிட்டிஷ் கிழக்கிந்திய கம்பெனியினர் ஸ்பைஸ் தீவுகளைக் கைப்பற்றும் முயற்சிகளைத் தீவிரமாக்கினர். *1810*-ம் ஆண்டில் தெர்னேட் தீவில் பிரிட்டிஷ் கிழக்கிந்திய கம்பெனியினர் தங்கள் கொடியை நட்டனர். அதே ஆண்டில் அம்பானும், பண்டா தீவுகளும் பிரிட்டிஷாரின் கட்டுப்பாட்டில் வந்தன. அடுத்த ஆண்டில் ஜாவாவும் டச்சுக்காரர்களின் கையை விட்டுப் போனது. *1814*-ம் ஆண்டில் The Anglo-Dutch Treaty ஒன்று போடப்பட்டது. அதன்படி பிரிட்டிஷ்காரர்கள் ஜாவாவை மட்டும் டச்சுக்காரர்களுக்கு விட்டுக் கொடுத்தனர்.

1805-ம் ஆண்டில் மலேசியாவின் பினாங்கில் பிரிட்டிஷ் கிழக்கிந்திய கம்பெனியினர் கிராம்பு, சாதிக்காய் தோட்டங்களை அமைத்தனர். பத்தே ஆண்டுகளில் அந்தத் தோட்டங்களில்

சுமார் 13000 சாதிக்காய் மரங்கள், 15000 கிராம்பு மரங்கள் செழித்து நின்றன. ஆனால் டச்சுக்காரர்கள்போல, பிரிட்டிஷார் வாசனை சர்வாதிகாரத்தைக் கையில் எடுக்கவில்லை. எடுக்க இயலவில்லை என்பதே உண்மை. ஏனென்றால் அப்போது அதற்கான காலமும் முடிவுக்கு வந்திருந்தது. ஐரோப்பியர்களுக்கும், பிற தேசத்தவர்களுக்கும் வாசனைப் பொருள்கள் மீதான ஈர்ப்பானது குறையத் தொடங்கியிருந்தது. பத்தொன்பதாம் நூற்றாண்டில் உலகின் கவனமானது புகையிலை, தேயிலை, காப்பி நோக்கித் திரும்பியிருந்தது.

ஸான்ஸிபார் அடிமைக் கதைகள்

தான்ஸானியாவுக்குக் கிழக்கே, இந்தியப் பெருங்கடலில் அமைந்தவை ஸான்ஸிபார் தீவுக்கூட்டங்கள். அதில் ஸான்ஸிபாரும் பெம்பாவும் பெரிய தீவுகள். பாண்டு மொழி பேசும் பூர்வகுடிகள் உள்ளூர்ப் பிரச்னைகளோடு மட்டும் சுபிட்சமாக வாழ்ந்து கொண்டிருந்தார்கள். அரேபிய வணிகர்கள் வந்து உறவாடத் தொடங்கியதால் அங்கே இஸ்லாம் செழித்தோங்கியது.

போர்ச்சுக்கீசியர்களே ஸான்ஸிபாருக்கு வந்து காலனி அமைத்த முதல் ஐரோப்பியர்கள். பதினாறு, பதினேழாம் நூற்றாண்டுகளில் அவர்கள் அந்தத் தீவுகளின் வளங்களைச் சுரண்டி அனுபவித்தனர். 1698-ம் ஆண்டில் ஓமன் சுல்தான்கள் ஸான்ஸிபாரை வளைத்துப் போட்டனர். பூர்வகுடிகளை அடிமைகளாக்கித் தோட்டங்களை தமதாக்கிக் கொண்டு, பணப்பயிர்கள் விளைவித்து தங்கள் ராஜ்ஜியத்துக்கு எடுத்துச் சென்றனர். ஸான்ஸிபாரின் முக்கிய ஏற்றுமதிப் பொருளாக தந்தமும், பிற விலங்குகளின் கொம்புகளும் பற்களும் இருந்தன. பிரிட்டிஷ் இந்தியாவுக்கும் அவை ஏற்றுமதி செய்யப்பட்டன. அடிமை வணிகத்தையும் ஓமன் சுல்தான்கள் விரும்பிச் செய்து வந்தனர். 1790-கள் வரை ஸான்ஸிபாரில் கிராம்பும் சாதிக்காயும் அறிமுகமாக வில்லை.

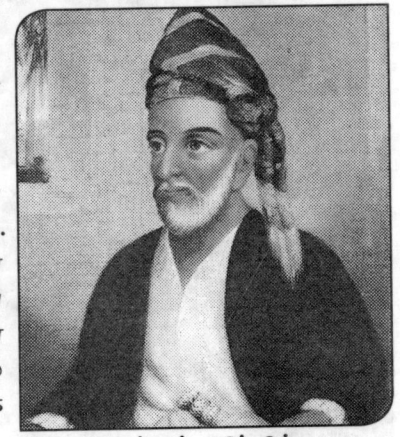

சுல்தான் சயித் பின்

1791-ம் ஆண்டில் ஓமனின் சுல்தானாகப் பதவியேற்றவர் சயித் பின். ஓமனின் சிங்கம் என்ற சிறப்பு பெற்றவர். அவர் 1828-ம் ஆண்டில் முதன் முதலாக ஸான்ஸிபாருக்கு வந்து இறங்கினார். காய்ந்து போன, திகுதிகு ஓமன்காரருக்கு, பச்சை பசேல், குளுகுளு ஸான்ஸிபார் அவ்வளவு பிடித்துப் போனது. சாதா தண்ணீரே இளநீராக இனிக்கிறதே என்பதில் அவருக்கு ஆச்சரியத்தை அடக்க முடியவில்லை. ஆகவே ஸான்ஸிபார் தீவுகளின் வளத்தை அனுபவிப்பதிலும், அதன் மூலம் ஓமன் ராஜ்ஜியத்தின் வளத்தைப் பெருக்குவதிலும் கவனம் செலுத்த ஆரம்பித்தார். அவ்வப்போது ஸான்ஸிபாருக்கு வந்து போன சுல்தான், 1840-ம் ஆண்டில் ஏகப்பட்ட கப்பல்கள் நிறைய தட்டுமுட்டுச் சாமான்களையும், பல பொஞ்சாதிகளையும் ஏற்றிக்கொண்டு வந்தார். அங்கேயே அரண்மனை கட்டிக் கொண்டு குடியிருக்க ஆரம்பித்தார். இனி ஸான்ஸிபாரே ஓமன் சாம்ராஜ்ஜியத்தின் தலைநகரம் என்றும் அறிவித்தார்.

சுல்தானும் சொந்தங்களும் கிராம்பையும் சாதிக்காயையும் அதிக அளவில் விளைவிக்கத் தொடங்கினர். கரும்பும் காப்பியும்கூட பயிரிட்டனர். அதற்காகப் பூர்வகுடிகளும், பிற ஆப்பிரிக்கர்களும் தோட்டங்களில் அடிமைகளாக வேலை பார்த்தனர்.

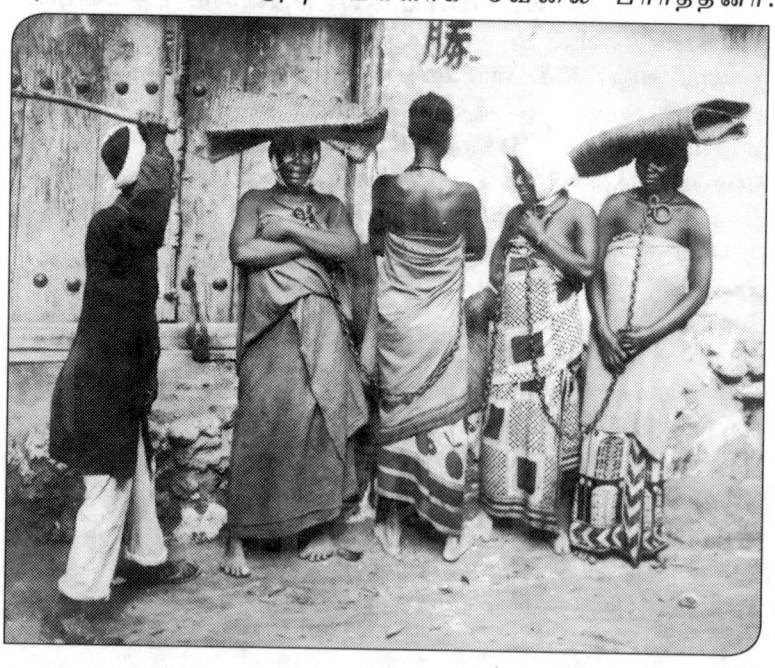

பெரும்பாலான நேரங்களில் கழுத்திலும் கைகளிலும் கால்களிலும் சேர்த்துப் பின்னப்பட்ட சங்கிலிகள் அடிமைகளை வதைத்தன. சுல்தான் எதிர்பார்த்ததைவிட கிராம்பு நல்ல விளைச்சல் கொடுத்தது. ஸான்ஸிபார் தீவுகளில் எல்லோருமே கிராம்பு மரங்களை வளர்க்க வேண்டும் என்றும் அவர் கட்டளையிட்டார்.

நெப்போலியப் போர்களின் பின்விளைவாக 1814-ம் ஆண்டில் பாரிஸ் ஒப்பந்தம் ஒன்று பிரிட்டனுக்கும் பிரான்ஸுக்கும் இடையே கையெழுத்தானது. அதன்படி, மொரிஷியஸ் தீவானது பிரான்ஸிடமிருந்து பிரிட்டனின் கட்டுப்பாட்டுக்குள் வந்தது. பிரிட்டிஷாருக்கு மொரிஷியஸ் தீவுகளில் விளையும் கிராம்பு, சாதிக்காய் தரத்தில் அவ்வளவு திருப்தியில்லை. ஆகவே அவர்கள் கவனம் இயற்கை வளம் மிகுந்த, மழை மிகுந்த ஸான்ஸிபார் தீவுகள் மீது திரும்பியது. 1840-களில் பிரிட்டிஷ் கிழக்கிந்திய கம்பெனி, ஓமன் சுல்தானுடன் கிராம்பு வணிகத்தில் கைகோத்து இயங்கத் தொடங்கியது. 1850-களில் ஸான்ஸிபாரும் பெம்பாவும் உலகில் அதிகம் கிராம்பு விளைவிக்கும் இடங்களாக, இந்தோனேசியாவைத் தாண்டியும் சாதனை படைத்தன. ஆக, அந்தச் சமயத்தில் கிராம்பு என்பது உலகின் மலிவான பொருள்களில் ஒன்றாகவே மாறிப்போனது.

கிராம்புத் தோட்டங்கள் என்பவை அதிக மனித உழைப்பைக் கோருபவை. ஆகவே அங்கே அடிமைகள் அனுபவித்த துன்பங்கள் ஏராளம். ஓமன் சுல்தானுடன் நல்லுறவு வைத்திருந்த பிரிட்டிஷார் இந்தியப் பெருங்கடலில் அவர் மேற்கொண்டிருந்த அடிமை வணிகத்தைக் கைவிடச்சொல்லி பல்வேறு விதங்களில் வற்புறுத்தினர். சயித் பின் அதற்குச் சம்மதம் தெரிவித்து, சில ஒப்பந்தங்களில் கையெழுத்தும் போட்டார். ஆக, ஓமன் சுல்தானால் கிழக்கு ஆப்பிரிக்காவிலிருந்து அடிமைகள் கப்பலில் ஏற்றுமதி செய்யப்படுவது முடிவுக்கு வந்தது. அதற்கு கிராம்புத் தோட்டங்களில் இருந்து கிடைத்த அபரிமிதமான வருமானமும் ஒரு காரணம். ஆனால், அதே கிராம்புத் தோட்டங்களில் வாடிய அடிமைகளுக்கு அந்த நூற்றாண்டின் இறுதி வரை விடிவு ஏற்படவில்லை.

1872-ம் ஆண்டில் ஸான்ஸிபாரையும் பெம்பாவையும் தாக்கிய கடும் சூறாவளி ஒன்று அங்கிருந்த பாதிக்கும் மேற்பட்ட கிராம்பு மரங்களைக் காவு வாங்கியது. ஓமன் தோட்ட முதலாளிகள்

தலையில் கைவைத்து உட்கார்ந்தனர். அந்தத் தோட்டங்களில் ஏராளமான இந்திய வணிகர்களும் முதலீடு செய்திருந்தனர். அவர்களும் கன்னங்களில் கைவைத்து உட்கார்ந்தனர். ஆனால், அடிமைகளுக்கு மட்டும் உட்கார நேரம் ஒதுக்கப்படவில்லை. பதினைந்து வருட கடும் உழைப்பு. 1887-ம் ஆண்டில் ஸான்ஸிபாரும் பெம்பாவும் மீண்டும் கிராம்பு வணிகத்தில் தலைநிமிர்ந்து நின்றன.

1890-ம் ஆண்டு. ஆங்கிலேய-ஸான்ஸிபர் போர் முக்கால் மணி நேரம் மட்டும் நடந்தது. இது உலகின் மிகச்சிறிய போர்களில் ஒன்று. அந்தப்புரத்தில் குண்டு ஒன்றைப் போட்டு அதைத் தீக்கிரையாக்கிய பிரிட்டிஷார், அப்போதைய ஸான்ஸிபார் சுல்தான் ஹமித் பின்-ஐக் கொன்றனர். தங்கள் அடிமையாகச் சேவகம் செய்ய ஒப்புக்கொண்ட காலித் பின்-ஐப் புதிய சுல்தானாக நியமித்தனர். இவ்வாறாக ஸான்ஸிபாரின் கிராம்பு, சாதிக்காய், இன்னபிற பணப்பயிர் வளங்களையும் பிரிட்டிஷார் முழுமையாக அனுபவிக்கத் தொடங்கினர்.

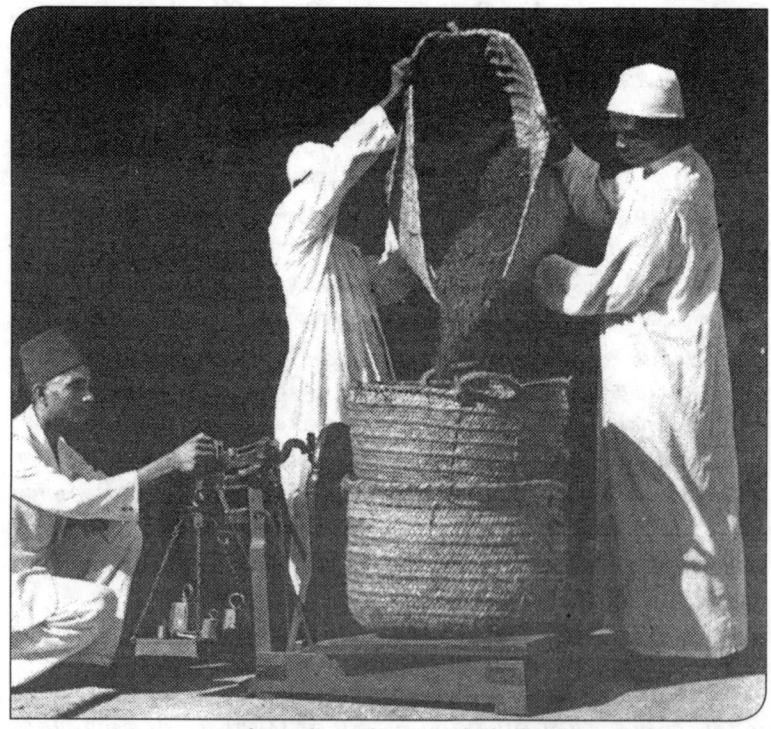

ஸான்ஸிபார் கிராம்பு விளைச்சல் (1886)

இருபதாம் நூற்றாண்டில் பிரிட்டிஷார் ஆட்சிக்காலத்தில் கிராம்புத் தோட்டங்களில் அடிமை முறையானது முடிவுக்கு வந்தது. 1963-ல்தான் ஸான்ஸிபாருக்கு விடுதலை கிடைத்தது. இன்றைக்கு ஸான்ஸிபாரின் பொருளாதாரத்துக்கு சுற்றுலாவே பெரும் உதவி செய்கிறது. கிராம்பு ஏற்றுமதி இரண்டாமிடத்தில் இருக்கிறது.

இந்தியாவில் கிராம்பும் சாதிக்காயும்

பத்தொன்பதாம் நூற்றாண்டில் ஸான்ஸிபாரைத் தவிர, மலேசியா, மடகாஸ்கர், பிரேசில், தான்ஸானியா, கரீபியன் தீவுகள், இலங்கை உள்பட வேறு சில பிரதேசங்களிலும் கிராம்பு மரங்கள் செழித்து வளரத் தொடங்கின. கரீபியக் கடலின் தென்கிழக்கில் அமைந்த தீவான கிரெனடாவிலும் பிரிட்டிஷ் கிழக்கிந்திய கம்பெனியினர் சாதிக்காய் பயிரிட்டனர். அது பின்னர் Island of Spice என்று பெயர் பெற்றது. இன்றைக்கு உலகின் சாதிக்காய் மற்றும் சாதிபத்ரி தேவையில் நாற்பது சதவிகிதத்தை கிரெனடா என்ற சிறிய தீவு நாடு பூர்த்தி செய்கிறது. இதன் பச்சை, மஞ்சள், சிவப்பு வண்ணக் கொடியில்கூட, கீறி வைத்ததுபோல சாதிக்காயின் உருவம் இடம்பெற்றிருக்கிறது.

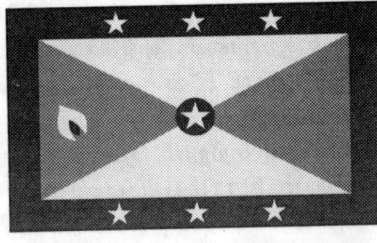

கிராம்பு இந்தியாவின் இயல்புத் தாவரம் கிடையாது. மலுக்கு தீவுகளிலிருந்துதான் கடல் வணிகம் மூலமாக தென்னிந்தியாவின் மேற்கு கடற்கரைப் பகுதிகளுக்குக் கிராம்பு பரவியிருக்க வேண்டும் என்று நம்பப்படுகிறது. சேர ராஜ்ஜியத்திலிருந்து மத்திய தரைக்கடல் நாடுகளுக்கு மற்ற வாசனைப் பொருள்களுடன் கிராம்பும் ஏற்றுமதி செய்யப்பட்டதாகச் சில ஆய்வாளர்கள் கூறுகிறார்கள்.

சிலப்பதிகாரத்தின் இந்திர விழவூரெடுத்த காதையில் காவிரிப்பூம்பட்டினத்தின் காட்சிகள் விவரிக்கப்படுகின்றன. அதில் அப்பம் விற்கும் வணிகர், கள் விற்போர், மீன் விற்போர், ஏலம், லவங்கம், சாதிக்காய், கற்பூரம், தக்கோலம் ஆகிய ஐவகை நறுமணப் பொருள்களை விற்போரது வாழ்விடங்கள் கொண்ட தெருக்கள் அங்கே இருந்தன என்று சொல்லப்பட்டிருக் கிறது. கடல் கடந்த நாடுகளிலிருந்து அகில் மரக்கட்டை,

சந்தனக்கட்டை, பட்டுத்துணி, சாதிக்காய், லவங்கம், குங்குமப்பூ, கற்பூரம் போன்ற வாசனைப் பொருள்களை ஏற்றி வந்த நாவாய்கள் அதாவது கப்பல்கள், கொண்டல் காற்றின் உதவியினால் தொண்டித் துறைமுகத்துக்கு வந்தன. அங்கே இறக்குமதியான அந்தப் பொருள்கள், தொண்டியிலிருந்து பாண்டியனின் தலைநகரான மதுரைக்கு அனுப்பப்பட்டன என்றும் சிலப்பதிகாரம் செய்தி சொல்கிறது.

கிராம்பு பற்றிய கல்வெட்டுக் குறிப்புகள் பன்னிரண்டாம் நூற்றாண்டிலிருந்துதான் காணப்படுவதாகவும், பத்தொன்பதாம் நூற்றாண்டில்தான் கிராம்பு வணிக ரீதியாக கேரளப் பிரதேசங்களில் பயிரிடப்பட்டதாகவும் பாரதிதாசன் பல்கலைக் கழக தாவர அறிவியல் துறை பேராசிரியர் கு.வி. கிருஷ்ணமூர்த்தி குறிப்பிடுகிறார்.

பிரிட்டிஷார் ஆவணங்களின்படி, கி.பி.1850-களில் கிழக்கிந்திய கம்பெனியினர் கிராம்பு பயிரிட இந்தியாவில் தேர்ந்தெடுத்த இடம் குற்றாலம். அங்கே கிராம்பும் சாதிக்காயும் வெற்றிகரமாகப் பயிரிடப்பட்டன. அடுத்து நீலகிரியில் பர்லியார் பண்ணை கிராம்பு மரங்களால் பூத்துக் குலுங்கியது. திருவிதாங்கூர், கொச்சின் மற்றும் மேற்குத் தொடர்ச்சி மலையின் சில பகுதி களிலும் கிராம்புப் பண்ணைகள் தோன்றின. இப்படியாக வெள்ளைக்காரன் தனக்கான கிராம்புத் தேவையை இங்கிருந்தே பூர்த்தி செய்து கொண்டான்.

உயரத்தில் விளைபவை எல்லாம் (விலை) உயர்ந்தவை என்ற பயிரிலக்கணம் கிராம்புக்கும் உண்டு. கடல் மட்டத்திலிருந்து சுமார் ஆயிரம் மீட்டர் உயரம் வரையிலான பிரதேசங்களில், வெப்பநிலை 20 - 30 டிகிரி செல்சியஸ் இருக்கும் நிலையில் இது நன்றாக வளருகிறது. விதைத்த ஓர் ஆண்டில் பெரிய நாற்றாக வளரும். அதை இடம்பார்த்து நடவு செய்தால் அடுத்தடுத்த ஆண்டுகளில் மரமாக வளர ஆரம்பிக்கும். பொதுவாக நான்கு அல்லது ஐந்தாவது ஆண்டிலிருந்து அறுவடை செய்யலாம். இதில் பூ பூக்கும் மாசம் தை மாசம் மற்றும் அதற்கு முந்தைய இரு மாதங்களான கார்த்திகையும் மார்கழியும். பூ மொக்குகள் பச்சை நிறத்திலிருந்து இளஞ்சிவப்பு நிறமாக மாறியபின், பூக்கள் இதழ் விரியத் தொடங்குவதற்கு முன்பாக கைகளால் கவனமாகப் பறிக்கிறார்கள். ஆறு நாள்கள் இளம் வெயிலில் நன்கு உலர வைத்தால் விற்பனைக்குத் தயார். ஒரு கிராம்பு

மரம் தன் இருபதாவது ஆண்டில் விளைச்சலின் உச்ச நிலையை அடைகிறது.

தமிழகத்தின் நீலகிரி, கொடைக்கானல், ஏற்காடு மலைப்பகுதி களில் கிராம்பு விளைகிறது. கன்னியாகுமரி மாவட்டத்தின் மாறமலை, பாலமோர், வேளிமலை, களியல், ஆறுகாணி, பத்துகாணி பகுதிகளில் சுமார் ஐந்தாயிரம் ஏக்கர் பரப்பளவில் கிராம்பு சாகுபடி நடைபெறுகிறது. இங்கே சாதிக்காய் தோட்டங்களும் இருக்கின்றன. உயரமான பகுதி, கிராம்பு விளைவிக்கத் தகுந்த ஈரமான சூழ்நிலை, மழை அளவு இவையெல்லாம் அமைந்திருப்பதால் குமரிப்பகுதிகளில் நல்ல தரமான கிராம்பு கிடைக்கிறது. இந்தியாவின் கிராம்பு, சாதிக்காய் தேவையை தென்னிந்தியாவே பூர்த்தி செய்கிறது. அதிலும் இந்தியாவின் கிராம்பு உற்பத்தியில் சுமார் 80% குமரியில் விளைவிக்கப்படுகிறது.

குமரிப்பகுதி கிராம்பிலிருந்து எடுக்கப்படும் எண்ணெயானது மிகவும் தரம் வாய்ந்ததாகக் கருதப்படுகிறது. குமரியில் விளையும் கிராம்புக்கு 2021-ம் ஆண்டில் புவிசார் குறியீடு கிடைத்திருக்கிறது.

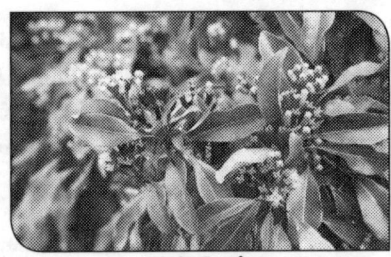

குமரி கிராம்பு

சாதிக்காய் மலைப்பகுதிகளில் நன்றாக விளையக்கூடியது. 65 அடி உயரம் வரை வளரும். இது பலன் கொடுக்க சில வருடங்கள் எடுக்கும் என்றாலும், முறையாகப் பராமரித்தால் அறுபது ஆண்டுகளுக்கும் மேல் பலன் கொடுக்கக்கூடியது. இரண்டு வயதுள்ள சாதிக்காய் கன்றை நடவு செய்தால், பயிரிட்ட ஒரு வருடத்தில் அதை ஒட்டுக்கட்ட முடியும். தரமான தாய் மரத்தை ஒட்டுக்கு தேர்வு செய்ய வேண்டும். அதாவது தாய் சாதிக்காய் மரமானது வருடத்துக்கு குறைந்தது 2000 காய்களாவது காய்க்க வேண்டும். அவற்றில் 70-80 கொட்டைகள் சேர்த்தால் ஒரு கிலோ எடை இருக்க வேண்டும். சாதிக்காயின் கொட்டையைச் சுற்றி வலைப்பின்னலாக அமைந்த சாதிபத்ரி முழுமையாக வளர்ச்சி பெற்றிருக்க வேண்டும். ஒரு கொட்டையில் சேகரிக்கப்படும் சாதிபத்ரி, காய்ந்த நிலையில் குறைந்தது 3 கிராம் இருத்தல் வேண்டும். இப்படி எல்லாம் இருந்தால் அது தரமான சாதிக்காய் மரம்.

தென்னை, பாக்கு, பிற காய்கறி விவசாயத்தின் ஊடே சாதிக்காய் பயிர் செய்யப்படுகிறது. பொதுவாக சாதிக்காய் வருடத்துக்கு இரண்டு அல்லது மூன்று முறை அறுவடை செய்யப்படுகிறது. மரத்திலேயே சாதிக்காய் பழங்கள் வெடித்து இருந்தால் அவை அறுவடைக்குத் தயார் என்று அர்த்தம். பறிக்கப்பட்ட சாதிக்காய் பழத்தின் கொட்டையானது சாதிபத்ரியைப் பிரித்தெடுத்த பிறகு சுமார் 6 முதல் 8 வாரங்கள் வரை நிழலில் காய வைக்கப்படுகிறது. அப்போது அதன் மேல் ஓடு கடினமானதாக மாறுகிறது. பின் மேல் ஓடு உடைத்து எடுக்கப்படுகிறது. காய்ந்த சாதிக்காய் கொட்டை, மூன்று ரகங்களாகப் பிரிக்கப்படுகிறது. முதல் தர ரகம் சமையல் தேவைகளுக்காகவும், மருந்துகள் தயாரிப்புக்கும், மற்ற ரகங்கள் உணவைப் பாதுகாக்கும் பொருள்களைத் தயாரிக்கவும், அழகு சாதனப் பொருள்கள், நறுமணப் பொருள்கள் தயாரிக்கவும் பயன்படுத்தப்படுகின்றன.

சாதிக்காய் விவசாயச் செய்திகளில் இறுதியாக அந்தப்புரத் தகவல் ஒன்று. பெண் சாதிக்காய் மரங்கள் மட்டுமே காய்க்கும். ஆண் சாதிக்காய் மரம் மகரந்தச் சேர்க்கைக்கு மட்டுமே பயன்படும். ஒரு சாதிக்காய் தோட்டத்தில் ஐம்பதிற்கும் மேற்பட்ட பெண் மரங்களுக்கு மத்தியில் ஒரே ஒரு மன்மத ஆண் மரத்தை மட்டும் வளர விடுகிறார்கள்.

உலகின் வயதான கிராம்பு மரம்

டச்சுக் காலனியாதிக்கக் காலத்தில் நிகழ்ந்த சர்வாதிகாரக் கொடுமைகளுக்கெல்லாம் சாட்சியாக இருந்த ஒரு கிராம்பு மரம் 2001-ம் ஆண்டில் தன் வாழ்க்கையை முடித்துக் கொண்டது. இந்தோனேசியாவின் வடக்கு மலுக்கு தீவுகளில் ஒன்றான தெர்னேட்டில் அமைந்துள்ள மலை காமாலாமா. அங்குதான் இந்த வயதான கிராம்பு மரம் வாழ்வாங்கு வாழ்ந்தது, நான்கு நூற்றாண்டுகளாக. அந்த மூதாதை மரத்துக்கு வைக்கப்பட்ட வரலாற்றுப் பெயர், Cengkih Afo.

டச்சுக்காரர்கள் இந்தோனேசியாவின் பல தீவுகளில் கிராம்பு, சாதிக்காய் மரங்களை அழித்தபோது அதில் தெர்னேட் தீவும் சிக்கிக் கொண்டது. தெர்னேட் தீவுவாசிகள் கிராம்பு, சாதிக்காய் மரங்களை வளர்க்கக்கூடாது, மீறி வளர்த்தால் மரண தண்டனை உள்ளிட்ட விதிகளையும் அமல்படுத்தியிருந்தார்கள். அதையும் மீறி, காமாலாமா மலையில் அமைந்த டோங்கலே என்ற

மலைக்கிராமத்தைத் தாண்டிய அடர்ந்த வனப்பகுதியில் இந்த அஃபோ கிராம்பு மரம் ரகசியமாக வளர்க்கப்பட்டது. அதைச் சுற்றி வேறு உயரமான மரங்களை வளர்த்து அஃபோவைப் பத்திரமாகப் பாதுகாத்தனர்.

பதினெட்டாம் நூற்றாண்டில் டச்சுக்காரர்களின் வாசனை சர்வாதிகாரத்தை ஒழிக்க, ரகசிய வழிகளில் கிராம்புக் கன்றுகள் பிற ஐரோப்பியர்களிடம் வழங்கப்பட்டபோது, அதில் அஃபோவின் கன்றுகளும் இருந்தன. ஸான்ஸிபாரில் கிராம்புத் தோட்டங்களை உருவாக்க அஃபோவின் கன்றுகளே உதவின என்று குறிப்புகள் சொல்கின்றன.

இப்படி வாசனைப் போர்களின் சாட்சியாக வாழ்ந்த அஃபோ கிராம்பு மரம், 2001-ம் ஆண்டு முற்றிலும் பட்டுப்போய் கீழே விழுந்தது. அதன் வயது நான்கு நூற்றாண்டுகளுக்கும் மேல் இருக்கும் என்பது தீவுவாசிகளின் கணிப்பு. அஃபோவிலிருந்து உருவாக்கப்பட்ட அஃபோ 2 கிராம்பு மரம், சுமார் 250 ஆண்டுகள் வாழ்ந்து 2019-ம் ஆண்டில் பயணத்தை முடித்துக் கொண்டது. சுமார் 200 ஆண்டுகள் வயது கொண்ட அஃபோ 3 கிராம்பு மரம் மட்டும் வரலாற்றின் சாட்சியாக இப்போதும் குறைந்த அளவில் பூத்துக் கொண்டு இருக்கிறது. இதுவே அஃபோ குடும்பத்தில் அடையாளம் காணப்பட்ட கடைசி மரம்.

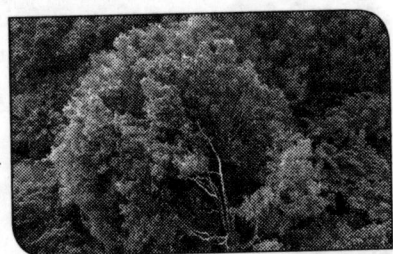

அஃபோ 3

உணவுக் கலாசாரம்

சாப்பிடும்போது உணவில் கிராம்பு வந்தால் நாம் அதை ஒதுக்கி வைத்துவிடுவோம். கடிப்பதற்குக் கடினமாக இருக்கும். தவிர, அதன் விறுவிறு சுவையை எல்லோராலும் ரசிக்கவும் முடியாது. இருந்தாலும் உலகமெங்கும் சமையலில் கிராம்பு முக்கிய இடத்தை வகிக்கிறது. ஏனெனில் உணவின் வாசனையை, சுவையைக் கூட்டுவதற்காகச் சேர்க்கப்படும் பொருள்களில் கிராம்பு முதன்மையானது. ஆசிய, ஆப்பிரிக்க, ஆப்கன் கரம் மசாலாக்களில் கிராம்பு பிரதானமானது.

இந்திய கரம் மசாலாவில் கிராம்பு ஹீரோவுக்கு நண்பன் பாத்திரம் போல முக்கியத்துவம் வாய்ந்தது. Marination என்றால் இறைச்சியை மசாலா கலவையில் சிறிது நேரம்

ஊறவைத்துச் சமைப்பது. அந்த மசாலா கலவையில் கிராம்பும் இடம்பெறுகிறது. லட்டு, பாயாசம் போன்ற சில இனிப்புகளில் கிராம்பு மணத்துக்காகச் சேர்க்கப்படுகிறது. மசாலா தேநீரில் சுவைக்காகவும் ஆரோக்கியத்துக்காகவும் இஞ்சி, பட்டை, ஏலம் உள்ளிட்ட பொருள்களுடன் கிராம்பும் கூட்டணி அமைக்கிறது. பிரியாணி உண்ணும்போது கிராம்பு வரப்பெற்றவர் பாக்கியவான் என்று தலப்பாகட்டி சாஸ்திரம் கூறுகிறது. தாம்பூலம் எனப்படும் வெற்றிலையோடு சேர்த்து சுவைக்கப்படும் வாசனைப் பொருள்களில் கிராம்பும் ஒன்று.

அமெரிக்கர்கள் மத்தியில் Pumpkin Pie என்ற உணவு பிரபலம். இந்த பம்ப்கின் பை தயாரிக்கத் தேவையான மசாலாவில் கிராம்பும் சாதிக்காயும் முக்கியமானது. Clavos de olor என்பது மெக்ஸிகன் மொழியில் கிராம்புக்கான பெயர். மெக்ஸிகன் சமையலில் கிராம்பும் சீரகமும் பட்டையும் சேர்ந்து பட்டையைக் கிளப்புகின்றன. மேற்கத்திய உணவுகளில் பலவிதமான சாஸ் தயாரிப்பில் கிராம்பு பயன்படுகிறது. Béchamel Sauce என்ற பிரெஞ்சு சாஸில் கிராம்பு மணமூட்டியாகச் சேர்க்கப்படுகிறது. இந்த சாஸ் பல்வேறு உணவுகளில் சேர்மானமாகப் பயன்படுகிறது. ஐரோப்பிய நாடுகளில் கிறிஸ்துமஸுக்கு முந்தைய இரவு உணவுக்காகச் சமைக்கப்படும் வெண் பன்றி இறைச்சிப்

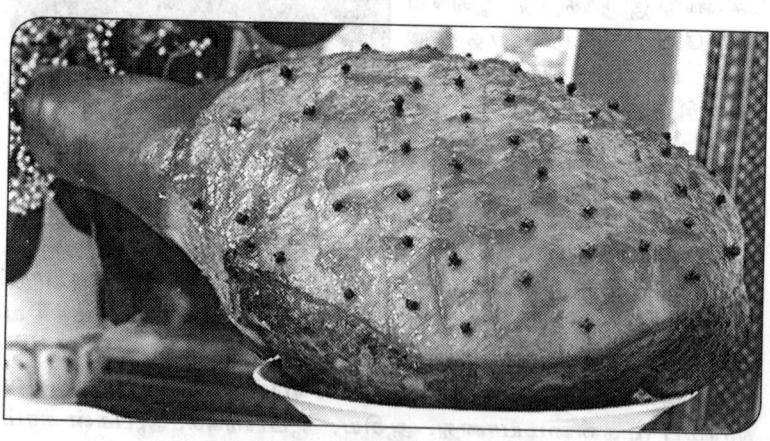

பதார்த்தங்களின் (Marmalade-glazed Ham, Honey Baked Ham, Pineapple Maple-glazed Ham) மேலே கிராம்பைக் குத்தி அலங்கரிக்கும் வழக்கம் இருக்கிறது.

Speculaas என்றழைப்படும் நெதர்லாந்தின் பாரம்பரிய பொம்மை பிஸ்கட்டுகள் செயிண்ட் நிக்கோலஸ் தினத்துக்குத் தயாரிக்கப் படுகின்றன. அதில் கிராம்பு, சாதிக்காய், லவங்கப்பட்டை உள்ளிட்ட மசாலா பொருள் கள் சேர்க்கப்படுகின்றன. பல்வேறு வகை சூப்களில் நறுமணத்துக்காக கிராம்பு தூவப்படுகிறது. Burnt Wine என்ற பெயரில் காலனியாதிக்க காலத்தில் இந்தோனேசியா வில் தயாரிக்கப்பட்ட பிராந்தி யில் கிராம்பும் கருவாப் பட்டையும் சேர்க்கப்பட்டன.

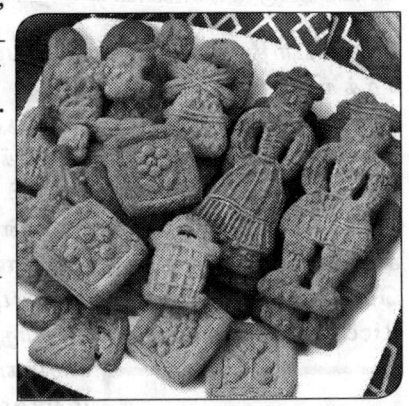

எறும்புகளை விரட்டும் பொடி தயாரிக்க கிராம்பு பயன்படுகிறது. கிராம்பைப் பொடியாக்கிப் புகை போட்டால் கொசுக்களுக்குப் பிடிக்காது என்று டெங்குக் குறிப்புகள் சொல்கின்றன. கிராம்பு மணம் கொண்டு தயாரிக்கப்படும் நறுமணப்பூச்சுகள் மேற்கத்திய நாடுகளில் சில நூற்றாண்டுகளாகப் புழக்கத்தில் இருக்கின்றன.

சமையலில் சாதிக்காயின் பயன்பாடுகளையும் குறைத்து மதிப்பிட முடியாது. சாதிக்காய் மற்றும் அதன் மேல் ஓடு இரண்டுமே சமையலில் மணமூட்டியாக, சுவைகூட்டியாகப் பயன்படுத்தப் படுகின்றன. இரண்டுமே லேசான இனிப்புச் சுவையைக் கொண்டவை. சில இனிப்பு வகைகள் செய்யும்போது, வாசனைக்காக சாதிக்காயின் ஓடு பயன்படுத்தப்படுகிறது. பொதுவாக பாலாடைக்கட்டி தயாரிக்கும்போது நறுமணத்துக்காக அதனுடன் சாதிக்காய் தூளைச் சேர்க்கும் வழக்கம் சில நாடுகளில் இருக்கிறது.

Ais kacang - இது மலேசியாவில், சிங்கப்பூரில் பிரபலமான பதார்த்தம். ஐஸ்கிரீமுடன் கடல்பாசி, பருப்புகள், இனிப்பூட்டிகள் எல்லாம் சேர்த்து வாசனைக்காக சாதிக்காயும் சேர்த்து பரிமாறப்படும் குளுகுளு பதார்த்தம். பட்டை பட்டையாக நறுக்கப்பட்டு சீனியில் ஊற வைத்த சாதிக்காய் பழ ஸ்லைஸ், இதில் டாப்பிங்கில் பயன்படுகிறது. அங்கே பழரசங்கள் தயாரிப்பிலும் சாதிக்காய் பயன்படுத்தப்படுகிறது. Bakso மற்றும் Soto ஆகிய இந்தோனேசிய பாரம்பரிய சூப்களில் இறைச்சி,

காய்கறிகளுடன் சாதிக்காயும் சுவைக்காகச் சேர்க்கப்படுகிறது. மத்திய கிழக்கு நாடுகளில் இறைச்சி சமைக்கும்போது சேர்க்கப்படும் மசாலாவில் சாதிக்காயும் முக்கியமானது.

கிரெனடா தீவில் சாதிக்காயின் பழத்தை நறுக்கி துண்டுகளாக்கி, சர்க்கரையில் ஊறவைத்து ஜாம் தயாரிக்கின்றனர். அதைக்கொண்டு மிட்டாயும் தயாரிக்கின்றனர். ஐரோப்பிய உணவுக் கலாசாரத்தில் சாதிக்காய் பொதுவாக ரொட்டி, கேக் தயாரிப்புகளில், பேக்கரி சார்ந்த பிற தயாரிப்புகளில் வாசனைப் பொருளாகப் பயன்படுகிறது. உருளைக்கிழங்கு சமைக்கும்போதும், மாமிசம் சமைக்கும்போதும் சாதிக்காய் பொடியையும் சாதிபத்ரியையும் சேர்த்துச் சமைக்கின்றனர். Rice Pudding தயாரிக்கும்போது லவங்கப்பட்டை, கிராம்பு, சாதிக்காய் ஆகியன சேர்த்து உணவுக்கு மணமூட்டுகிறார்கள். பிரியாணி, குருமா வகைகளுக்கு சாதிபத்ரி உற்ற தோழன்.

ஸ்காட்லாந்தில் Haggis என்ற இறைச்சி உணவு பாரம்பரியமானது. ஆட்டின் குடல், இதயம், நுரையீரல் போன்றவற்றை பல்வேறு மசாலாக்களுடன் சேர்த்து ஊறவைத்துச் சமைக்கும் பதார்த்தம். இதில் சாதிக்காய் முக்கியமாகச் சேர்க்கப்படுகிறது. Tortellini என்ற இத்தாலிய வகை பாஸ்தாவில் சாதிக்காய் பொடி சேர்க்கப்படுகிறது. டச்சு சமையலில் காலிஃப்ளவர், பீன்ஸ், கோஸ் போன்ற காய்கறிகளைச் சமைக்கும் போது சாதிக்காய் சேர்க்கின்றனர். ஜப்பானிய கறி மசாலாவில் சாதிக்காயும் சாதிபத்ரியும் சேர்க்கப்படுகின்றன.

ஆப்பிள், திராட்சை போன்ற பழங்களைக் கொண்டு ஒயின் தயாரிக்கும் போது அதில் சாதிக்காய் சேர்ப்பது மேற்கத்திய

> 1665-ம் ஆண்டில் பிளேக் கொள்ளை நோய் லண்டனை உலுக்கி எடுத்தது. அப்போது நோய்ப்பரவலைத் தடுக்க **ஆரஞ்சுப் பழத்தில் கிராம்புகளைக்** குத்தி பந்துகளாக்கி வீட்டைச் சுற்றி தொங்க விட்டதாகச் சரித்திரக் குறிப்புகள் இருக்கின்றன.

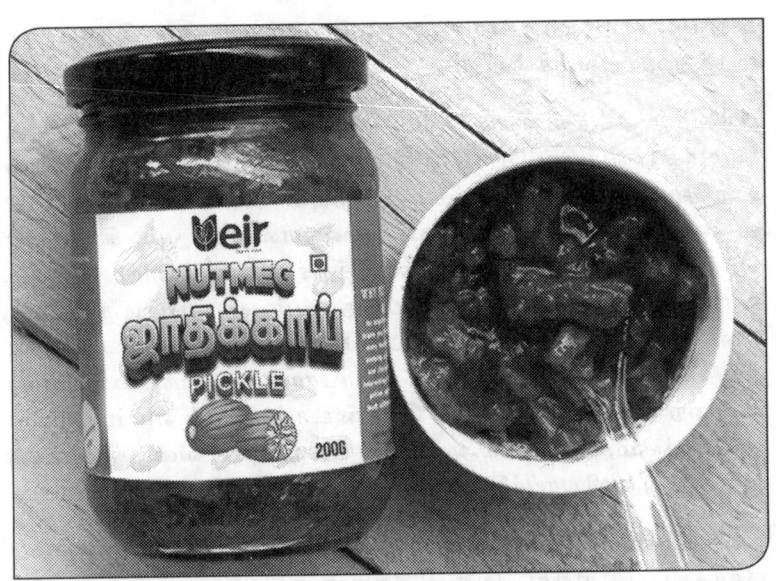

நாடுகளின் பாரம்பரிய வழக்கம். லவங்கப்பட்டை சேர்த்து தயாரிக்கப்படும் சிலவித மதுபானங்களில் சாதிக்காயும் சேர்க்கப்படுகிறது. அமெரிக்கர்கள் சிலவிதமான ஸ்குவாஷ் தயாரிப்புகளில் சாதிக்காயைப் பயன்படுத்துகிறார்கள். கரிபீயின் தீவுகளில் ரம் தயாரிக்க சாதிக்காய் பயன்படுத்தப்படுகிறது. சரக்கு என்றால் சைட் டிஷ் பற்றியும் சொல்லத்தானே வேண்டும். பினாங்கில், காய வைக்கப்படாத சாதிக்காயை சிறு சிறு துண்டு களாக நறுக்கி ஊறுகாய் தயாரிக்கும் பழக்கம் பல நூற்றாண்டு களாக இருந்து வருகிறது. தென்னிந்தியாவிலும் சாதிக்காய் ஊறுகாயானது தயிர் சாதத்தோடு கலந்து உறவாடும் கலாசாரம் உண்டு.

மருத்துவத்தில்

அந்தக் காலத்தில் சித்த மருத்துவத்தில் விஷத்தை முறியடிக்க கிராம்பைப் பயன்படுத்தியுள்ளனர். தேள்கடி, விஷக்கடி ஆகியவற்றுக்கு கிராம்பைக் கொண்டு மருந்து தயாரித்துள்ளனர். கிராம்பு, வயிற்றில் சுரக்கும் சீரண அமிலத்தைச் சீராக்கி, அசீரணக் கோளாறுகளை நீக்குகிறது. ரத்தத்திலுள்ள கொழுப்பைக் குறைக்க உதவுகிறது. வயிற்றுப் புண்களைக் குணப்படுத்துகிறது. வாயில் ஏற்படும் துர்நாற்றத்தைப் போக்க உதவுகிறது. உடல் சூட்டைச் சமப்படுத்த, ரத்த ஓட்டத்தை ஒழுங்குபடுத்த,

வளர்சிதை மாற்றத்தை முறைப்படுத்த என்று கிராம்பின் மருத்துவப் பலன்கள் பல.

பித்தம் அதிகம் உள்ளவர்கள் தினமும் ஒன்று அல்லது இரண்டு கிராம்பை வாயில் போட்டு மெதுவாக மென்று, அதன் சாறை உள்ளே இறக்கினால் பித்தம் குறையும். பயணங்களில் வாந்தி வருவதைத் தடுக்க கிராம்பை மென்றால் போதும். கிராம்புப் பொடியை வறுத்து தேனில் குழைத்துச் சாப்பிட வாந்தி நிற்கும். கிராம்பு காலராவைக் குணப்படுத்தவும் பயன்பட்டிருக்கிறது. சமையல் உப்புடன் கிராம்பைச் சேர்த்து மென்றால் கரகரப்பு நீங்கி தொண்டை சரியாகும். கொரோனா காலத்தில் கிராம்பு ஒன்றை வாயில் போட்டுக் கொண்டால் நோய் எதிர்ப்பு சக்தி அதிகரிக்கும், கிருமிகள் அண்டாது என்று சமூக வலைத்தளங்கள் இதன் மீது ஒளி பாய்ச்சியது தனி அத்தியாயம்.

நாம் பயன்படுத்தும் பற்பொடிகளில், பற்பசைகளில் கிராம்பு சேர்க்கப்படுகிறது. இதிலிருக்கும் சுறுசுறு தன்மையானது வாய்க்குப் புத்துணர்வைக் கொடுக்கிறது. பற்களுக்கும் பலம் கொடுக்கிறது. பல்வலி, ஈறுகளில் வீக்கம், பல் சொத்தை, பல் கூச்சம் உள்ளிட்ட பல்வேறுவிதமான பல் சம்பந்தப்பட்ட நோய்களையும் தீர்க்கிறது.

கிராம்பு எண்ணெய் - அதிக மருத்துவக் குணங்கள் நிறைந்த, மருத்துவத்தில் அதிகம் பயன்படுத்தப்படும் பொருள். கிராம்பு தாவரத்தின் மொட்டு, இலை, தண்டு போன்றவற்றிலிருந்து இந்த எண்ணெய் எடுக்கப்படுகிறது. கிராம்பு எண்ணெய் ஆஸ்துமாவுக்கு நல்ல மருந்து. சுவாசக் குழல் ஒவ்வாமைகளையும் தீர்க்கும் என்று சித்த மருத்துவம் சொல்கிறது.

மந்தமொடு மூலத்தின் வாயுதீரும்
மைந்தனே புளி கையும் ஆற்றச் சொல்லு
அந்தமுடன் இன்னம் ஒரு லேகியம் கேள்
அன்பான திரிகடுகு பலம் தான் ஒன்று
சொத்தமுடன் சீரகமும் கிராம்பு ஏலம்
துரிதமுடன் வகைக்கு அரைப்பலமே வாங்கி
விந்தையாய்ச் சுத்தி செய்து சூரணித்து
லிதமான பனவெல்லம் பலம்தான் அஞ்சே.

இது அகத்தியர் பரிபூரணம் என்ற நூலில் வரும் பாடல். திரிகடுகமான சுக்கு, மிளகு, திப்பிலியுடன் சீரகம், கிராம்பு, ஏலம் மூன்றும் சேர்த்து பனைவெல்லம் கொண்டு தயாரிக்கப்படும் திரிகடுகு லேகியத்தின் செய்முறைக் குறிப்பு இது. லேகியத்தை காலை மாலை நெல்லிக்கனியளவு உண்டால் வாதம், பித்தம், மாந்தம், சுரம், வாயு, அஸ்தி, வெட்டை உள்ளிட்ட நோய்கள் குணமாகும் என்கிறது இந்தப்பாடல்.

சாதிக்காய் வைத்தியத்துக்கு வருவோம். சாதிக்காய் மரத்தின் வேரிலிருந்து வடித்து இறக்கப்படும் சாதிக்காய் எண்ணெய், பல்வேறு நறுமணப் பொருள்கள் மற்றும் மருந்துகள் தயாரிப்பில் பயன்படுத்தப்படுகிறது. சாதிக்காயின் சுவையுடனும் மணத்துடனும் இருக்கும் இந்த எண்ணெய் நிறமற்றது அல்லது மஞ்சள் நிறம் கொண்டது. பாரம்பரிய மருத்துவத்தில் சாதிக்காய் எண்ணெய் நரம்பு சம்பந்தப்பட்ட நோய்களைத் தீர்க்கப் பயன்படுத்தப்படுகிறது. சீதபேதி, வயிற்றுவலி, மலேரியா போன்ற நோய்கள் குணமாவதற்கும் இந்த எண்ணெய் பயன்படுகிறது.

சித்த மருத்துவத்தில் சாதிக்காய் பலவிதங்களில் பயன்படுத்தப் படுகிறது. கடுக்காய், சாதிக்காய், மாயக்காய், சுக்கு, வசம்பு, அதிமதுரம், அரத்தை, பெருங்காயம் - ஆகிய எட்டு மருந்து களையும், மருந்து உரசும் கல்லில் சிறிது நீர்விட்டு உரசி, கடுகளவு உருண்டையாக மாற்றி சிறு குழந்தைகளுக்கு 'உரை மருந்தாக'க்

பண்டா ஹொய்ராவில் சாதிக்காய் விளைச்சல் (கி.பி.1900)

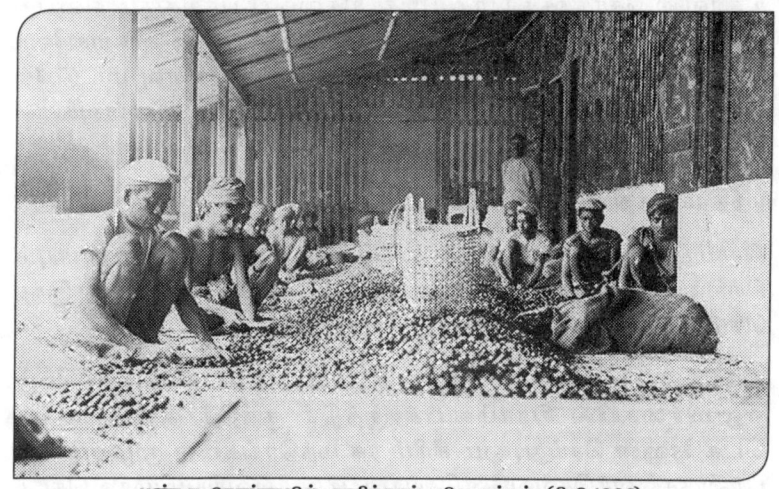

கொடுப்பது நம் வழக்கம். இது குழந்தைகளின் சீரண சக்தியை அதிகரிக்கும். பசியைத் தூண்டும். மந்தத்தைப் போக்கும்.

சாதிக்காயை லேசான சூட்டில் நெய்யில் வறுத்து இடித்து பொடியாக்கிக் கொண்டு, இந்தச் சூரணத்தை காலை, மாலை பசும் பாலில் காய்ச்சி குடித்தால் நரம்புத்தளர்ச்சி, ஆண்மைக் குறைவு போன்றவை நீங்கும். தாம்பத்ய பிரச்னைகள் பலவற்றை நீக்க சாதிக்காய் நல்ல மருந்தாகப் பயன்படுகிறது.

பல்வலியைப் போக்கும் குணம் சாதிக்காய்க்கு உண்டு. பக்கவாதம், தலைவலி, கண் நோய்கள் போன்றவற்றுக்கான மருந்துகள் தயாரிப்பில் சாதிக்காய் சித்த மருத்துவத்தில் பயன்படுகிறது. சாதிக்காயை, சுத்த சந்தனத்துடன் சேர்த்து அரைத்து முகத்தில் பூசினால் பருக்கள் மறையும். முகம் பொலிவடையும்.

சாதிக்காயில் இயற்கையாகக் காணப்படும் Myristicin என்ற வேதிப்பொருள் மன அழுத்தத்தைக் குறைக்க உதவுகிறது. தூக்கமின்மைப் பிரச்னைகள் தீர சாதிக்காய் பொடியைச் சித்த மருத்துவம் பரிந்துரை செய்கிறது. இரவில் மிதமான சூடு கொண்ட நீரில் ஒரு சிட்டிகை சாதிக்காய் பொடியைக் கலந்து உண்டால் தூக்கம் வரும்.

சாதிக்காயில் இப்படி பல்வேறு மருத்துவக் குணங்கள் இருந்தாலும் இரண்டு முக்கியமான விஷயங்களையும் தெரிந்து கொள்ள வேண்டும். கருவுற்றிருக்கும் சமயத்தில் சாதிக்காயை உணவில் சேர்க்கக்கூடாது, அது சிசுவைப் பாதிக்கும் என்பது பொதுவாகச் சொல்லப்படும் மருத்துவத் தகவல். உணவாகவோ, மருந்தாகவோ சாதிக்காயை மிகக் குறைந்த அளவு மட்டுமே சேர்க்க வேண்டும். அதிகம் சேர்ப்பது வேறு பக்க விளைவுகளை உண்டாக்கும்.

மந்திரம் தந்திரம் புகை பகை

கிராம்பு குறித்து இன்னும் சில தேவையான விஷயங்களையும், சிற்சில தேவையற்ற விஷயங்களையும் பதிவு செய்துவிட்டு இந்த நெடும் நறுமணப் பயணத்தை நிறைவு செய்வோம்.

காலம் காலமாக மாந்திரீகத்தில் கிராம்பு பயன்படுத்தப்படுகிறது. எலுமிச்சையில் கிராம்பைக் குத்திக் குத்திக் குத்திக் குத்தி டெகரேஷன் செய்து, ஓம் கிரீம் ரக மந்திரங்களை முழங்கி சில டாஸ்குகளைச் செவ்வனே செய்து முடித்தால் வசியம் முதல் கெட்ட

சக்தியைத் துரத்துவது வரை... (உஸ்ஸ்ஸ்.. வாக்கியத்தை நீங்களே முடித்துக் கொள்ளுங்கள்.) இந்த மாந்திரீக நம்பிக்கைகள் இந்தியா மட்டுமன்றி, உலகின் வேறு சில நாடுகளிலும் இருக்கின்றன.

இதே அலங்காரப் பந்தை ஆரஞ்சுப்பழத்தின் மீது கிராம்பைக் குத்திக் குத்திக் குத்திக் குத்தி உருவாக்கினால் அது மேற்கத்திய நாடுகளில் நேர்மறையான விஷயமாகப் பார்க்கப்படுகிறது. ஆங்கிலத்தில் இதை Pomander என்கிறார்கள். பதின்மூன்றாம் நூற்றாண்டிலேயே இந்த பொமண்டர் குறித்த வரலாற்றுக் குறிப்புகள் இருக்கின்றன. அப்போது வாசனைப் பொருளாக இது பயன்படுத்தப்பட்டிருக்கிறது. ஆரஞ்சின் மீது கிராம்பை குத்தி வைத்தால் அறையில் நல்ல நறுமணம் பரவும், அது துர்சக்திகளை அகற்றும் என்ற மத ரீதியான நம்பிக்கையும் இருந்திருக்கிறது. பயணங்களில் கையில் பொமண்டர் பந்துகளை எடுத்துச் சென்று, பாதைகளில் வீசும் துர்நாற்றத்தைச் சமாளித்திருக்கிறார்கள். தவிர, நோய்த்தொற்றுகளிலிருந்து பாதுகாத்துக் கொள்ள பொமண்டர் பந்துகளைப் பயன்படுத்தி இருக்கிறார்கள். 1665-ம் ஆண்டில் பிளேக் கொள்ளை நோய் லண்டனை உலுக்கி எடுத்தது. அப்போது நோய்ப் பரவலைத் தடுக்க ஆரஞ்சுப் பழத்தில் கிராம்புகளைக் குத்தி பந்துகளாக்கி வீட்டைச் சுற்றி தொங்க விட்டதாகச் சரித்திரக் குறிப்புகள் இருக்கின்றன.

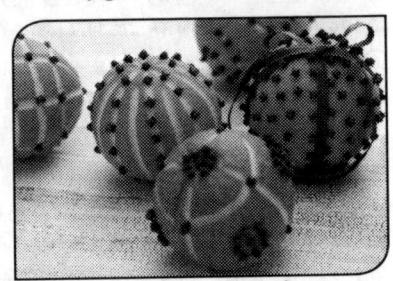

பொமண்டர் பந்துகள்

பத்தொன்பதாம் நூற்றாண்டில் பொமண்டர் அலங்காரப் பந்துகளை கிறிஸ்துமஸ் மரங்களில் தொங்க விடும் வழக்கம் ஆரம்பித்திருக்கிறது. ஆரஞ்சுகளில் கிராம்புகளை விதவிதமான வடிவங்களில் அலங்கரித்துப் பரிசாக அளிக்கவும் செய்திருக்கிறார்கள். இந்த பொமண்டர் பந்துகள் காய்ந்தாலும்கூட பல மாதங்கள் வரை நறுமணம் வீசும் தன்மையுடன் இருக்கும்.

யூதர்கள், யோம் கிப்புர் என்ற தங்களது புனித நோன்பு நாளில் நீண்ட பிரார்த்தனைகளை மேற்கொள்வர். அப்போது தூக்கம் வராமல் தடுக்க, உற்சாகமூட்டும் நறுமணத்தைப் பரப்ப ஆப்பிள்களில் கிராம்பைக் குத்தி பொமண்டர் பந்துகளை உருவாக்கி வீட்டிலோ, தேவாலயத்திலோ வைக்கிறார்கள்.

கற்பூரம், லவங்கப்பட்டை, சாதிக்காய், சாதிபத்ரி, ரோஸ் ஆயில், லாவண்டர் உள்ளிட்ட மேலும் பல வாசனைப் பொருள்களைச் சேர்த்தும் பொமண்டர் பந்துகளைத் தயாரிக்கிறார்கள். பொமண்டர்பந்துகள் மேற்கத்திய கலாசாரத்தின் தவிர்க்க முடியாத அடையாளம்.

இதேபோல இந்தோனேசிய கலாசாரத்தில் தவிர்க்க முடியாத அடையாளமாகிப்போன ஒரு பொருள், கிரெடெக். அதன் கதையை இந்தோனேசியக் கிழவர் ஒருவரின் இடைவிடாத இருமலிருந்து தொடங்க வேண்டும். 1880. மத்திய ஜாவாவின் குடுஸ் நகரத்தைச் சேர்ந்த ஹாஜி ஜம்ஹாரி (Haji Djamhari) என்ற தாத்தாவுக்கு இருமி இருமி நெஞ்சு வலித்தது. தொடர் புகைஞர். அதனால் உண்டான விளைவு. அவ்வப்போது கிராம்பு எண்ணெயை விக்ஸ்போல நெஞ்சில் தடவிக் கொண்டார். சற்றே இதமாக இருந்தது.

ஏதோ ஒரு பொழுதில் அவருக்குள் எதார்த்தமாக ஒரு யோசனை தோன்றியது. தான் சுருட்டி புகைக்கும் பீடியில் புகையிலையோடு இரண்டு கிராம்பையும் உள்ளிட்டுப் பற்ற வைத்தார். கிராம்பின் காரத்தோடு இறங்கும் புகையை இன்பமாக இழுத்து இழுத்து விட்டார். கிராம்பையும் புகையிலையும் சேர்த்துச் சுருட்டி புகைப்பது அவரது வழக்கமாக மாறியது. அப்படிச் செய்ததில் அவரது தொடர் இருமலுக்கும் நிவாரணம் கிடைத்ததாக நம்பினார். ஆகவே, மற்றவர்களுக்கும் கிராம்பு பீடியை பரிந்துரை செய்தார். சுருட்டிக் கொடுத்தார். அது கொஞ்சம் கொஞ்சமாக கவனம் பெற்றது. மருந்துக் கடைகளில் இருமலுக்கு நிவாரணம் அளிக்கும் கிராம்பு பீடிகள் என்று விற்பனை ஆகத் தொடங்கியது. ஜம்ஹாரிக்கும் நல்ல வருமானம்.

நெருப்பில் கிராம்பைப் போட்டால் அது சின்னதாக வெடித்து எரியும் சத்தத்தை ஒத்த வார்த்தையான Kretek என்ற பெயர் இந்த பீடிகளுக்கு அமைந்தது. 1906-ம் ஆண்டில் அதே குடுஸ் நகரத்தைச் சேர்ந்த நிடிசெமிட்டோ என்பவர், Bal Tiga என்ற பெயரில் கிராம்பு பீடிகளை பெரிய அளவில் தயாரித்து விற்பனை செய்ய ஆரம்பித்தார். விளம்பரத்திலும் சந்தைப்படுத்துதலிலும் கவனம் செலுத்தினார். கிராம்பு, சாதிக்காய், பட்டை என்று பிரியாணி மசாலாவுக்குரிய பல பொருள்களும் புகையிலையோடு கலந்து உறவாடி மூலிகை பீடிகள் என்ற

பெயரில் இந்தோனேசிய மக்களின் நெஞ்சில் புகையாக நிறைந்தன. 1930-களில் இந்தோனேசியா எங்கும் கிரெடெக் ஆட்சியைப் பிடித்தது.

பின்பு கிரெடெக், சிகரெட் அவதாரம் எடுத்தது. 1960-களில் இந்தோனேசியர்களின் அடையாளமாக மாறிப்போனது. வெள்ளை சிகரெட்டைப் புறக்கணித்து கிரெடெக் மட்டுமே புகைப்போம் என்று ஒற்றுமையாகப் புகைத்தனர். வெளிநாடுகளுக்கும் கிரெடெக் ஏற்றுமதி நடந்தது. குறிப்பாக அமெரிக்கர்கள் இந்தோனேசிய கிராம்பு சிகரெட்டுகளை விரும்பிப் புகைத்தனர். இப்படியாக இந்தோனேசியாவின் பொருளாதாரமும் கிரெடெக்கைச் சார்ந்து வளரத் தொடங்கியது. கிராம்பு சிகரெட்டானது இந்தோனேசியக் கலாசாரத்தின் ஓர் அங்கமாகவே இப்போதும் திகழ்கிறது.

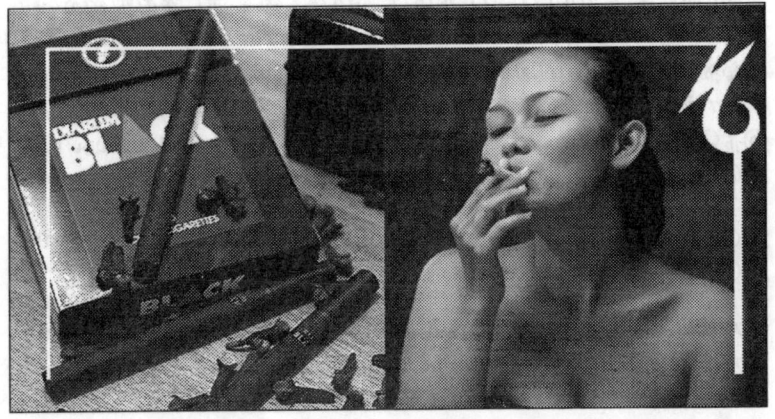

இந்த நூற்றாண்டில் கிரெடெக் சிகரெட்டைத் தடை செய்ய வேண்டும் என்று சர்வதேச அளவில் குரல்கள் ஒலிக்கத் தொடங்கி இருக்கின்றன. சிங்கப்பூர், கிராம்பு சிகரெட் உள்ளிட்ட வாசனை சிகரெட்டுகளைத் தடை செய்திருக்கிறது. காரணம், கிரெடெக் சிகரெட்டில் சேர்க்கப்படும் மூன்றில் ஒரு பங்கு புகையிலையும் தேவையான பாதிப்புகளை ஏற்படுத்தவே செய்கின்றன. நிகோடினின் நர்த்தனங்களுக்கும் குறைவே இல்லை. தவிர, கிராம்பு எண்ணெய் ஆனது நுரையீரலுக்கு உகந்ததல்ல. சுவாசப் பிரச்னைகளை உருவாக்கக்கூடும் என்று ஆய்வு முடிவுகள் கிரெடெக் தடைக்கு வலு சேர்க்கின்றன.

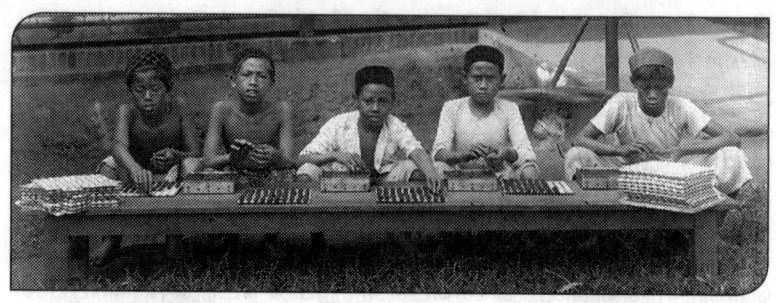

இந்தோனேசியாவில் விளையும் கிராம்பில் பெரும்பகுதி கிரெடெக் தயாரிப்புக்குத்தான் பயன்படுத்தப்படுகிறது. அங்கே புகைபிடிப்பவர்களில் ஏறத்தாழ 85% பேர் கிரெடெக்கைத்தான் விரும்பிப் புகைக்கின்றனர். பெரிய தொழிற்சாலைகள் முதல் குடிசைத் தொழில் வரை பல லட்சக்கணக்கானோர் கிரெடெக் தயாரிப்பை நம்பி வாழ்க்கை நடத்துகின்றனர். அதில் கிராம்பு, புகையிலை விவசாயிகளும் அடக்கம். குழந்தைத் தொழிலாளர்களுக்கான அவலங்கள் தனி. இந்த கிராம்பு சிகரெட்டுகளின் ஏற்றுமதி மூலம் மட்டும் இந்தோனேசியாவுக்கு வருடத்துக்கு சுமார் 500 மில்லியன் அமெரிக்க டாலர் வருமானம் கிடைக்கிறது.

இருந்துவிட்டுப் போகட்டும். வழக்கமான Statutory Warning இடுவது நம் கடமை.

கிராம்பு சிகரெட் என்றாலும் அதைப் புகைப்பது புற்றுநோயை உருவாக்கும் மற்றும் உயிரைக் கொல்லும்.

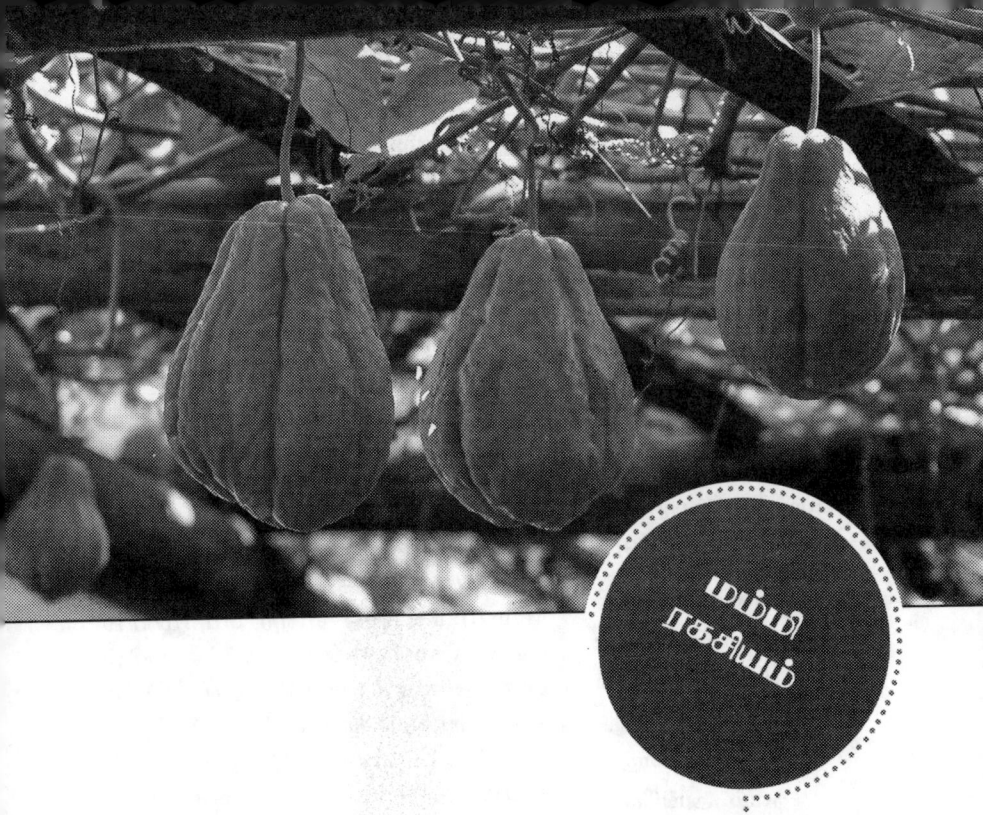

மம்மி ரகசியம்

சௌசௌ

'ஒரு காயை உருப்படியா பார்த்து வாங்கத் தெரியுதா?' என்று எப்போதும் வீட்டில் திட்டு வாங்கும் ஜீவன்களுக்கான டிப்ஸுடன் அத்தியாயத்தை ஆரம்பிப்போம்.

சௌசௌவை வாங்கும்போது அதன் வாய் போன்ற பகுதியில் இருக்கும் விரிசல்கள் பெரிதாக, சற்றே இடைவெளியுடன் இருந்தால் வாங்கக்கூடாது. அவை முற்றியவை. பிளவுகள் நெருக்கமாக இருந்தால் சௌசௌ இளசாக, பதமாக இருக்கிறது என்று பொருள்.

வரலாறு

சௌசௌ ஒரு கொடித்தாவரம். இதன் ஆங்கிலப் பெயர் Chayote அல்லது Mirliton. பூர்விகம் மத்திய அமெரிக்கக் கண்டம். அங்கே பல ஆயிரம் ஆண்டுகளுக்கு முன்பிருந்தே சௌசௌ காட்டுப்பயிராக விளைந்திருக்கிறது. மத்திய

அமெரிக்கப் பழங்குடிகளான அஸ்டெக்குகளும் மாயன்களும் சௌசௌவை முக்கியமான காயாக, பழமாக உணவில் சேர்த்திருக்கிறார்கள். ஏனென்றால் சௌசௌ என்பது காய்கறியாகப் பயன்படுத்தப்படும் பழம்.

அஸ்டெக்குகளின் மொழி Nahuatl. அதில் சௌசௌ, Chayotli என்ற பெயரில் அழைக்கப்பட்டிருக்கிறது. அமெரிக்கக் கண்டத்தில் ஸ்பானியர்களின் வருகைக்குப் பின் அவர்களது குறிப்புகளில் இது Chayote என்ற பெயரில் பதியப்பட்டது. இந்தக் காய்கறிக்கு Christophene, Cidra, Cho-cho, Pimpinela, Pipinola, Chouchoute, Pataste என்று பல்வேறு மொழிகளில் வேறு வேறு பெயர்கள் உண்டு. மொரிஷியஸ் தீவு மக்கள் பேசும் பிரெஞ்சு மொழியை அடிப்படையாகக் கொண்டு அமைந்த Mauritian Creole என்ற மொழியில் Chow Chow என்ற வார்த்தையில் இது அழைக்கப்படுகிறது. இதே வார்த்தையைத்தான் நாம் ஹிந்தியிலும் தமிழிலும் பயன்படுத்துகிறோம். தவிர, பெங்களூர் கத்தரிக்காய் என்றும், மேரக்காய் என்றும் சில வட்டாரங்களில் அழைக்கப்படுகிறது.

சௌசௌ, Cucurbitaceae தாவரக் குடும்பத்தைச் சேர்ந்தது. Sechium என்ற தாவர இனத்தைச் சேர்ந்தது. Sechium edule என்பது சௌசௌவின் தாவரவியல் பெயர். Cambray என்ற இளம்பச்சை ரகம், Blanco Pequeno என்ற அளவில் சிறிய வகை, Silvestre என்ற முள் போன்ற வெளித்தோல் கொண்ட காட்டு ரகம், Castilla Verde என்ற கரும்பச்சை ரகம், Castilla White என்ற வெள்ளை ரகம், Xalapa என்ற கரும்பச்சை வகை, Castilla Green என்ற நீளமான இளம்பச்சை ரகம் என்று சௌசௌவில் பல ரகங்கள் உண்டு.

Age of Discovery என்றழைக்கப்படும் பதினைந்தாம் நூற்றாண்டின் இறுதி

கொலம்பியாவில் சான் பெர்னார்டோ என்றொரு சிற்றூர் இருக்கிறது. அது ஒரு சுற்றுலாத் தளம். அங்கே கவர்ந்திழுக்கக்கூடிய ஓர் இடம் மம்மிக்கள் நிரம்பிய கல்லறைத் தோட்டம். இறந்த உடல்களைப் சவப்பெட்டிக்குள் வைத்து புதைக்கிறார்கள் அல்லது சுவற்றில் வைத்து பூசி விடுகிறார்கள்.

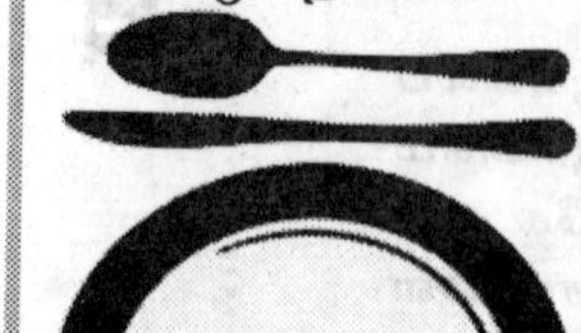

முதல் பதினெட்டாம் நூற்றாண்டு வரையிலான கால கட்டத்தில், வெவ்வேறு பயணிகளின் கண்டம் விட்டுக் கண்டம் நோக்கிய கடல் பயணங்கள் மூலமாகத்தான் பல்வேறு காய்கறிகளின் பரவல் நடந்தது. அதில் சௌசௌவும் ஒன்று. ஐரோப்பியப் பயணிகள்தாம் ஐரோப்பிய நாடுகள், கரீபியன் பகுதிகள், ஆப்பிரிக்க நாடுகள், தென்அமெரிக்க நாடுகளுக்கு சௌசௌவைக் கொண்டு சென்றார்கள். ஆசியாவின் பல பகுதிகளுக்கும் இந்தியாவுக்கும் சௌசௌ அப்படித்தான் வந்து சேர்ந்தது.

Patrick Browne என்ற ஐரிஸ் தாவரவியலாளர், கி.பி.1756-ல் Civil and Natural History of Jamaica என்ற புத்தகத்தைக் கொண்டு வந்தார். அதில்தான் சௌசௌ குறித்த முதல் வரலாற்றுப் பதிவு காணப்படுகிறது. கி.பி.1763-ல் Nikolaus Joseph von Jacquin என்ற நெதர்லாந்தில் பிறந்த தாவரவியலாளர், சௌசௌவை Sechium என்ற தாவர இனத்தில் வகைப்படுத்தினார்.

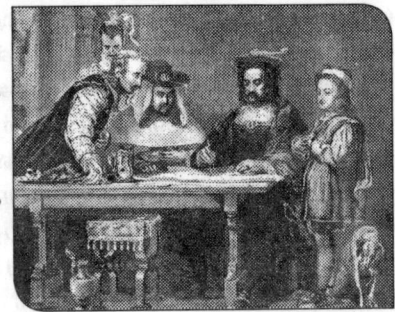

Patrick Browne

ஹைதி. கரீபியன் தீவு நாடு. பதினெட்டாம் நூற்றாண்டில் ஐரோப்பியர்களின் காப்பி, கோகோ, பருத்தி, சர்க்கரை (கரும்பு) தேவைகளைத் தீர்ப்பதற்காக ஹைதி மக்கள் அடிமைகளாக தோட்டங்களில் வதைபட்டனர். பண்ணையார்களாக

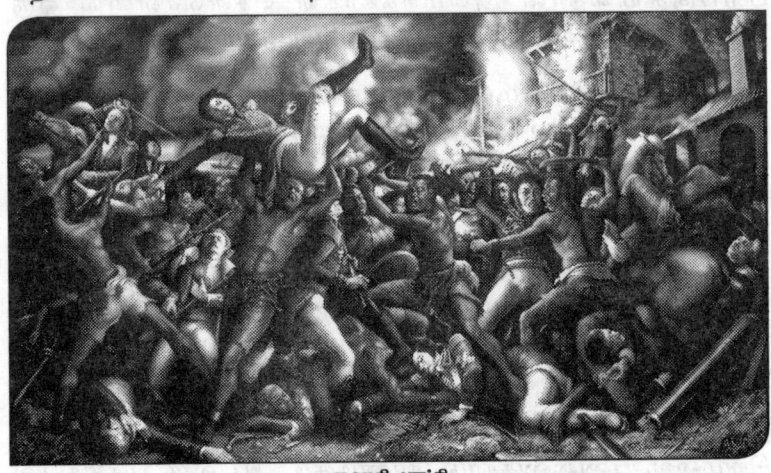

ஹைதி புரட்சி

செல்வச் செழிப்புடன் வாழ்ந்த பிரெஞ்சுக்காரர்களின் சாட்டைகளில் ரத்தக்கறை காயவே இல்லை. பெரும்பான்மை அடிமைகள் ஒன்று சேர்ந்து முஷ்டி உயர்த்தினால் தங்கள் ராஜ்ஜியம் தவிடு பொடியாகிவிடும் என்ற பயம் பிரெஞ்சுக் காரர்களுக்கு இருந்தது. ஆகவே சட்டங்களைக் கடுமையாக்கினர். வதைகளுக்கும் கொலைகளுக்கும் குறைவே இல்லை. 1791-ம் ஆண்டில் ஹைதி மக்களின் புரட்சி வெடித்தது. அந்தப் போராட்டங்கள் 1804 வரை நீடித்தன. பிரெஞ்சுக் காலனி அரசு நீக்கப்பட்டு ஹைதி குடியரசு மலர்ந்தது. அடிமைத்தனத்திற்கு எதிராக வெகுண்டெழுந்து வெற்றி கண்ட முதல் புரட்சி இதுதான்.

புரட்சியின் உப விளைவாக ஹைதி மக்கள் பலர் அமெரிக்கக் கண்டத்தின் தெற்குப் பகுதியில் அமைந்த லூசியானாவுக்கு இடம் பெயர்ந்தனர். அந்தக் காலகட்டத்தில் சுமார் 20000 பேர் லூசியானாவின் நியு ஓர்லான்ஸிலும் அதன் சுற்றுப் பகுதிகளிலும் குடியேறியதாக வரலாறு சொல்கிறது. அப்படி இடம்பெயர்ந்தவர்கள் பத்திரமாக சௌசௌவையும் எடுத்துச் சென்றிருந்தனர். காரணம் ஹைதியின் உணவுக்கலாசாரத்தில் சௌசௌ தவிர்க்க முடியாதது. அதனால் தாங்கள் வாழ்ந்த மண்ணின் அடையாளமாக சௌசௌவை அவர்கள் கையோடு கொண்டு வந்தார்கள். முளைவிட்ட சௌசௌவை விதைத்து லூசியானாவில் அதனை விளைவித்தனர். லூசியானாவிலிருந்துதான் அமெரிக்காவின் வேறு சில மாகாணங் களுக்கும் சௌசௌ பரவியது. பத்தொன்பதாம் நூற்றாண்டின் பிற்பகுதியில்தான் அமெரிக்கர்கள் சௌசௌவை ஒரு காய்கறியாக உணவில் சேர்த்துக் கொள்ள ஆரம்பித்தனர்.

சௌசௌ - பெரும்பாலும் மலைப்பகுதியில் விளையும் பயிர். வேறு மலைத்தோட்ட பயிர்கள் கைகொடுக்காத காலத்தில்கூட, சௌசௌ எந்தப் பிரச்னையும் இல்லாமல் காய்த்துத் தொங்கும். அதிக அளவில் நோய்த் தாக்குதல் பிரச்னை கிடையாது. நல்ல நிலமும், தண்ணீர் வசதியும், குறைவான பராமரிப்பும் இருந்தால் போதும். நடவு செய்த நான்காவது மாதத்திலிருந்தே வருமானம் தரும் காய்கறியாக இருப்பதால் மலைத்தோட்ட விவசாயிகள் பலரும் சௌசௌவை விரும்பிப் பயிரிடுகிறார்கள்.

தமிழகத்தில் திண்டுக்கல்லைச் சுற்றியுள்ள மலைப்பகுதிகளான சிறுமலை, பண்ணைக்காடு, தாண்டிகுடி, ஆடலூர், பகுதிகளில்

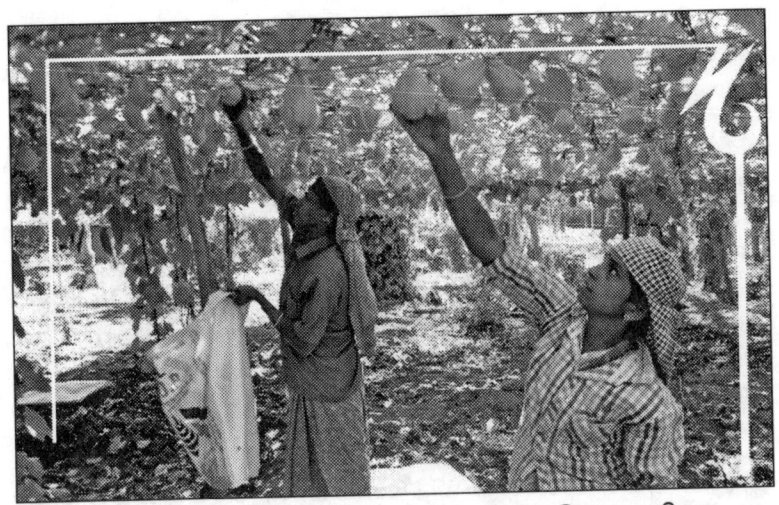

அதிகளவில் சௌசௌ பயிர் செய்யப்படுகிறது. விதையை நடவு செய்த ஐந்தாவது நாளில் முளைவிடும். பத்தாவது நாளில் கொடி தரையில் படர ஆரம்பிக்கும். குச்சிகளை ஊன்றி, பந்தல் போட்டு வைத்தால், கிட்டத்தட்ட எழுபத்தைந்தாவது நாளில் பந்தலைத் தொட்டுவிடும். நூறாவது நாளில் பூக்கத் தொடங்கி, நூற்றியிருபதாவது நாளில் காய் அறுவடைக்கு வந்துவிடும். தொடர்ந்து எட்டு மாதங்களுக்கு வாரம் ஒரு முறை காய் பறிக்கலாம். மொத்தம் ஒரு வருட சாகுபடி.

உலக அளவில் கோஸ்டா ரிகாவில் அதிக அளவில் சௌசௌ விளைவிக்கப்படுகிறது. சௌசௌ ஏற்றுமதியும் அதிகம் செய்யும் நாடு அதுதான். கௌதமாலா, மெக்ஸிகோ, டொமினிக் குடியரசு, பிரேசில், பெரு ஆகிய நாடுகள் சௌசௌ விவசாயத்தில் முன்னணியில் இருக்கின்றன. ஆசியக் கண்டத்தில் சீனாவிலும் இந்தியாவிலும், ஐரோப்பியக் கண்டத்தில் இத்தாலியிலும் சௌசௌ விவசாயம் பரவலாக நடைபெறுகிறது.

பலன்கள்

சௌசௌ நீர்ச்சத்து மிக்கது. அதனால் சிறுநீரைப் பெருக்கி வெளியேற்றும். சிறுநீர் சம்பந்தமான நோய்களிலிருந்தும் உடலைப் பாதுகாக்கும். நரம்புத் தளர்ச்சியை நீக்கும். எளிதில் ஜீரணமாகக் கூடியது. மலச்சிக்கலைப் போக்கும். குடலைச் சுத்தமாக்கும் தன்மை இதற்கு உண்டு. தவிர, உயர் ரத்த அழுத்தத்தை குறைத்து உடலைச் சமநிலையில் வைக்க

முகில் ✦ 221

சௌசௌ உதவுகிறது. சௌசௌவில் காணப்படும் காப்பர், மக்னீசியம், மாங்கனீசு போன்ற தாதுச்சத்துக்கள் தைராய்டு நோயால் அவதிப்படுபவர்களுக்கு சிறந்த நிவாரணி.

சௌசௌவில் காணப்படும் கால்சியம், வைட்டமின் கே, வைட்டமின் சி ஆகியவை எலும்புகளுக்கு நல்லது. உடல் பருமனால் அவதிப்படுபவர்கள், உடலில் தேவையற்ற சதையைக் குறைக்க நினைப்பவர்கள், டயட்டில் இருப்பவர்கள் என்று அனைவரும் சௌசௌவை உணவில் சேர்த்துக் கொள்ளலாம். சிறுவயதிலேயே முகத்தில் சுருக்கம் ஏற்பட்டால், உணவில் அடிக்கடி சௌசௌவைச் சேர்த்துக் கொள்ளலாம். முகச் சுருக்கத்தைப் போக்கி, பொலிவைத் தரும் வல்லமை சௌசௌவுக்கு உண்டு என்கிறார்கள்.

இந்தப் புள்ளியில் ஒரு வித்தியாசமான செய்தியைப் பகிர வேண்டியதிருக்கிறது.

கொலம்பியாவில் சான் பெர்னார்டோ என்றொரு சிற்றூர் இருக்கிறது. அது ஒரு சுற்றுலாத் தளம். அங்கே கவர்ந்திழுக்கக் கூடிய ஓர் இடம் மம்மிக்கள் நிரம்பிய கல்லறைத் தோட்டம். எல்லா இடங்களையும் போலத்தான் இங்கேயும் இறந்த உடல்களைப் சவப்பெட்டிக்குள் வைத்து புதைக்கிறார்கள் அல்லது சுவற்றில் வைத்து பூசி விடுகிறார்கள். உடலைப் பதப்படுத்தும் வேலைகள் எல்லாம் செய்வதில்லை. ஆனால், ஐந்தாறு வருடங்களில் அந்த உடல்கள் எல்லாம் நன்கு பாதுகாக்கப்பட்ட மம்மிக்கள்போல மாறிவிடுகின்றன.

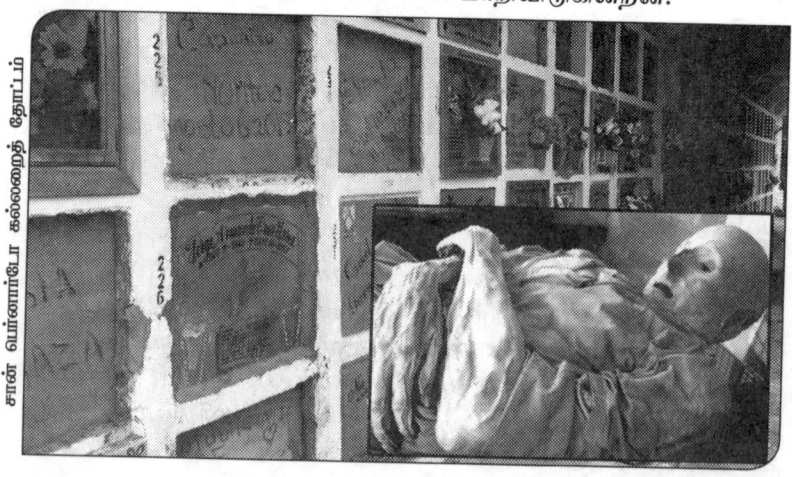

சான் பெர்னார்டோ கல்லறைத் தோட்டம்

எப்படி இந்த அதிசயம் நிகழ்கிறது என்பது இதுவரை மர்மமாகவே நீடிக்கிறது. இந்த மர்மத்தை விளக்கும் விதமாக தி வால்ட் ஸ்டீரீட் ஜர்னல் 2015, செப்டெம்பரில் கட்டுரை ஒன்று வெளியிட்டிருந்தது. சான் பெர்னார்டோவின் தட்ப வெட்ப நிலைதான் காரணம், அந்தக் கல்லறைத் தோட்டம் அமைந்திருக்கும் இடம்தான் காரணம், அது கட்டப்பட்டிருக்கும் விதம்தான் காரணம் என்று விதவிதமான தியரிகள் அதில் பேசப்பட்டிருந்தன.

அந்த ஊர் மக்கள் நம்பும் ஒரு காரணத்தையும் தி வால் ஸ்டீரிட் ஜர்னல் குறிப்பிட்டிருந்தது. 'எங்களுக்கு சௌசௌ விருப்பமான காய். பலவிதமான உணவுகளை சௌசௌ சேர்த்து சமைப்போம். சௌசௌ சாப்பிடுவது உடலில் இளமையைத் தக்க வைக்க உதவுகிறது. இறந்த பின்னும் எங்கள் முன்னோர்களின் உடல்கள் பாதுகாக்கப்பட்ட மம்மிக்கள் போல இருப்பதற்கு சௌசௌவும் ஒரு காரணம்தான்!'

உணவுக் கலாசாரம்

லத்தீன் அமெரிக்க உணவுக் கலாசாரத்தில் சௌசௌவுக்கு இடம் உண்டு. குறிப்பாக மெக்ஸிகன் உணவுகளில் சௌசௌ அதிகம் தலைகாட்டுகிறது. சாம்பார், கூட்டு, பொரியல், துவையல், மோர்க்குழம்பு, கிச்சடி - இவை தமிழகத்தில் அல்லது தென்னிந்தியாவில் சௌசௌ கொண்டு சமைக்கப்படும் பொதுவான உணவு வகைகள். சௌசௌ அல்வா, பாயாசம், கேசரி, டெஸர்ட் எல்லாம் யூடியூப் யுகத்தில் புதிதாக அவதரித்திருக்கின்றன.

நேபாளியர்கள் சௌசௌவின் இலை, காய் இரண்டையும் சமையலில் பலவகைப் பதார்த்தங்களில் உபயோகின்றனர். Chou Chou au Gratin - இது மொரிஷியஸில் புழக்கத்திலுள்ள சௌசௌவும் சீஸும் கொண்டு தயாரிக்கப்படும் ஸ்டார்ட்டர் உணவு. இது டெஸர்ட் போன்று இனிப்பு வகையாகவும் தயாரிக்கப்படுவதுண்டு.

ஆஸ்திரேலியாவில் சௌசௌவை தோல் சீவி, ஸ்லைஸ் ஸ்லைஸாக வெட்டி, சமைக்காமல் உப்பு, மிளகுத்தூள், வெண்ணெய் போன்றவை சேர்த்து அப்படியே சாப்பிடும் வழக்கம் இருக்கிறது. பிலிப்பைன்ஸ் மக்கள் சௌசௌ சூப்பை

ஆப்பிளின் சதை போலவே இருக்கும் சௌசௌவைக் கொண்டுதான் மெக்டொனால்ட்ஸ் நிறுவனம் ஆப்பிள் பய் தயாரிக்கிறது. கேனில் அடைத்து வருவதெல்லாம் ஆப்பிள் அல்ல – சௌசௌதான் என்று வதந்தி விஸ்வரூபம் எடுத்தது.

விரும்பி உண்கிறார்கள். இறைச்சி, காய்கறிகள், சாஸ் எல்லாம் சேர்த்து சமைக்கும் Chop Suey வகை உணவுகளில் சௌசௌவும் முக்கியமானதாக இடம்பெறுகிறது. உலகமெங்கும் காய்கறி சாலட்களில் சௌசௌ சேர்க்கப்படுகிறது.

Sayur asem - இது சௌசௌ, பலாக்காய், மக்காச்சோளம், பீன்ஸ் இவற்றுடன் புளிக்கரைசல் சேர்த்து வேகவைத்துச் செய்யப்படும் இந்தோனேசிய சூப் வகை. சீனர்கள் மற்ற காய்கறிகள், இறைச்சியுடன் சௌசௌவையும் சேர்த்து வதக்கி உண்கிறார்கள். தாய்லாந்தில் சௌசௌவும், அதன் இளம் இலைகளும் சூப் தயாரிக்கப் பயன்படுகின்றன.

Escabeche என்பது மத்திய தரைக்கடல் மற்றும் லத்தீன் அமெரிக்க கலாசாரத்தில் உள்ள சில உணவுப் பதார்த்தங்களைக் குறிப்பிடும் பொதுவான வார்த்தை. மீன் அல்லது வேறு இறைச்சியை மசாலாக்கள் எல்லாம் தடவி, கொஞ்ச நேரம் ஊற வைத்துச் சமைக்கும் Escabeche-ல் சௌசௌவும் பிரதானமாகச் சேர்க்கப்படுகிறது.

சௌசௌ தாவரத்தின் இலைகளைக் கொண்டு தயாரிக்கப்படும் தேநீர், ஹைபர்டென்ஷனைக் குறைக்கும் மருந்தாகவும், சிறுநீரகக் கற்களைக் கரைக்கும் மருந்தாகவும் உபயோகப் படுத்தப்படுகிறது. கால்நடைத் தீவனமாக சௌசௌ இலைகளும், கோழித்தீவனமாக சௌசௌ, மக்காச்சோளம் கலவையும் உபயோகப்படுத்தப்படுகின்றன.

உலக அளவில் சௌசௌவை அதிகம் விரும்பி உண்ணும் மக்கள் என்றால் அது கோஸ்டா ரிகாகாரர்கள்தாம். வாரத்தில்

ஏழு நாள்களாவது ஆம், குறைந்தது ஏழு நாள்களாவது சௌசௌவை உணவில் சேர்த்துக் கொள்கிறார்கள். சௌசௌ கோழி சூப், பிகாடில்லோ என்ற சௌசௌவும் மக்காச்சோளமும் கலந்த பொரியல், அதிலேயே மாட்டிறைச்சி சேர்க்கப்பட்ட கறி, சௌசௌ தக்காளிக்கறி, Olla de Carne என்ற சௌசௌ நிறைந்த சூப், சௌசௌவை இரண்டாகப் பிளந்து அதனுள் மசாலாக்களைத் திணித்து சமைக்கப்படும் Chancletas de Chayote என்ற உணவு, சௌசௌ சாலட், சட்னி, குழம்பு, ஊறுகாய், ஜூஸ் என்று பலவிதங்களில் சமைக்கிறார்கள். சாப்பிடுகிறார்கள். மறுபடியும் பசிக்குமல்லவா. அப்போதும் சமைக்க மறுபடியும் சௌசௌவைத்தான் முதலில் கையில் எடுக்கிறார்கள்.

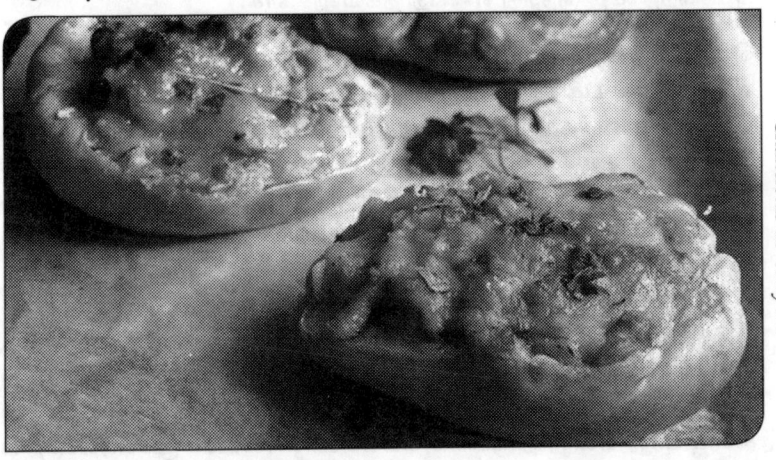

Chancletas de Chayote

கோஸ்டா ரிகா மக்களுக்கு ஏன் சௌசௌ மீது இந்த அளவு பியார், பிரேமா, காதல்? பதில் எளிமையானதுதான். அதுதான் வருடம் முழுக்கக் கிடைக்கிறது. விலை குறைவு. சமைப்பது எளிது. சத்தானது. சுவையானது. பல தேசத்தவர்களுக்கு உருளைக் கிழங்கு ஏன் பிடிக்கிறது என்பதற்கு என்ன காரணமோ அதைப்போலத்தான் இதுவும்.

இறுதியாக மெக்டொனால்ட்ஸ் துரித உணவு நிறுவனம், சௌசௌவால் விழிபிதுங்கிய ஒரு வரலாற்றுச் சம்பவத்துடன் நிறைவு செய்வோம்.

முதல் உலகப் போரைத் தொடர்ந்து 1930-களில் அமெரிக்காவில் நிகழ்ந்த பொருளாதாரப் பெருமந்தம், அடுத்து பின் தொடர்ந்து

வந்த இரண்டாம் உலகப்போர், இவற்றின் காரணமாக உலகின் பல பகுதிகளில் ஆப்பிள் விளைச்சல் சரிந்தது. அமெரிக்கர்களுக்குப் பிடித்த்த்த்த்த்தமான நொறுக்குத் தீனிகளில் ஒன்று Apple Pie. கிராக்கர் எனப்படும் மொறு மொறு பிஸ்கட்டுக்குள் ஆப்பிளையும், சீஸ், சர்க்கரை, தேன் மற்றும் வேறு சில பொருள்களையும் நிரப்பித் தயாரிக்கப்படும் பண்டம். நெருக்கடி காலங்களில் ஆப்பிளுக்குப் பதிலாக, கிடைக்கின்ற பழங்களை, பொருள்களைக் கொண்டு தயாரிக்கப்பட்ட Mock Apple Pie புழக்கத்துக்கு வந்தது. (இந்த ஆப்பிள் பய் என்பது பத்தொன்பதாம் நூற்றாண்டில் இங்கிலாந்தில் கண்டுபிடிக்கப்பட்ட பதார்த்தம். அங்கே போலி ஆப்பிள் பய்யும் ஏற்கெனவே புழக்கத்தில் இருந்தது என்பது தகவலுக்காக.)

மெக்டொனால்ட்ஸ் துரித உணவு நிறுவனம் ஆஸ்திரேலியாவிலும் கால் பதித்து வளர்ந்த நேரத்தில் ஆப்பிள் பய் வடிவத்தில் சோதனை வந்தது. ஆஸ்திரேலியாவில் ஆப்பிள் தட்டுப்பாடு. ஆனால், அங்கே சௌசௌ விளைச்சல் அதிகம். எளிதாகக் கிடைக்கிறது. அதனால் ஆப்பிளின் சதை போலவே இருக்கும் சௌசௌவைக் கொண்டுதான் மெக்டொனால்ட்ஸ் நிறுவனம் ஆப்பிள் பய் தயாரிக்கிறது. கேனில் அடைத்து வருவதெல்லாம் ஆப்பிள் அல்ல - சௌசௌதான் என்று வதந்தி விஸ்வரூபம் எடுத்தது. அது மெக்டொனால்ட்ஸின் விற்பனையைப் பெரிதும் பாதிக்க, ஐயன்மீர் எங்கள் ஆப்பிள் பய் டின்னில் இருப்பது ஆத்தா சத்தியமா ஆப்பிள்தான். சௌசௌ கிடையவே கிடையாது என்று நிரூபிக்க மெக்டொனால்ட்ஸ் மூச்சுத்திணறிப் போராடியது தனிக்கதை.

ஆப்பிள் பய்யே உயர்ந்தது என்று இதற்கு அர்த்தம் அல்ல. சில இடங்களில் சௌசௌ பய்களும் (Chayote Pie) தயாரிக்கப்படுகின்றன. அது low-carb உணவாகப் பரிந்துரைக்கப்படுகிறது. டயட் பிரியர்கள் பலராலும் விரும்பி உண்ணப்படுகிறது.

சௌசௌ புகழ் ஓங்குக!

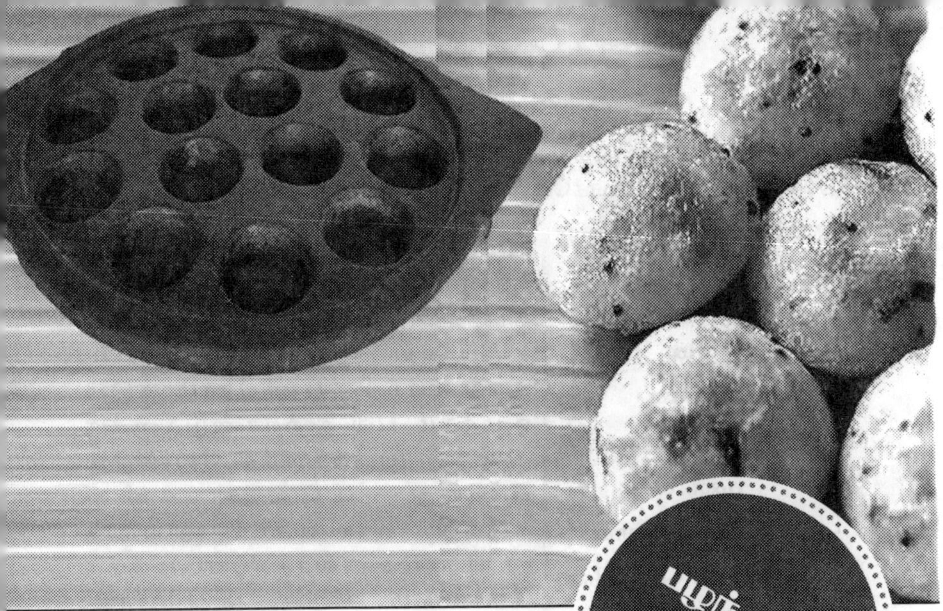

பழந்தமிழ் உணவு

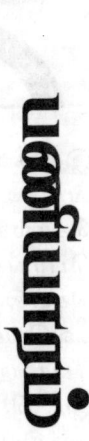

பணியாரம்

நெய்யினில் சுட்ட பணியாரம் - இது
நேர்த்தியாய்ச் சுட்ட பணியாரம்,
பையப் பையக்கடித் துண்பதற்கும் - வெகு
பக்குவமான பணியாரம்.

இது கவிமணி தேசிய விநாயகம் பிள்ளையின் நாவூறச் செய்யும் பாடல். சென்ற நூற்றாண்டில் தோன்றி செழுமை பெற்ற உணவல்ல இது. சங்ககாலத்திலேயே நம் முன்னோர்களின் பசி போக்கிய பழந்தமிழ் உணவு. உலகின் பழைமையான உணவுகளில் பணியாரமும் ஒன்று என்று சொல்லலாம்.

பணியாரம் என்பது மாவை அச்சில் ஊற்றி வேகவைத்துச் செய்யப்படுகிற உணவு வகைகளில் ஒன்று. மாவை அச்சில் ஊற்றி உணவு சமைக்கும் பழக்கம் பல ஆயிரம் ஆண்டுகளுக்கு முன்பிருந்தே புழக்கத்தில் இருக்கிறது. இந்தப் பணியாரம் சுடுவதற்கேற்ற குழிகள் நிறைந்த அந்தச் சட்டியை முதன் முதலில் கண்டறிந்தது

யார், அது எந்தக் காலத்திலிருந்து புழக்கத்தில் இருக்கிறது என்பது பணியாரப் பரம்பரைக்கே விடை தெரியாத கேள்வி.

கருப்பசாமி
மற்றும்
சில
பெண்
சிறு தெய்வங்களுக்கு
படையல்
போடுவதற்காக
சுத்தமான நெய்யில்
பெரிய
பணியாரங்களாகச்
சுட்டுப் படைப்பதை
வழக்கமாக
வைத்திருக்கிறார்கள்.

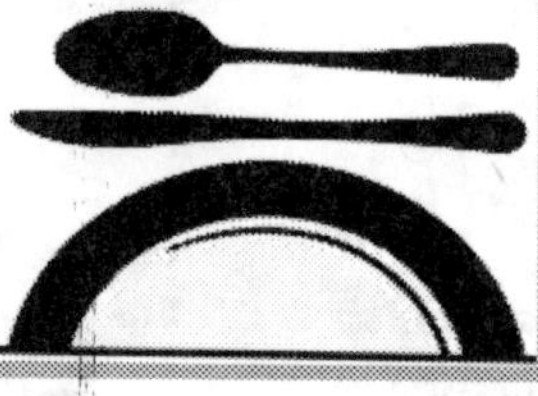

குழிப்பணியாரச்சட்டி என்பது முதலில் கல்லைக் குடைந்து உருவாக்கப்பட்டதாகத்தான் இருந்திருக்க வேண்டும். கல் சட்டியை அடுப்பில் இட்டு, மாவு ஊற்றி, பணியாரம் சுடும் வழக்கம் பல நூற்றாண்டுகளுக்கு முன்பே இருந்திருக்க வேண்டும் என்பது ஆய்வாளர்களின் கருத்து. பின் மண் பணியாரச் சட்டிகள் உருவாக்கப்பட்டிருக்க வேண்டும். பிறகு, இரும்பால், பிற உலோகங்களால் ஆன குழிப் பணியாரச் சட்டிகள் உருவாக்கப் பட்டிருக்கலாம். ஏழு குழிகள் கொண்ட குழிப்பணியாரச் சட்டி என்பது பொதுவான ஒன்றாகக் காலம் காலமாக இருந்து வருகிறது.

சங்க இலக்கியத்தில் இருந்து தொடங்குவோம்.

...வுழுந்தினுந் துவ்வாக் குறுவட்டா நின்னி
னிழிந்ததோகூனின் பிறப்பு...

இது கலித்தொகையில் மருதத்திணையில் வரும் ஒரு பாடலின் வரி. உழுந்தில் செய்யப்பட்ட பணியாரம் குறித்த செய்தி சொல்கிறது. சோழர் காலக் கல்வெட்டுக்களில் சர்க்கரைப் பொங்கல், பணியாரம் போன்ற உணவு வகைகள் குறித்த செய்திகள் பேசப்படுகின்றன. விஜய நகர ஆட்சிக் காலக் கல்வெட்டுக்களில்தான் இட்டளி என்ற இட்லி, தோசை, அதிரசம் போன்ற உணவு வகைகளின் குறிப்புகள் கிடைக்கின்றன. ஆக, இட்லி, தோசைக்கு முன்பே பணியாரம் என்பது தமிழர்களின் முக்கிய உணவாக இருந்திருக்கிறது என்பது உறுதியாகிறது. இது சில இடங்களில் பணிகாரம் என்றும் குறிப்பிடப்பட்டிருக்கிறது. பண்ணியம் என்ற சொல்லும் சில பாடல்களில் பயன்படுத்தப் பட்டிருக்கிறது. பொதுவாக இது குழியில் மாவை ஊற்றிச்

சமைக்கப்படும் பணியாரத்தைக் குறிக்கிறது. சில சமயங்களில் பண்ணியம் என்பது பல்வேறு விதமான பண்டங்களைக் குறிப்பிடப் பயன்படுத்தப்பட்டிருக்கிறது.

வேறுபல் நாட்டில் கால்தர வந்த
பலவுறு பண்ணியம்...

இவை நற்றிணையின் வரிகள். வெளிநாடுகளில் இருந்து பாய்மரக்கலத்தில் வந்த பலவகையான பண்டங்கள் (பண்ணியம்) இறக்குமதி செய்யப்பட்டதாகச் செய்தி சொல்கிறது.

மரக்காணம் பணியாரச்சட்டி

தமிழகத்தில் நடத்தப்பெற்ற தொல்பொருள் ஆய்வுகள் சிலவற்றில் பண்டைய தமிழர்கள் பயன்படுத்திய பணியாரச் சட்டிகள் கண்டுபிடிக்கப்பட்டுள்ளன. மரக்காணத்தில் 2005-ம் ஆண்டில் மேற்கொள்ளப்பட்ட அகழாய்வில் சுடுமண்ணாலான 27 பொருள்கள் கண்டெடுக்கப்பட்டன. அதில் உடைந்த பணியாரச் சட்டியும் ஒன்று.

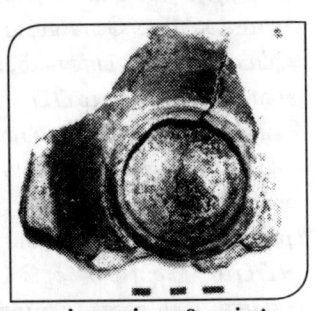

பக்தியிலக்கியப் பாடல்களிலும், பிற்காலத்தில் பாடப்பட்ட பல்வேறு பாடல்களிலும் பணியாரம் பற்றிய குறிப்புகள் இடம்பெற்றுள்ளன.

பரிவுட நழகிய பழமொடு கடலைகள்
பயறொடு சிலவகை பணியாரம்
பருகிடு பெருவயி றுடையவர் பழமொழி
எழுதிய கணபதி யிளையோனே

பயிறும் கடலையும் பணியாரங்களும் உண்ணும் பெரிய வயிறுடைய கணபதியின் இளையோனே - என்று முருகரைப் பாடும் திருப்புகழ் வரிகள் இவை.

கோயில்களில் இறைவனுக்குப் படைக்கப்படும் பணியாரங்கள் இனிப்பு சேர்த்தே செய்யப்பட்டிருக்கின்றன. கருப்பட்டி, பனை வெல்லம் சேர்க்கப்பட்டு பணியாரம் செய்யும் வழக்கம் காலம் காலமாக இருந்து வந்திருக்கிறது. கி.பி.1070-க்கும் 1110-க்கும் இடைப்பட்ட காலத்தில் வாழ்ந்த திருபுவனச்

சக்கரவர்த்தி குலோத்துங்கச் சோழனின் கல்வெட்டு ஒன்றில் 'திருப்பணியாரத்துக்குத் தேங்காய், கருப்புக்கட்டி' என்று குறிப்பு உள்ளதாக ஆய்வாளர் அ.கா. பெருமாள் குறிப்பிட்டிருக்கிறார். தேங்காய், கதலிப்பழம், சீரகம், மிளகு, சுக்கு ஆகியவை கலந்து செய்யப்பட்ட ஒரு பணியாரம் பற்றி, பிற்காலப் பாண்டியனான பராக்கிரமனின் கல்வெட்டு செய்தி சொல்கிறது.

திருவல்லிக்கேணி பார்த்தசாரதி கோயிலில் 1585-ம் ஆண்டில் தெலுங்கு மொழியில் வெட்டப்பட்ட கல்வெட்டு ஒன்றில் தெள்ளியசிங்கப் பெருமாள், வேதவல்லி நாச்சியார், சூடிக் கொடுத்த நாச்சியார் திருநட்சத்திரங்கள் வரும் திருநாள்களில் படைக்கப்பட வேண்டிய பிரசாதங்களாக தயிர்ச்சோறு, தோசை, ஆப்பம், வடை, பானகம், பணியாரம், பொங்கல் போன்றவைவும், அவற்றைச் சமைப்பதற்குத் தேவையான பொருள்களாக வெண்ணெய், நெய், பால், புளி, வாழைப்பழம், தயிர், பால், வெல்லம், அரிசி ஆகியனவும் குறிப்பிடப்பட்டிருக்கின்றன. அதே கோயிலின் 1599-ம் ஆண்டைச் சேர்ந்த கல்வெட்டு ஒன்றில் புளியாதரை என்ற புளியோதரை, பணியாரம், பருப்புப் பொங்கல், அப்பம், தோசை ஆகிய பலகாரங்கள் சித்திரைத் திருநாள் தேரோட்டம் அன்று சமைக்கப்பட்டதாகப் குறிப்பிடப்பட்டுள்ளது. முனைவர் இரா.நாகசாமி, தொல்லியல்துறை வெளியீடாக 1970-ல் பதிப்பித்த 'சென்னை மாநகர்க் கல்வெட்டுகள்' என்ற நூலில் இந்தத் தகவல்கள் இருக்கின்றன.

திருவரங்கம் கோயில் வரலாற்றைச் சொல்லும் கோயிலொழுகில் 'நித்யம் ஏழுருப்படி பணியாரம்' என்று குறிப்பிடப்பட்டிருக்கிறது. பிள்ளையார்பட்டி கோயிலில் காணப்படும் பதினான்காம் நூற்றாண்டைச் சேர்ந்த கல்வெட்டு பணியாரச் செய்தி ஒன்றைப் பகிர்கிறது. கி.பி.1305-ம் ஆண்டில் குலசேகர பாண்டியன் ஒவ்வொரு ஞாயிறு அன்றும்தேசிவிநாயகர் என்னும் இந்தக் குடைவரை கணபதியாருக்கு பிட்டும் பணியாரமும் நிவேதனம் செய்வதற்காக வரியில்லாத நிலக்கொடை அளித்துள்ளான் என்கிறது அந்தச் செய்தி.

திருநெல்வேலி மாவட்டத்திலுள்ள திருப்புடைமருதூரில் பதினைந்தாம் நூற்றாண்டைச் சேர்ந்த கல்வெட்டில், கொல்லம் 661-ம் ஆண்டு மார்கழி 17 முதல் தொடர்ச்சியாக பிரதோஷ விழா நடத்த, அப்போது இறைவனுக்குப் படைக்க பணியாரம், கறியமுது, மிளகமுது, உப்பு, எண்ணெய் ஆகியவை வாங்க

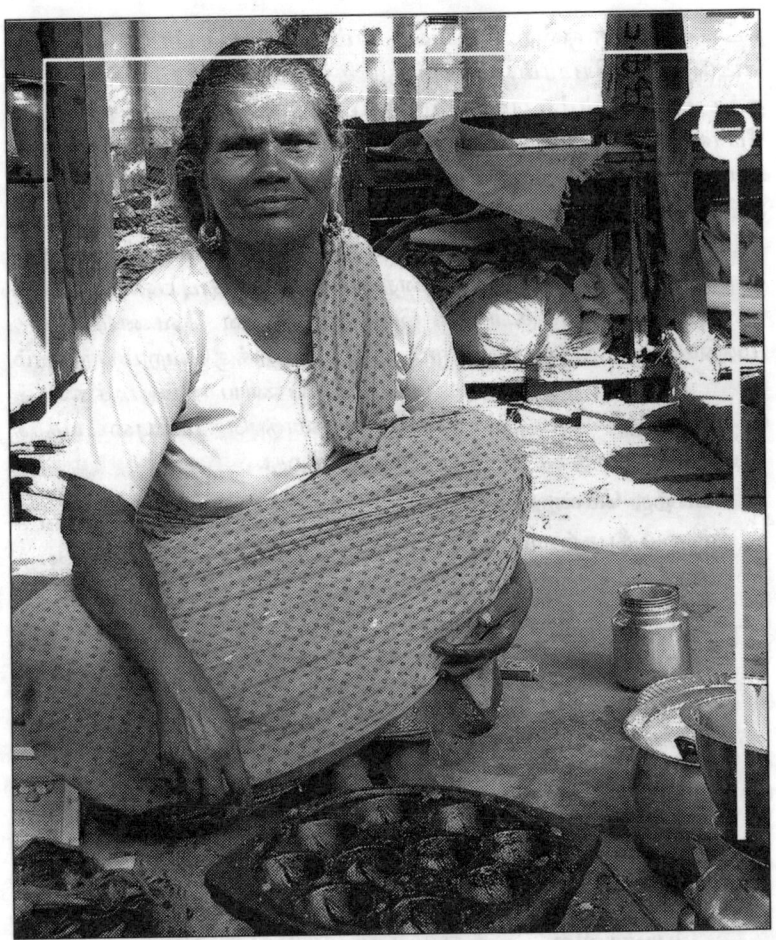

பிரதோஷம் ஒன்றிற்கு இருநாழி அரிசியை 'வீரகேரளன் குட்டி' என்பவர் அளித்துள்ளார் என்ற செய்தி காணப்படுகிறது.

தேவி பாகவத புராணத்தில் - 'புராடோஷ்' என்ற வகை பணியாரம் குறிப்பிடப்பட்டிருக்கிறது. இது தானியத்தை மாவாக்கி அதில் செய்யப்பட்ட பணியாரம். இதில் பால் சேர்த்து கடவுளுக்குப் படைக்கப்பட்டிருக்கிறது. சுபாசனா சரித்ரஜ - என்ற 1143-ம் வருடத்திய ஜைன சமையல் நூலில், 'இட்டாரிகா' என்ற பணியாரத்தைப் பற்றிய குறிப்பு வருகிறது.

கிராமத்துச் சொலவடைகளிலும் பழமொழிகளிலும் பணியாரம் என்பது அடிக்கடி இடம்பெற்றிருக்கிறது. எண்ணி எண்ணிச்

சுட்டவனுக்கு ஒன்றுமில்லை - எட்டி எட்டிப் பார்த்தவனுக்கு எட்டுப் பணியாரம். மாவுக்குத் தக்க பணியாரம். காசுக்குத் தக்க பணியாரம். பணியாரம் சுட்ட வீட்டுக்கு பத்துவாட்டி போனாளாம் - அவளும் வெக்கப்பட்டு ஒண்ணு கொடுத்தாளாம். அமாவாசைப் பணியாரம் அன்றாடம் கிடைக்குமா? ஆர் சுட்டாலும் பணியாரம் ஆக வேண்டும். ஆறும் கடன் - நூறும் கடன் - பெருசாசுடுறாபணியாரத்தை. கதி கெட்ட மாப்பிள்ளைக்கு எரு முட்டைப் பணியாரம். பணத்தைக் கொடுத்துப் பணியாரத்தை வாங்கி பற்றைக்குள்ளே இருந்து தின்ன வேண்டுமோ? முந்தியவன்கையில்பணியாரம் - பிந்தியவனுக்குவெறும்பாத்திரம் - இப்படி பணியாரம் மக்களின் வாழ்வியலோடு தொடர்புடையதாக இருந்திருக்கிறது.

'பணியாரத்தைத் தின்னச் சொன்னால்குழியையெண்ணுகிறானே?' என்றொரு பழமொழி உண்டு. அந்தப் பழமொழிக்குப் பின்னால் கணக்கு ஒளிந்திருக்கிறது. பணியாரம் சுட்டு விற்பது என்பது காலம் காலமாக பெண்கள் செய்யும் சிறுதொழிலாக இருந்து வருகிறது. பசியுடன்சிற்றுண்டி உண்ணுவோர், இலையில் விழும் பணியாரத்தை எண்ணிக்கொண்டிருக்க மாட்டார்கள். வயிறு நிரம்பும்வரை சாப்பிட்டு விட்டு, போதும் என்று எழுந்து விடுவார்கள். ஆனால், பணியாரம் சுடுகிற பெண்ணுக்கு அந்தக் கணக்கு அவசியம். ஓர் ஆள் பத்துப் பணியாரம் சாப்பிடுகிறார் என்றால், பத்துப் பேர்சாப்பிட சுமாராக 100 பணியாரம் தேவைப்படும். ஒரு சட்டியில் குடையப்பட்டிருக்கும் குழிகள் 7. எனில் 15 அடசல் எடுக்க வேண்டும். 15 முறை பணியாரம் சுட்டெடுக்க வேண்டும். 7 x 15 = 105 எனில், 5 பணியாரங்கள் மீதமாகும். அதை பசியோடு வரும்

> தமிழர்களே பணியாரத்தை கடல் கடந்து சென்று மலேய தீபகற்பம், ஜாவா, சுமத்ரா உள்ளிட்ட பகுதிகளில் பரப்பியிருக்க வாய்ப்புண்டு. அங்கே பின்யாரம், பென்யாரம், கு பின்யாரம், பிஞ்சாரம் என்று பலவிதமான பெயர்களில் அழைக்கப்பட்டாலும் அதற்கெல்லாம் **வேர்ச்சொல் பணியாரம்** என்ற தமிழ்ச் சொல்தான்.

காசில்லாதவருக்கு தானம் செய்துவிடலாம். ஓர் உழக்கு அரிசியில் பதினைந்து பணியாரம் செய்யலாம். ஆக, ஏழு உழக்கு அரிசி ஊற வைத்தால் பணியாரத்துக்கான மாவின் அளவு சரியாக இருக்கும். இப்படித்தான் பணியாரம் சுடும் பெண்கள் கணக்கு வைத்து இருந்திருக்கிறார்கள். கோயில் கட்டும் வேலைகள், பிற கட்டுமான வேலைகள் நடக்கும் இடங்களில், தொழிலாளர்களுக்கான உணவாகப் பணியாரம் சுடும் கடை போட்டு பெண்கள் பிழைப்பு நடத்தியிருக்கிறார்கள். சில சமயங்களில் வேலைக்கான கூலியாகவும் பணியாரங்கள் வழங்கப்பட்டிருக்கின்றன.

பழைமையான நாட்டுப்புறப் பாடல்கள் மூலமாகவும் பணியாரம் பற்றிய செய்திகளைத் தெரிந்து கொள்ள முடிகிறது. விவசாயத்தில் ஈடுபடும் வெள்ளாளர்கள், தங்களுடைய வெள்ளாமை முடிந்து அறுவடை வந்ததும், தங்களுக்கு உதவிய அனைவருக்கும் நன்றி தெரிவிக்கும் வழக்கம் உள்ளது. சூரியக் கடவுளுக்காக பொங்கல் திருவிழா எடுப்பதுபோல, வெள்ளாமைக்கு உதவிய பிள்ளையாருக்கும் நன்றி சொல்லும் திருவிழாவும் நடந்திருக்கிறது. அதற்கான பாடல் இது.

> மாட்டுக் கொளப்படையில் மாவுருண்டை ஆயிரமாம்
> எருதுக் கொளப்படையில் எள்ளுருண்டை ஆயிரமாம்
> ஆட்டுக் கொளப்படையில் அதிரசம் ஆயிரமாம்
> கண்ணுக் கொளப்படையில் கடலுருண்டை ஆயிரமாம்
> குட்டிக் கொளப்படையில் கொழுக்கட்டை ஆயிரமாம்
> பண்ணிக் கொளப்படையில் பணியாரம் ஆயிரமாம்
> இத்தனையும் ஒப்பதமாம் - எங்க சப்பாணிப் பிள்ளையார்க்கு!

மாவுருண்டை, எள்ளுருண்டை, அதிரசம், கடலுருண்டை, கொழுக்கட்டை, பணியாரம் என்று தாங்கள் உண்ணும் உணவுப்பொருட்களை பிள்ளையாருக்குப் படைத்து தங்களுடைய அறுவடைத் திருவிழாவை அவர்கள் கொண்டாடியிருக்கிறார்கள்.

பதினெட்டாம் நூற்றாண்டுக்குப் பிறகான தனிப்பாடல்கள் சிலவற்றிலும் பணியாரம் குறிப்பிடப்பட்டுள்ளது.

> திகழ்வடை அப்பளம் பணியாரங்கள் எலாம் நீத்தே
> ஓங்கியமுதலட்டு பலகாரமுள அளைமார்க்கு
> ஒடுங்கிய பாயசம் நிகர்த்த உற்றார்க்கும் அஞ்சி
> வீங்கு இபந்கோடா முலையில் பூந்தினவு கொண்டுன்

விரகமதில் அதிரசமுற்று அன்பிட்டு வந்தான்
தாங்குதல் நின்கடன் செந்தில் வேலரசே
தண்பாலாய் அடைதல் எழில்தரு முறுக்குதானே.

இது முருகருக்குப் படைக்கப்படும் பலகாரங்கள் குறித்த பாடல். ஆக, கடவுள் வழிபாட்டில் பணியாரம் படைத்து வழிபடுவது என்பது மிக முக்கியமான ஒன்றாக இருந்திருக்கிறது. இறந்து போனவர்களுக்குப் படையல் போடும் பலகாரங்களில் பணியாரமும் முக்கியமான ஒன்றாக இருந்து வருகிறது.

தமிழகத்தின் ஒவ்வொரு பகுதியிலும் ஒவ்வொரு வகை பணியாரம் கலாசார அடையாளமாக இருக்கிறது. அதில் குழிக்குள் குதிக்காமல் எண்ணெய்ச் செட்டிக்குள் பொரிந்து மிதந்து உதிக்கும் பணியாரங்களும் உண்டு. செட்டிநாட்டில் அனைத்து விழாக்களிலும் பண்டிகைகளிலும் தவறாது இடம்பெறும் வெள்ளைப் பணியாரம் அந்த வகைதான். பருப்புப் பணியாரத்தை டெல்டா பகுதி மக்கள் விரும்பி உண்கிறார்கள். கிருஷ்ணகிரி மக்களுக்குப் பிடித்தது புட்டுப் பணியாரம். குழிப்பணியாரம் என்பது தென் மாவட்ட மக்களின் விருப்பத்திற்குரிய உணவு. காயல்பட்டிணத்தில் முட்டை, ரவை, தேங்காய், நெய், சர்க்கரை எல்லாம் சேர்த்துச் சமைக்கப்படும் ரவைப் பணியாரம் சுவை மிக்கது. இஸ்லாமியர்களின் உணவுக் கலாசாரத்தில் முட்டடை எனப்படும் முட்டைப் பணியாரமும் முக்கியமானது.

கொங்கு மக்களிடையே பலவகைப் பணியாரங்கள் புழக்கத்தில் இருக்கின்றன. அதில் முக்கியமானது சலங்கைப் பணியாரம். புழுங்கல் அரிசி, கடலைப்பருப்பு, வெல்லம் எல்லாம் சேர்த்து தயாரிக்கப்படும் இனிப்புப் பணியாரம் இது. கொங்கு நாட்டில் திருமணம் முடிந்து, மணப்பெண் மாப்பிள்ளை வீட்டுக்குச் செல்லும்போது, இதைத்தான் கூடையில் போட்டு அனுப்பும் வழக்கம் இருக்கிறது. புதுமாப்பிள்ளைகளுக்குக் கருப்பட்டிப் பணியாரம் செய்து கொடுத்து அவரை இளவட்டக்கல்லைத் தூக்கச் சொல்லும் பழக்கமும் தமிழகத்தின் சில பகுதிகளில் அன்றைக்கு இருந்திருக்கிறது. கருப்பட்டிப் பணியாரத்தை சில பகுதி மக்கள் படைப்பு பணியாரம் என்கிறார்கள். கருப்பசாமி மற்றும் சில பெண் சிறு தெய்வங்களுக்கு படையல் போடுவதற்காக சுத்தமான நெய்யில் பெரிய பணியாரங்களாகச் சுட்டுப் படைப்பதை வழக்கமாக வைத்திருக்கிறார்கள்.

ஈழத்தமிழர்களுக்கு மிகவும் பிடித்தது பனங்காய்ப் பணியாரம். பனம்பழத்தில் இருந்து எடுக்கப்படும் பனங்களியை அடுப்பில் போட்டு காய்ச்சுகிறார்கள். அதனுடன் அரிசிமாவு, சர்க்கரை சேர்த்து, தேவையான அளவு நீர் விட்டுப் பிசைந்து சிறு சிறு உருண்டைகள் ஆக்கி, அவற்றை எண்ணெயில் பொரித்தெடுத்தால் அதுவே பனங்காய்ப் பணியாரம். யாழ்ப்பாண தமிழ் மக்கள், காலை நேர டிபனாக இந்த பனங்காய்ப் பணியாரத்தைச் சாப்பிடுகிறார்கள். அரிசி மாவுக்குப் பதிலாக, கோதுமை மாவு சேர்த்தும் இந்த பணியாரம் செய்கிறார்கள்.

ஈழத்தமிழர்கள் மத்தியில் மட்டுமன்றி, சிங்களவர்கள் கலாசாரத்திலும் பணியாரம் முக்கியமான உணவாக இடம்பெற்றிருக்கிறது. குறிப்பாக சிங்களப் புத்தாண்டின்போது எண்ணெயில் பொரித்தெடுக்கும் பணியாரம் முக்கியமான உணவாக இருக்கிறது. புத்தாண்டிற்குச் சில நாட்களுக்கு முன்பாகவே பணியாரம் மற்றும் தின்பண்டங்கள் செய்து புத்தாண்டு நாள் வழிபாட்டுக்காக மண் சட்டிகளில் பத்திரப் படுத்தும் வழக்கம் ஈழத்தமிழர்களிடமும் சிங்களவர்களிடமும் உள்ளது. புத்தாண்டிற்கான பணியாரம் மற்றும் தின்பண்டங்கள் பஞ்சாங்கத்தில் கணிக்கப்பட்ட நல்ல நேரத்திலேயே தயாரிக்கத் தொடங்கவேண்டும் என்ற வழக்கமும் சிங்களவரிடையே உள்ளது. அந்நேரத்தை, எண்ணெய்ப் பாத்திரம் அடுப்பில் வைக்கும் நேரம், சிங்களத்தில் Thel Valan Lipa Thebeema Nekatha - என்கிறார்கள்.

சிங்களத்தில் பணியாரம் கெவும் என்றழைக்கப்படுகிறது. கெவும், கொண்டே கெவும், முங் கெவும் (பணியாரம், கொண்டைப் பணியாரம், பாசிப்பயிறு பணியாரம்) ஆகியன புத்தாண்டிற்காகத் தயாரிக்கப்படுகின்றன. ஈழத்தமிழர்களின் புத்தாண்டு உணவாக முக்கியமாக பணியாரம் மற்றும் பாசிப்பயறு பணியாரம் இருக்கிறது. சிங்களவர்கள் கொண்டைப் பணியாரம் தயாரிக்கிறார்கள். பெண்களின் தலைக் கொண்டை போன்ற வடிவில் இருப்பதால் இதற்கு இந்தப் பெயர்.

ஆந்திராவில் காரப்பணியாரத்துக்குப் பெயர் குண்டா பொங்கனலு. எளிய மக்கள் பலரும் இதை விற்று பிழைப்பு நடத்துகிறார்கள். பட்டு, குழியப்பா, எரியப்பா, குண்ட்பொங்லு இவையெல்லாம் கன்னட தேசத்தின் பணியார வகைகள். கேரளத்தில் காரப் பணியாரம் உணவாக இருந்தாலும், இனிப்புப் பணியாரமானது

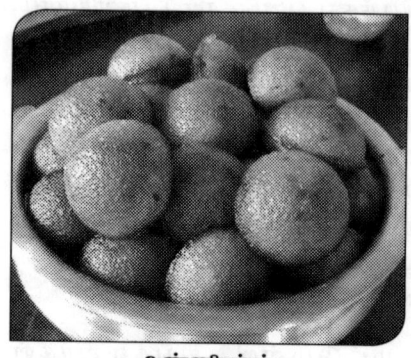

உண்ணியப்பம்

உண்ணியப்பம் என்ற பெயரில் தித்திக்கிறது. வாழைப்பழம் சேர்த்துத் தயாரிக்கப்படும் இது கோயில்களில் பிரசாதமாகவும் வழங்கப்படுகிறது. மராத்தியர்களின் அடுக்களையில் சமைக்கப்படும் பணியாரப் பெயர்கள் அப்பாடாடே, அப்பே.

பணியாரம் போன்ற உணவுகள், அதேபோல குழியில் மாவை நிரப்பித் தயாரிக்கப்படும் உணவுகள் பிற நாடுகளிலும் பாரம்பரிய உணவுகளாக இருந்து வருகின்றன.

எபெல்ஸ்கைவெர் (Aebleskiver) - இது டென்மார்க்கின் பாரம்பரியப் பணியார உணவு. கோதுமை மாவுடன் பால், தயிர், சர்க்கரை, முட்டை எல்லாம் கலந்து மாவு தயாரித்து, நாம் உபயோகிப்பதுபோல குழிப்பணியாரச் சட்டி ஒன்றில் ஊற்றி சுட்டுச் சாப்பிடுகிறார்கள். இந்த எபெல்ஸ்கைவெர் பிறந்தது எப்படி என்று ஒரு கதையும் சொல்லப்படுவதுண்டு. ஆகச் சிறந்த கொள்ளைக்காரர்களும் பயணிகளும் வீரர்களுமான வைகிங் இனத்தவர்கள் ஒரு முறை போருக்குச் சென்றார்கள். அது நாள்கணக்கில் இழுத்துக் கொண்டே சென்றது. சரி கேக் செய்தாவது தின்று சலிப்பைக் குறைப்போம் என்று நினைத்தால், அதற்கு சட்டி இல்லை. யாரோ ஒரு புத்திசாலி வைகிங்குக்கு யோசனை உதித்தது. அவர்கள் வசமிருந்த கேடயத்தையும் தலைக்கவசத்தையும் நெருப்பில் கவிழ்த்துப் போட்டு, அவற்றில் இருக்கும் குழியில் மாவை ஊற்றி வேக வைத்து கேக் போன்ற பண்டத்தைத் தயாரித்தார். அது அரைக்கோள வடிவில் ஜம்மென்று வெந்து வந்தது. இப்படியாக அரைக்கோள வடிவ கேக்குகளுக்கு எபெல்ஸ்கைவெர் என்ற பெயர் அமைந்ததாக ஒரு வாய்வழிக் கதை உண்டு.

இன்னொரு காரணமும் உண்டு. பதினாறாம் நூற்றாண்டு. அப்போது எல்லாம் ஆப்பிள் போன்ற பழங்களை நீண்ட காலம் பாதுகாக்க வசதி கிடையாதல்லவா. எனவே டேனிஷ்காரர்கள், சீசன் முடியும் நேரத்தில் மிகுந்து கிடக்கும் ஆப்பிள்களைத்

துண்டுகளாக்கி பணியார மாவினுள் வைத்து அரைக் கோள வடிவில் பண்டம் சுட்டுச் சாப்பிட்டார்கள். Aebleskiver என்றால் Apple Slices என்று அர்த்தம். கிறிஸ்துமஸ் போன்ற பண்டிகைக் காலங்களிலும், பிறந்த நாள் விழாக்கள், பிற விசேஷங்களிலும் இந்த டேனிஷ் பணியாரம் சுட்டு பரிமாறப்படுகிறது. இந்தப் பணியாரங்களைச் சாப்பிடும் போட்டியும் அங்கே விழாக்காலங்களில் நடத்தப்படுகிறது. அதில் உலக சாதனையும் படைக்கப்பட்டிருக்கிறது என்பது சரித்திரத் தகவல்.

Poffertjes என்பது டச்சுக்காரர்களின் பாரம்பரிய இனிப்புப் பணியாரம். இந்த வார்த்தைக்கு Brothers என்று அர்த்தம். சில நூற்றாண்டுகளுக்கு முன்பு சர்ச்சுகளில் தொடர்ந்து பிரார்த்தனைக் கூட்டங்கள்நடத்தியகிறித்துவபிரதர்களுக்குஏதாவதுஒருவிதத்தில் ஆசுவாசம் தேவைப்பட்டிருக்கிறது. சரி, சாப்பாட்டிலாவது இனிமையைக் கூட்டலாம் என்று என்னென்னவோ செய்து பார்த்திருக்கிறார்கள். அதில்தான் இந்த இனிப்புப் பணியாரம் பிறந்திருக்கிறது. பிரதர்கள் உருவாக்கியதால் Poffertjes என்ற பெயரே அதற்கு நிலைத்துவிட்டது.

Takoyaki - இது ஜப்பானியர்களின் அசைவப் பணியாரம். மாவுடன் ஆக்டோபஸின் சதை, பச்சை வெங்காயம், இஞ்சி ஊறுகாய் உள்ளிட்ட சேர்மானங்கள் சேர்த்துச் சமைக்கப்படுகிறது. 1935-ம் ஆண்டில் ஜப்பானின் ஒஸாகாவில் ஒரு தெருவோர வியாபாரி இந்த Takoyaki பணியாரத்தை முதன் முதலில் தயார் செய்து பிரபலப்படுத்தினார். அதிலிருந்து ஜப்பானியர்களின்

எவெல்ஸ்கைவெர்

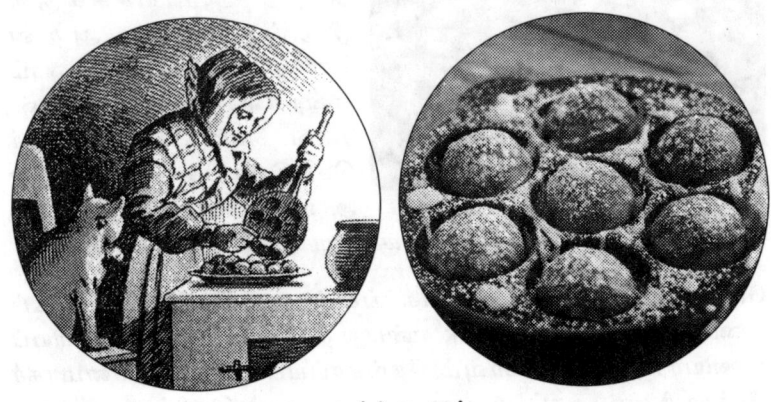

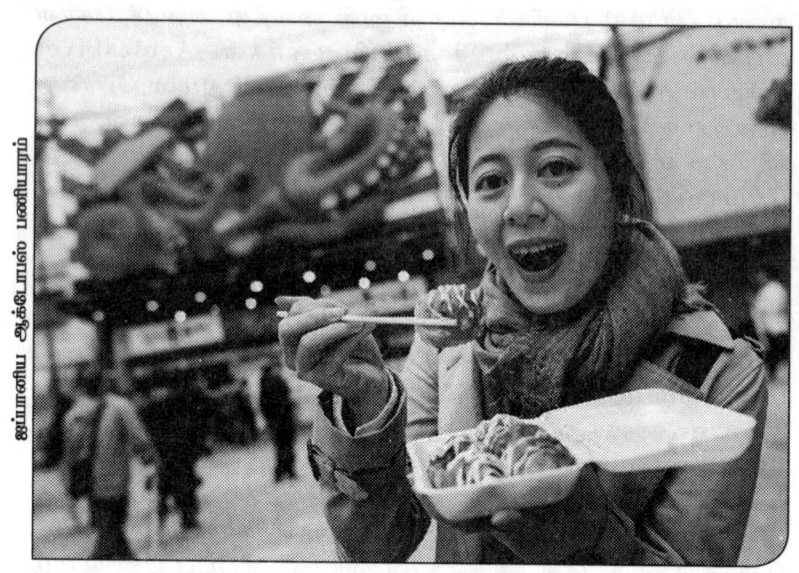

ஜப்பானிய ஆக்டோபஸ் பணியாரம்

விருப்பத்துக்குரிய எளிய அசைவ உணவாக இது மாறிப்போனது. ஜப்பானியப் பண்டிகைக்கால உணவாகவும் திகழ்கிறது. Japanese Octopus Balls என்ற பெயரில் சர்வதேச உணவாகவும் புகழ் பெற்றிருக்கிறது.

பர்மா பணியாரத்தின் பெயர் Mont Lin Mayar. இதை அப்படியே மொழிபெயர்த்தால் கிடைக்கும் அர்த்தம் புருசன் பொஞ்சாதி தின்பண்டம். அர்த்த ஆராய்ச்சிக்குள் இறங்காமல் அதன் செய்முறையை நோக்கினோம் என்றால் அரிசி மாவுடன், ரவை, வெங்காயம் சேர்த்துச் செய்கிறார்கள். இதிலேயே அசைவம் தேவைப்பட்டால் புறா முட்டை பணியாரக் குழிக்குள் மாவுடன் ஐக்கியமாகிறது.

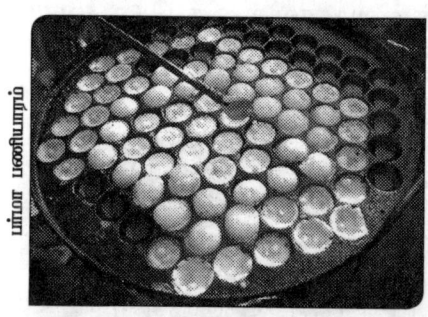

பர்மா பணியாரம்

Gai daan jai - இது ஹாங்காங்கின் பாரம்பரிய முட்டைப் பணியாரம். Khanom khrok என்பது தாய்லாந்தின் பாரம்பரியப் பணியாரம். அரிசி மாவும் தேங்காய்ப்பாலும் பிரதானமாகச் சேர்த்துச் சமைக்கப்படுவது. உப்பு மற்றும் இனிப்பு வகைகள்

இதில் உள்ளன. இதன் மேற்பரப்பில் மக்காச்சோள மணிகள் இடுவது தாய்லாந்து ஸ்டைல். அசைவ விரும்பிகள் இறால் பணியாரம் சுவைக்கிறார்கள். இதே அசைவப் பணியாரத்தை வியட்நாமில் Banh Khot என்ற பெயரில் சமைக்கிறார்கள்.

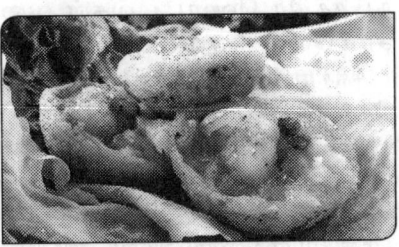

Banh Khot

சுமத்ரா பகுதிகளில் பாரம்பரிய பணியாரத்தின் பெயர் - Pinyaram. வீட்டுக்கு வரும் விருந்தினர்களை இனிப்பு பணியாரம் கொடுத்து உபசரிப்பது அவர்களது வழக்கம். அரிசி மாவு, பனை வெல்லம் அல்லது கருப்பட்டி அதனுடன் தேங்காய்ப்பால் சேர்த்து தயாரிக்கப்படும் இனிப்பு இது. திருமண விருந்துகளிலும், ரமலான் விருந்துகளிலும் இந்தோனேசியாவில் இந்த Pinyaram - கருப்பு மற்றும் வெள்ளை நிறங்களில் அடுக்கி வைக்கப்பட்டிருக்கும். வாழைப்பழம், துரியன், பலாப் பழம் என பிற பழங்களைச் சேர்த்து பின்யாரம் சுடுவதும் இந்தோனேசிய சமையல் கலாசாரத்தில் உண்டு. Kue Cubit என்பன இந்தோனேசிய தெருக்கள் முதல் பெரிய

இந்தோனேசிய பின்யாரம்

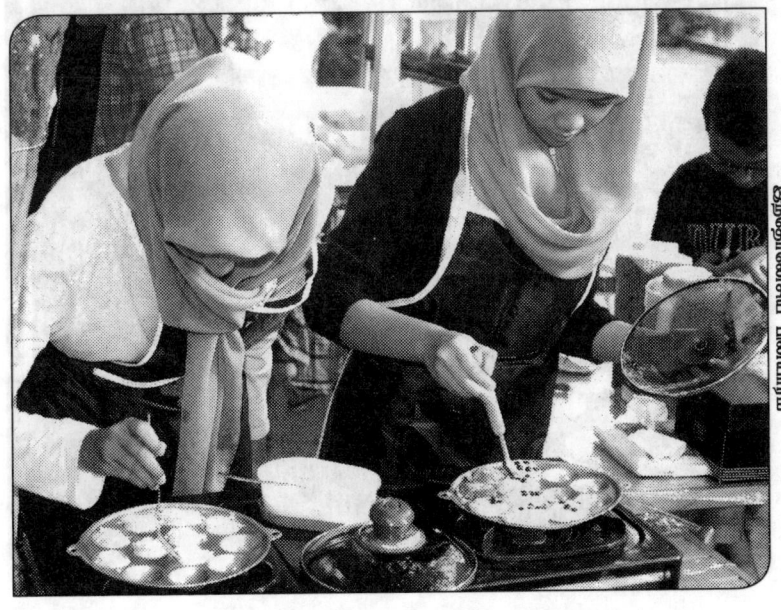

நட்சத்திர ஹோட்டல்கள் வரை கிடைக்கும் மேற்பரப்பில் சாக்லேட் தூவப்பட்ட இனிப்பு பணியார கேக்குகள். டச்க்காரர்களின் காலனியாதிக்கக் காலத்தில் இந்தப் பணியார கேக், இந்தோனேசியர்களின் இதயத்தில் நுழைந்தது.

நமக்கும் மலேசியாவுக்கும் இந்தோனேசியாவுக்கும் பல நூற்றாண்டு வணிகத் தொடர்பு உண்டல்லவா. ஆக, தமிழர்களே பணியாரத்தை கடல் கடந்து சென்று மலேய தீபகற்பம், ஜாவா, சுமத்ரா உள்ளிட்ட பகுதிகளில் பரப்பியிருக்க வாய்ப்புண்டு. அங்கே பின்யாரம், பென்யாரம், கு பின்யாரம், பிஞ்சாரம் என்று பலவிதமான பெயர்களில் அழைக்கப்பட்டாலும் அதற்கெல்லாம் வேர்ச்சொல் பணியாரம் என்ற தமிழ்ச் சொல்தான். தென்கிழக்கு ஆசிய நாடுகளெங்கும் பணியாரம் அல்லது பணியாரம் போன்ற பலகாரம் சுடும் பழக்கம் நம் மண்ணில் இருந்துதான்

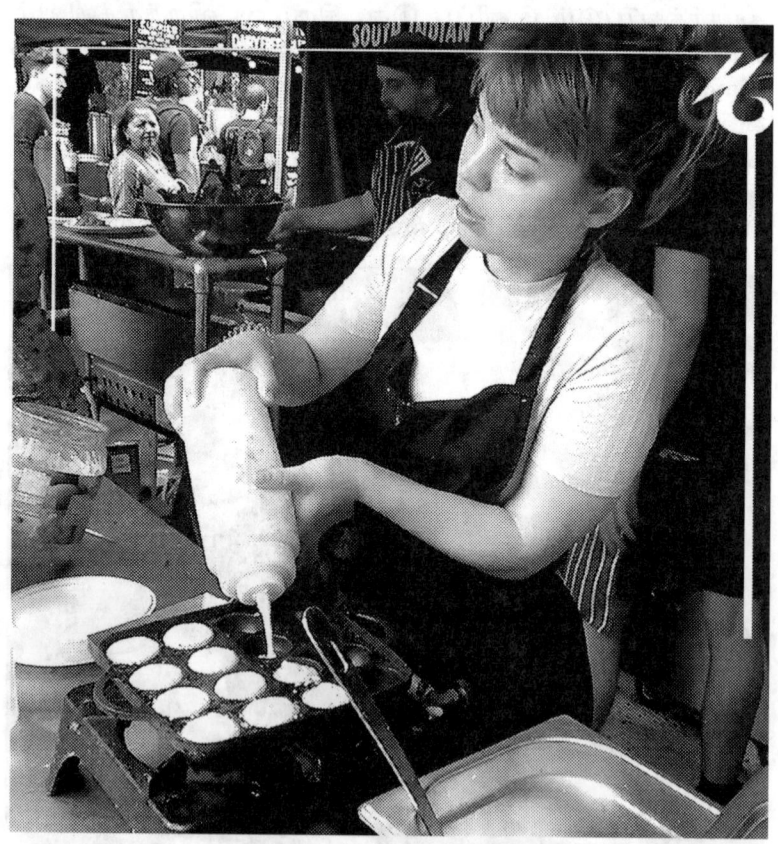

பரவியிருக்கக்கூடும். ஆசியாவிலிருந்து ஐரோப்பியர்களும் பணியாரம் சுடும் வித்தையைக் கற்றுக் கொண்டிருக்க வேண்டும்.

இன்றைக்கு பணியாரம் பரிணாம வளர்ச்சி பெற்று நவீன சுவைகளில் கிடைக்கிறது. சாக்லேட் பணியாரம் முதல் ட்ரை ஃப்ரூட் பணியாரம் வரை நியுஜென் பணியாரங்கள் அணிவகுக்கின்றன. ஃபாரின் பணியாரங்கள் ஐஸ்கிரீமின் ஃப்ளேவர்களிலும் கிடைக்கின்றன. என்னதான் அவை குழிக்குள் உருண்டு புரண்டு லேட்டஸ்ட் சுவையுடன் அலங்காரங்கள் செய்து கொண்டு நின்றாலும், நம்முடைய பனங்கருப்பட்டிப் பணியாரத்தின் சுவைக்கு எந்த இனிப்பும் ஈடாகாது என்பது என் நாக்கின் வாக்குமூலம். குழந்தைகளுக்கு அவசியம் செய்து கொடுக்க வேண்டிய சத்தான இனிப்பு அது.

பதினேழாம் நூற்றாண்டில் நம் மண்ணில் வாழ்ந்த தமிழ்ப் புலவரான வீர ராகவ முதலியாரின் ஒரு பாடலுடன் இந்த அத்தியாயத்தை முடிப்போம். இவர் பார்வையற்றவராக இருந்ததால் அந்தகக்கவி என்றழைக்கப்பட்டார். ஒரே சொல்லை ஒரு பாடலின் ஒவ்வொரு வரியிலும் வெவ்வேறு பொருள் வருமாறு பயன்படுத்துவதில் வித்தகராக விளங்கினார். அப்படி, பணியாரம் என்ற சொல்லைக் கொண்டு அவர் சமைத்த பாடல் இது.

பணியாரந் தோசையி லக்கொங்கை
  தோய்ந்திடப் பார்ப்பர் பல்லி
பணியாரந் தோசையி லாச்செந்து
  வாய்ப்பிறப் பார்களென்ச்னோ
பணியாரந் தோசைமுன் னோனுக்கிட்
  டேத்திப் பழனிச் செவ்வேள்
பணியாரந் தோசைவ ராகாரன்
  னோர்க்கென்ன பாவமிதே!

பணியாரத்தைப் பிட்டுப் பிட்டு பாடலின் பொருள் பார்ப்போமா!

பணி + ஆர் + அம் + தோ + சையிலம் + கொங்கை + தோய்ந்திடப் பார்ப்பர்

அணிகள் அணிந்த அழகிய இரண்டு மலைகள் போன்ற தனங்கள் உடைய பெண்களைச் சேர்ந்திட நினைப்பவர்கள்.

பணி + ஆர் + அந்து + ஓசை + இலா + செந்துவாய் + பிறப்பார்களென்னோ

பல்லியும், ஓசை இல்லாத அந்து போன்ற வாயில்லாத பூச்சிகளாகப் பிறப்பார்கள்.

பணியாரம் + தோசை + முன்னோனுக்கு + இட்டு + ஏத்தி + பழனி + செவ்வேன்

பணியாரம், தோசை முதலிய பண்டங்களை முருகனின் முன்னவனான விநாயகருக்குப் படைத்து வழிபட்டு பழனி செல்லாதவர்கள்

பணியார் + அந்தோ + சைவர் + ஆகார் + அன்னோர்க்கு + என்ன + பாவமிதே

இவ்வாறு பணிந்து வணங்காதவர்கள் சைவ சமயத்தவர்கள் ஆகமாட்டார்கள். அவர்கள் செய்த பாவம்தான் என்ன!

சுருக்கமாகச் சொல்ல வேண்டுமென்றால்... புள்ளையாருக்குப் பணியாரம் வெச்சு கும்பிடாம, புள்ளைங்களுக்கு சும்மா ரூட் விட்டுக்கினு கிடந்தா அடுத்த ஜென்மத்துல பல்லியாத்தான் பொறப்பீங்கடா ராஸ்கோலு! என்று அந்தகக் கவி சாபம் விட்டிருக்கிறார். ஜாக்கிரதை!

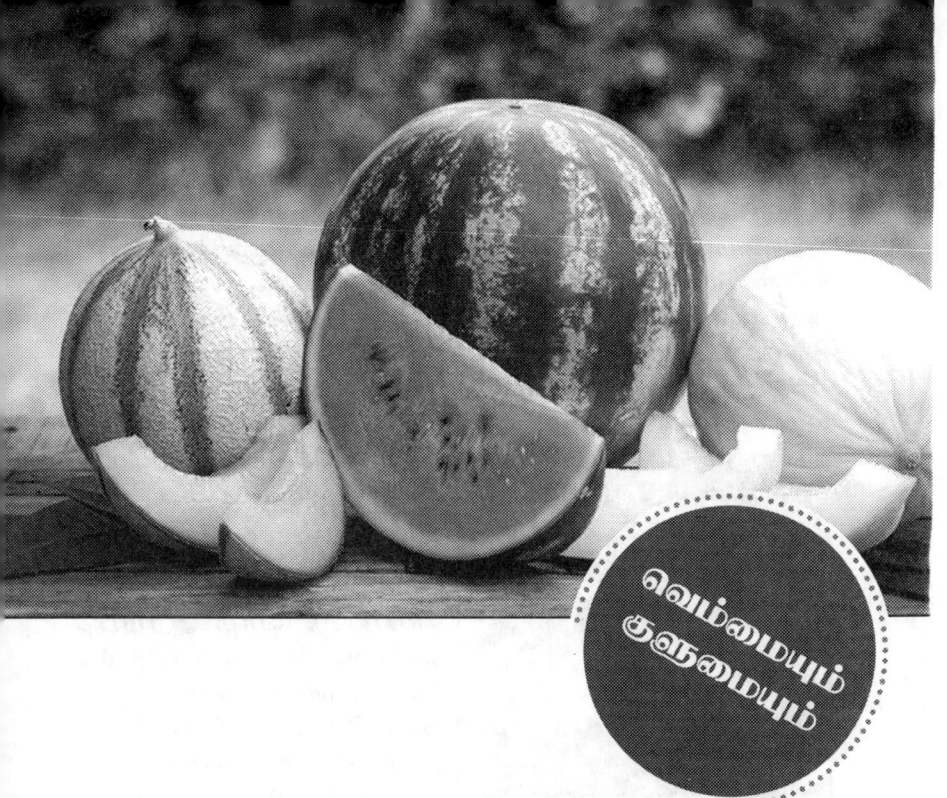

வெம்மையும் குளுமையும்

தர்பூசணி - கிர்ணி

கி.மு.2800. அப்போது வியட்நாம் பகுதியை ஆட்சி செய்த அரசரின் பெயர் மூன்றாம் ஹங் வுவோங். அவருக்கு ஆண் வாரிசு கிடையாது. ஒரே ஒரு மகள் மட்டும்தான். எங்கிருந்தோ ஆதரவில்லாமல் வந்த சிறுவன் ஒருவனை அரசர் தத்தெடுத்தார். அவனுக்கு அன் டயெம் என்று பெயர் வைத்தார். பாசத்துடன் வளர்த்தார். புத்திசாலியாகவும் திறமைசாலியாகவும் அன் டயெம் வளர, On Time-ல் தன் மகளையே அவனுக்குத் திருமணம் செய்து வைத்தார் அரசர். அவர்களுக்கு இரண்டு குழந்தைகள் பிறந்தன.

அன் டயெம் மீது அரசர் காட்டும் பாசம், அரண்மனைக்குள் சில எதிரிகளுக்குப் பிடிக்கவில்லை. அன் டயெமை ஒழித்துக்கட்டத் திட்டமிட்டார்கள். 'அரசரே, உங்க மாப்ளை சரியில்ல. தலைக்கணம் புடிச்சித் திரியறாரு. உங்களையே காலி செஞ்சுட்டு, ஆட்சியை அபகரிக்கத் திட்டம்

போடுறாரு' என்று பற்ற வைத்தனர். ஏதோ மனநிலையில் அரசரும் அதை நம்பிவிட்டார். அன் டயெமை அழைத்தார். 'நீ திறமையானவன், எந்தப் பிரச்னையையும் சமாளிக்கும் தகுதி உள்ளவன் என்று நிரூபித்துக் காட்டு. அதன் பிறகு நான் உன்னை அரசனாக்குகிறேன். இப்போது நீ இந்த நாட்டை விட்டே போக வேண்டும்' என்று கட்டளையிட்டார். அன் டயெம் எந்த மறுப்பும் சொல்லாமல் அரண்மனையை விட்டுக் கிளம்ப, உடன் அவன் மனைவியான இளவரசியும் குழந்தைகளும் 'நாங்களும் வருகிறோம்' என்று சேர்ந்து கொண்டனர். கப்பல் ஏறினார்கள். ஆளே இல்லாத தீவு ஒன்றில் இறக்கிவிடப்பட்டார்கள்.

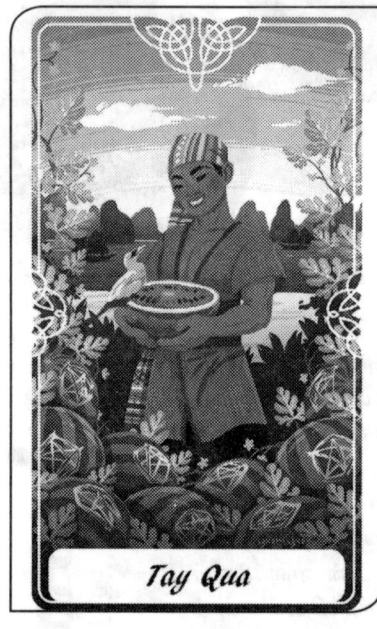

தீவில் வேட்டையாடி, மீன் பிடித்து, இலை தழைகளைச் சாப்பிட்டு வாழ ஆரம்பித்தார்கள். கோடைகாலத்தில் தீவு வறண்டு போனது. சாப்பிட எதுவுமே கிடைக்கவில்லை. அவர்கள் வணங்கும் டிராகன் கடவுளிடம் மனமுருக வேண்டினார்கள். அப்போது எங்கிருந்தோ பறந்துவந்த மஞ்சள் நிறக் கடல் பறவைகள், கருப்பு நிற விதைகளை அங்கே போட்டுவிட்டுச் சென்றன. அன் டயெம் அந்த விதைகளை எடுத்து சுவைத்துப் பார்த்தார். பின், அவற்றை நம்பிக்கையுடன் மண்ணில் விதைத்தார்.

சில நாள்களில் பச்சைப் பசேர் என கொடிகள் படர ஆரம்பித்தன. அவற்றில் மஞ்சள் பூக்கள் பூத்தன. அடுத்து பச்சைக் காய்கள் காய்க்கத் தொடங்கின. அந்தக் காய்கள் பெரிதாகிக் கொண்டே செல்ல அன் டயெமும் இளவரசியும் ஆச்சரியத்துடன் கவனித்தனர். அந்தக் காய்களில் ஒன்றைப் பறித்து வெட்டினர். உள்ளே செக்கச் சேவேர் என்று சதைப்பகுதி இருந்தது. எடுத்து சுவைத்துப் பார்த்தனர். அருமையான இனிப்பு. தித்திப்பான சாறு. தாகத்துக்குக் குளுமையாக இருந்தது. 'கடவுளே உன் கருணைக்கு நன்றி!' என்று வானம் பார்த்து வணங்கினர்.

தீவுக்கு மீண்டும் அந்த மஞ்சள் பறவைகள் வந்தன. பெரிய பழங்களைக் கொத்தித் தின்றன. அப்போது அந்தப் பறவைகள் எழுப்பிய ஒலி, Tay qua... Tay qua... என்பதாக அன் டயெமுக்குக் கேட்டது. அவர்கள் மொழியில் அதன் பொருள், நீர் நிறைந்த பழம். அன் டயெம், பழத்துக்கு Tay qua என்ற பெயரையே வைத்தார். அவர்கள் அங்கே தர்பூசணி விவசாயத்தைத் தொடர்ந்து செய்தனர். இந்தப் பழங்கள் குறித்து கேள்விப்பட்டு வியாபாரிகள் சிலர் தீவுக்கு வர ஆரம்பித்தனர். தர்பூசணி வியாபாரம் அமோகமாக நடந்தது. ஏகப்பட்ட செல்வங்களைச் சேர்த்தார் அன் டயெம்.

ஒருநாள், தர்பூசணிகளில் அன் டயெம் என்ற தனது பெயரைச் செதுக்கினார். அந்தப் பழங்களைச் சேர்த்துக் கட்டி கடலில் தூக்கிப் போட்டார். அவை மிதந்து சென்றன. அரசரின் ஆள்கள் கடலில் அந்தப் பழங்களைக் கண்டெடுத்து, அவரிடம் கொண்டுபோய்க் கொடுத்தார்கள். பழத்தைச் சுவைத்துப் பார்த்த அரசர் அகமகிழ்ந்து போனார். 'என் மாப்பிள்ளை ஏதோ செய்தி சொல்லியிருக்கிறார். உடனே தீவுக்குக் கப்பலை அனுப்புங்கள்' என்று கட்டளையிட்டார்.

அன் டயெமும் இளவரசியும் குழந்தைகளும் ஏகப்பட்ட செல்வங்களுடன் ராஜ்ஜியத்துக்கு திரும்ப வந்து இறங்கினர். வாக்கு தவறாத அரசர், அன் டயெமை தன் ராஜ்ஜியத்தின் அடுத்த அரசராக அறிவித்தார் என்பதாக இந்த தர்பூசணி நாடோடிக் கதை முடிகிறது. அன் டயெமுக்கு அதிர்ஷ்டத்தையும் வளத்தையும் தந்தவை தர்பூசணி விதைகள். எனவே இன்றைக்கும் வியட்நாமில் புத்தாண்டின்போது ஒருவருக்கு ஒருவர் தர்பூசணி விதைகளைப் பரிசாகக் கொடுக்கும் வழக்கம் தொடர்கிறது.

சரி, வரலாற்றுக்கு வருவோம். சுமார் நான்காயிரம் வருடங்களுக்கு முன்பாகவே, எகிப்தில் தர்பூசணி பயிரிட்டிருக்கிறார்கள். நைல் நதி ஓரத்தில் தர்பூசணி விவசாயம் நடைபெற்றதற்கான ஆதாரங்கள் கிடைத்திருக்கின்றன. அந்த பாலைவன ராஜ்ஜியத்தில் முக்கியமான நீர் ஆதாரமாக தர்பூசணிப் பழங்களே இருந்திருக்கின்றன. எகிப்தியர்களே உலகின் முதல் தர்பூசணி விவசாயிகள் என்று சொல்லும் ஆதாரமாக பிரமிடு ஒன்று இருக்கிறது.

கி.மு.1341 முதல் 1323 வரை எகிப்தை ஆண்ட மன்னர் துட்டன்காமுன் (Tutankhamun). அவர் இறந்த பிறகு சகல வசதிகளுடன், எகிப்திய முறைப்படி கல்லறை கட்டப்பட்டது. அவரது உடல் ஏகப்பட்ட செல்வங்களுடன் அங்கே வைக்கப் பட்டது. 1922, நவம்பர் 4 அன்று ஹோவர்ட் கார்டர் என்ற பிரிட்டிஷ்காரர் துட்டன்காமுனின் கல்லறையைக் கண்டு பிடித்தார். சென்ற நூற்றாண்டின் மிகப்பெரிய அகழ்வாராய்ச்சிக் கண்டுபிடிப்பு இதுதான்.

துட்டன்காமுன் கல்லறையில் ஏகப்பட்ட சிலைகள், செல்வங்கள், கலைப்பொருள்கள், ஆயுதங்களுடன் கார்டர் கண்டெடுத்த ஒரு முக்கியமான விஷயம், தர்பூசணி விதைகள். அதுவும் மூவாயிரம் ஆண்டு பழமையான விதைகள். மன்னருக்குப் பிடித்தமான உணவுப் பொருள்களைக் கல்லறையில் வைப்பது எகிப்தியர்களது வழக்கம். இந்தக் கண்டுபிடிப்பின் மூலமாக எகிப்திய மன்னர்களது விருப்ப உணவாக தர்பூசணி இருந்தது நிரூபிக்கப்பட்டது. கல்லறைக்குள் மன்னருக்குத் தாகம் எடுத்தால் தண்ணீர் வேண்டுமல்லவா. அதற்காகத்தான் (தண்ணீர்ப் பானைக்குப் பதிலாக) தர்பூசணிகள் வைக்கப்பட்டன என்று சில ஆய்வாளர்கள் விளக்கம் சொல்கிறார்கள்.

ஆனால், ஆதியில் செக்கச்சிவந்த தர்பூசணிப் பழங்கள் இல்லை. ஆதியில் விளைந்த காட்டு தர்பூசணிகள் கடினமான தோலுடன் இருந்தன. வெளிர் பச்சை நிறச் சதையுடன் கசந்து கிடந்தன. அப்போது சதையை உண்ணாமல் விதைகளைத்தான் விரும்பி உண்டார்கள். பிறகு மனிதனின் விவசாயத் திறனால் உருவாக்கப் பட்டதுதான் சிவப்புச் சதை கொண்ட

1629–ல் அமெரிக்காவின் மாசாசூஸெட்ஸில் பிரிட்டிஷார் அமைத்த காலனிக்கு ஆப்பிரிக்க அடிமைகள் கொண்டு வரப்பட்டனர். அவர்களே தர்பூசணி விதைகளை எடுத்துவந்து அமெரிக்காவில் முதன்முதலாகப் பயிரிட்டதாக உணவு வரலாற்று ஆய்வாளரான ஜான் ஈகெர்டன் சொல்கிறார்.

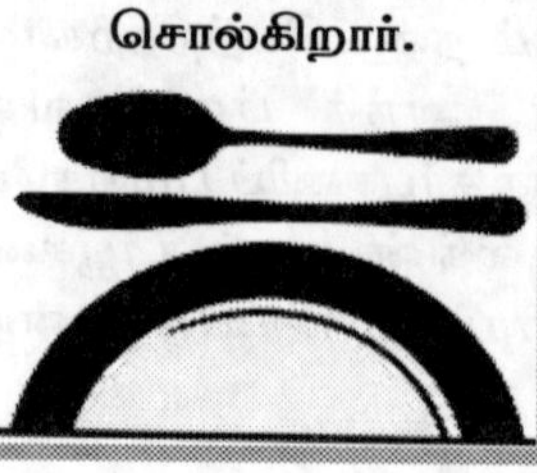

இனிப்பு தர்பூசணி என்று இஸ்ரேலைச் சேர்ந்த தாவரவியல் ஆய்வாளரான ஹாரி பாரிஸ் சொல்கிறார். தர்பூசணியின் தாயகம் வடகிழக்கு ஆப்பிரிக்கா என்பது அவரது கருத்து.

எகிப்து வழியே ஆப்பிரிக்கக் கண்டத்தின் பிற நாடுகளுக்கும், மத்தியத்தரைக்கடல் நாடுகளுக்கும், அரபு நாடுகளுக்கும் தர்பூசணி பரவியிருக்கலாம். கி.மு.நான்காம் நூற்றாண்டில் கிரேக்கர்கள் தர்பூசணி விவசாயம் செய்ததற்கான ஆதாரங்கள் இருக்கின்றன. அவர்கள் அதை Pepon என்ற பெயரில் அழைத்தார்கள். தர்பூசணியின் மருத்துவக் குணங்களை பண்டைய கிரேக்க மருத்துவர் ஹிப்போகிரெட்டிஸ் எழுதி வைத்திருக்கிறார். அதிக வெப்பத்தால் குழந்தைகள் சுருண்டு விழும்போது அதற்குத் தீர்வாக கிரேக்கர்கள் தர்பூசணியை வெட்டித் தலையில் வைத்திருக்கிறார்கள்.

யூதர்கள் தங்களது ஹீப்ரு மொழியில் Avattihim என்று தர்பூசணியைக் குறிப்பிட்டிருக்கிறார்கள். யூதர்களின் புனித நூலான தால்முத்தில் யூதர்கள் Avattihim பயிரிட்டதாகக் குறிப்பிடப்பட்டிருக்கிறது. இஸ்ரேலில் பைசாந்தியர்கள் காலத்தைச் சேர்ந்த, அதாவது கி.பி.ஐந்தாம் நூற்றாண்டைச் சேர்ந்த அலங்காரக் கற்களின் ஓவியத்தில் மஞ்சள் நிற சதைகளைக் கொண்ட தர்பூசணி வரையப்பட்டிருக்கிறது. ஆக, அப்போது அங்கே மஞ்சள் நிற இனிப்பான தர்பூசணி விவசாயம் நடைபெற்றிருக்கிறது என்று சொல்லலாம்.

காடெல்லாம் ஆயிரக்கணக்கில் தர்பூசணி விளைந்து கிடந்தால் அதில் கசப்பானதைக் கண்டுபிடிப்பது எப்படி? அதற்கு ஆப்பிரிக்கப் பழங்குடிகள் ஒரு வழிமுறை வைத்திருந்தார்கள். தர்பூசணியில் சிறுதுளை போட்டு உறிஞ்சிப் பார்த்து இனிமையாக இருந்தால் பறித்துக் கொள்வார்கள். கசந்தால் அப்படியே விட்டு விடுவார்கள். அந்தக் காலத்தில் நீண்டதூரம் பயணம் செய்யும்போது, நீர்த்தேவைக்காக ஏகப்பட்ட தர்பூசணிப் பழங்களை எடுத்துக் கொண்டு போகும் வழக்கம் இருந்திருக்கிறது.

பதினொன்றாம் நூற்றாண்டைச் சேர்ந்த அரேபிய மருத்துவ நூல் Tacuinum Sanitatis. அதில் சுமார் 300 வண்ணப்படங்களுடன் பல்வேறு தாவரங்கள் குறித்து எழுதப்பட்டிருக்கின்றன.

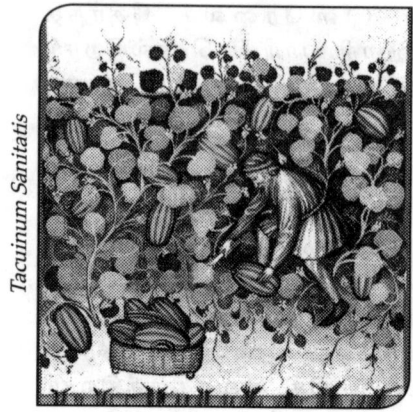

Tacuinum Sanitatis

வரிகளுடன் கூடிய பச்சை நிற தர்பூசணிகள், உள்ளே சிவப்பு நிறச் சதையுடன் இருப்பதுபோன்ற ஓவியமும் அதில் காணப்படுகிறது. இன்றைக்கு நாம் உண்ணும் தர்பூசணி குறித்த முதல் காட்சி வடிவிலான சாட்சி என்று இதனைக் குறிப்பிடலாம்.

ஆப்பிரிக்கக் கண்டத்தில் இருந்து ஆசியக் கண்டத்துக்குள் தர்பூசணி நுழைந்தது கொஞ்சம் தாமதமாகத்தான். கி.பி.நான்காம் நூற்றாண்டில் சிந்து நதிக்கரை ஓரத்தில் Kalinda என்ற பழம் பயிரிடப்பட்டதாக பண்டைய இந்தியாவின் மருத்துவ அறிஞர் சுஷ்ருதர் தனது சம்ஹிதையில் குறிப்பிட்டுள்ளார். மராத்தியில் தர்பூசணி Kalingad என்று அழைக்கப்படுகிறது. கி.பி.ஒன்பதாம் நூற்றாண்டில் சீனாவில் தர்பூசணி பயிரிடப்பட்டதற்கான ஆதாரங்கள் இருக்கின்றன. பதின்மூன்றாம் நூற்றாண்டில், வட ஆப்பிரிக்காவைச் சேர்ந்த பெர்பெர் இனத்தவர்களின் ஐரோப்பியப் படையெடுப்பு மூலமாக, அந்தக் கண்டத்தில் தர்பூசணி தனது ராஜ்ஜிய எல்லையைப் பரப்பிக் கொண்டது.

கி.பி.1615-ல் ஜெ. மரியானி என்பவர் Dictionary of American Food and Drink என்ற புத்தகத்தை வெளியிட்டார். அதில் Watermelon என்ற சொல் முதன்முதலாக இடம்பெற்றது. பதினாறாம் நூற்றாண்டில் அமெரிக்காவுக்கு வந்த பிரெஞ்சுக்காரர்கள் மூலமாக அங்கே தர்பூசணி பரவ ஆரம்பித்ததாக நம்புகிறார்கள். 1629-ல் அமெரிக்காவின் மாசாசூஸெட்ஸில் பிரிட்டிஷார் அமைத்த காலனிக்கு ஆப்பிரிக்க அடிமைகள் கொண்டு வரப்பட்டனர். அவர்களே தர்பூசணி விதைகளை எடுத்துவந்து அமெரிக்காவில் முதன்முதலாகப் பயிரிட்டதாக உணவு வரலாற்று ஆய்வாளரான ஜான் ஈகெர்டன் சொல்கிறார். காலனிகள் அமைக்கக் கொண்டு செல்லப்பட்ட அடிமைகளாலேயே உலகமெங்கும் தர்பூசணி பரவியது என்பது ஈகெர்டனின் உறுதியான கருத்து.

இப்போது உலகத்தில் அதிக அளவில் தர்பூசணி பயிரிடும் நாடு சீனா. அதிக அளவில் தர்பூசணி இயற்கையாகவே விளையும் கண்டம் ஆப்பிரிக்காதான். ஒரு தர்பூசணியில் 92 சதவிகிதம் நீர் இருக்கிறது. அளவு, வடிவம், உள்ளே இருக்கும் சதையின் நிறம், விதைகளின் நிறம், மேல்தோலின் நிறம் இதையெல்லாம் கொண்டு உலகில் சுமார் 1200 விதமான தர்பூசணிகள் விளைவதாக வகைப்படுத்தியிருக்கிறார்கள். Carolina Cross, Yellow Crimson, Orangeglo, Moon and Stars, Melitopolski, Densuke Watermelon - இவை உலக அளவில் அதிகம் விளையும் சில வகை தர்பூசணிகளின் பெயர்கள். Noorjehani, Anarkali, Sharbat-e-Anar போன்றவை இந்தியாவில் விளைவிக்கப்படும் சில ரகங்கள். Faizabadi, Jaunpuri, Farukhabadi என்று தர்பூசணி விளையும் ஊர்களைக் கொண்டு அதற்குப் பெயர்கள் வைக்கப்பட்டுள்ளன. Sugar Baby என்ற அமெரிக்க

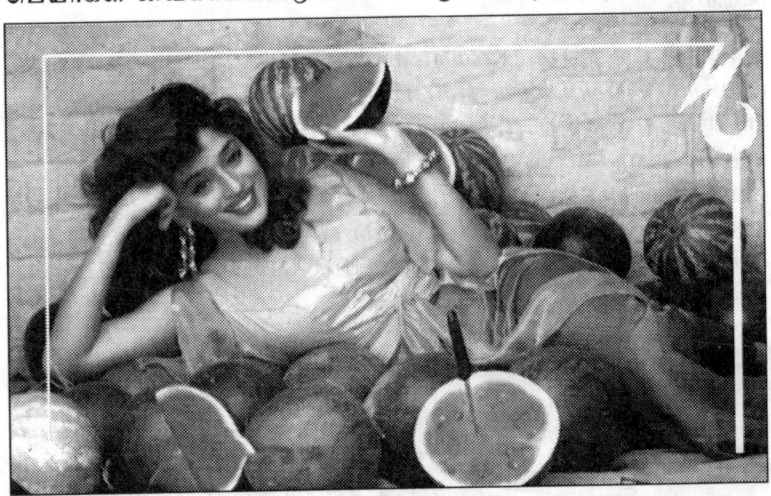

ரகம் மேற்கு வங்கத்திலும், Asahi Yamato என்ற ஜப்பானிய ரகம் மகாராஷ்டிராவில் அதிகம் விளைவிக்கப்படுகின்றன.

தர்பூசணி, Cucurbitaceae தாவரக் குடும்பத்தைச் சேர்ந்தது. Citrullus Vulgaris என்பது தர்பூசணியின் தாவரவியல் பெயர்.

கிர்ணிப்பழம்

இதுவும் Cucurbitaceae தாவரக் குடும்பத்தைச் சேர்ந்த தர்பூசணியின் சொந்தக்காரப் பழம்தான். இதன் தாவரவியல் பெயர் - Cucumis

Melo. கிர்ணியின் ஆங்கிலப் பெயர் Musk Melon. Musk என்ற பாரசீக வார்த்தைக்கு நறுமணம் என்று அர்த்தம். Melon என்ற பிரெஞ்சுச்சொல், Melopepo என்ற பழைய லத்தீன் வார்த்தையிலிருந்து உருவானது. இதற்கு இனிப்பான, சதைப்பற்றுள்ள உருண்டையான பழம் என்று அர்த்தம்.

Cantaloupe என்பது ஐரோப்பிய, அமெரிக்க நாடுகளில் விளையும் ஒருவகைக் கிர்ணி. இதன் தாவரவியல் பெயரும் Cucumis Melo தான். இதில் இரண்டு முக்கிய ரகங்கள் உள்ளன. Cucumis Melo Reticulatus - வலைப்பின்னல் போன்ற அமைப்பு கொண்ட மேற்தோலை உடைய பழம். இது வட அமெரிக்காவில் அதிகம் விளையக்கூடியது. Cucumis Melo Cantalupensis - மேற்தோலில் நீளவாக்கில் அமைந்த பச்சை நரம்புகள் போன்ற கோடுகளைக் கொண்டது. இது ஐரோப்பிய நாடுகளில் அதிகம் விளையக் கூடியது.

கிர்ணிப் பழத்தின் பூர்விகமாகக் கருதப்படுவது பண்டைய பாரசீகம். சில ஆய்வாளர்கள் அர்மேனியா என்று வாதிடுகிறார்கள். பாரசீகத்திலிருந்து இந்தியாவுக்கும், அர்மேனியா வழியாக மத்திய தரைக்கடல் பகுதிகளுக்கும் எகிப்துக்கும் சில ஆயிரம் நூற்றாண்டுகளுக்கு முன்பே கிர்ணியின் பரவல் நடந்திருக்கலாம் என்று பொதுவாக நம்பப்படுகிறது. கி.மு.2400-ஐச் சேர்ந்த எகிப்தின் பழைமையான ஓவியம் ஒன்றில் கிர்ணிப்பழம் வரையப்பட்டிருக்கிறது.

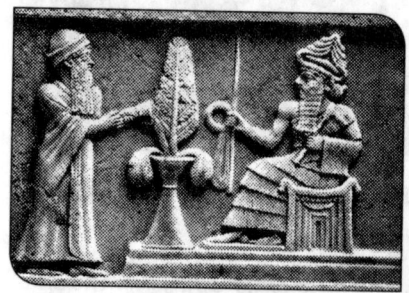

யுர்-நம்மு

கி.மு.2047-ல் வாழ்ந்த பண்டைய சுமேரிய ராஜ்ஜியத்தின் அரசரான யுர்-நம்மு (Ur-Nammu) என்பவர் தன்னுடைய தோட்டத்தில் கிர்ணிப் பழங்களை விளைவித்திருக்கிறார். பண்டைய சுமேரிய அரசன் குறித்த செவிவழிக்கதைகளை, பாடல்களைத் தொகுத்து உருவாக்கப்பட்ட பழம்பெரும் இதிகாசமான கில்காமெஷில் வாசனை மிகுந்த கிர்ணிப் பழங்களும் ஓரிடத்தில் குறிப்பிடப்பட்டிருக்கின்றன.

கி.மு.பதினைந்தாம் நூற்றாண்டில் எகிப்தில் அடிமையாக இருந்த இஸ்ரவேலர்கள், அங்கே கிர்ணிப் பழங்களை

உண்டதாக பைபிள் மூலம் அறிந்து கொள்ள முடிகிறது. பண்டைய அசிரியர்கள் விரும்பி உண்ட பழமாக கிர்ணி இருந்திருக்கிறது. கி.மு.721-ல் பாபிலோனிய அரசராக இருந்த இரண்டாம் இட்டினா (Marduk-apla-iddina II), தனது உணவில் தினமும் கிர்ணிப் பழங்களைச் சேர்த்துக் கொண்டார். கிர்ணிப் பழ விதைகளை வறுத்துக் கொறிப்பது என்பது மத்திய கிழக்குப் பகுதி மக்களின் விருப்பத்திற்குரிய தின்பண்டமாக இருந்திருக்கிறது.

நகரமெங்கும் இருக்கும் கட்டடங்கள், பாலங்கள், விமான நிலையங்கள், பள்ளிகள் என்று பலவற்றுக்கும் தன் பெயரைச் சூட்டிக் கொண்ட நியாஸோவ், துர்க்மெனியர்களின் மனம் கவர்ந்த கிர்ணிப் பழத்துக்கும் துர்க்மென்பாஷி என்று பெயர் சூட்டி அருளினார்.

கி.மு.மூன்றாம் நூற்றாண்டிலேயே கிரேக்கர்கள் கிர்ணிப் பழத்தை விரும்பிச் சாப்பிட்டிருக்கிறார்கள். கி.பி.முதலாம் நூற்றாண்டில் வாழ்ந்த ரோமானிய தத்துவ ஞானியான பிளினி தி எல்டர், 'உருண்டையான, வெள்ளரி போன்ற, கொடியில் தொங்காமல், தரையில் படர்ந்து கிடக்கிற பழம். இனிமையான, நல்ல மணத்துடன் மஞ்சள் நிறத்தில் இருக்கிறது' என்று கிர்ணி பற்றி உமிழ்நீர் ஊறக் குறிப்பிட்டுள்ளார். கி.பி.நான்காம், ஐந்தாம் நூற்றாண்டுகளில் தொகுக்கப்பட்ட அபிசியஸ் (Apicius) என்ற ரோமானிய சமையல் குறிப்புகள் அடங்கிய புத்தகத்தில் கிர்ணிப்பழம் கொண்டு செய்யப்படும் பதார்த்தங்கள் இடம்பெற்றுள்ளன.

பண்டைய சீன மருத்துவத்திலும் கிர்ணி அதிக அளவில் பயன்படுத்தப்பட்டிருக்கிறது. சீனாவின் ஹன் சாம்ராஜ்ஜியத்தை கி.மு.இரண்டாம் நூற்றாண்டில் ஆட்சி செய்த அரசர் லி காங் (Li Cang). இவரது ஆட்சிக்காலத்தில் அரண்மனைத் தோட்டங்களில் கிர்ணிப் பழங்கள் விளைந்திருக்கின்றன. அரண்மனை மெனுவில் கிர்ணி முக்கிய உணவாகவும் இடம்பெற்றிருக்கிறது. அதை உறுதிப்படுத்தும்விதமாக ஒரு முக்கிய ஆதாரமும் கிடைத்திருக்கிறது. அரசர் லி காங்கின் மனைவியான ஸின் ஜுய்

(Xin Zhui) கல்லறை, கி.பி.1972-ல் தோண்டியெடுக்கப்பட்டது. அப்போது அரசியின் சவப்பெட்டியிலும், உடலில் வயிற்றுப் பகுதிகளிலும் கிர்ணிப் பழ விதைகள் கண்டெடுக்கப்பட்டன.

பதின்மூன்றாம் நூற்றாண்டு வெனிஸியப் பயணியான மார்க்கோ போலோ, ஆப்கனிஸ்தானின் ஸிபர்கான் நகரத்துக்கு வந்தபோது அங்கே கிர்ணிப் பழங்களைக் கண்டுள்ளார். 'உலகத்தின் மிகச் சிறந்த பழங்கள் அவை. அவற்றை துண்டு துண்டாக வெட்டி வெயிலில் காய வைத்துள்ளனர். அவை உலர்ந்து தேனைவிட இனிமையான சுவைக்கு மாறும்போது அவற்றை சந்தைக்குக் கொண்டு சென்று விற்கிறார்கள்' என்று அவர் குறிப்பு எழுதியுள்ளார்.

அரேபிய வியாபாரிகள் மூலமாகத்தான் கிர்ணிப் பழ விதைகள் உலகின் பல்வேறு பகுதிகளுக்கும் கொண்டு செல்லப்பட்டதாக நம்பப்படுகிறது. கி.பி.பதினான்காம் நூற்றாண்டில் இத்தாலியர்கள் அதிகம் விளைவிக்கும் பழமாக, விரும்பிச் சாப்பிடும் பழமாக கிர்ணி இருந்திருக்கிறது. பதினைந்தாம் நூற்றாண்டில் ஸ்பெயினின் சில பகுதிகளிலும் கிர்ணி விவசாயம் நடைபெற்றிருக்கிறது. பதினைந்தாம் நூற்றாண்டின் இறுதியில் பிரான்ஸின் அரசனாக இருந்த எட்டாம் சார்லஸ்தான் வட ஐரோப்பாவிலும், மத்திய ஐரோப்பிய நாடுகளிலும் கிர்ணியைக் கொண்டு சென்றதாக வரலாறு செய்தி சொல்கிறது.

பானிபட் யுத்தத்தில் வென்று இந்தியாவில் முகலாய சாம்ராஜ்ஜியத்துக்கு வித்திட்ட பேரரசர் பாபருக்கு, இங்கே கிடைத்த உணவு வகைகளில் நாட்டம் இல்லை. அவரது நாக்கு காபுலைத் தேடியது. பாபரின் உணவு உணர்வுகள் பாபர்நாமாவில் சோகம் சொட்டச் சொட்டப் பதிவாகியிருக்கின்றன. 'ஹிந்துஸ்தானில் சில சௌகரியங்கள் மட்டும் இருக்கின்றன. ஆனால், நல்ல இறைச்சி இல்லை. நல்ல திராட்சையோ, அருமையான கிர்ணிப்பழமோ இல்லை. சுவையான பழங்கள் இல்லை. குளிர் தண்ணீர் இல்லை. நல்ல ரொட்டிகூட சந்தையில் இல்லை.' இதன் மூலம் பாபருக்கும் பிற முகலாயர்களுக்கும் விருப்பத்துக்குரிய பழமாக கிர்ணி இருந்திருப்பது தெரிய வருகிறது. ஷாஜஹான் காலத்தில் காபுலில் விளையும் சுவையுடன் கிர்ணி இங்கேயே பயிரிடப்பட்டதற்கான செய்திகளும் இருக்கின்றன.

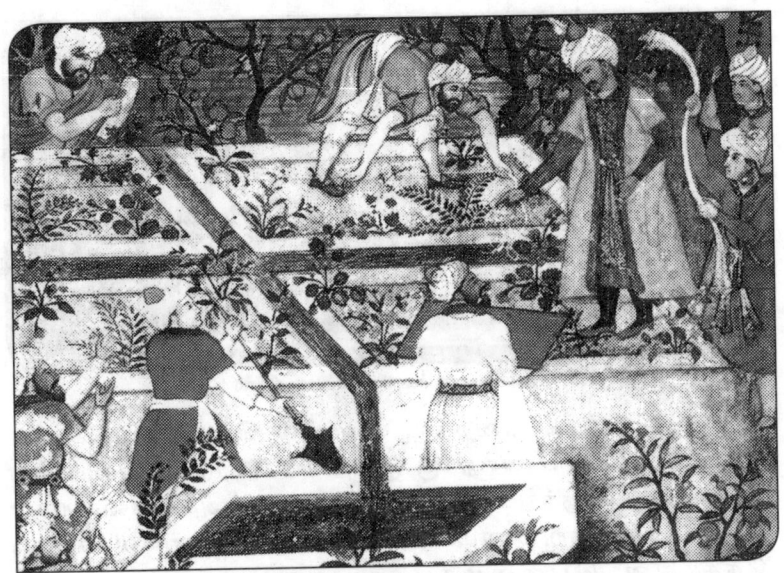

முகலாயர்களின் விவசாயம்

வட அமெரிக்கக் கண்டத்தில் கிர்ணி பரவக் காரணம் கொலம்பஸ்தான். பதினாறு, பதினேழாம் நூற்றாண்டில் வட அமெரிக்கக் கண்டத்தில் பல இடங்களில் கிர்ணி கொஞ்சம் கொஞ்சமாகப் பரவியது. அதே சமயத்தில்தான் தென் அமெரிக்கக் கண்டத்திலும் கிர்ணி பரவியது.

பதினாறு, பதினேழாம் நூற்றாண்டுகளில் பிரான்ஸ், இத்தாலி விவசாயிகளிடையே யார் அதிக இனிப்புச் சுவையுடைய கிர்ணிப் பழங்களை விளைவிக்கிறார்கள் என்பதில் கடும்போட்டி நிலவியது. பிரான்ஸில் வாழ்ந்த சார்லஸ் எஸ்டியென் (Charles Estienne) என்பவர் தனது புத்தகத்தில் கிர்ணி விவசாயம் குறித்து வேடிக்கையாக இப்படிச் சொல்லி இருக்கிறார்.

'சிலர் அதிக இனிமையான கிர்ணியை விளைவிக்கும் ரகசியம் என்னவென்றால், அவர்கள் அந்தத் தாவரத்துக்கு நீர் பாய்ச்சும்போது தேனையும் கலந்து பாய்ச்சுகிறார்கள்.'

உலகில் கிர்ணியை அதிகம் நேசிக்கும் மக்கள் என்றால் துர்க்மெனியர்கள்தாம். உள்ளேயும் வெளியேயும் வெளிர் மஞ்சள் நிறத்தைக் கொண்ட, அசத்தும் நறுமணமும்,

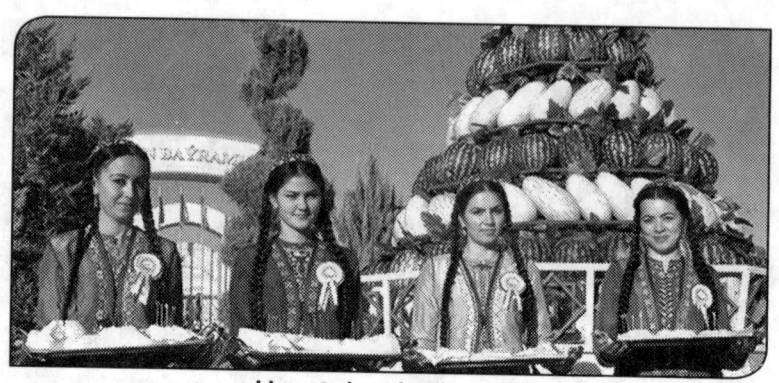

துர்க்மெனியர்களின் கிர்ணி தினம்

அபார சுவையும் நிறைந்த, அளவில் பெரிய பழம் அது. 'கிர்ணி - எங்கள் மண்ணுக்கு இறைவன் கொடுத்த வரம். இது சொர்க்கத்திலிருந்து வந்த பழம். உலகின் அதீத சுவையான பழம், அதிக நறுமணம் கொண்ட பழம். இதுவே எங்கள் தேசத்தின் பெருமைக்குரிய அடையாளம்!' என்று துர்க்மெனியர்கள் அந்தக் கிர்ணியை ஏகத்துக்கும் புகழ்கிறார்கள். ஆண்டுதோறும் ஆகஸ்ட் இரண்டாவது ஞாயிறு Melon Day என்ற பெயரில் கிர்ணிக்கான தேசிய தினம் கொண்டாடுகிறார்கள். அப்போது பாடல், நடனம், கிர்ணிப்பழ விருந்து என்று அமர்க்களப் படுத்துகிறார்கள்.

கூடுதலாக ஒரு விஷயம். துர்க்மெனிஸ்தானில் அதிகம் விளைவிக்கப்படும் கலப்பின கிர்ணி வகையானது Turkmenbashi Melon என்று அழைக்கப்படுகிறது. இதில் துர்க்மென்பாஸி என்பது கிர்ணி வகைக்கான பெயர் அல்ல. துர்க்மெனிஸ்தானை 1990 முதல் 2006 வரை ஆண்டு வதைத்த சபார்முராத் நியாஸோவ் என்ற சர்வாதிகாரி தனக்குத் தானே சூட்டிக் கொண்ட பட்டம். துர்க்மென்பாஸி என்றால் துர்க்மெனிஸ்தான் தேசத்தின் தந்தை என்று அர்த்தம். நகரமெங்கும் இருக்கும் கட்டடங்கள், பாலங்கள், விமான நிலையங்கள், பள்ளிகள் என்று பலவற்றுக்கும் தன் பெயரைச் சூட்டிக் கொண்ட நியாஸோவ், துர்க்மெனியர்களின் மனம் கவர்ந்த கிர்ணிப் பழத்துக்கும் துர்க்மென்பாஷி என்று பெயர் சூட்டி அருளினார். (விளம்பர இடைவேளை : எனது நூலான கிறுக்கு ராஜாக்களின் கதையில் துர்க்மென்பாஷியின் புகழை மேலும் வாசித்து புளகாங்கிதமடையலாம்.)

கிர்ணிக்கு ஒரு தினம் இருந்தால், தர்பூசணிக்கும் ஒரு கொண்டாட்ட தினம் இருக்க வேண்டுமல்லவா. பல்கேரியாவின் பெட்ரெவென் (Petrevene) என்ற ஊர்க்காரர்களுக்கும், அதன் அருகில் இருக்கும் டோடொர்சீன் (Todorichene) என்ற ஊர்க்காரர்களுக்கும் நில விஷயம் ஒன்றில் தகராறு. குறிப்பிட்ட நிலம் தங்கள் ஊருக்குச் சொந்தம் என்று இரு தரப்பினரும் கலகம் செய்ய, பஞ்சாயத்தில் பெரியவர் ஒருவர் தீர்ப்பு சொன்னார். 'ரெண்டு ஊர்க்காரங்களுக்கும் நிலத்தைச் சரி பாதியா பிரிச்சுக் கொடுக்குறேனுங். விவசாயம் மட்டும் பண்ணுங்க கண்ணு. இதுக்குமேல பிரச்னை, கிரச்னை பண்ணாதீங்.'

நாட்டாமையின் தீர்ப்புக்கு இரு ஊர்க்காரர்களும் தலை வணங்கினார்கள். டோடொர்சீன் ஊர்க்காரர்கள், தங்கள் பகுதி நிலத்தில் கோதுமை போட்டார்கள். பெட்ரெவென் ஊர் இளவட்டங்கள், அதுவரை அவர்கள் பயிரிடாத தர்பூசணியைத் தேர்ந்தெடுத்தார்கள். அது அமோகமாக விளைந்தது. பலரும் தேடி வந்து தர்பூசணியை வாங்கிச் சென்றார்கள். அந்த ஊரின் முக்கியமான விளைபொருளாக, அடையாளமாக தர்பூசணி மாறிப்போனது. இந்தச் சம்பவம் 1936 ஆகஸ்ட் சமயத்தில் நடந்ததாகச் சொல்கிறார்கள். எனவே பல்கேரியர்கள் ஒவ்வொரு வருடமும் ஆகஸ்ட் மாதத்தில் கடைசிக்கு முந்தைய சனிக் கிழமையை Watermelon Day என்று கொண்டாட ஆரம்பித்தார்கள். அந்த வழக்கம் இப்போதும் தொடர்கிறது.

விதையே இல்லாத தர்பூசணியை உருவாக்கும் முயற்சி 1940-ம் ஆண்டிலேயே ஆரம்பித்துவிட்டது. எதையும் வித்தியாசமாக யோசித்துச் செயல்படுத்தும் ஜப்பானியர்கள், கனசதுர வடிவத்தில் தர்பூசணி உருவாக்கியிருக்கிறார்கள். அந்த மாற்று வடிவ தர்பூசணிக்கு உலகின் பல பகுதிகளில் வரவேற்பு இருக்கிறது. காதலர் தின சமயங்களில் இதய வடிவிலான தர்பூசணிகளை உருவாக்கியும் ஜப்பானியர்கள் அசத்துகிறார்கள்.

தர்பூசணியை அப்படியே உண்பதுபோக, ஜூஸ், சாலட், ஐஸ்கீரிம் ஆகிய வடிவங்களில் நாம் பயன்படுத்துகிறோம். ரஷ்யர்கள் தர்பூசணிச் சாறைக் கொண்டு சிரப் தயாரிக்கிறார்கள். அதிலிருந்து இனிப்பூட்டிகள் தயாரிக்கிறார்கள். பீரும் தயாரித்து அருந்துகிறார்கள். ஆசியாவின் பல பகுதிகளில் தர்பூசணி விதைகளை வறுத்து உண்ணும் வழக்கம் இருக்கிறது. சிப்ஸ் போல வறுத்த தர்பூசணி விதைகளைக் கொறிப்பது சீனர்களது

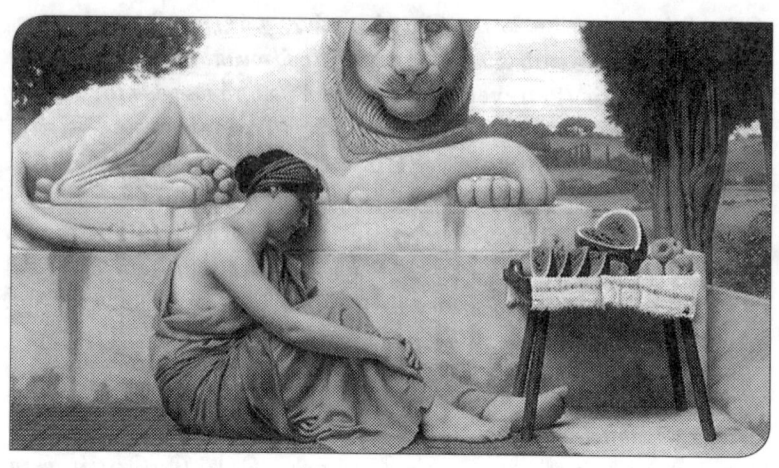

வழக்கம். சீனப் புத்தாண்டில் தர்பூசணி விதைகளை உண்பதை அதிர்ஷ்டமாகக் கருதுகிறார்கள். தர்பூசணி தோல் கொண்டு ஜாம் தயாரிக்கவும் செய்கிறார்கள்.

அமெரிக்கர்கள் தர்பூசணி விதைகளை விவசாயத்துக்கு மட்டுமே பயன்படுத்துகிறார்கள். ஆனால், தர்பூசணி தோலைக் கொண்டு இனிப்பு / கார ஊறுகாய் தயாரிக்கிறார்கள். இராக், எகிப்து மற்றும் ஆப்பிரிக்க நாடுகள் பலவற்றில் நாம் தினமும் வாழைப்பழம் உண்பதுபோல தர்பூசணியைச் சாப்பிடுகிறார்கள். தர்பூசணி விதைகளில் இருந்து தயாரிக்கப்படும் எண்ணெயை சமையலுக்கும் உபயோகிக்கிறார்கள். விதைகளை சூப்பில் சேர்த்துக் கொள்கிறார்கள்.

தர்பூசணியைச் செதுக்கி கலை வடிவமாக மாற்றும் கலைஞர்கள் உலகம் முழுக்க இருக்கிறார்கள். அழகுசாதனப் பொருள்கள் தயாரிப்பில் சர்வதேச அளவில் தர்பூசணி பயன்படுத்தப்படுகிறது. Glow Face Mask, Face Milk, Water Jelly Hydrator, Moisturizer, Toner, Face Wash என்று அழகு சாதன சந்தையை தர்பூசணி ஆண்டு வருகிறது. இன்னொரு பக்கம், ஆப்பிரிக்காவின் வறட்சியான பிரதேசங்களில் வாழும் பல்வேறு விலங்குகளுக்கும் பறவைகளுக்கும், சில பகுதி மனிதர்களுக்கும் நீர் ஆதாரமே தர்பூசணிதான்.

ஒரு கிர்ணிப் பழத்தில் 60% நீர் உள்ளது. இது உடலின் நீர்வேட்கையைத் தணிக்கிறது. மலச்சிக்கல் உள்ளவர்களுக்கு

கிர்ணி நல்ல நிவாரணி. பொதுவாக கிர்ணி, பழச்சாறு வடிவில் அதிகம் பருகப்படுகிறது. அடுத்ததாக சாலட் தயாரிப்பில் பயன்படுத்தப்படுகிறது. ஜாம், பழக்கூழ், ஐஸ்கீரிம், டெஸர்ட் போன்றவையும் தயாரிக்கப்படுகின்றன. சில நாடுகளில், வேறு சில மூலிகைகளுடன், உணவுப் பொருள்களுடன் கிர்ணிப் பழத்தையும் சேர்த்து சூப் தயாரிக்கிறார்கள். சில நாடுகளில் கிர்ணி அல்லது தர்பூசணி உடன் சர்க்கரை, ஈஸ்ட், தேன் எல்லாம் சேர்த்து, நொதிக்கச் செய்து வீட்டிலேயே ஒயின் தயாரிக்கிறார்கள். திராட்சை கொண்டு தயாரிக்கப்படும் ஒயினிலும் தர்பூசணி, கிர்ணிப்பழங்கள் சேர்க்கப்படுகின்றன.

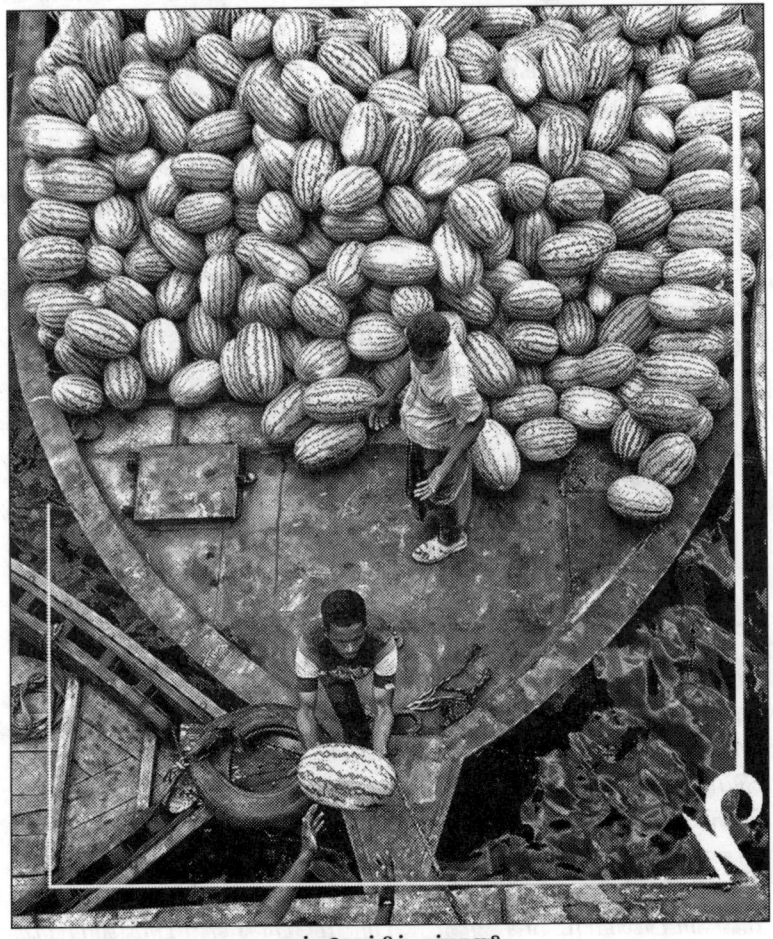

வங்கதேசத்தில் தர்பூசணி

கவிதைகள், போஸ்டர்கள், போஸ்ட் கார்டுகள் என்று எல்லாவற்றிலும் தர்பூசணி இனவெறி இளித்தது. நாடகங்களிலும் திரைப்படங்களிலும் கருப்பினத்தவர்கள் தர்பூசணிகளையும் கோழிகளையும் திருடும் நபர்களாகச் சித்தரிக்கப்பட்டனர். அந்தக் கதாபாத்திரங்களில் வெள்ளை நடிகர்களே கரி பூசிக்கொண்டு நடித்தார்கள்.

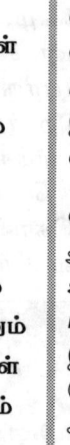

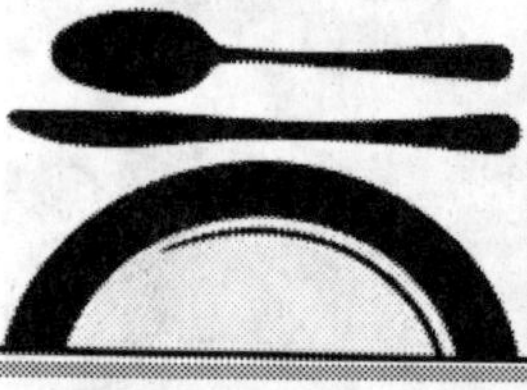

விளைந்த கிர்ணியை லேசாகக் கீறிப் பார்க்கும்போது அதில் நல்ல நறுமணம் வந்தால் அது பழுத்துவிட்டது என்று அர்த்தம். அதேபோல நன்கு பழுத்த கிர்ணி எடை அதிகமானதாக இருக்கும். அப்படிப்பட்டதை உடனே வாங்கலாம்.

வரியுள்ள முழு தர்பூசணியை தூக்கிப் பார்க்கும்போது அதிக எடை உடையதாகத் தெரிய வேண்டும். பழம் முழுக்க ஒரே பச்சையாக இல்லாமல், ஒரு பகுதியில் கொஞ்சம் மஞ்சள், வெள்ளை கலந்து இருக்க வேண்டும். அதுதான் இயற்கையான சூரிய வெளிச்சத்தில் பழுத்த நல்ல பழம். அப்படிப்பட்ட தர்பூசணியை வாங்கினால் அது அதிக இனிப்புடன், நிறைய நீருடன் அருமையாக இருக்கும். 'ஒரு தர்பூசணி வாங்கத் தெரியுதா?' என்று வீட்டிலும் திட்டு வாங்காமல் தப்பிக்கலாம்.

சுவாரசியமான வரலாற்றுச் சம்பவம் ஒன்று. மாசிடோனிய மன்னர் பிலிப் அவையில் கவர்னர் டொமஸ்தனிஸ், அரசியல் விவாதம் ஒன்றைக் கிளப்பினார். பலரும் விவாதத்தை வளர்க்க, அவை சூடானது. ஒரு கட்டத்தில் டொமஸ்தனிஸின் அனல் வார்த்தைகளைப் பொறுக்க முடியாமல் அவையில் இருந்த ஒருவர், தர்பூசணியை ஒன்றைக் கையில் எடுத்து டொமஸ்தனிஸை நோக்கி வீசினார். அது அவரது காலடியில் விழுந்து உடைந்தது. டொமஸ்தனிஸ் அலட்டிக் கொள்ளாமல், உடைந்த தர்பூசணியின் ஒரு பாதியைக் கையில் எடுத்தார். அதன் சதைப் பகுதிகளை பிய்த்துப் போட்டார். அந்த ஓட்டை ஹெல்மெட் போலதலையில் மாட்டிக்கொண்டார். 'மாசிடோனிய மன்னர் பிலிப்புடன் சண்டை போடும்போது என் பாதுகாப்புக்கு

இது தலைக்கவசமாக உதவும்’ என்று டொமஸ்தனிஸ் சொன்னதும், அனலாக இருந்த அவை அப்படியே கலகல வென்று மாறிப்போனது. இன்றைக்கு தர்பூசணி டிசைனில் தலைக் கவசங்கள் கிடைக்கின்றன. விதை, டொமஸ்தனிஸ் போட்டது!

வெம்மைப் பக்கங்கள்

2014, அக்டோபர் *1* அன்று பாஸ்டன் ஹெரால்ட் இதழில் வெளியான ஜெரி ஹோல்பர்ட் என்பவர் வரைந்த கேலிச்சித்திரம்

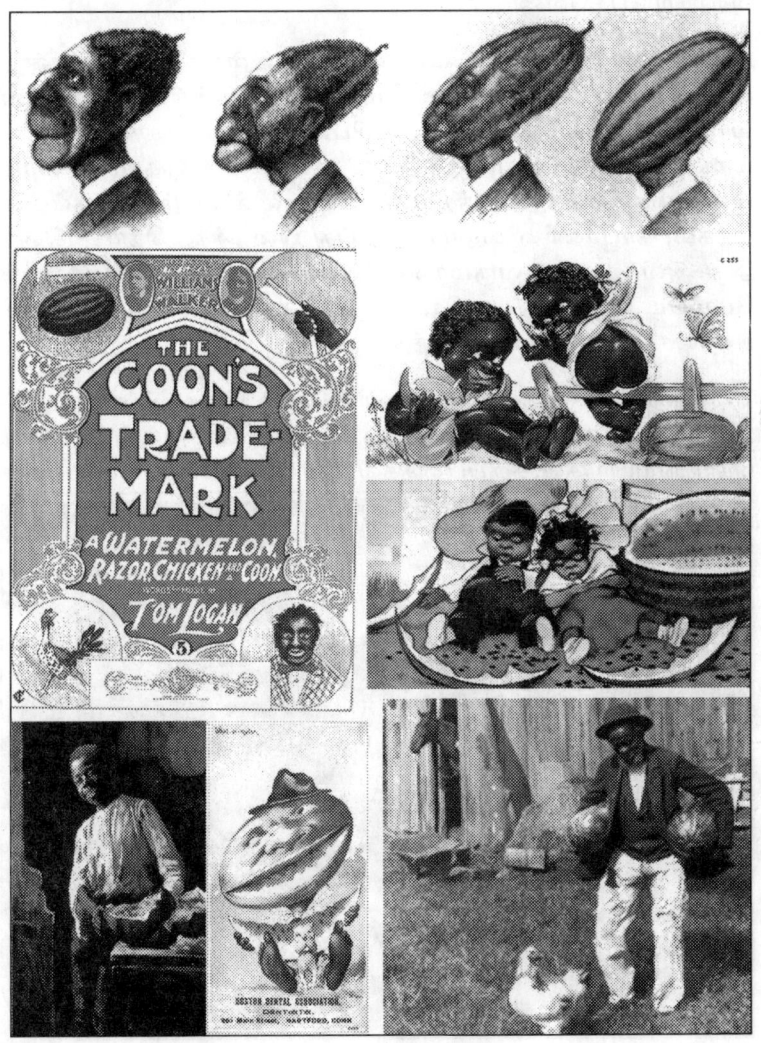

கடும் கண்டனத்துக்கு உள்ளாகியது. அப்போதைய அமெரிக்க அதிபர் ஒபாமா பல் தேய்த்துக் கொண்டிருக்கிறார். பாத்டப்பில் பதுங்கியிருக்கும் திருடன், 'வாட்டர்மெலன் ஃப்ளேவர் பற்பசை உபயோகித்திருக்கிறீர்களா?' என்று ஒபாமாவிடம் கேட்கிறான். கடும் கண்டனங்கள் சகல திசைகளில் இருந்தும் எழும்ப, பத்திரிகை நிர்வாகத்தினரும், கேலிச்சித்திரம் வரைந்தவரும் மன்னிப்பு கேட்டார்கள். வாட்டர்மெலன் ஃப்ளேவர் பற்பசை என்பதில் என்ன பிரச்னை என்று உணர்ந்துகொள்ள கொஞ்சம் வரலாறு பேச வேண்டும்.

1865-ம் ஆண்டு முடிவுக்கு வந்த அமெரிக்க உள்நாட்டுப்போரானது, அடிமைப்பட்டிருந்த அமெரிக்க-ஆப்பிரிக்களுக்கான விடுதலையைக் கொடுத்தது. குறிப்பாக அமெரிக்காவின் தென் மாகாணங்களில் வாழ்ந்த கருப்பின மக்கள் சுதந்தரமாக வாழ வழிவகை செய்தது. அந்த மாகாணங்களில் வாழ்ந்த கருப்பின மக்கள், தர்பூசணி விவசாயம் செய்து பிழைக்கத் தொடங்கினர். அது அவர்களுக்கு வருமானம் கொடுத்தது. வாழ்க்கைத் தரம் மேம்பட உதவியது. தவிர, அந்த மக்களுக்கு மிகவும் பிடித்த உணவாகவும் தர்பூசணி இருந்தது.

வெள்ளை மக்களுக்கும் தர்பூசணி மிகவும் பிடிக்கும் என்றாலும் அதை அவர்கள் கருப்பின மக்களோடு பொருத்திப் பார்க்கத் தொடங்கினார்கள். கருப்பினத்தவர்கள் என்றாலே சோம்பேறிகள்.

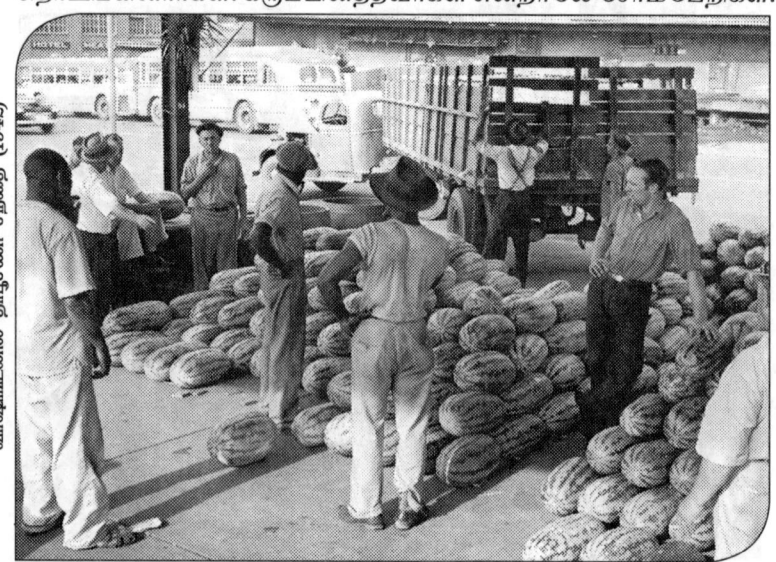

வாஷிங்டனில் தர்பூசணி சந்தை (1942)

மிகவும் எளிமையான, அதிக வேலை வைக்காத தர்பூசணி விவசாயம் செய்து பிழைக்கிறார்கள். மிகவும் அழுக்கான அந்த மக்களுக்கு தர்பூசணியை ஒழுங்காக வெட்டிச் சாப்பிடக்கூடத் தெரியாது. புறங்கையில் சாறு வழிய, தர்பூசணியை அநாகரிகமாக கடித்துக் கொண்டிருப்பார்கள். அதன் விதைகளை வழியெங்கும் துப்பி வைப்பார்கள். இதெல்லாம் வெள்ளை மக்களின் பொதுப்புத்தியில் படிந்த விஷயங்கள். இனவெறி வெறுப்பை தர்பூசணியில் திணித்து வெளிப்படுத்தினார்கள்.

அத்தனைக் காலம் தங்களிடம் அடிமையாக இருந்த கருப்பின மக்கள் வாஷிங்டன் நகர சந்தையில் தர்பூசணியைக் குவித்துப் போட்டு வியாபாரம் செய்வதைக் கண்டாலே சிலருக்கு எரிச்சலாக வந்தது. இன்னும் சிலர், அதற்குப் பிறகு தர்பூசணி சாப்பிடுவதையே நிறுத்திக் கொண்டார்கள். கிளாரா என்ற கருப்பினப் பெண்மணி, ஹென்றி என்ற வெள்ளைக்காரச் சிறுவனின் வளர்ப்புத்தாயாக இருந்தாள். நல்லதொரு நாளில் கிளாராவுக்கு விடுதலை கிட்டவும் சிறுவன் ஹென்றியால் அதை ஏற்றுக் கொள்ளவே முடியவில்லை. கிளாரா, அவனுக்குப் பிடிக்குமே என்று தர்பூசணித் துண்டு ஒன்றை அன்புடன் நீட்டினாள். அவன் இனவெறிச் சொற்களை கக்கினான். 'நான் நீக்ரோக்கள் உண்பதை எல்லாம் தொடவே மாட்டேன்.'

1869-ம் ஆண்டில் Frank Leslie's Illustrated Newspaper-ல் சித்திரம் ஒன்று வெளியானது. கருப்பின மக்கள் ஆசையுடன் தர்பூசணியைச் சுவைத்தபடி கொண்டாடுவதுபோல. கருப்பின மக்களோடு தர்பூசணியை பொருத்தி அச்சிதழில் வெளிவந்த முதல் சித்திரம் இதுவே. அதைத் தொடர்ந்து கருப்பினத்தவர் ஒருவரை வரைந்தாலே தர்பூசணியையும் சித்திரத்துக்குள் பொருத்தும் போக்கு உண்டானது. அந்தச் சமயத்தில் வெள்ளை இன மக்களின் முதன்மையை மீட்டெடுப்பதற்காக Ku Klux Klan என்ற ரகசிய அமைப்பினர் (வெள்ளைக்கார இனவெறியர்கள்), கருப்பினத்தவர்களுக்கு எதிராக இயங்கிக் கொண்டிருந்தனர். இரு தரப்பினருக்குமான மோதல் செய்திகள் பத்திரிகைகளில் வெளிவந்த வண்ணம் இருந்தன. அதில் இப்படி ஒரு செய்தியும் வெளியானது. 'பக்கத்து வீட்டுக்காரரை தர்பூசணியில் விஷம் வைத்துக் கொல்ல முயன்ற கருப்பின இளைஞர் கைது!'

கருப்பின மக்கள் விடுதலை அடைய அருகதை அற்றவர்கள். அவர்களுக்குச் சுதந்தரத்தைப் பயன்படுத்தத் தெரியாது. அதன்

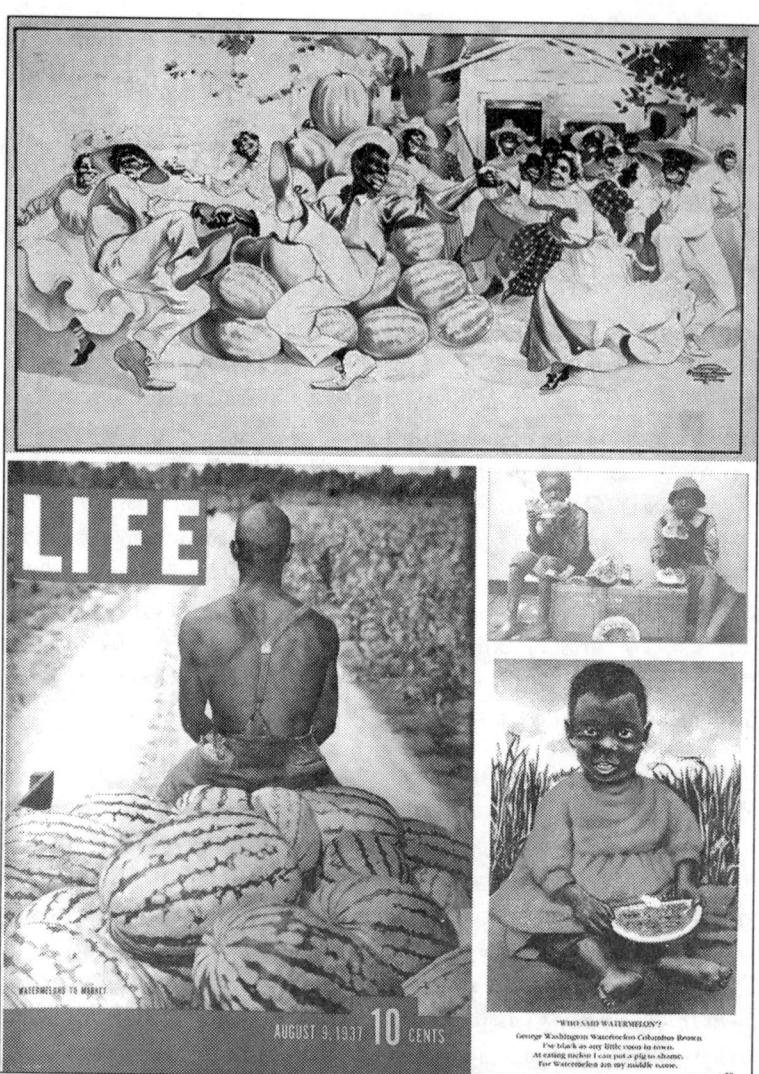

அருமையை அவர்களால் உணரவே முடியாது. அவர்கள் எந்நேரமும் தர்பூசணியைக் கொறித்துக் கொண்டிருக்கும் சோம்பேறிகள்! தர்பூசணி வறுமையின் அடையாளம். அது கருப்பினத்தவர்களின் அநாகரிகச் சின்னம். இந்தக் கருத்தாக்கத்தைத்தான் வெள்ளையினத்தவர்கள் அடுத்தடுத்த தலைமுறையினரிடமும் விதைத்தார்கள். அதேபோல தொடர்ந்து கேலிச்சித்திரங்கள் வெளிவந்தன. அவை Coon Cartoons

என்றழைக்கப்பட்டன. நிறவெறிக் கருத்துகளை தர்பூசணியோடு சேர்த்துப் பிணைந்து பாடல்களும் வெளிவந்தன. அவை Coon Songs என்றழைக்கப்பட்டன. கவிதைகள், போஸ்டர்கள், போஸ்ட் கார்டுகள் என்று எல்லாவற்றிலும் தர்பூசணி இனவெறி இளித்தது. நாடகங்களிலும் திரைப்படங்களிலும் கருப்பினத்தவர்கள் தர்பூசணிகளையும் கோழிகளையும் திருடும் நபர்களாகச் சித்தரிக்கப்பட்டனர். அந்தக் கதாபாத்திரங்களில் வெள்ளை நடிகர்களே கரி பூசிக்கொண்டு நடித்தார்கள். 1937, ஆகஸ்ட் 9, LIFE இதழ் தர்பூசணி ஸ்பெஷலாக வெளிவந்தது. அதில் வெள்ளைப் பெண்கள் நீச்சலுடையில் நாகரிகமாக தர்பூசணி உண்பது போலவும், அதே சமயம் கருப்பினத் தாய் ஒருத்தி தர்பூசணியைக் கடித்தபடியே தன் குழந்தைக்குப் பாலூட்டுவது போலவும், கருப்பின மக்கள் வசிக்கும் பகுதிகளில் பன்றிகளும் தர்பூசணிகளை விரும்பி மேய்வதாகவும் புகைப்படச் செய்திகளை வெளியிட்டிருந்தது.

இப்படி கருப்பின மக்களோடு தர்பூசணியைப் பொருத்தி அவர்களை மட்டம் தட்டும் நிறவெறி வேலையானது இருபதாம் நூற்றாண்டின் முற்பாதி வரை தீவிரமாகத் தொடர்ந்தது. பிற்பாதியில் சற்றே குறைந்தது. இந்த நூற்றாண்டிலும் அவ்வப்போது தலைகாட்டுகிறது. அதற்கு மேற்சொன்ன ஒபாமா கேலிச்சித்திரமே உதாரணம். இந்த கருப்பின தர்பூசணி கற்பிதங்களானது Watermelon Stereotype என்ற பதத்தில் குறிப்பிடப்படுகிறது. 2021-ல் வெளியான Curb Your Enthusiasm என்ற நகைச்சுவைத் தொடரில் ஒரு காட்சி. சூப்பர் மார்க்கெட்டில் அமெரிக்க நடிகர் லாரி டேவிட், ஆப்பிரிக்க-அமெரிக்க நடிகரான ஜே. பி. ஸ்மூவ் இருவரும் பொருள்கள் வாங்குகின்றனர். டேவிட் தர்பூசணியை எடுக்க, ஸ்மூவ் தயங்குகிறார். அப்போது டேவிட் இப்படி ஒரு வசனத்தைச் சொல்கிறார்.

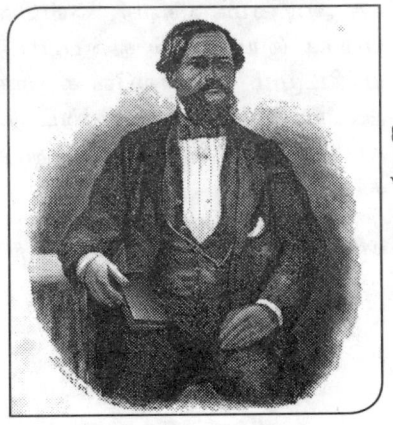

'It's not a crime for a black man to like watermelon'.

பத்தொன்பதாம் நூற்றாண்டில் அமெரிக்காவில் பண்ணை அடிமையாக வாழ்ந்த இஸ்ரேல்

கேம்பெல் என்ற ஆப்பிரிக்க - அமெரிக்கர் எழுதிய Bond and Free: or, Yearnings for Freedom புத்தகத்திலிருந்து ஒரு சம்பவத்துடன் தர்பூசணியின் கடைசித் துண்டைச் சுவைத்தால் பொருத்தமாக இருக்கும்.

பெல்ஃபெர் என்ற அமெரிக்கரின் பருத்திப் பண்ணையில் இஸ்ரேல் கேம்பெல் அடிமையாக வேலை பார்த்தார். ஒவ்வோர் அடிமையும் தினமும் நூறு பவுண்டு பஞ்சு பறிக்க வேண்டும் என்பது முதலாளியின் கட்டளை. அவ்வளவு எல்லாம் பறிக்கவே முடியாது என்பது கேம்பெலுக்குத் தெரியும். ஆனால், வேலை முடியும் நேரத்தில் பஞ்சு நிறைந்த அவரது கூடையை எடை போடும்போது நூறு பவுண்டுகளுக்கு மேல்தான் எடை காட்டும். முதலாளியின் வசவுகளிலிருந்தும் தண்டனைகளிலிருந்தும் தப்பித்துவிடுவார்.

விஷயம் இதுதான். பக்கத்திலேயே தர்பூசணி தோட்டம் ஒன்று இருந்தது. கேம்பெல் வேலைக்கு வரும் முன்பே அங்கிருந்து நல்ல எடையுள்ள தர்பூசணி ஒன்றைத் தூக்கி வந்துவிடுவார். மறைவாக வைத்துவிடுவார். வழக்கம்போல பஞ்சு பறிப்பார். மாலை நேரத்தில் வேலை முடியும்போது அந்த தர்பூசணியை, பஞ்சுக் கூடையின் அடியில் புதைத்து வைத்துவிடுவார். தர்பூசணியின் எடையே சுமார் 25 பவுண்டுகளுக்கும் மேல் இருக்க, கேம்பெலின் பஞ்சுக்கூடை சதமடிப்பதில் பிரச்னை இருக்காது. முதலாளி, கேம்பெலை சந்தேகம் கலந்த வியப்புடன் நோக்குவார். 'கடினமான உழைப்பு சார்!' என்று பெருமிதமாகச் சொல்லுவார் கேம்பெல்.

சக அடிமை ஒருவர், ஒவ்வொரு நாளும் போதிய பஞ்சு பறிக்க இயலாமல் துன்பப்படுவதைக் கண்டார் கேம்பெல். யாரிடமும் சொல்லவே கூடாது என்று தர்பூசணி ரகசியத்தை அவரிடம் பகிர்ந்து கொண்டார். அடுத்த நாளில் இருந்து அந்த நபரது பஞ்சுக்கூடையும் நூறு பவுண்டைத் தாண்டி எடை காட்டியது.

அந்த அடிமைகளின் சுமையை தர்பூசணிகள் பகிர்ந்து கொண்டன.

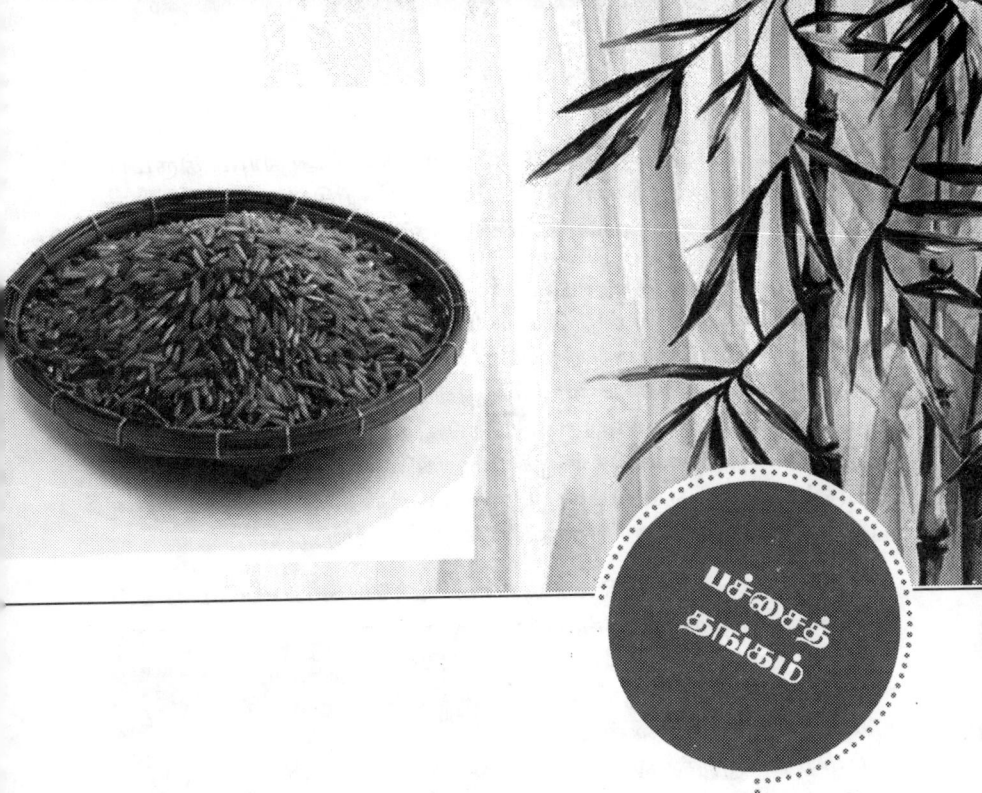

பச்சைத் தங்கம்

மூங்கில்

அரசே! அந்த ஒன்பது டிராகன்களின் அட்டகாசம் எல்லை மீறிப் போய்க் கொண்டிருக்கிறது. உங்கள் வாளுக்கு வேலை வந்துவிட்டது!

செய்தி கேட்டதும் அரசர் டிராகன்களுக்கு எதிராகப் போர்க்கோலம் பூண்டார். அவரது இரண்டு மனைவிகளும் போகாதே போகாதே என் கணவா! பொல்லாத சொப்பனம் நானும் கண்டேன் என்று தனித்தனியாக அழுதனர். அரசர் கேட்கவில்லை. மக்களின் பாதுகாப்புக்காக நான் இதைச் செய்தே தீர வேண்டும் என்று நெஞ்சை நிமிர்த்தியபடி கிளம்பிச் சென்றார்.

இரண்டாயிரம் ஆண்டுகளுக்கு முன்பாக சீனாவின் ஹுனான் மாகாணத்தை ஆண்ட அந்த அரசரின் பெயர் ஷன். ஜியுயிஷான் மலைப்பகுதியில் வாழும் அந்த டிராகன்களைத் தேடிப் பிடித்துத்

தீர்த்துக் கட்டச் சென்ற ஷன், பல காலம் ஆகியும் திரும்பி வரவில்லை. ஒருநாள் அந்த கெட்ட செய்தி வந்து சேர்ந்தது. டிராகன்களுக்கு எதிரான போரில் அரசர் வீர மரணம் அடைந்தார்.

இரண்டு அரசிகளும் நெஞ்சில் அடித்துக் கொண்டு அழுதபடி அரண்மனையை விட்டு வெளியே வந்தனர். அரசர் இறுதியாகக் கடந்து சென்ற ஷியாங்ஜியாங் நதிக்கரையில் உட்கார்ந்து அழுது தீர்த்தனர். அந்தக் கண்ணீர்த் துளிகள் அங்கிருந்த மூங்கில் மரங்களின் மீது விழுந்தன. ரத்தப் புள்ளிகள் போல பதிந்தன. இத்தனை நூற்றாண்டுகள் ஆகியும் அங்கே விளையும் மூங்கில்கள் கருப்பு அல்லது சிவப்புப் புள்ளிகளுடன்தான் விளைகின்றன என்று சீனர்கள் அரசர் ஷன்னின் கதை சொல்கிறார்கள்.

சீனர்களுக்கும் மூங்கில்களுக்குமான பிணைப்பு என்பது ஈடு இணையில்லாதது. மூங்கிலின் தாயகம் தெற்காசியக் கண்டம்தான். குறிப்பாக சீனாதான் மூங்கிலின் பூர்விக பூமியாக இருக்கலாம் என்று கருதப்படுகிறது. சீனர்கள் மூங்கிலைஉயர்குடிப்பிறப்பின், அன்பின், பெருமையின், புகழின், மேன்மையின் அடையாளமாகக் கருதுகின்றனர். மூங்கிலுக்கு ஆன்மாவும் உணர்வும் இருக்கிறது என்பது அவர்களது நம்பிக்கை. சீனாவுக்கு மூங்கில்களின் தேசம் என்ற சிறப்புப் பெயரும் உண்டு.

சீனர்களின் மூங்கில் உடை

மூங்கில், பிளம், ஆர்க்கிட், சீன சாமந்தி (Chrysanthemum) ஆகிய நான்கு தாவரங்களையும் நான்கு மேன்மையான மனிதர்கள் என்று கொண்டாடுகிறார்கள். மூங்கில், பிளம், பைன் ஆகிய மூன்று தாவரங்களையும் குளிர்காலத்தின் நண்பர்கள் என்று போற்றுகிறார்கள். மூங்கிலின் ஆழமான வேர்களை நிலைப்புத் தன்மை மற்றும் விடாமுயற்சியின் அடையாளமாகவும், அதன் ஓங்கி வளர்ந்த உயரத்தைப் பெருமை மற்றும் புகழின் உச்சமாகவும், அதன் தண்டின் காலியான உள்பகுதியை அடக்கத்தின் வடிவமாகவும் குறிப்பிடுகிறார்கள். மூங்கில் சீன முன்னோர்களின் அன்றாட வாழ்வுடன் இணைந்த ஒன்றாகவே இருந்திருக்கிறது. ஆயிரம் ஆண்டுகளுக்கு முன்பு சீனாவில் வாழ்ந்த கவிஞரான சு டோங்போ (Su Dongpo) என்பவர் இப்படி ஒரு கவிதை அல்லது

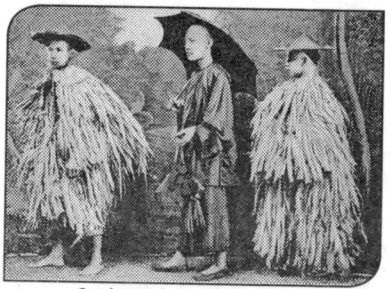

அது போன்ற ஒன்றை எழுதியிருக்கிறார். என்னால் இறைச்சி உண்ணாமல் வாழ்க்கை முழுக்க இருக்க முடியும். மூங்கில் உணவு உண்ணாமல் ஒருநாள்கூட இருக்கவே முடியாது.

இன்றைய சீனாவின் ஜெஜியாங் மாநிலத்தின் ஹெமுடு என்ற இடத்தில் நடந்த அகழ்வாராய்ச்சியில், சுமார் 7000 ஆண்டுகளுக்கு முற்பட்ட மிகப் பழைய மூங்கில் பொருள்கள் கண்டெடுக்கப்பட்டுள்ளன. பண்டைய சீனர்கள் வீடு கட்ட மூங்கிலையே பெரும்பாலும் பயன்படுத்தியிருக்கிறார்கள். வில், அம்பு, பிற ஆயுதங்கள், பாத்திரங்கள் தயாரிக்கும் பொருளாகவும் மூங்கில் பயன்பட்டிருக்கிறது. மூங்கில் இலைகளை ஆடைகளாக அணிந்திருக்கிறார்கள். கி.பி.16-ம் நூற்றாண்டு வரை சீனர்களின் அத்தியாவசிய தேவையாக மூங்கில் படுக்கைகள் இருந்திருக்கின்றன.

சீனர்கள் காகிதத்தைக் கண்டறியும் முன் பட்டுத்துணியில் எழுதினார்கள். பட்டைவிட, மூங்கிலின் விலை குறைவு என்பதால் அதிலும் எழுதினார்கள். சீனர்களின் கலாசாரமும் வரலாறும் விரிந்து பரவ மூங்கில் சுவடிகளே மிக முக்கிய பங்கு வகித்தன. சில ஆயிரம் ஆண்டுகளுக்கு முன்பான மூங்கில் சுவடிகள் சீனாவில் கண்டெடுக்கப்பட்டுள்ளன. சன் சூவின் எழுதிய The Art of War நூலும் மூங்கில் சுவடிகளில் வடிக்கப்பட்டதே.

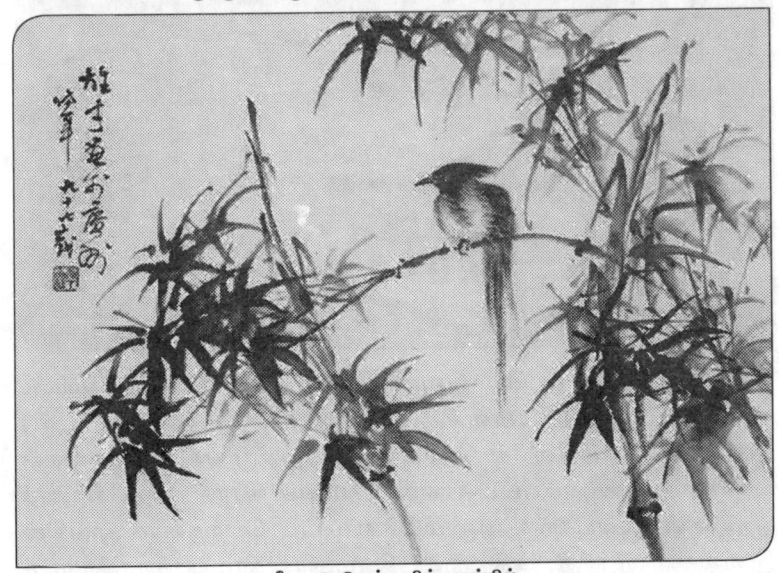

சீன ஓவியங்களில் மூங்கில்

காகிதம் தயாரிப்பிலும் மூங்கில் அங்கே பல நூற்றாண்டுகளாகப் பயன்படுத்தப்பட்டு வருகிறது. பழைமையான சீன ஓவியங்கள் பலவற்றிலும் மூங்கில் மரங்களைப் பார்க்கலாம். புல்லாங்குழல்களின் வரலாறு மூங்கிலிடமிருந்துதான் தொடங்குகிறது. பண்டைய சீன மருத்துவத்திலும் மூங்கில் மரத்தின் பாகங்கள் பல்வேறு நோய்களுக்கு மருந்தாகப் பயன்படுத்தப்பட்டதற்கான குறிப்புகள் இருக்கின்றன.

புல் வகையிலேயே மிகவும் உயரமாக வளரக்கூடியது மூங்கில்தான். உலகிலேயே அதிக வேகமாக வளரக்கூடிய மரமும் இதுதான். சில மூங்கில் மரங்கள் ஒரு நாளில் ஒரு மீட்டர் உயரம் வரை வளர்கின்றன. அதிகபட்சம் 40 மீட்டர் வரை மூங்கில் வளர்கிறது. சுமார் 60 அடி உயரத்துக்கு மூங்கில் வளர எடுத்துக்கொள்ளும் காலம் சுமார் 60 நாள்களே.

மூங்கிலில் ஏறத்தாழ 1000 சிற்றினங்கள் உள்ளன. சீனாவில் மட்டும் சுமார் 400 வகை மூங்கில் சிற்றினங்கள் வளர்கின்றன. உலகில் மூன்றில் ஒரு பங்கு மூங்கில் மரங்கள் சீனாவில்தாம் இருக்கின்றன.

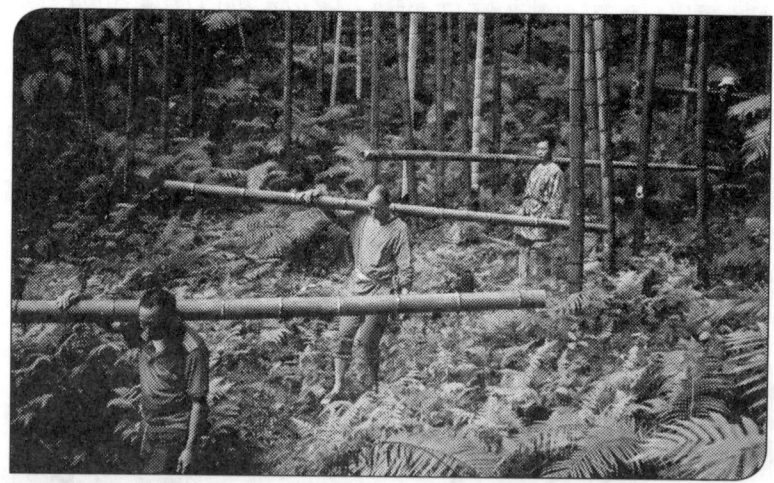

இந்திய மூங்கிலின் பொதுவான தாவரவியல் பெயர் Bambusa Arundinacea. இந்தியாவுக்கும் மூங்கிலுக்குமான தொடர்பு புராண காலத்திலேயே தொடங்குகிறது. மூங்கில் இலைகள் உணவாக உண்ணப்பட்டதாக ராமாயணம் சொல்கிறது. சமணத் துறவிகள் உண்பதற்கு அனுமதிக்கப்பட்ட பொருளாக மூங்கில் இலைகள் இருந்திருக்கின்றன. கி.மு. நான்காம் நூற்றாண்டைச்

சேர்ந்ததாகக் கருதப்படும் சமஸ்கிருத நூலான Apastamba-ல் மூங்கில் அரிசி குறிப்பிடப் பட்டுள்ளது. பதினேழாம் நூற்றாண்டில் காலடியை ஆண்ட அரசர் பசவராஜா எழுதிய சிவதத்வரத்னகரா என்ற நூலில் மூங்கில் குருத்துகள் சமைப்பதற்காகப் பயன்படுத்தப்பட்ட விதம் குறித்த செய்திகள் உள்ளன. மூங்கில் அரிசியை பசவராஜா, Rajannaakki அதாவது அரசர்களுக்குத் தகுந்த உணவு என்று குறிப்பிட்டுள்ளார். கர்நாடகாவின் குடகுப் பகுதியில் மூங்கில் குருத்து கொண்டு சமைக்கப் படும் Baimbly என்ற பாரம்பரிய உணவு பல நூற்றாண்டுகளாகப் புழக்கத்தில் உள்ளது.

சீனா தவிர, இந்தியா, தாய்லாந்து, பிலிப்பைன்ஸ், இந்தோனேசியா, நேபாளம், பங்களாதேஷ், கோஸ்டா ரிகா, கென்யா, மடகாஸ்கர் ஆகியன மூங்கில் உற்பத்தியில் முன்னணி நாடுகளாக இருக்கின்றன. இந்தியாவில் 156 வகை மூங்கில் இனங்கள் பயிரிடப்படுகின்றன. இந்தியாவின் வடகிழக்கு மாநிலங்கள், மேற்கு வங்காளம், ஒடிஸ்ஸா, ஆந்திரா, தெலுங்கானா, மகாராஷ்டிரா மாநிலங்கள் மூங்கில் வளர்ப்பில் முன்னணியில் இருக்கின்றன. 'பச்சைத் தங்கம்' என்று அழைக்கப்படும் மதிப்புமிக்க மரமான மூங்கில், இந்தியக் காடுகளில் 12.8 சதவிகிதம் வரை வளர்க்கப்படுகிறது.

'நீங்கள் பாரியின் ராஜ்ஜியத்தை எத்தனைக் காலம் முற்றுகையிட்டாலும் தோற்கடிக்கவே முடியாது. ஏனென்றால் அவனது மக்களுக்கு உணவுக்குப் பஞ்சமே வராது.

காரணம் மூங்கில்,

அதில் விளையும் அரிசி, தேன், பலவகையான கனிகள் ஆகியவை பறம்பு மலையெங்கும் நிறைந்துள்ளன.

மூங்கில் அரிசி

மூங்கில் மரம், சுமார் 40 ஆண்டுகள் வாழக்கூடியது. தன் வாழ்நாளின் முடிவில் மூங்கில் மரம் இந்த உலகத்துக்காக மிக அற்புதமான ஓர் உணவுப் பொருளை விளைவித்துவிட்டு தன் உயிரை மாய்த்துக் கொள்கிறது. அது மூங்கில் நெல்.

இந்திய வடகிழக்கு மாநிலங்களில் பேசப்படும் மலைவாழ் மக்களின் மொழியான மிசோவில், Mau Tam என்றொரு பிரயோகம் உள்ளது. அதன் பொருள் 'மூங்கில் சாவு'. அதென்ன?

40 ஆண்டுகளுக்கு ஒருமுறை மூங்கில் மரங்கள் எல்லாம் ஒருசேரப் பூத்து மடியும் ஒரு விநோதமான சுற்றுச்சூழல் நிகழ்வைக் குறிக்கும் பதம்தான் Mau Tam. சிலர் இதை 48 ஆண்டுகள் என்கிறார்கள்.

மிசோரம் மாநிலத்தின் மொத்த நிலப்பரப்பில் 30% மூங்கில் காடுகள்தாம். இந்த மூங்கில் சாவு நிகழ்வின்போது Melocanna Baccifera என்ற மூங்கில் இன மரங்களில் பெரும்பாலானவை ஒரே சமயத்தில் பூக்கின்றன. மூங்கில் பூத்தால் எலிகளுக்குக் கொண்டாட்டம். குறிப்பாகப் பெருச் சாளிகள் இந்த மூங்கில் பூக்களில் இருக்கும் நெல்லைக் கொறித்துக் கொழுக்கின்றன. இதனால் எலிகளின் இனப்பெருக்கம் மிகவும் அதிகரிக்கிறது. மூங்கில் பூத்து முடித்து அதன் நெல் எல்லாம் பெருச்சாளி களுக்கு உணவாகி காலியான பின், அவை அக்கம் பக்கத்து வயல்களில் புகுந்து நாசம் செய்ய ஆரம்பிக்கின்றன. இதனால் பயிர்கள் பாதிக்கப்பட்டு விளைச்சல் பெருமளவு குறைந்து போகிறது. உணவுத் தட்டுப்பாடு பெருகி, பஞ்சம் உண்டாகிறது.

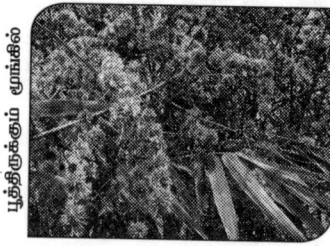

பூத்திருக்கும் மூங்கில்

மூங்கில் பூத்தால் நல்லதல்ல, பஞ்சம் உண்டாகும் என்று பொதுவாகச் சொல்லப்படுவதன் பின்னணியில் உள்ள உண்மை இதுதான். பிரிட்டிஷ் ஆட்சிக்காலத்தில் 1861, 1911 ஆண்டுகளில் மிசோரத்தில் கடும் பஞ்சம் நிலவியது. அந்தச் சமயங்களில் மூங்கில் பூத்தது குறிப்பிடத்தக்கது. சில சமயங்களில் ஒரு சில மூங்கில் மரங்கள் மட்டும் வழக்கத்திற்கு மாறாக ஒருசேரப் பூக்காமல் இடையே பூப்பதுண்டு. அவற்றின் விதைகளாகிய நெல், பெரும்பாலும் பெருச்சாளிகளுக்குத் தீனியாகி விடுவதால் அந்த மரங்களின் மரபுவழித்தோன்றல் அத்துடன் முற்றுப் பெறுகிறது. ஆனால், மூங்கில்கள் ஒரு சேரப் பூத்தால், பெருச்சாளிகளிடமிருந்து தப்பிய மிகுதியான விதைகள், நிலத்தில் விழுந்து அடுத்த மூங்கில் சந்ததியை உருவாக்கி விடுகின்றன.

சங்கத் தமிழர்களும் மூங்கில் அரிசியும்

பண்டைக்காலம் தொடங்கி இன்று வரை தமிழர்களின் உணவு முறையில் முக்கியமானது சோற்றுணவு. மருத நில மக்களின் பிரதான உணவு நெல்சோறு. அதேபோல குறிஞ்சி நில மக்களின் முக்கிய உணவாக மூங்கில் அரிசிச்சோறு இருந்திருக்கிறது. குறிஞ்சி நிலம் மலையும் மழையும் நிறைந்தது. அங்கே உயரமான மூங்கில் காடுகள் அதிகம். ஆக, மூங்கில் அரிசி என்பது அங்கே சுலபமாகக் கிடைக்கும் பொருளாக இருந்தது. அதை அரிசிச் சோறாகவும், அவலாக மாற்றியும் உண்டார்கள். மூங்கில் அரிசி, புளி, உளுந்து அல்லது பயிறு கலந்து கூழாக்கியும் உண்டிருக்கிறார்கள்.

இதை மலைப்படுகடாம் ஒரு பாடலில் விளக்குகிறது.

> இன்புளிக் கலந்து மாமோராகக்
> கழைவளர் நெல்லின் அரியுலை ஊழ்த்து
> வழையமை சாரல் கமழ்த்துழைக
> நறுமலர் அணிந்த நாறிரு முச்சிக்
> குறமகள் ஆக்கிய வாலவிழ் வல்சி...

இதன் பொருள், மூங்கில் நெல்லின் அரிசியோடு மோரை நீர்போலச் சேர்த்து, புளி கலந்து சமைத்த சோற்றினை பலவிதமான இறைச்சி உணவோடு, நறுமலர் சூடிய குறமகள் விருந்தினர்களுக்குப் பரிமாறினாள்.

> நெல்கொள் நெடுவெதிர்க்கு அணைந்த யானை
> முத்துஆர் மருப்பின் இறங்குகை கடுப்ப...

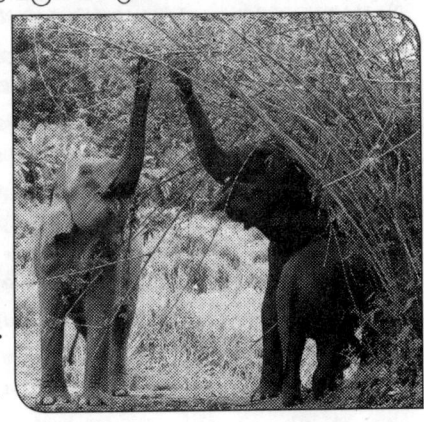

இது குறிஞ்சிப் பாட்டில் வரும் வரிகள். மலையில் ஓங்கி வளர்ந்துள்ளது மூங்கில். அந்த மூங்கில் ஈன்ற அரிசியைத் தின்ன ஆண்யானைவிருப்பத்துடன் வருகிறது. மேல்நோக்கித் துதிக்கையை உயர்த்தி முயற்சி செய்கின்றது. தன் தும்பிக்கைக்கு அரிசி எட்டாததால் யானை

வருத்தப்படுகிறது என தோழி சொல்வதாக அமைந்திருக்கும் பாடல் இது.

இதேபோல் அகநானூற்றில் காவிரிப்பூம்பட்டினத்து காரிக் கண்ணனார் எழுதிய 'இரும்புலி துறந்த...' என்ற பாடலில் பாலைத் திணையின் காட்சி ஒன்று விவரிக்கப்பட்டுள்ளது. ஆண் மானினை பெரும்புலியொன்று கொன்று தின்றது. அதன் எஞ்சிய இறைச்சி பாறையில் காய்ந்து கிடந்தது. பாலை நிலத்தின் வழியே சென்ற மக்கள் அந்த இறைச்சியைக் கண்டு மகிழ்ந்து, அதோடு மூங்கில் நெல்லின் அரிசியையும் தயிரையும் சேர்த்து வெண்சோறாக்கி, அதைத் தேக்கின் இலையில் வைத்து உண்டார்கள்.

பாரிவள்ளல் ஆண்ட பறம்பு மலைப் பகுதியில் மூங்கில்கள் அதிகம் இருந்தன. மூவேந்தர்கள் பாரியின் மீது படை எடுத்து முற்றுகை இட்டபோது பலகாலமாக வெற்றி பெற முடியவில்லை. அப்போது, பாரியின் பிரியத்துக்குரிய கபிலர் மூவேந்தர்களுக்கு செய்தி ஒன்றை அனுப்பினார். 'நீங்கள் பாரியின் ராஜ்ஜியத்தை எத்தனைக் காலம் முற்றுகையிட்டாலும் தோற்கடிக்கவே முடியாது. ஏனென்றால் அவனது மக்களுக்கு உணவுக்குப் பஞ்சமே வராது. காரணம் மூங்கில், அதில் விளையும் அரிசி, தேன், பலவகையான கனிகள் ஆகியவை பறம்பு மலையெங்கும் நிறைந்துள்ளன. எனவே புரவலர்போல சென்று, அவனிடம் யாசகமாக ராஜ்ஜியத்தைக் கேளுங்கள். அவன் தருவான். ' அளிதோ தானே, பாரியது பறம்பே' என்ற புறநானூற்றின் 109-ஆம் பாடல் இந்தச் செய்தியைச் சொல்கிறது.

இப்படிக் காலம் காலமாக தமிழர்களின் விருப்பத்திற்குரிய உணவாக மூங்கில் அரிசி இருந்து வந்துள்ளது. மலைவாழ் மக்களின் ஆரோக்கியத்துக்கு மூங்கில் அரிசி பெரும் துணை யாகவும் இருந்திருக்கிறது. ஈழத்திலும் சில பகுதிகளில் மூங்கில் அரிசிச்சோறு இன்றும் புழக்கத்தில் உள்ளது.

அமை, அரி, ஆம்பல், உந்தூழ், ஓங்கல், கண், கனை, கழை, காம்பு, சீசகம், சந்தி, தட்டை, திகிரி, துனை, நேமி, பணை, பாதிரி, புறக்காழ், முடங்கல், முளை, வஞ்சம், வரை, விண்டு, வெதிர், வேரல், வெய், வேல், வேணு, வேழம் என்ற பல்வேறு சொற்கள் மூங்கிலையும் அதன் பல்வேறு பாகங்களையும் குறிப்பிடுகின்றன. இதில் அரி என்பது மூங்கில் அரிசியைக்

குறிப்பது. வெதிர் என்பது பெரு மூங்கில், வேரல் என்பது சிறு மூங்கிலைக் குறிப்பது. உந்தூழ் என்பது மூங்கில் மலரைக் குறிப்பது. கபிலர் வகைப்படுத்தியுள்ள சங்க கால மலர்களில் சிறு மூங்கில் மலரும் இடம்பெற்றுள்ளது.

ஆல்போல் தழைத்து, அருகு போல் வேரோடி, மூங்கில் போல் சுற்றம் முறியாமல் வாழ்க என மணமக்களை வாழ்த்துவது மரபு. அதாவது மூங்கிலானது தொடர்ந்து வேரிலிருந்து கன்றாகத் தோன்றி வளர்ந்து பல தலைமுறை மூங்கில்களும் ஒரே புதராகக் காட்சியளிக்கும். அதேபோல குடும்பமும் பிரியாமல் தழைத்து ஒன்றாக வாழ வேண்டும் என்று வாழ்த்துவார்கள். எனவேதான் திருமணத்துக்காக பந்தல்கால் நடும்போது மூங்கில் பந்தல்கால் நட்டபிறகே மற்ற அலங்காரங்களை எல்லாம் மேற்கொள்ளும் வழக்கம் தமிழர்களிடையே இருந்து வருகிறது. இதேபோல கோயில் திருவிழாக் களின் தொடக்கமாகவும் மூங்கில் பந்தல்கால் நடப்படுகிறது.

மருத்துவத்தில்

பழங்காலத்தில் காடுகளில் தவ மிருக்கும் முனிவர்கள் மூங்கில் அரிசியைச் சாப்பிட்டு வாழ்ந்தார்கள். அது உடலுக்குக் கொடுத்த வலிமை யினால் பல காலத்துக்கு உணவின்றி நீண்ட தவம் புரிய அவர்களால் முடிந்தது. பார்ப்பதற்கு முழு கோதுமை தானியம்போல இருக்கும் மூங்கில் அரிசியைச் சமைத்து உண்டால், யானையின் தோள்களை யொத்த அபார வலிமை உண்டாகும். உடம்பு வஜ்ஜிரம்போல் இறுகும். கொடிய நோய்களெல்லாம் நெடுந் தூரம் ஓடிவிடும் என்பதால்தான் சித்தர்கள் மூங்கில் அரிசியை விரும்பி உண்டார்கள்.

சீனாவின் அழகிய பாண்டா கரடிகளுக்கு மிகவும் பிடித்த உணவு மூங்கில் இலைகளே. மூங்கிலை நம்பித்தான் அவை வாழ்கின்றன. அதேபோல மடகாஸ்காரில் காணப்படும் தங்க நிற லெமூர்களுக்கு மூங்கிலே அடிப்படை உணவு. மூங்கில் காடுகளின் அழிப்பு என்பது பாண்டாவையும், தங்க நிற லெமுரையும் சேர்த்தே அழிக்கிறது.

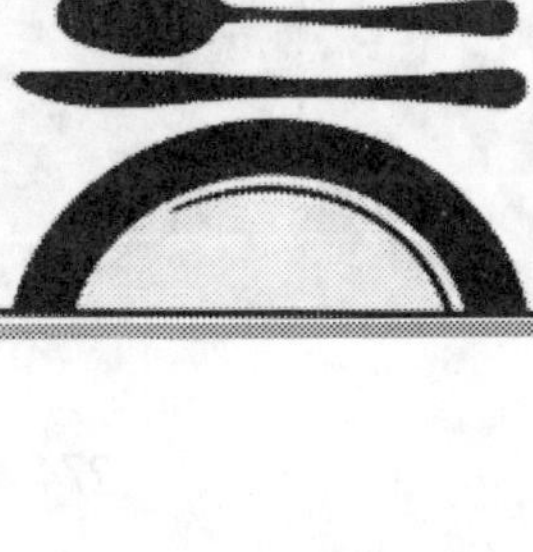

மூங்கில் இலை, கணு, தளிர், உப்பு, வேர், விதை எனப்படும் அரிசி ஆகிய அனைத்துமே மருத்துவக் குணங்கள் கொண்டவை. மூங்கில் அரிசியானது ரத்தத்தைச் சுத்திகரித்து, உடலுக்குப் புத்துணர்வைக் கொடுக்கும். கண்நோய்களைக் குணப்படுத்தும். நோய் எதிர்ப்பு சக்தியை அதிகரிக்கும் என்று அகத்தியர் குணவாகடம் சொல்கிறது.

நெல் அரிசி நீரிழிவு நோயின் நண்பன் என்றால் மூங்கில் அரிசியோ அந்நோய்க்கு எதிரி. நார்ச்சத்து மிக்க இது எலும்பை உறுதியாக்குகிறது. நரம்புத் தளர்ச்சியைச் சீர் செய்கிறது. குறிப்பாக ஆண்மையை அதிகரிக்கிறது. பெண்களுக்கான மாதவிடாய்கால பிரச்னைகளைத் தீர்க்க மூங்கில் குருத்தை முறையாக உணவில் சேர்த்து வரலாம். இது உடலில் கொழுப்பைக் குறைக்கிறது. வயிற்றுப் புண்களை ஆற்றுகிறது. மூங்கில் தளிர்களை ஊறுகாய் செய்து சாப்பிட்டால் பசியின்மை நீங்கும். மூங்கில் இலை வயிற்றில் புழுக்களைக் கொல்லும். கருப்பையைச் சுத்தப்படுத்தும். இவை எல்லாம் சித்த மருத்துவம் சொல்லும் தகவல்கள்.

உணவாக மூங்கில்

புதிதாக முளைக்கும் மூங்கில் குருத்துகள் தெற்காசிய நாடுகள் பலவற்றிலும் உணவாகச் சமைக்கப்படுகின்றன. இவற்றில்

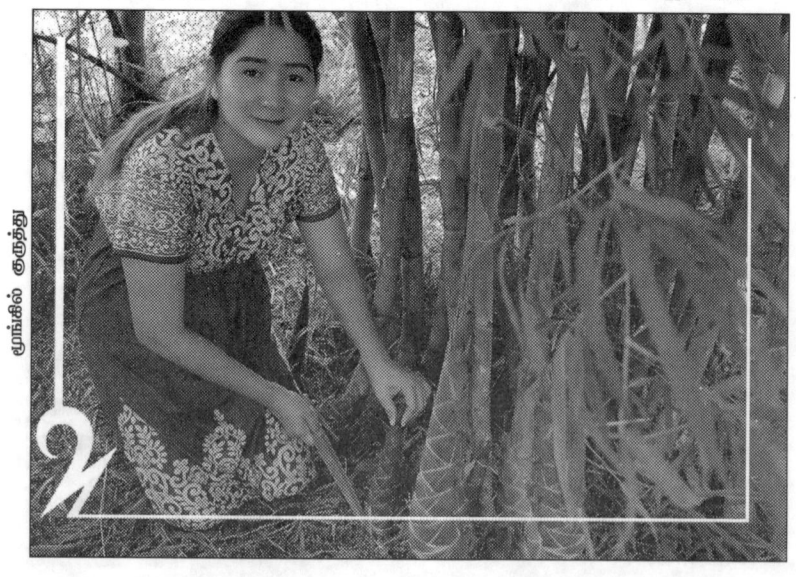

மூங்கில் குருத்து

Cyanogenic Glycoside என்ற வேதிப்பொருள் இருப்பதால், நச்சுத் தன்மையை முறையாக நீக்கிய பின்னரே சமைக்க வேண்டும் என்பது அவசியக் குறிப்பு. புதிய இளம் குருத்துகள் இனிமையான சுவை கொண்டவை. சீனர்களுக்கு மூங்கில் குருத்து விருப்பமான உணவு. இந்தக் குருத்துகளை நீண்டநாள் வெயிலில் உலர்த்தி வைத்துக் கொண்டு, தேவைப்படும்போது நீரில் ஊறப்போட்டு சமைப்பது அவர்களது வழக்கம். தவிர, மூங்கில் குருத்து கொண்டு ஊறுகாய் போடுகிறார்கள். சாலட்களில் வெட்டிப் போட்டு சாப்பிடுகிறார்கள். சூப்களில் மிதக்க விட்டு பருகுகிறார்கள். அவித்து, பொரித்து, வதக்கி, பொடியாக்கி என்று சகலவிதங்களிலும் உள்ளே தள்ளுக்கிறார்கள். Luosifen என்பது ஆற்றில் பிடிக்கப்பட்ட நத்தையும் மூங்கில் குருத்தும் சேர்த்துக் கிண்டப்படும் சைனீஸ் நூடுல்ஸ். கேன்களில் அடைக்கப்பட்ட மூங்கில் குருத்து, உலர வைக்கப்பட்ட மூங்கில் குருத்து, மூங்கில் குருத்துச் சாறு, மூங்கில் குருத்துப் பொடி, மூங்கில் குருத்து சாறுப் பொடி என்று மதிப்பு கூட்டப்பட்ட பொருள்களாகவும் இவை சீனச் சந்தையில் வலம் வருகின்றன.

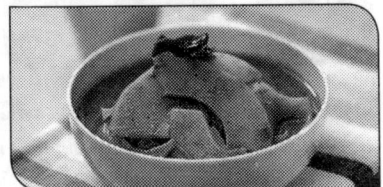

Gulai Rebung

Gulai Rebung என்பது தேங்காய்ப் பாலில் மூங்கில் குருத்தைத் துண்டு துண்டாக வெட்டிப் போட்டு சமைத்த இந்தோனேசிய உணவு. Sayur Lodeh என்பது தேங்காய்ப் பாலுடன் மூங்கில் குருத்தையும் மற்ற காய்கறிகளையும் சேர்த்து சமைக்கும் இந்தோனேசிய சூப் வகை உணவு. Lun pia என்பது மூங்கில் மரத்துண்டுக்குள் மூங்கில் குருத்தையும் சில நறுக்கப்பட்ட காய்கறிகளையும் மசாலாவுடன் சேர்த்துத் திணித்து வேக வைத்துத் தயாரிக்கும் உணவு. இந்தோனேசியா மட்டுமன்றி, பிலிப்பைன்ஸ், தாய்லாந்து, ஜப்பான், வியட்நாம் என தெற்காசிய நாடுகள் ஒவ்வொன்றின் உணவுக் கலாசாரத்திலும் மூங்கில் குருத்து சமையல் இடம்பெற்றிருக்கிறது.

இமாசல பிரதேசத்தில் மூங்கில் குருத்து முக்கிய உணவு. அஸ்ஸாமியர்கள் இதை Khorisa என்றழைக்கின்றனர். ஜார்கண்டில் மூங்கில் குருத்துக் கறியும் ஊறுகாயும் பிரபலம். நாகலாந்து மக்கள் மூங்கில் குருத்தை இறைச்சியுடன் சேர்த்து

சமைக்கிறார்கள். நேபாளியர்கள் மூங்கில் குருத்து, உருளைக் கிழங்கு, எண்ணெய், மஞ்சள் பொடி எல்லாம் சேர்த்து சமைத்து அரிசிச்சோற்றுடன் சேர்த்து உண்கிறார்கள். கொங்கனி உணவுக் கலாசாரத்தில் மூங்கில் குருத்தும் பலாக்கொட்டையும் சேர்த்து Kirla Sukke என்ற உணவு தயாரிக்கப்படுகிறது.

ஸோங்ஸி (Zongzi) - மூங்கில் இலைக்குள் பலவிதமான உணவுப் பொருள்களை வைத்துச் சமைக்கப்படும் சீனப் பதார்த்தத்தின் பொதுவான பெயர். இதே உணவு பிலிப்பைன்ஸில் Machang என்றும், இந்தோனேசியாவில் Bachang என்றும், மியான்மரில் Pya Htote என்றும், கம்போடியாவில் Nom Chang என்றும், தாய்லாந்தில் Ba-chang என்றும், ஜப்பானில் Chimaki என்றும் அழைக்கப்படுகின்றன. தென் கிழக்கு ஆசிய நாடுகளில் ஸோங்ஸி சமைப்பதற்கெனவே மூங்கில் இலைகள் சூப்பர் மார்க்கெட்டுகளில்கூட விற்கப் படுகின்றன.

ஸோங்ஸி

பொதுவாக ஸோங்ஸியில் சைவம், அசைவம், இனிப்பு என்று பலவிதங்கள் இருக்கின்றன. அரிசியோடு மசாலாக்கள் சேர்த்து காரசாரமாகச் சமைக்கப்படும் Sichuan Zongzi, வாத்து முட்டையும் பயிறு வகைகளும் சேர்த்து சமைக்கப்படும் Jiaxing Zongzi, அரிசி மாவு கொண்டு சமைக்கப்படும் கொழுக்கட்டை போன்ற Jia Zongzi, வெண் பன்றி இறைச்சியுடன் மசாலாக்கள் சேர்த்துச் சமைக்கப்படும் Sichuan Zongzi, பழங்கள், பேரிச்சை, சில இனிப்புகள் சேர்த்துத் தயாரிக்கப்படும் Beijing Zongzi ஆகியன சீனாவின் பிரபலமான பதார்த்தங்கள்.

நெல் அரிசி கொண்டு செய்யப்படும் உணவு பலவற்றையும் மூங்கில் அரிசி கொண்டும் செய்யலாம். மூங்கில் அரிசி பொங்கல், மூங்கில் அரிசிப் பாயாசம், மூங்கில் அரிசிக் கஞ்சி போன்றவை பொதுவாகச் செய்யப்படும் பதார்த்தங்கள். மூங்கிலுக்குள் அரிசி, இறைச்சி, மசாலாக்கள் எல்லாம் திணித்து அதன் இருபுறமும்

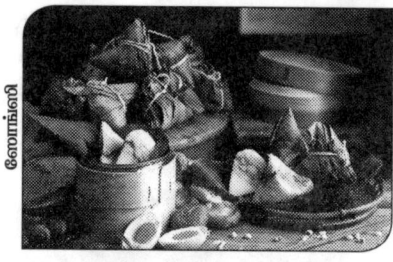

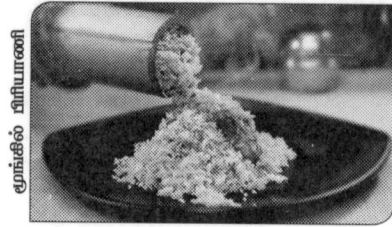

மூங்கில் பிரியாணி

இறுக்கமாகக் கட்டி பிரியாணியாகச் சமைத்துப் பரிமாறுவது என்பது சில பிரியாணி கடைகளின் சிக்னேச்சர் டிஷ்ஷாக இருக்கிறது. தவிர, மூங்கில் அரிசி கொண்டே பிரியாணி சமைக்கப்படும் சம்பவங்களும் ஆங்காங்கே நிகழ்கின்றன.

மூங்கில் அரிசியைச் சோறாக சமைப்பதற்கு முன் சில அடிப்படை விஷயங்களைத் தெரிந்து கொள்வது நன்று. மூங்கில் அரிசியைக் குறைந்தது எட்டு மணி நேரங்களாவது நீரில் ஊற வைக்க வேண்டும். அதனைச் சோறாக்க ஒன்றுக்கு மூன்று பங்கு தண்ணீர் தேவைப்படும். இருபது நிமிடங்கள் வரை வேக வைப்பது சாலச் சிறந்தது. விசில் கணக்கு என்றால் அவரவர் வீட்டு குக்கரைக் கேட்டுக் கொள்ளவும்.

வாழ்க்கை ஒரு வட்டம், Life ஒரு Loop, வரலாறு திரும்பும் ஆகிய பொன்மொழிகளுக்கேற்ப நம் மண்ணில் இருந்து கிட்டத்தட்ட வழக்கொழிந்து போயிருந்த மூங்கில் அரிசி, சில காலமாக ஆர்கானிக் ஸ்டோர்களின் அற்புத உணவாக தரிசனம் தருகிறது. கருத்தரித்தல் மையங்களை நாட விரும்பாதோர் மூங்கில் அரிசியைத் தேடி வருகிறார்கள். வீரியத்தை நிரூபிக்க எலிகளைவிட வேறென்ன சாட்சி வேண்டும்!

சீனாவின் அழகிய பாண்டா கரடிகளுக்கு மிகவும் பிடித்த உணவு மூங்கில் இலைகளே. மூங்கிலை நம்பித்தான் அவை வாழ்கின்றன. அதேபோல மடகாஸ்காரில் காணப்படும் தங்க நிற லெமுர்களுக்கு மூங்கிலே அடிப்படை உணவு. மூங்கில் காடுகளின் அழிப்பு என்பது பாண்டாவையும், தங்க நிற லெமுரையும் சேர்த்தே அழிக்கிறது. மூங்கிலின் வேர்ப்பகுதியில் கிடைக்கும் கிழங்கு, காட்டுப் பன்றிகளுக்கு நல்ல உணவு. மூங்கில் குருத்து யானைகளுக்குச் சிறந்த உணவு. மூங்கிலின் இலைகள் மண்ணுக்கு உரமாகவும், ஆடு, மாடுகளுக்குத் தீவனமாகவும் பயன்படுகின்றன. மூங்கில் மரங்கள் நெருக்கமாக

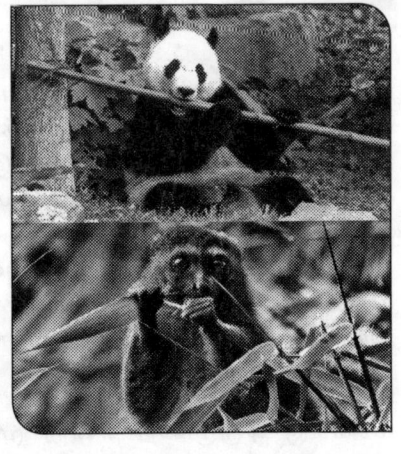

இருப்பதால் பாம்பு, முயல், கீரி உள்ளிட்ட உயிரினங்களுக்கான வாழிடமாகவும் அமைகின்றன. மூங்கில் மரக்கூழ், காகிதத் தயாரிப்பில் பெருமளவில் பயன்படுகிறது.

1960-களில் தான்ஸானியாவில் நடந்த சம்பவம் இது. காட்டு வேலைக்குச் செல்லும் மக்கள் அங்கே மூங்கில் மரங்களில் சில பறவைகள் மொய்ப்பதைக் கண்டனர். அந்தப்

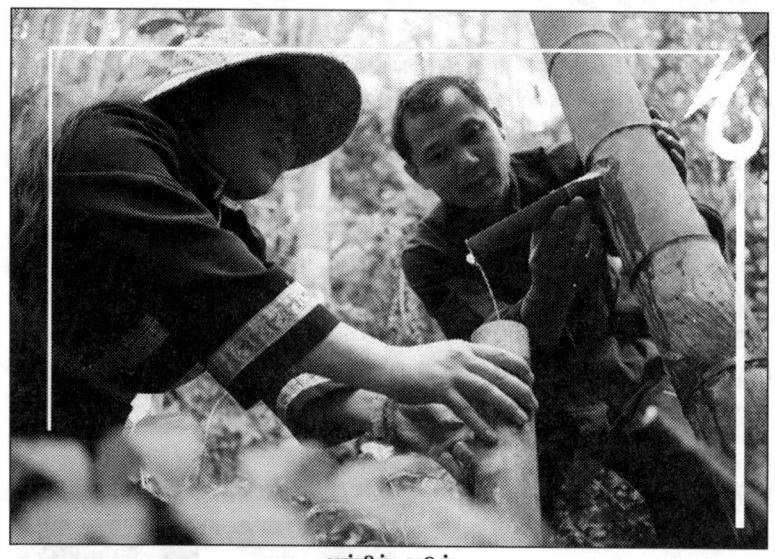

மூங்கில் ஒயின்

பறவைகள் கொஞ்ச நேரம் மயக்க நிலையில் இருந்துவிட்டு மீண்டும் பறந்து செல்வதைக் கண்டனர். இந்த மூங்கில் மரங்களில்தான் ஏதோ விஷயம் இருக்கிறது என்று யோசித்தனர். பச்சை மூங்கில் மரத்தண்டை லேசாகக் கீறிவிட்டு, அதில் வரும் திரவத்தை காய்ந்த மூங்கில் துண்டில் சேகரித்தனர். பின்னர் சுவைத்துப் பார்த்தனர். சற்றே இனிப்புச் சுவையுடன் கொஞ்சம் கிறக்கமும் தந்தது. கண்டேன் புது சரக்கை! என்று அக மகிழந்தனர். அந்த மூங்கில் பானத்துக்கு அவர்கள் வைத்த பெயர், Ulanzi.

காலையில் ஆறரை மணிக்கு ஒருமுறை, மாலையில் ஐந்தரை மணிக்கு ஒருமுறை என்று மூங்கில் மரங்களில் இருந்து Ulanzi சேகரிக்கப்படுகிறது. எளிய தான்ஸானிய பிள்ளைகளின் சோம பானமாக, திருவிழாக்களில் குடும்பத்தோடு அருந்தும் கொண்டாட்ட பானமாக இந்த மூங்கில் பானம் புகழ்பெற்று

விளங்குகிறது. தென் சீனாவின் குவாங்ஸி ஸுவாங் மாகாணத்திலும் மூங்கில் ஒயின் விரும்பிப் பருகப்படும் பானமாக இருக்கிறது. இன்னும் சில விதங்களிலும் அங்கே மூங்கில் மது உற்பத்தி செய்யப்படுகிறது.

காற்றும் சுற்றுச்சூழலும் பெருமளவில் மாசுபட்டிருக்கும் இன்றைய நிலைமையில், சுற்றுச்சூழல் ஆய்வாளர்களும் விஞ்ஞானிகளும் வலியுறுத்தும் விஷயம் என்ன தெரியுமா? மூங்கில் மரங்களை அதிகமாக வளருங்கள். ஆங்காங்கே மூங்கில் காடுகளை உருவாக்குங்கள். காரணம், ஒரு மூங்கில் மரமானது தனது வாழ்நாளில் 450 டன் கரியமில வாயுவை உறிஞ்சுக் கொண்டு, அதை ஆக்ஸிஜனாக திருப்பிக் கொடுக்கிறது. ஒரு மனிதனுக்கு ஒரு நாளைக்குத் தேவையான ஆக்ஸிஜன், 800 கிராம். ஒரு மூங்கில் மரம் ஒரு நாளைக்கு வெளியிடும் ஆக்ஸிஜன் 850 கிராம். ஆக வீட்டுக்கு வீடு மூங்கில் மரம் இருந்தால் காற்று தூய்மையானதாகிவிடும் என்கிறது உலக சுகாதார நிறுவனம்.

அடுத்தடுத்த தலைமுறைக்கும் ஆக்ஸிஜன் கிடைக்க மூங்கில் வளர்ப்போம் என்று அட்வைஸை விதைத்துவிட்டு மீண்டும் ஒரு சீனக் கதையுடன் மூங்கில் புராணத்தை நிறைவு செய்வோம்.

கி.மு.மூன்றாம் நூற்றாண்டில் சீனாவின் சூ ராஜ்ஜியத்தில் வாழ்ந்த அறிஞர், கவிஞர் குயு யுவான். தன் ஆற்றலாலும் அறிவாலும் அரசருக்கு மிகவும் நெருக்கமான மனிதராக அரசவையில் மதிப்பு

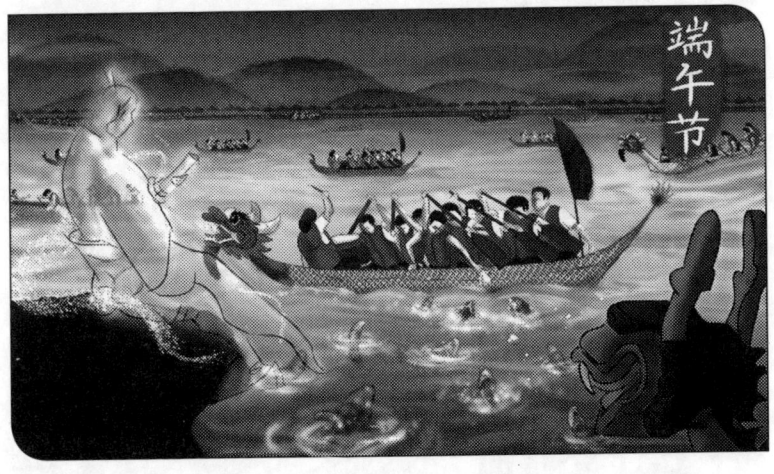

பெற்று இருந்தார். அது எல்லோருக்கும் பிடிக்காதல்லவா. ஆக, குயு யுவானின் எதிரிகள் இல்லாததையும் பொல்லாததையும் கிளப்பிவிட்டு அவரை அரசர் முன் குற்றவாளியாக நிறுத்தினர். எதையும் சரியாக விசாரிக்காத அரசர், குயு யுவானை ராஜ்ஜியத்திலிருந்தே ஒதுக்கி வைத்தார்.

மனம் உடைந்து போன குயு யுவான் காட்டுக்குச் சென்றார். தன் கோபம், சோகம், தோல்வி, விரக்தி, ஆற்றாமை எல்லாம் கலந்து கவிதைகளாக வடித்தார். தன் உடலுடன் கல்லைக் கட்டிக்கொண்டு மைலோ நதியில் குதித்தார். இதைப்பார்த்த மக்கள், குயு யுவானைக் காப்பாற்ற டிராகன் உருவ முகப்பு கொண்ட படகுகளில் தேடுதல் வேட்டை நடத்தினர். அரிசியை மூங்கில் இலைக்குள் சுருட்டி சமைத்து (ஸோங்ஸி) ஆற்றில் போட்டுக் கொண்டே இருந்தனர். பசித்திருக்கும் மீன்கள் ஸோங்ஸியைத் தின்றால், குயு யுவானின் உடலைத் தின்னாமல் இருக்கும் அல்லவா. ஆனால், பல நாள்களாகியும் அவர்களால் அந்த தன்மானக் கவியின் உடலைக் கண்டுபிடிக்க இயலவில்லை. இப்போதும் வருடந்தோறும் மே அல்லது ஜூன் மாதத்தில் Dragon Boat Festivel நடத்தி குயு யுவானுக்கு சீனர்கள் மரியாதை செய்கின்றனர்.

அன்றைக்கு மட்டும் மூங்கில் இலையில் சுற்றிச் சமைக்கப்பட்ட ஸோங்ஸி பொட்டலங்கள் ஆற்று மீன்களுக்கு டோர் டெலிவரி செய்யப்படுகின்றன.

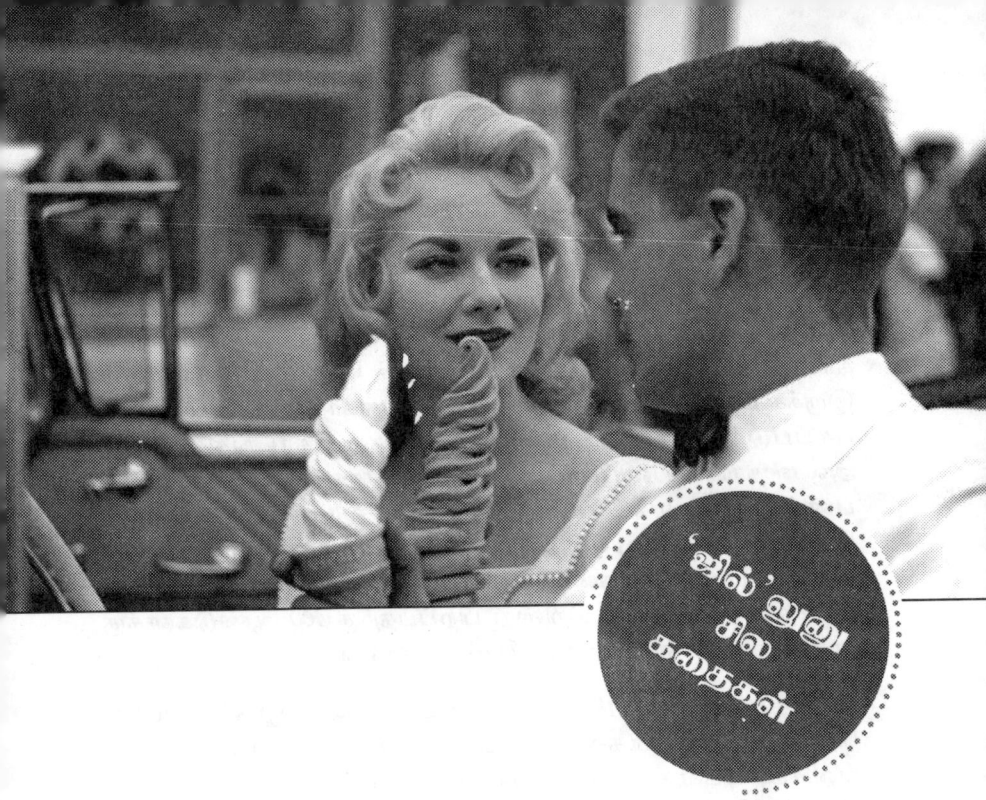

ஐஸ்கிரீம்

'ஜில்'லுனு சில கதைகள்

ஐஸ்கிரீமின் வரலாற்றை எதிலிருந்து தொடங்கலாம்?

ஒரு ராணி வைத்த விருந்திலிருந்து தொடங்கலாம். ஒரு கொடூர மன்னனின் குளுகுளு ஆசையிலிருந்து தொடங்கலாம். இரண்டு ஊர்களுக்கான உரிமை யுத்தத்திலிருந்து தொடங்கலாம். ஒரு பயணியின் நீண்ட பயணத்தின் முடிவில் இருந்து தொடங்கலாம். வெள்ளை மாளிகை விருந்திலிருந்து தொடங்கலாம். மூழ்கிக் கொண்டிருந்த ஒரு போர்க்கப்பலில் இருந்து தொடங்கலாம். ஏன், ஒரு கொலையில் இருந்துகூட தொடங்கலாம்.

ஆனால், வாஸ்து சாஸ்திர விதிப்படி ஐஸ்கிரீமின் வரலாற்றை அக்னிமூலைக்கு எதிர் மூலையான ஐஸ்கட்டி மூலையில் இருந்துதான் ஆரம்பிக்க வேண்டும் என்கிறார்கள்.

ஆகவே பனிப்பரப்புகளில் சரித்திர ஸ்கேட்டிங் செய்தபடியே ஐஸ்கிரீமுக்குள் குதிக்கலாம்.

ஆதி மனிதன், உருகிய பனியின் நீரைப் பருகி மகிழ்ந்தான். லட்சக் கணக்கான ஆண்டுகளுக்கு முன்பாகவே ஐஸ் வாட்டரின் பயன்பாடு ஆரம்பித்துவிட்டது. பனிப்பகுதியில் வாழ்ந்த ஆதி மனிதன், தான் வேட்டையாடிய இறைச்சியைக் கெட்டுப் போகாமல் இருக்க பனியில் புதைத்து வைத்துப் பாதுகாத்தான். அப்போதே பதப்படுத்த பனிக்கட்டியின் உபயோகம் தொடங்கிவிட்டது. அலாஸ்காவின் பனிப்பரப்பில் எஸ்கிமோக்கள், வேறுவழியின்றி பனிக்கட்டிகளைக் கொண்டு வீடு கட்டி வாழ்ந்தார்கள் என்பது இயற்கையான விஷயம். ஆனால், கோடையின் வெப்பத்தைத் தணிக்க, பனிக்கட்டிகளை முதன் முதலில் பயன்படுத்தியவர்கள் பாரசீகர்கள். அதுவும் கிறிஸ்து பிறப்பதற்கு 400 ஆண்டுகளுக்கு முன்னதாகவே என்பது ஆச்சரியமான தகவல்.

குளிர் காலத்தில் பாரசீகர்கள், பனி மலைகளில் இருந்து பெரிய பெரிய பனிக்கட்டிகளை வெட்டி எடுத்து வந்தார்கள். அந்தப் பனிக்கட்டிகள் உருகாமல் பாதுகாப்பாக இருப்பதற்கு என்றே Yakhchāl என்ற சிறப்பு கிட்டங்கிகளைக் கட்டியிருந்தார்கள். ஆழமான பாதாள அறை கொண்ட அமைப்பு. மணல், களிமண், எலுமிச்சைச்சாறு, ஆட்டின் முடி, சாம்பல், முட்டை வெள்ளைக்கரு போன்றவை கலந்த கலவையால் எழுப்பப்பட்ட தடிமனான சுவர்கள். நீரோ, காற்றோ, வெப்பமோ எளிதில் புகாது. பாதாள

Yakhchāl

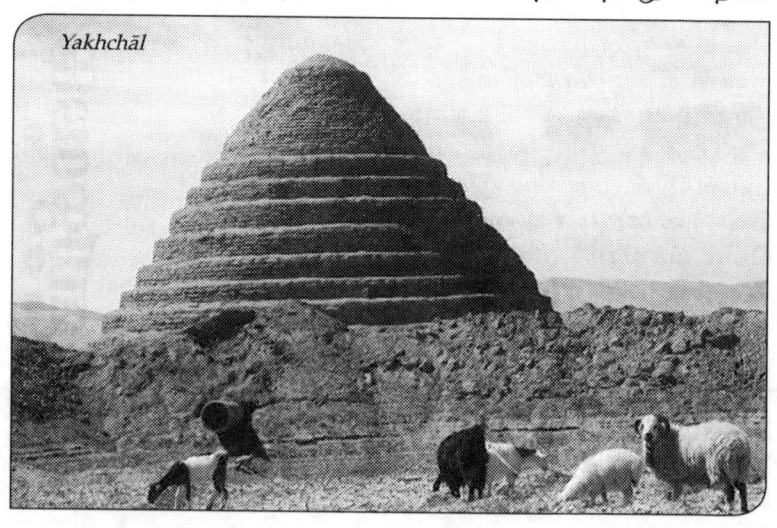

அறையின் மேற்புறம் கூம்பு வடிவ அமைப்பு. இதனுள் பனிக்கட்டிகள் பாதுகாக்கப்பட்டு கோடைக்காலத்தில் ராஜ வம்சத்தினரது தேவைகளுக்கு மட்டும் பயன்படுத்தப்பட்டன.

> நீரோவும் ஐஸ் பிரியராகத்தான் இருந்திருக்கிறார். பக்கத்திலிருக்கும் மலையிலிருந்து பனிக்கட்டிகளை வெட்டி எடுத்து வருவதற்கென்ற **நிரந்தரப் 'பனி'யாளர்களை** நீரோ நியமித்திருந்தார். நீரோவின் மதுக் கோப்பையில் மட்டுமல்ல, அவரது நீச்சல் குளத்திலும் ஐஸ்கட்டிகள் எப்போதும் மிதந்தன.

எப்படி? சுவையூட்டப்பட்ட, தேன் போன்ற இனிப்பு சேர்க்கப்பட்ட நீரில், பழங்களைப் போட்டு, அதில் பனித்துண்டுகளையும் உடைத்துப் போட்டு பருகியிருக்கிறார்கள். இந்தப் பழக்கமானது பாரசீகத்திலிருந்து பின்பு ரோமுக்கும் கிரேக்கத்துக்கும் பரவியிருக்கிறது.

ஏழாம் நூற்றாண்டில் பாணபத்திரர் எழுதிய பேரரசர் ஹர்ஷரின் சரிதையான ஹர்ஷசரிதத்தில் பனிக் குறிப்புகள் உள்ளன. ஹர்ஷர் வாய் கொப்பளிக்கப் பயன்படுத்தும் மோரை, பானைகளில் பனிக்கட்டி போட்டு குளிர்வித்தார்கள் என்று குறிப்பிட்டிருக்கிறார். அந்தக் காலத்தில் தயிரும் கெட்டுப் போகாமலிருக்க பனிக்கட்டிக்குள் வைத்துப் பாதுகாத்திருக்கிறார்கள். ஆக, நம் முன்னோர்கள் ஒன்றும் முட்டாள்கள் இல்லை - அப்போதே ஃப்ரிட்ஜுக்குள் தயிரை வைத்து பயன்படுத்தியிருக்கிறார்கள் என்பது வரலாற்றுபூர்வமாக நிரூபணமாகிறது. (இன்னும் கொஞ்சம் சரித்திரத்தைத் தோண்டினால், பழைய வத்தக்குழம்பும் மீன் குழம்பும் பனிக்கட்டிக்குள் இருந்து எட்டிப்பார்க்க வாய்ப்பிருக்கிறது.)

முகலாயர்கள் காலத்தில் அரண்மனைகளில் உபயோகிப்பதற்கென்ற இமயமலையில் இருந்து பனிக்கட்டிகள் வெட்டி எடுத்து வரப்பட்டிருக்கின்றன. அக்பரின் அவைக்குறிப்புகளைச் சொல்லும் அய்ன்-இ-அக்பரியில் இது குறித்த விஷயங்கள் தெளிவாகக் குறிப்பிடப்பட்டிருக்கின்றன. 'பத்து படகுகளும், அதற்கான பணியாளர்களும் பனிக்கட்டிகள்

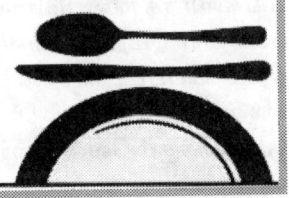

எடுத்து வருவதற்காகவே நியமிக்கப்பட்டிருந்தார்கள். ஆற்று வழியாகவும், பின் தரை வழியாகவும் அவர்கள் பனிக்கட்டிகளைப் பத்திரமாக அக்பரின் அரண்மனைக்குத் தினமும் கொண்டு வந்து சேர்த்தார்கள். வெப்பத்தைத் தணிக்க அக்பரின் அறையில் தினமுமே பனிக்கட்டி பயன்படுத்தப்பட்டது. மற்ற அரண்மனை அதிகாரிகள், கோடைகாலத்தில் மட்டும் பனிக்கட்டிகளைப் பயன்படுத்திக் கொண்டார்கள்.'

இமயமலைத் தொடரின் ஒரு பகுதியான Choordhar மலை முகடுகளே, முகலாயர்களுக்கு ஆண்டு முழுக்க 'ஐஸ்' விநியோகம் செய்தது என்றும் ஒரு குறிப்பு இருக்கிறது. அக்பரின் அவையிலிருந்த அபுல் ஃபசல், வேதிப்பொருள்கள் கொண்டு தண்ணீரைக் குளிர்விக்கும் முறையை (Saltpetre) இங்கு அறிமுகப்படுத்தினார். சோடியம் நைட்ரேட் அல்லது பொட்டாசியம் நைட்ரேட் உப்பு கொண்டு நீரைக் குளிரேற்றி, அது நிரம்பிய கலத்தில் மதுவும், வேறு சில உணவுப் பொருள்களும் குளிரூட்டப்பட்டன. ஐரோப்பிய நாடுகள் பலவற்றிலும் இந்தக் குளிரேற்றும் முறைதான் பத்தொன்பதாம் நூற்றாண்டு வரை புழக்கத்தில் இருந்தது.

காலனியாதிக்க இந்தியாவில் பிரிட்டிஷ் அதிகாரிகளின் பங்களாக்களில் Saltpetre முறையில் நீரைக் குளிர்விக்கும் பணியை மேற்கொள்வதற்காகவே இந்திய வேலைக்காரர்கள் நியமிக்கப்பட்டிருந்தனர். நைட்ரேட் உப்புக்களும் நீரும் நிரம்பிய கலன்களில், நல்ல நீர் நிரம்பிய மண் பானைகளை வைத்து குளிர்விக்கும் வேலையை அவர்கள் இரவெல்லாம் மேற்கொண்டு வந்தார்கள்.

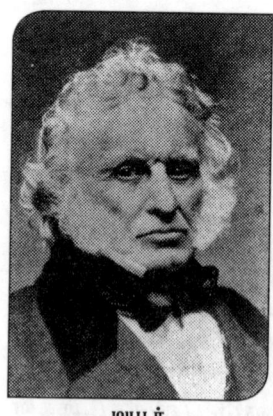

டியூடர்

ஐஸ்கட்டி வியாபாரம் என்பது அப்போது முக்கியமான வணிகமாகவும் இருந்தது. மலைகளில் இருந்து வெட்டி எடுத்து வரப்படும் பனிக்கட்டிகளில் பாதி அளவு, உரிய இடத்துக்குக் கொண்டு செல்லப்படுவதற்கு முன்பாகவே உருகிவிடும் அவலமும் தொடர்ந்தது. இந்தத் துன்பங்களுக்கு எல்லாம் முடிவு கட்டும் அவதாரமாகத்தான் உலகில் பிறந்திருந்தார் ஃப்ரெடெரிக் டியூடர் (Frederic Tudor).

அமெரிக்காவின் பாஸ்டன் நகரில் பிறந்த டியூடர்தான், பத்தொன்பதாம் நூற்றாண்டில் பனிக்கட்டி வியாபாரத்தில் நம்பர் ஒன்னாகத் திகழ்ந்தார். அவருக்கான செல்லப்பெயர் Ice King. அமெரிக்கக் கண்டத்தின் நியு இங்கிலாந்து பகுதியிலிருந்து அவர் டன் டன்னாக ஐஸ்கட்டி ஏற்றி அனுப்பிய

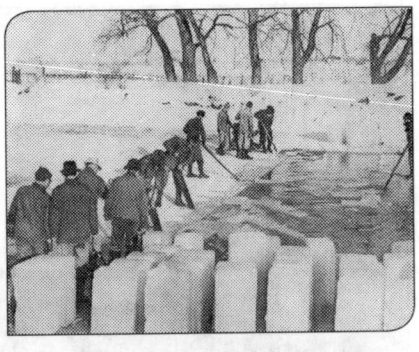

கப்பல்கள், கரீபியத் தீவுகள், ஆசிய மற்றும் ஐரோப்பியக் கண்டத்தின் பல பகுதிகள், தென் அமெரிக்கக் கண்டத்தின் சில பகுதிகளுக்குச் சென்றன.

1833, செப்டெம்பர் 6. கல்கத்தாவை வந்தடைந்தது Tuscany என்ற கப்பல். டியூடர்தான் பாஸ்டனில் இருந்து அனுப்பி வைத்திருந்தார். 180 டன் பனிக்கட்டியைச் சுமந்து வந்த அந்தக் கப்பல், நான்கு மாதங்களில் சுமார் 16,000 மைல்களைக் கடந்து கல்கத்தாவை அடைந்தபோது எல்லோரும் சிரித்தார்கள். 'என்னது வெறும் ஐஸ்கட்டி ஏத்திக்கிட்டு கப்பல் வந்திருக்குதா? கதை விடாத!' ஆனால், 100 டன் பனிக்கட்டி கல்கத்தாவில் வெற்றிகரமாக இறக்கப்பட்டது. அடுத்த 20 ஆண்டுகளுக்கு கல்கத்தா, பம்பாய், மெட்ராஸ் என்று பிரிட்டிஷாருக்கு பனிக்கட்டி விநியோகம் செய்வதற்காக டியூடர் அனுப்பிய கப்பல்கள் வந்து கொண்டே இருந்தன. அமெரிக்க டியூடரின் இந்திய வியாபாரம் கொடிகட்டிப் பறந்த காரணத்தினால், 1838-ம் ஆண்டில் பிரிட்டிஷ் இந்தியாவுக்கான முதல் அமெரிக்கத் தூதர், பம்பாய்க்கு நியமிக்கப்பட்டார்.

ஐஸ்கட்டிகளை இறக்கி வைப்பதற்காகவே டியூடர், மெட்ராஸில் மெரினா ஓரமாக 'ஐஸ் ஹவுஸ்' கட்டினார். அதுவே இன்றைய விவேகானந்தர் இல்லம் என்பது பலருக்கும் தெரிந்திருக்கும். டியூடரின் ஐஸ் கப்பல்களுக்கு என்று துறைமுகங்களில் தனி இடங்கள் ஒதுக்கப்பட்டிருந்தன. எந்நேரம் வேண்டுமென்றாலும் எந்தவித அனுமதியும் பெறாமல் துறைமுகங்களுக்கு ஐஸ் கப்பல்கள் வரலாம். வரி கிடையாது. வந்து இறக்கும் ஐஸ் சரக்கை நேரடியாகக் கிட்டங்கிகளுக்குக் கொண்டு செல்லலாம். இரவு நேரத்திலும் அதற்கு அனுமதி வழங்கப்பட்டிருந்தது.

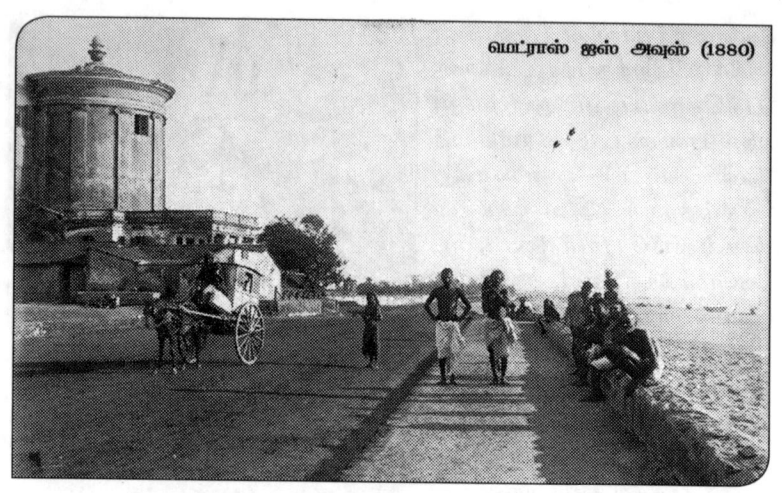

மெட்ராஸ் ஐஸ் அவுஸ் (1880)

இந்தியத் துறைமுகங்களில் ஐஸ்கட்டிகளை இறக்கி வைக்க உள்ளூர்க் கூலியாள்களின் துணைதானே வேண்டும். அதுவரை ஐஸ்கட்டிகளைப் பார்த்தேயிராத மக்கள் சிலர், அவற்றைத் தொட்டுப் பார்த்ததும் பதறி ஓடினர். அது அதீதமான குளிர்ச்சி என்று புரியாமல், ஐஸ்கட்டியைத் தொட்டால் உடல் எரிந்துவிடும் என்றெல்லாம் பயந்தனர். சிலர் அறியாமையில் கேள்விகளும் எழுப்பினர். 'துரை, உங்க நாட்டுல இது மரத்துல காய்க்குமா? இல்ல, செடியில காய்க்குமா?'

1847-ம் ஆண்டில் The Sunbury American பத்திரிகை குறிப்பிட்ட தகவலின்படி, டியூடர் அந்த ஆண்டு மட்டும் 22,591 டன் ஐஸ் பார்களை ஏற்றுமதி செய்திருந்தார். 1853-ல் கல்கத்தாவில் ஐஸ்கட்டி வியாபாரம் செய்ததன் மூலமாக மட்டும் டியூடர் சம்பாதித்த தொகை $ 2,20,000 என்கிறது ஒரு வரலாற்றுக் குறிப்பு. 1861-ம் ஆண்டில் அமெரிக்க உள்நாட்டுப் போர் தொடங்கிய காலத்தில் இந்தியா வந்து சென்ற டியூடரின் ஐஸ்கட்டிக் கப்பல்கள், வெறுங்கையோடு திரும்பிச் செல்லாமல் இங்கிருந்து பருத்தியை அள்ளிச் சென்றன.

1864-ம் ஆண்டில் 'ஐஸ் கிங்' டியூடர் இறந்து போனார். 1870-களில் தொழில் நுட்பங்களைக் கொண்டு ஐஸ்கட்டிகளைச் செயற்கையாகத் தயாரிக்கும் தொழிற்சாலைகள் ஆங்காங்கே முளைக்க ஆரம்பித்தன. அதன் பின்பாக ஐஸ்கட்டி ஏற்றுமதித் தொழில் உலகமெங்கும் குறைந்து போனது. 1878-ம் ஆண்டில்

கல்கத்தாவில் பெங்கால் ஐஸ் கம்பெனி, பனிக்கட்டிகள் உற்பத்தியைத் தொடங்கியது. இருபதாம் நூற்றாண்டின் தொடக்கத்தில் இந்தியாவெங்கும் சுமார் 25 இடங்களில் ஐஸ்கட்டித் தயாரிப்பு தொழிற்சாலைகள் உருவாகியிருந்தன. சுதந்தரம் அடைந்தபோது கல்கத்தா, பம்பாய், மெட்ராஸ், கான்பூர், டெல்லி என்று இந்தியாவெங்கும் இருந்த ஐஸ்கட்டித் தயாரிப்புத் தொழிற்சாலைகளின் எண்ணிக்கை 270.

ஐஸ்கிரீமின் கதை

ஐஸ்கட்டியை உடைத்துப் போட்டு பழங்கள் சேர்த்தோ, பழச்சாறு சேர்த்தோ அல்லது வேறு சுவையான பொருள்கள் சேர்த்தோ உண்ணும் பழக்கம் என்பது ஆதி காலத்தில் இருந்தே வெவ்வேறு விதங்களில் இருந்து வந்திருக்கிறது. ஆனால், பாலையும் ஐஸ்கட்டியையும் சேர்த்து உறைய வைத்து உண்ணும் வழக்கத்தை ஆரம்பித்தவர்கள் சீனர்களே.

கி.மு. 4000 சமயத்திலேயே சீனர்கள் ஐஸ்கட்டியுடன் தேனும் பாலும் கலந்து உறைய வைத்து உண்டிருக்கிறார்கள். பிறகு வேக வைத்த அரிசியையும் பாலையும் கலந்து பனியில் வைத்து உறையச் செய்து உண்டிருக்கிறார்கள். ஐஸ்கிரீமின் ஆதி வடிவங்களாக இவை கருதப்படுகின்றன. கி.மு. நான்காம் நூற்றாண்டில் கிரேக்கப் பேரரசர் அலெக்ஸாண்டர், ஐஸ் பிரியராக இருந்தார் என்கின்றன சரித்திரக் குறிப்புகள். தேனும் பனிக்கட்டியும் பழங்களும் சேர்ந்த கலவையுடன் ஒயினும் சேர்த்துச்சுவைப்பது அவருக்குப் பிரியமானதாக இருந்திருக்கிறது. பண்டைய ரோம், எகிப்து, கிரேக்கம் ஆகிய பகுதிகளில் எல்லாம் இது போன்ற குளுகுளு உணவுக் கலாசாரம் இருந்திருப்பதைக் காண முடிகிறது.

பழைய ஏற்பாட்டைப் புரட்டிப் பார்த்தால், ஆபிரகாம் ஆட்டுப்பாலை பனியில் உறையவைத்து ஐஸ்கிரீம் போல உண்டிருக்கிறார். அரசர் சாலமன், பழக்கூழை பனிக்கட்டி சேர்த்து பனிக்கூழாகச் சுவைத்திருக்கிறார். கி.மு. நான்காம் நூற்றாண்டில் வாழ்ந்த கிரேக்க மருத்துவரான ஹிப்போகிரெட்டிஸ், ‘பனிக்கட்டி கெட்டது’ என்று தன் நோயாளிகளை மிரட்டியிருக்கிறார். அதை உண்பது வயிற்றை பாதிக்கும் என்று அவர் கருதியிருக்கிறார். அதேசமயம் குளிர் நீரில் குளிப்பது என்பது உடல் காயங்களை ஆற்றும், சில நோய்களைத் தீர்க்கும் என்றும் பரிந்துரை செய்திருக்கிறார்.

வரலாற்றின் சூடான மன்னனான ரோமின் நீரோவும் ஐஸ் பிரியராகத்தான் இருந்திருக்கிறார். பக்கத்திலிருக்கும் மலையிலிருந்து பனிக்கட்டிகளை வெட்டி எடுத்து வருவதற்கென்ற நிரந்தரப் 'பனி'யாளர்களை நீரோ நியமித்திருந்தார். நீரோவின் மதுக் கோப்பையில் மட்டுமல்ல, அவரது நீச்சல் குளத்திலும் ஐஸ்கட்டிகள் எப்போதும் மிதந்தன.

கி.பி. ஏழாம் நூற்றாண்டில் சீனாவில் அமைந்த டேங் ராஜ்ஜியத்தில், முதல் 'பால் ஐஸ்கிரீம்' தயாரிக்கப்பட்டது என்று சொல்லலாம். அதன் செய்முறை இதுவே. ஆடு, மாடு அல்லது எருதின் பாலை எடுத்துக் கொண்டு அதைச் சுண்டக் காய்ச்சி, உடன் இனிப்பையும், மாவையும் சேர்த்துக் கிண்டிக் கொண்டார்கள். நறுமணத்துக்கு பச்சைக் கற்பூரத்தை நுணுக்கிப் போட்டுக் கொண்டார்கள். அந்தக் கலவையை சிறிய உலோகக் குழாய்களில் நிரப்பி, பனிக்குள் வைத்து உறைய விட்டார்கள். பின்பு பிரித்து எடுத்து சப்புக் கொட்டிச் சுவைத்தார்கள்.

பதின்மூன்றாம் நூற்றாண்டில் வாழ்ந்த அரேபிய மருத்துவரும் வரலாற்றாளருமான இப்ன்-அபி-உஸைபியா, 'கி.பி. நான்காம் நூற்றாண்டிலேயே இந்தியர்கள் உப்பைச் சேர்த்து நீரைப் பனியாக உறைய வைக்கும் நுட்பத்தைப் பயன்படுத்தியிருக்கிறார்கள்' என்ற முக்கியமான தகவலைப் பதிவு செய்துள்ளார். அரேபியர்கள், விதவிதமான சர்பத் தயாரிப்பதில் தேர்ந்து விளங்கினார்கள். பல்வேறு பழச்சாறுகள் சேர்த்து சர்பத் தயாரித்து பனியில் உறைய வைத்துச் சுவைத்தார்கள். அரேபிய வணிகர்கள் மூலமாக இந்த சர்பத் தயாரிக்கும் நுட்பம், இத்தாலியின் சிசிலி நகரத்துக்கு கி.பி. பத்தாம் நூற்றாண்டில் அறிமுகமானது.

தனது நீண்ட நெடும் பயணத்தை முடித்துக் கொண்டு, கி.பி.1295-ம் ஆண்டில் தனது சொந்த ஊரான இத்தாலியின் வெனிஸுக்கு திரும்பிய மார்க்கோ போலோ, சீனாவிலிருந்து எடுத்து வந்தது நூடுல்ஸ் மட்டுமல்ல, ஐஸ்கிரீம் தயாரிக்கும் தொழில் நுட்பத்தையும்தான். அரேபிய வணிகர்கள் மூலமாக இத்தாலியர்கள் கற்றிருந்த சர்பத் தயாரிப்பு நுட்பமும், மார்க்கோ போலோ மூலமாகக் கற்றுக் கொண்ட சீன பால் ஐஸ்கிரீம் தயாரிப்பு நுட்பமும் ஒன்றிணைந்தன. இத்தாலியில் புதிய ஐஸ்கிரீம் வகைகள் உருவாகத் தொடங்கின என்று சில ஆய்வாளர்கள் குறிப்பிட்டிருக்கிறார்கள். மார்க்கோ போலோவுக்கு முன்பே கிழக்கு நோக்கி வந்து சென்ற வேறு பயணிகள் அந்த ஜிலுஜிலு நுட்பத்தை

ஐரோப்பியக் கண்டத்துக்குக் கடத்திச் சென்று விட்டார்கள். போலோவுக்கு அந்தப் பெருமையை வழங்குவது வரலாற்றுப் பிழை என்று சில சரித்திர ஆசிரியர்கள் வாதிடுகிறார்கள்.

இத்தாலியின் அரச குடும்பத்தைச் சேர்ந்த கேத்தரின் டி மெடிசி, பிரான்ஸ் அரசர் இரண்டாம் ஹென்றியை கி.பி. 1533-ல் திருமணம் செய்து கொண்டார். பிரெஞ்சு உணவுக் கலாசாரத்தில் இத்தாலியின் வாசனையும் ருசியும் புகுந்தது அதற்குப் பிறகுதான். பிரெஞ்சுக்காரர்களுக்கு ஐஸ்கிரீமானது கேத்தரின் வழியாகத்தான் அறிமுகமானது. இரண்டாம் ஹென்றி - கேத்தரின் திருமண விருந்தில்கூட முக்கியஸ்தர்களுக்கு ஐஸ்கிரீம் பரிமாறப் பட்டதாகக் குறிப்புகள் உண்டு.

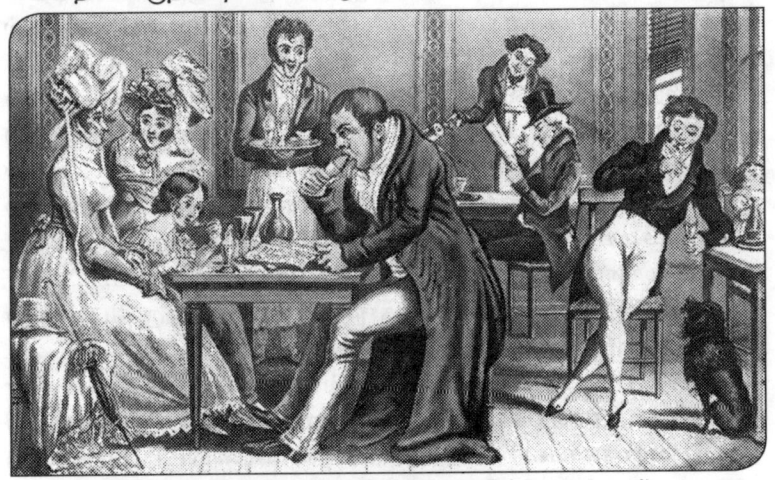

ஐஸ்கிரீம் சுவைக்கும் முதலாம் சார்லஸ் (கற்பனை ஓவியம்)

பதினேழாம் நூற்றாண்டில் இங்கிலாந்து அரசராக இருந்த முதலாம் சார்லஸின் தினசரி மெனுவில் ஐஸ்கிரீம் இருந்தது என்று சிலர் குறிப்பிட்டிருக்கிறார்கள். கூடவே சில 'சரித்திர வதந்தி'களும் உண்டு. சார்லஸ், தனது விருப்பத்துக்குரிய அந்த பிரத்யேக ஐஸ்கிரீம் ரெஸிபியை ராஜ ரகசியம்போல பாதுகாத்தார். அதை வெளியிடாமல் இருக்க, ஐஸ்கிரீம் தயாரிக்கும் செஃப்-க்கு கொழுத்த சம்பளம் கொடுத்து வைத்திருந்தார். ஒருமுறை அந்த செஃப் 'ஐஸ்கிரீம் ரெஸிபி ரகசியத்தை' வெளியில் கசிய விட்டுவிட்டார் என்று அறிந்ததுமே சார்லஸ் கடும் கோபம் கொண்டார். அந்த செஃப்-ஐ துடிக்கத் துடிக்கக் கொன்றார் அல்லது கொல்லச்சொல்லி உத்தரவிட்டார். கி.பி. 1649-ல் முதலாம் சார்லஸின் தலை எதிரிகளால் துண்டிக்கப்பட்டது. அதற்குப்

பின் அந்த ராஜ ரகசிய ஐஸ்கிரீம் ரெஸிபி, இங்கிலாந்து எங்கும் பரவியது. இப்படி சார்லஸின் ஐஸ்கிரீம் பிரியத்தைச் சுற்றிப் பல ஆதாரமற்ற செய்திகள் உண்டு. சார்லஸ் காலத்தில் créme ice என்னும் பதத்தால் ஐஸ்கிரீம் குறிப்பிடப்பட்டது.

1671-ம் ஆண்டில் செயிண்ட் ஜார்ஜ் தினத்துக்காக விண்ட்ஸர் கோட்டையில் இங்கிலாந்து அரசர் இரண்டாம் சார்லஸ் விருந்து வைத்தார். அதில் மிக முக்கியமான விருந்தினர்களுக்கு மட்டும் ஸ்ட்ராபெரி பழங்கள் கலந்த ஐஸ்கிரீம் பரிமாறப்பட்டது. விருந்து மண்டபத்தில் இருந்த மற்றோர் எல்லாம் ஜொள் ஒழுக நின்ற பரிதாபக் காட்சியும் அரங்கேறியது. ஆக, பல்வேறு உணவுப்பொருள்களைப் போல ஐஸ்கிரீமும் ஆரம்ப காலத்தில் செல்வந்தர்களுக்கான உணவுப் பொருளாக மட்டுமே புழக்கத்தில் இருந்தது. இங்கே சில வரலாற்றாளர்கள் அழுத்தமாகக் குறிப்பிடும் ஒரு விஷயம், இரண்டாம் சார்லஸ் காலத்தில்தான் இங்கிலாந்துக்குள் ஐஸ்கிரீம் புகுந்தது. இரண்டாம் சார்லஸ் பதவி இழந்து, பிரான்ஸில் அடைக்கலம் புகுந்து, அங்கே சில ஆண்டுகள் பிரெஞ்சு மன்னர் பதினான்காம் லூயியின் தயவில் வாழ்ந்த சமயத்தில்தான் அவருக்கு ஐஸ்கிரீம் அறிமுகம் ஆகியது. அங்கே மானாவாரியாக ஐஸ்கிரீம் சுவைத்த மன்னராகப்பட்டவர், பின்பு ஐஸ்கிரீம் சமைப்பதற்கென்று கையோடு ஒரு நிபுணனையும் இங்கிலாந்துக்கு இழுத்து வந்தார். விண்ட்ஸர் கோட்டை விருந்தில் பரிமாறப்பட்ட அந்த ஐஸ்கிரீம் தயாரித்த நிபுணனின் பெயர் சரித்திரத்தில் பதிவாகவில்லை. ஆனால், ஆண்டனி கேப்பல்லா என்பவர் 2010-ம் ஆண்டில் வெளியிட்ட The Empress of Ice Cream என்ற சரித்திர நாவலில் அந்தச் சமையல் நிபுணனுக்கு டெமிக்ரோ என்ற பெயர் சூட்டியிருக்கிறார். டெமிக்ரோவே, அரண்மனைச் சுவர்களுக்குள் உறைந்து கிடந்த அந்த குளுமையான ரகசிய ரெசிபியை இங்கிலாந்தின் தெருக்களுக்கும் கொண்டு சென்றான் என்று கதை நீள்கிறது.

பதினெட்டாம் நூற்றாண்டில் ஆரம்பத்திலிருந்தே இங்கிலாந்தில் வெளியான பல்வேறு சமையல் குறிப்புகளில் ஐஸ்கிரீமை ஒத்த பதார்த்தங்களின் செய்முறைகள் இடம்பெற ஆரம்பித்தன. L'Art de Faire des Glaces என்ற கி.பி. 1768-ஐச் சேர்ந்த பிரெஞ்சு சமையல் குறிப்புப் புத்தகத்தில் ஐஸ்கிரீம் ரெஸிபி இடம் பெற்றிருக்கிறது. அதுவே இன்றைய ஐஸ்கிரீம் வடிவங்களின் தாய்க்கிழவி ரெசிபி எனலாம்.

ஆங்கில எழுத்தாளரான சார்லஸ் டிக்கின்ஸுக்கு ஐஸ்கிரீம் பிடிக்கவில்லையோ அல்லது இத்தாலியர்கள் மீது கோபமா என்று தெரியவில்லை. 'தாயின் மாரைக் குழந்தைகள் சப்புவதுபோல இத்தாலியர்கள் ஐஸ்கிரீமைச் சப்புகிறார்கள்' என்று கருத்து ஒன்றை *1841*-ம் ஆண்டில் Ice என்ற தலைப்பிடப்பட்ட கட்டுரையில் வெளியிட்டார். சோஷியல் மீடியா இல்லாத அந்தக் காலத்திலேயே டிக்கின்ஸ் இந்தக் கருத்துக்காக தீயத்தீய வறுத்தெடுக்கப்பட்டார் என்பது வரலாறு. ஆனால், அவரது அந்தக் கருத்து ஐஸ்கிரீமை மேலும் புகழடையச் செய்தது. பல தரப்பு மக்களிடமும் கொண்டு சேர்த்தது.

அமெரிக்காவில் காலனி அமைக்கச் சென்ற பிரெஞ்சுக்காரர்கள் மூலமாகவே அங்கு ஐஸ்கிரீம் அறிமுகமானது. உலகின் முதல் ஐஸ்கிரீம் பார்லர், அமெரிக்காவுக்கு வந்த பிரிட்டிஷ்காரரான பிலிப் லென்ஸி என்பவரால் *1790*-ம் ஆண்டில் நியு யார்க் நகரத்தில் தொடங்கப்பட்டது. அமெரிக்காவின் மேரிலேண்ட் மாகாணத்திலுள்ள பால்ட்டிமோர் நகரத்தைச் சேர்ந்தவர் ஜேக்கப் ஃப்யூஸெல். பால் பண்ணைத் தொழில் செய்து வந்தார். தினமும் பால் அளவுக்கு அதிகமாக மீந்து போனது. என்ன செய்யலாம் என்று ஜேக்கப் யோசித்தார். *1851*-ம் ஆண்டில் பென்ஸில்வேனியாவில் முதல் ஐஸ்கிரீம் தொழிற்சாலையைத் தொடங்கினார். வரவேற்பு கிடைத்தது. அதிக அளவில் ஐஸ்கிரீம் உற்பத்தியும் நடைபெற்றதால், அதன் விலையும் போகப்போக குறைந்தது. ஜேக்கப், வேறு சில அமெரிக்க நகரங்களிலும் ஐஸ்கிரீம் தொழிற்சாலைகளை நிறுவினார்.

அக்பர் குல்ஃபியைக் குளிரக் குளிரச் சுவைத்தார். ஒவ்வொரு நாளும் சுவைத்தார். ஆக, பதினாறாம் நூற்றாண்டிலிருந்தே இந்தியாவின் முதல் ஐஸ்கிரீமான குல்ஃபி புழக்கத்தில் இருக்கிறது.

1870-களில் கார்ல் வோன் லிண்டே என்ற ஜெர்மானிய அறிவியல் அறிஞர், தொழிற்சாலைகளில் குளிர்பதனத் தொழில்நுட்பத்தை வெற்றிகரமாக அறிமுகப்படுத்தினார். இயற்கையான

பனிக்கட்டியை வெட்டி எடுத்து வந்து, கிட்டங்கிகளில் பாதுகாத்து வைக்கும் தேவை அதன் பின்பு இல்லாமல் போனது. அடுத்த ஐம்பது ஆண்டுகளில் குளிர்பதனத் தொழில்நுட்பம் என்பது மேம்படுத்தப்பட்டுக் கொண்டே வந்தது. 1926-க்குப் பிறகு, ஐஸ் மற்றும் ஐஸ்கிரீம் தயாரிப்புத் தொழில் என்பது அமெரிக்காவிலும், ஐரோப்பிய நாடுகளிலும் பெரிய அளவில் வளரத் தொடங்கியது. சென்ற நூற்றாண்டிலும், இந்த நூற்றாண்டின் முதல் தசாப்தத்திலும் உலகில் அதிகம் ஐஸ்கிரீம் தயாரிக்கும், விற்பனை செய்யும் நாடு என்ற அந்தஸ்துடன் அமெரிக்கா இருந்தது. தற்போது சீனாவும் அந்த இடத்துக்குப் போட்டி போட்டுக் கொண்டு இருக்கிறது.

வெனிலா ஐஸ்கிரீம்

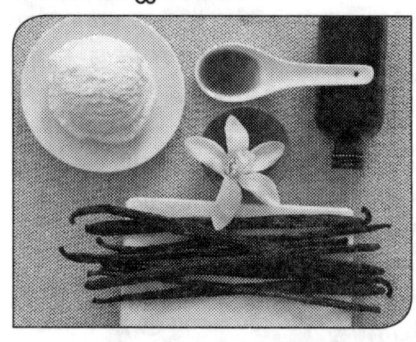

ஒரு காலத்தில் நமக்கு கப் ஐஸ்கிரீம் என்றால் வெனிலாவைத் தவிர வேறு சுவை தெரியாது. வெனிலா என்ற மந்தாரை (Orchid) வகை தாவர வாசனைப் பொருளின் பிறப்பிடம் மெக்ஸிகோ. உலக அளவில் ஐஸ்கிரீம் தயாரிப்பில்தான் வெனிலா அதிகம் பயன்படுத்தப்படுகிறது என்பதால் அதன் வரலாற்றையும் இங்கே சற்றே நுகர்ந்து விடுவோம்.

வெனிலாவை முதலில் சாகுபடி செய்தவர்கள் மெக்ஸிகோவின் பூர்வ குடிகளான டோடோனாக் மக்கள். அவர்கள் வெனிலா தாவரத்தின் பிறப்புக்கு ஒரு நாடோடிக் கதை வைத்திருக்கிறார்கள். கதை வழக்கமான ஒன்றுதான். ஆனால், வெனிலா ஃப்ளேவர்.

இளவரசியான ஸேனத் காதலில் விழுகிறாள். தந்தை காதலை மறுக்கிறார். இளவரசியை வேறு ஒருவனுக்குத் திருமணம் செய்து வைக்க முற்பட, அவளோ தன்னுடைய காதலுடன் காட்டிற்குள் ஓடிப்போகிறாள். பெரும் படை காட்டிற்குள் சென்று ஓடிப்போன காதல் ஜோடிகளை வளைத்துப் பிடிக்கிறது. ரத்த வெறி பிடித்த தந்தை, இருவரது தலைகளையும் வெட்டச் சொல்கிறார். அவர்களது ரத்தம் அந்த மண்ணில் விழுந்து கலந்து வெனிலா செடியாக முளைக்கிறது. இன்று வரை காதல் மணம் பரப்புகிறது.

டோடோனாக்குகளின் உணவுக் கலாசாரத்தில் வெனிலா முக்கியமானதாக இருந்தது. அவர்கள் பருகும் பானங்களிலும் இனிப்புகளிலும் வெனிலாவைக் கலந்து உண்டார்கள். பதினைந்தாம் நூற்றாண்டில், அஸ்டெக்குகள் டோடோனாக்குகளின் ஆளுமைக்குட்பட்ட பல பகுதிகளைக் கைப்பற்றினார்கள். அஸ்டெக்குகளிடம் வீழ்ந்த டோடோனாக்குகள் அவர்களுக்கு மரியாதை செய்யும்விதமாக வெனிலா பீன்களைப் பரிசளித்தனர். அப்படியாக வெனிலாவின் சுவை அஸ்டெக்குகளுக்கும் பிடித்துப் போனது. இந்த பீன், முற்றிய பின் பறிக்கப்படுகிறது. அது உலர்ந்த பின் கருமையடைந்து விடுவதால் அதற்கு அஸ்டெக்குகள் Tlilxochitl (கறுப்பு மலர்) என்று பெயரிட்டனர்.

1520-ம் ஆண்டில் மெக்ஸிகோவுக்கு வந்த ஸ்பானிய கொடுங்கோல் கவர்னரான ஹெர்னென் கோர்டிஸ், தனது நாட்டுக்கு வெனிலாவை எடுத்துச் சென்றார். அப்படியாக வெனிலா ஐரோப்பியக் கண்டத்தில் பரவியது. ஐரோப்பியர்கள் தாங்கள் தயாரித்த சாக்லேட் பானங்களில் சுவையும் மணமும் சேர்க்க வெனிலாவைப் பயன்படுத்திக் கொண்டனர். சாக்லேட்டின் மூலப்பொருளான கோகோ பீன்ஸ் இல்லாமல் வெனிலாவைத் தனியாக உணவுப்பொருள்களில் முதன் முதலில் பயன்படுத்தியவர்கள் பிரெஞ்சுக்காரர்களே. அவர்களே ஐஸ்கிரீமையும் வெனிலா சுவையில் அறிமுகப்படுத்தினார்கள்.

பத்தொன்பதாம் நூற்றாண்டின் முற்பாதி வரை மெக்ஸிகோவே வெனிலா உற்பத்தியில் முதன்மை வகித்தது. 1819-ம் ஆண்டில் பிரெஞ்சுக்காரர்கள் தங்கள் ஆளுகைக்குட்பட்ட ரியூனியன் மற்றும் மொரிஷியஸ் தீவுகளில் வெனிலா பயிரை அறிமுகப்படுத்தினர். ரியூனியனில் பிறந்து வளர்ந்த அடிமையும் தாவரவியலாளருமான எட்மண்ட் ஆல்பியஸ் என்பவர், வெனிலா தாவரத்தில் கைகள் மூலம் நேரடியாக மகரந்தச் சேர்க்கை செய்யும் நுட்பத்தைக் கண்டுபிடித்தார். இதனால் வெனிலா விளைச்சல் அதிகமானது. ஆக, வெனிலா பயிரின் வரலாற்றில் எட்மண்ட் ஆல்பியஸின் பெயர் தவிர்க்க முடியாதது.

அமெரிக்காவின் மூன்றாம் அதிபரான தாமஸ் ஜெஃபர்சன், கைதேர்ந்த சமையல் நிபுணரும்கூட. வெனிலாசுவை ஐஸ்கிரீமை அமெரிக்கர்களுக்கு அறிமுகப்படுத்தியவர் இவரே. 1789-ம் ஆண்டில் பிரான்சில் இருந்து ஒரு செஃப் உடன் அமெரிக்காவுக்குத் திரும்பிய ஜெஃபர்சன், பல்வேறு பிரெஞ்சு கலாசார உணவு

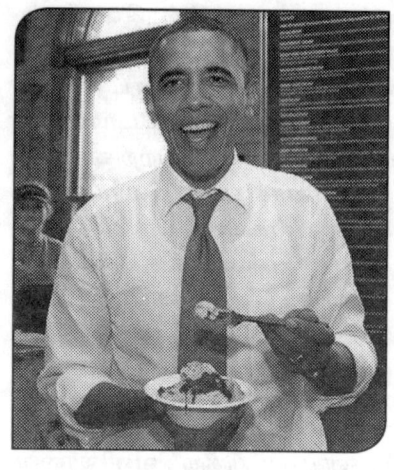

வகைகளை வெள்ளை மாளிகையில் சமைத்துப் பார்த்தார். அதில் வெனிலா ஃப்ளேவர் ஐஸ்கிரீமும் ஒன்று. 2 பாட்டில் கிரீம், 6 முட்டை மஞ்சள்கரு, கொஞ்சம் சர்க்கரையும் வெனிலாவும் கலந்து தன் பாணியில் ஜெஃபர்சன் தயாரித்த வெனிலா ஐஸ்கிரீம், வெள்ளை மாளிகை விருந்தினர்களைக் குளிர்வித்தது. (அமெரிக்க அதிபர் ஜார்ஜ் வாஷிங்டன் ஒரு குறிப்பிட்ட ஐஸ்கிரீம் ரெஸிபியை $200 விலை கொடுத்து வாங்கிக் கொண்டதாகவும் குறிப்பு உண்டு. ஜெஃபர்சன் தொடங்கி டொனால்ட் டிரம்ப் வரை அமெரிக்க அதிபர்கள் பலருமே ஐஸ்கிரீம் பிரியர்கள்தாம்!)

ஐஸ்கிரீமின் இயல்பான சுவையே வெனிலாதான் என்று உலகில் பலரும் நம்பிக் கொண்டிருக்கிறார்கள். அதனால், உலகிலேயே அதிகம் விற்பனையாகும் ஐஸ்கிரீமாக வெனிலா என்றென்றும் நிலைத்திருக்கிறது. இரண்டாமிடத்தில் சாக்லேட் சுவை ஐஸ்கிரீம்கள் இருக்கின்றன. இந்த வெனிலா உள்பட பல்வேறு விதமான ஐஸ்கிரீம்கள் இந்தியர்களுக்கு பிரிட்டிஷார் மூலமாகவே அறிமுகமாயின.

சாக்லேட் ஐஸ்கிரீம்

வெனிலா ஐஸ்கிரீமுக்கு முன்பாகவே சாக்லேட் ஐஸ்கிரீம் பிறந்துவிட்டது. உலகின் முதல் சுவையூட்டப்பட்ட ஐஸ்கிரீம் என்பது சாக்லேட் ஐஸ்கிரீம்தான். பதினேழாம் நூற்றாண்டில் ஹாட் சாக்லேட் என்ற சூடான சாக்லேட் பானங்கள் ஐரோப்பிய தேசங்களில் விரும்பிப் பருகப்பட்டன. சாக்லேட்டை குளிரக் குளிரக் குடித்தால் எப்படி இருக்கும் என்று யாராவது யோசித்திருக்க வேண்டுமல்லவா. 1693-ம் ஆண்டில் இத்தாலியின் நேபிள்ஸ் நகரத்தைச் சேர்ந்த ஆண்டோனியோ லாடினி வெளியிட்ட The Modern Steward, or The Art of Preparing Banquets Well என்ற புத்தகத்தில் குளுகுளு சாக்லேட் பான ரெசிபிக்கள் இடம்பெற்றன. சாக்லேட், சர்க்கரை, ஐஸ் கட்டி

சேர்க்கப்பட்ட அந்தப் பதார்த்தங்களே சாக்லேட் ஐஸ்கிரீம்களின் முன்னோடி எனலாம். 1775-ம் ஆண்டில் இத்தாலிய மருத்துவரான ஃபிலிப்பினோ பால்டினி De sorbetti என்று தலைப்பிடப்பட்ட கட்டுரையில் சாக்லேட் ஐஸ்கிரீமை பல்வேறு நோய்களுக்கு மருந்தாகப் பரிந்துரை செய்திருக்கிறார். பத்தொன்பதாம் நூற்றாண்டில் அமெரிக்காவில் பால் சேர்த்துத் தயாரிக்கப்பட்ட சாக்லேட் ஐஸ்கிரீம்கள் சக்கைபோடு போட ஆரம்பித்தன.

இங்கே கூடுதலாக ஒரு தகவல். 1777, மே 12 அன்று அமெரிக்காவின் முதல் ஐஸ்கிரீம் விளம்பரம் வெளியானது. அதில் குறிப்பிடப்பட்டிருந்த வாசகம், Almost Every day! என்பதுதான். அது மேல்தட்டு மக்களுக்கான விளம்பரம். 1800-க்குப் பிறகே நடுத்தர மற்றும் ஏழை அமெரிக்கர்கள் ஐஸ்கிரீமைச் சுவைத்தார்கள். அமெரிக்கப் பெண்கள் தம் விருந்தினர்களுக்கு பறவைகள், விலங்குகள், பழங்கள் வடிவிலான அச்சுகளைக் கொண்டு ஐஸ்கிரீம் தயாரித்து குஷிப்படுத்தினார்கள்.

அகஸ்டஸ் ஜாக்சன். பிலடெல்பியாவைச் சேர்ந்த ஆப்பிரிக்க அமெரிக்கர். தனது ஒன்பதாவது வயதிலேயே வெள்ளை மாளிகையின் சமையலறையில் எடுபிடி வேலைக்குச் சென்றவர். அப்படியே ஒவ்வொரு வேலையாகக் கற்றுக் கொண்டு, சமைக்கவும் தெரிந்துகொண்டு, அமெரிக்க அதிபர்களின் செஃப் ஆக உயர்ந்தவர். ஜேம்ஸ் மன்றோ, ஜான் குவின்ஸி ஆடம்ஸ், ஆண்ட்ரு ஜாக்சன் ஆகிய மூன்று அமெரிக்க அதிபர்களும் அகஸ்டஸின் கைவண்ணத்தில் ஐஸ்கிரீம் சுவைத்திருக்கின்றனர்.

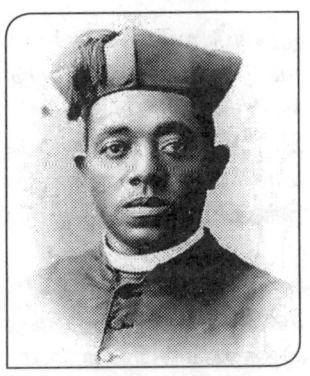

அகஸ்டஸ் ஜாக்சன்

சுமார் இருபது ஆண்டு அனுபவத்துக்குப் பிறகு, அகஸ்டஸ் வெள்ளை மாளிகை வேலையை விட்டுவிட்டு பிலடெல்பியாவுக்குத் திரும்பினார். ஐஸ்கிரீம் தயாரித்து விற்பனை செய்ய ஆரம்பித்தார். அதில் ஒரு புதிய நுட்பத்தைக் கண்டறிந்தார். அன்றைக்கு ஐஸ்கிரீம்கள் பெரும்பாலும் முட்டை சேர்த்தே தயாரிக்கப்பட்டன. அகஸ்டஸ் முட்டை சேர்க்காமல் ஐஸ்கிரீம் தயாரித்தார். ஐஸ் உடன் உப்பைச் சேர்ப்பதன் மூலம் உறைநிலையை நீண்ட நேரத்துக்குத்

தக்க வைக்க முடியும் என்றும், உப்பானது ஐஸ்கிரீமில் சேர்க்கப் படும் புதிய சுவைகளை எடுத்துக் காட்டும் என்றும் நிரூபித்தார். தன் செஃப் அனுபவத்தினால் புதிய சுவை ஐஸ்கிரீம்களை பரிசோதனை முறையில் அறிமுகப்படுத்தினார். அவற்றை பிலடெல்பியாவின் பல்வேறு ஐஸ்கிரீம் பார்லர்களுக்கு எடுத்துச் சென்று விற்றார். பத்தொன்பதாம் நூற்றாண்டின் மிகவும் வெற்றிகரமான ஆப்பிரிக்க-அமெரிக்கத் தொழிலதிபராகவும் அகஸ்டஸ் திகழ்ந்தார்.

அவர் தன்னுடைய ஐஸ்கிரீம் தயாரிக்கும் நுட்பத்தையும், புதிய சுவை ஐஸ்கிரீம் ரெசிபிக்களையும் ரகசியமாக வைத்துக் கொள்ளவில்லை. சக ஆப்பிரிக்க-அமெரிக்க ஐஸ்கிரீம் தயாரிப்பாளர்களுக்குக் கற்றுக் கொடுத்தார். அதனால், ஐஸ்கிரீம் என்பது எளிய கருப்பின மக்களுக்கும் குறைந்த விலையில் கிடைக்கும் இன்ப உணவாக மாறியது. அதனால்தான் அகஸ்டஸ் ஜாக்சனுக்கு வரலாற்றில் இப்படி ஒரு பெயர் நிலைத்திருக்கிறது - Father of Ice Cream!

கோன் ஐஸின் கதை

இரண்டு உலோக அச்சுக்களிடையே மாவை வைத்து நெருப்பில் சுட்டு, மொறுமொறுவென பிஸ்கட் போன்ற வடிவத்தில் சாப்பிடும் பழக்கம் ஒன்பதாம் நூற்றாண்டிலேயே இருந்திருக்கிறது. அச்சுக்களில் இயேசுவின் உருவம், பைபிளின் வாசகம் என்று பலவற்றையும் செதுக்கி வைத்திருந்தார்கள். இந்த மொறுமொறு பிஸ்கட்டே பின்னாளில் Waffle என்றழைக்கப் பட்டது. இரண்டு வேஃபிள்களுக்கு நடுவே தேன், சர்க்கரை, ஒயின், இஞ்சி, லவங்கப்பட்டை என்று இஷ்டத்துக்கு என்னென்னமோ வைத்து ரசித்துச் சாப்பிட்டு வந்திருக்கிறார்கள். இந்த வேஃபிளை கூம்பு (Cone) வடிவத்தில் தயாரிக்கலாம் என்றொரு ரெசிபி, 1825-ம் ஆண்டில் ஜூலியன் என்பவர் வெளியிட்ட பிரெஞ்சு சமையல் குறிப்பு புத்தகத்தில் இருக்கிறது. 1807-ம் ஆண்டில் வரையப்பட்ட பிரெஞ்சு ஓவியம் ஒன்றில் பாரிஸில் இருந்த Frascati என்ற கஃபேயில் நடக்கும் விருந்தில் கலந்து கொண்ட பெண் ஒருத்தி கூம்பு வடிவக் கிண்ணத்தில் ஐஸ்கிரீமைச் சுவைப்பதுபோல வரையப்பட்டிருக்கிறது.

ராபின் வேர் (Robin Weir) என்ற உணவு வரலாற்றாளர் ஐஸ்கிரீம் குறித்து பல ஆண்டுகள் தொடர் ஆய்வுகள் செய்து சில

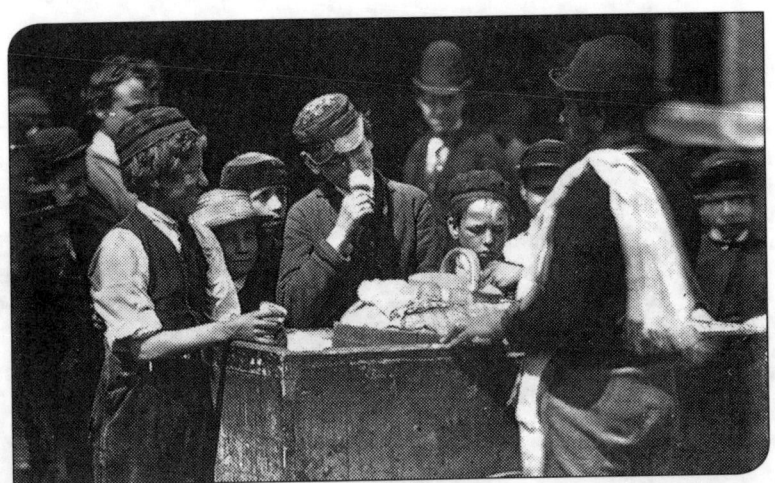

அரை பைசா ஐஸ்கிரீம்

உண்மைகளை வெளியிட்டுள்ளார். அதில் 1877-ம் ஆண்டில் லண்டன் வீதியில் ஐஸ்கிரீம் வண்டியைச் சுற்றி நிற்கும் சிறுவர் கூட்டம் நிறைந்த புகைப்படம் முக்கியமானது. அதில் ஒரு சிறுவன் மட்டும் கோன் வடிவ உலோகத்தின் மீது வைக்கப்பட்ட ஐஸ்கிரீமை மகிழ்ச்சியாகச் சுவைத்துக் கொண்டிருக்கிறான். மற்றவர்கள் ஏக்கத்துடன் காத்திருக்கின்றனர். அந்த ஐஸ்கிரீமின் விலை அரை பைசாதான் (Half Penny Lick). அவன் சுவைத்து முடித்து உலோக கோனை ஐஸ்கிரீம் வண்டிக்காரரிடம் கொடுத்து விடவேண்டும். அதை அவர் கழுவவெல்லாம் மாட்டார். இன்னொரு ஸ்கூப் ஐஸ்கிரீம் எடுத்து அதே கோனில் வைத்து அடுத்த சிறுவனுக்குக் கொடுத்து விடுவார்.

அன்றைக்கு ஐஸ்கிரீம் வியாபாரிகளுக்கு ஐஸ்கிரீம் வைத்துக் கொடுக்கும் கிண்ணங்களும், சுவைக்கக் கொடுக்கும் ஸ்பூன் களுமே பிரச்னையாக இருந்தன. ஒவ்வொரு முறையும் அவற்றைக் கழுவ வேண்டும். அதனால் சிறு ஐஸ்கிரீம் வியாபாரிகள் ஒரே கோனை பலருக்கும் உபயோகித்தார்கள். சுகாதாரமற்ற இந்தச் செயலால் நோய்களும் பரவின. குறிப்பாக காசநோய் அதிகம் பரவியது.

1888-ம் ஆண்டில் இங்கிலாந்து சமையல் கலைஞர் ஏக்னஸ் மார்ஷல் வெளியிட்ட சமையல் புத்தகத்தில் Cornet with Cream என்ற ரெஸிபி உள்ளது. Cornet என்றால் கொம்பு வடிவ ஊதுகுழல். பாதாமும் மாவும் கலந்த கலவையை கொம்பு வடிவில் Bake

BAILEY'S
ICE CREAM

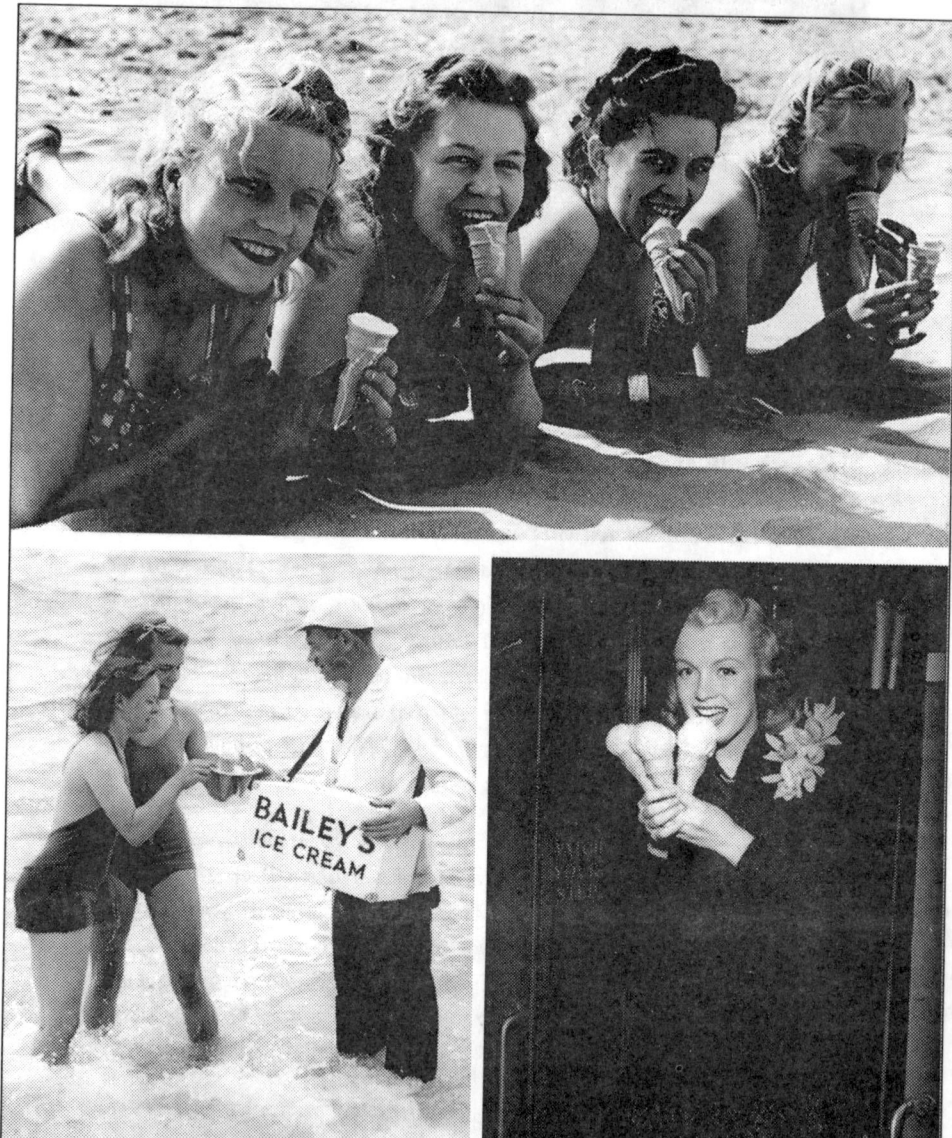

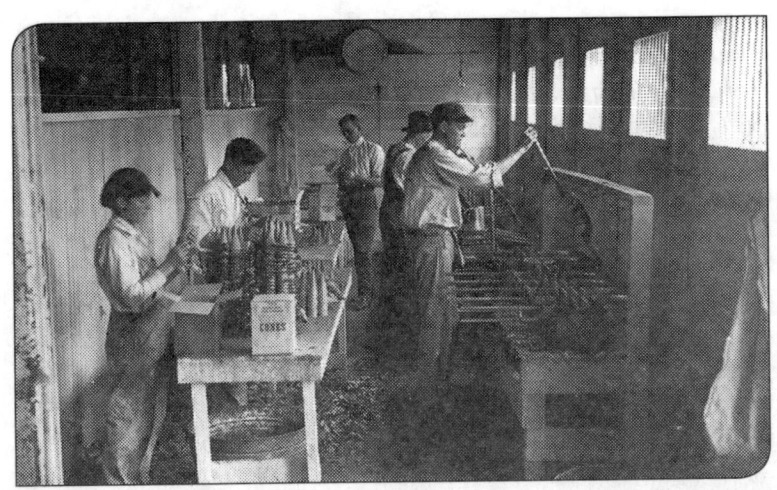

செய்து அதனுள் வெனிலா ஐஸ்கிரிமை நிரப்பிச் சுவைக்கலாம் என்கிறது இந்தக் குறிப்பு. கோன் ஐஸ்கிரீமில் அந்த கோனும் சுவைப்பதற்கு உரியது என்று விளக்கும் முதல் சமையல் குறிப்பு இதுவே. இந்தக் கண்டுபிடிப்பு ஐஸ்கிரீம் வியாபாரிகளுக்கு பெரும் வரமாகவே அமைந்தது. ஐஸ்கிரீமை வைத்துக் கொடுக்க கிண்ணம் தேவையில்லை. எடுத்துச் சாப்பிட ஸ்பூன் கொடுக்க வேண்டிய அவசியம் இல்லை. கோன் வடிவ வேஃபிள் பிஸ்கட்டின் மீது, ஒரு ஸ்கூப் ஐஸ்கிரீமை வைத்துக் கொடுத்து விட்டு அடுத்த வியாபாரத்தைக் கவனிக்கச் சென்றுவிடலாம்.

இந்த கோன் ஐஸ்கிரீம் வடிவம் பத்தொன்பதாம் நூற்றாண்டின் இறுதியிலேயே ஆங்காங்கே புழக்கத்துக்கு வந்துவிட்டாலும், அது புகழ்பெற்றது 1904-ம் ஆண்டில் அமெரிக்காவின் செயின்ட் லூயிஸ் நகரத்தில் நடந்த உலக வர்த்தகக் கண்காட்சியில்தான் என்று வரலாற்றாளர்கள் சொல்கிறார்கள். அந்தக் கண்காட்சியில் லெபனானைச் சேர்ந்த Arnold Fornachou என்பவர் ஐஸ்கிரீம் ஸ்டால் போட்டிருந்தார். அவர் எதிர்பார்த்ததைவிட நல்ல கூட்டம். ஐஸ்கிரீம் பரிமாற அவர் வாங்கி வைத்த பேப்பர் கப்புகள் காலியாகிப் போயின. அவருக்கு அடுத்த கடையில் Ernest Hamwi என்பவர் கூம்பு வடிவ வேஃபில் பிஸ்கட்டுகளை விற்றுக் கொண்டிருந்தார். அர்னால்ட், எர்னெஸ்டிடம் அவற்றைக் கேட்டு வாங்கினார். பிஸ்கட்டுகள் மீது ஐஸ்கிரீமை வைத்துக் கொடுத்தார். ஐஸ்கிரீமைச் சுவைத்துவிட்டு, வேஃபில் பிஸ்கட்டுகளையும் சுவைக்கலாம் என்பது பார்வையாளர்களுக்குப் பெருமகிழ்வைத் தந்தது. கோன் ஐஸ்கிரீம்கள் உலகப்புகழ் பெற்றது இப்படித்தான்!

அதே வர்த்தகக் கண்காட்சியில் வேஃபில் கோனுக்கு மேல் ஐஸ்கிரீமை வைத்து முதன் முதலில் விற்றவர் Abe Doumar என்பவரே என்று அவரது குடும்பத்தினர் வாதிடுகிறார்கள். பல அளவுகளில் கோன் பிஸ்கட்டுகளைத் தயாரிக்கும் எந்திரங்களை ஏப் உருவாக்கினார். ஏப், வெர்ஜினியாவின் நோர்ஃபோல்க் என்ற இடத்தில் ஆரம்பித்த ஐஸ்கிரீம் தொழிற்சாலையை, நூறு வருடங்களுக்கு மேல் அவரது குடும்பத்தினர் நடத்தி வருகிறார்கள். எனவே அவர்களும் கோன் ஐஸ்கிரீமின் கண்டுபிடிப்புக்கு உரிமை கோருகிறார்கள்.

அமெரிக்காவின் போர்ட்லேண்டைச் சேர்ந்த ஃப்ரெட்ரிக் பிரக்மேன் என்பவர் 1912-ம் ஆண்டில் ஐஸ்கிரீம் கோன்களைத் தயாரிக்கும் எந்திரத்துக்கு காப்புரிமை வாங்கியிருக்கிறார். 1928-ம் ஆண்டில் டெக்ஸாஸைச் சேர்ந்த ஸ்டப்பி பார்க்கர் என்பவர் கோன் மீது ஐஸ்கிரீம் வைத்து இரண்டையும் ஃப்ரீஸரில் ஒன்றாக உறையச் செய்து, Pre-filled Cone Ice Cream-ஆக சந்தைக்குக் கொண்டு வந்து விற்றார். அவரது நிறுவனத்தின் பெயர், டிரம்ஸ்டிக். அதை பின்னர் நெஸ்ட்லே நிறுவனம் வாங்கியது.

1959-ம் ஆண்டில் இத்தாலியின் நேப்பிள்ஸ் நகரத்தைச் சேர்ந்த ஸ்பைகா என்பவர் புதிய கண்டுபிடிப்பு ஒன்றை நிகழ்த்தினார். கோன் பிஸ்கட்டின் உட்புறம் எண்ணெய், சர்க்கரை, சாக்லேட் கலந்த கலவையைக் கொண்டு பூசி, அதனுள் ஐஸ்கிரீமை விதவிதமான சுவைகளில் நிரப்பி விற்றார். அவர் தனது தயாரிப்பு வைத்த பெயர் Cornetto. இன்றைக்கும் உலக ஐஸ்கிரீம் சந்தையை ஆள்கிறது.

குச்சி ஐஸின் கதை

இதனை அமெரிக்கர்கள் Popsicle என்கிறார்கள். பிரிட்டிஷார் Ice Lolly என்கிறார்கள். ஆஸ்திரேலியர்கள் Icy Pole என்கிறார்கள். பிலிப்பைன்ஸ் மக்கள் Ice Drop என்கிறார்கள். இந்தியச் சந்தையில் இதன் பெயர் Ice Pop. நமக்கு குச்சி ஐஸ்.

1872-ம் ஆண்டு, அமெரிக்கர்களான ராஸ் மற்றும் ராபின்ஸ் இணைந்து Hokey-Pokey என்ற ஐஸ் கம்பெனியை ஆரம்பித்தார்கள். சுவையூட்டப்பட்ட உறைந்த ஐஸ் துண்டுகளை ஒரு குச்சியில் சொருகி விற்றார்கள். அதுவே உலகின் முதல் குச்சி ஐஸ் என்கிறது வரலாறு.

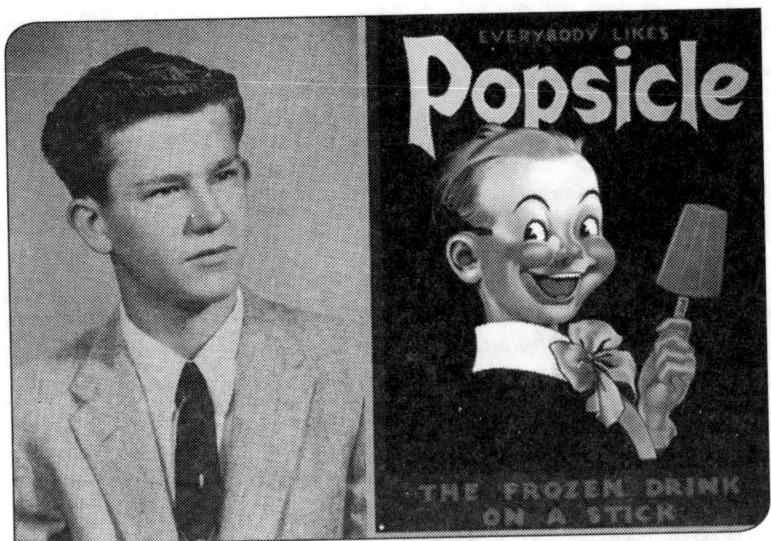

பிராங்க் எபெர்சன்

1905-ம் ஆண்டில் கலிஃபோர்னியாவைச் சேர்ந்த 11 வயதுச் சிறுவனான பிராங்க் எபெர்சன், எலுமிச்சையும் சோடாவும் கலந்தான். ஸ்பூனை எடுக்காமல் அதை அப்படியே உறைபனிக் கலவைக்குள் வைத்துவிட்டுச் சென்று விட்டான். மறுநாள் காலையில் அது உறைந்த நிலையில் சுவைக்கக் கிடைத்தது. ஸ்பூனுடன் அதை அப்படியே எடுத்து சுவைத்தபோதுதான் அவனுக்கு குச்சி ஐஸ் தயாரிப்பதற்கான யோசனை கிடைத்தது. 1923-ம் ஆண்டில் குச்சி ஐஸ் தயாரிப்பதற்கான காப்புரிமை வாங்கி பெரிய அளவில் அதைச் சந்தையில் அறிமுகப்படுத்திய வியாபாரியாகப் புகழ்பெற்றார் எபெர்சன். பல்வேறு பழச்சுவைகளில் தயாரிக்கப்பட்ட இவரது Popsicle குச்சி ஐஸ்கள் அமெரிக்கர்களின் விருப்பத்துக்குரியவையாகத் திகழ்ந்தன.

அதே காலகட்டத்தில் அமெரிக்காவின் கிரிஸ்டியன் கெண்ட் நெல்சன் என்பவர், சாக்லேட் மேற்பூச்சு கொண்ட பாரினுள் வெனிலா ஐஸ்கிரீமை நிரப்பி அதைப் பிடித்து உண்பதற்குக் குச்சியும் சொருகி I-Scream Bar என்று விற்பனைக்குக் கொண்டு வந்தார். ஒரு நாளைக்கு ஒரு மில்லியன் ஐஸ்கிரீம் பார்கள் விற்பனையாகும் அளவுக்கு அவை புகழ் பெற்றிருந்தன.

கெட்டியான பிளாஸ்டிக் தாளுக்குள் உறைந்த ஐஸ் கலவை இருக்கும். அதை ஒரு முனையில் இருந்து உறிந்து உறிந்து

சுவைப்போம் அல்லவா. நாங்கள் 'பெப்ஸி ஐஸ்', 'பெப்ஸி கோலா ஐஸ்' என்போம். அதன் ஆங்கிலப் பெயர் Freezie. இதுவும் அமெரிக்கர்களால் உருவாக்கப்பட்டதே. இப்படியாக ஐஸ்கிரீமை விதவிதமாக உருவாக்கி, சந்தைப்படுத்தியதில் அமெரிக்கர்களுக்குப் பெரும் பங்கு உண்டு.

குல்ஃபி ஐஸ்

குல்ஃபி ஐஸைக் கண்டுபிடித்தவர்கள் யார் என்ற கேள்விக்குச் சந்தேகமே இன்றி பதில் சொல்லலாம். முகலாயர்கள். பண்டைய பாரசீகத்தில் பனிக்கட்டியுடன் இனிப்பு ஏதாவது சேர்த்து உண்ணும் பழக்கம் இருந்தாலும் முகலாயர்கள் காலத்தில்தான் அது குல்ஃபியின் வடிவத்தைப் பெற்றது.

அக்பரின் அவைக்குறிப்புகளைச் சொல்லும் அய்ன்-இ-அக்பரி நூலில் குல்ஃபியின் செய்முறை தெளிவாகக் கொடுக்கப் பட்டுள்ளது. பால் கொண்டு செய்யப்படும் இனிப்புகள் முகலாயர்களின் சமையல் அறைகளில் ஏற்கெனவே புழக்கத்தில் இருந்தன. பாலைச் சுண்டக் காய்ச்சி கோவா தயாரித்தார்கள். அதில் குங்குமப்பூ, பிஸ்தா மற்றும் சில பொருள்களைக் கலந்தனர். உலோகங்களால் ஆன பிரத்யேகமான கூம்பு வடிவங்களுக்குள் இந்தக் கலவையைத் திணித்தனர். அதன் வாய்ப்பகுதியை கோதுமை மாவு கொண்டு அடைத்தனர். இந்தக் கூம்புகளை வேதி உப்புகளைக் கொண்டு நீரைக் குளிர்விக்கும் முறையில் (Saltpetre) அந்தப் பனிக்கலவைக்குள் வைத்து உறைய வைத்தனர். மறுநாள் அக்பர் குல்ஃபியைக் குளிரக் குளிரச் சுவைத்தார். ஒவ்வொரு நாளும் சுவைத்தார். ஆக, பதினாறாம் நூற்றாண்டிலிருந்தே இந்தியாவின் முதல் ஐஸ்கிரீமான குல்ஃபி புழக்கத்தில் இருக்கிறது.

பாரசீகத்தில் புழக்கத்தில் இருந்த அரபு மொழிச் சொல்லான Qulfi என்பதற்கு 'மூடப்பட்ட கிண்ணம்' என்ற பொருள் உண்டு. அதில் இருந்துதான் இந்தியச் சொல்லான Khulfi புழக்கத்தில் வந்தது. ஆக, இந்தியாவின் பாரம்பரிய ஐஸ்கிரீம் என்றால் அது குல்ஃபிதான்.

Sundae சண்டைகள்!

இரண்டு அல்லது மூன்று சுவை கொண்ட ஐஸ்கிரீம் ஸ்கூப். அதன் மேல் விதவிதமான சிரப் அல்லது சாஸ் ஊற்றி, பழத்துண்டுகள், உலர் பழங்கள், உலர் பருப்புகளைப் போட்டு, தேவைப்பட்டால் ரோஸ் இதழ்களைத் தூவி மேலே ஒரு செர்ரி அல்லது ஸ்ட்ராபெர்ரி

பழத்தை நிற்க வைத்தால் அதுதான் Ice Cream Sundae. டெஸர்ட் வகை ஐஸ்கிரீம். அமெரிக்கர்கள் உருவாக்கியது. இதன் பின்னணியில் சூடான வரலாறும் உண்டு.

1874. ஒரு கண்காட்சி. பிலடெல்பியாவைச் சேர்ந்த ராபர்ட் மெக்கே கிரீன் என்பவர் சோடா கடை போட்டிருந்தார். அதே கண்காட்சியில் இன்னொரு நபரும் பெரிய அளவில் சோடா ஃபவுண்டெய்ன் எல்லாம் வைத்து கடை போட்டிருந்தார். வாடிக்கையாளர்களைத் தன் கடையை நோக்கி எப்படியாவது இழுக்க வேண்டும் என்று யோசித்த கிரீனுக்கு மேலும் ஒரு சோதனை. ஐஸ்கட்டிகள் தீர்ந்து போயிருந்தன. பலவிதமான சுவை

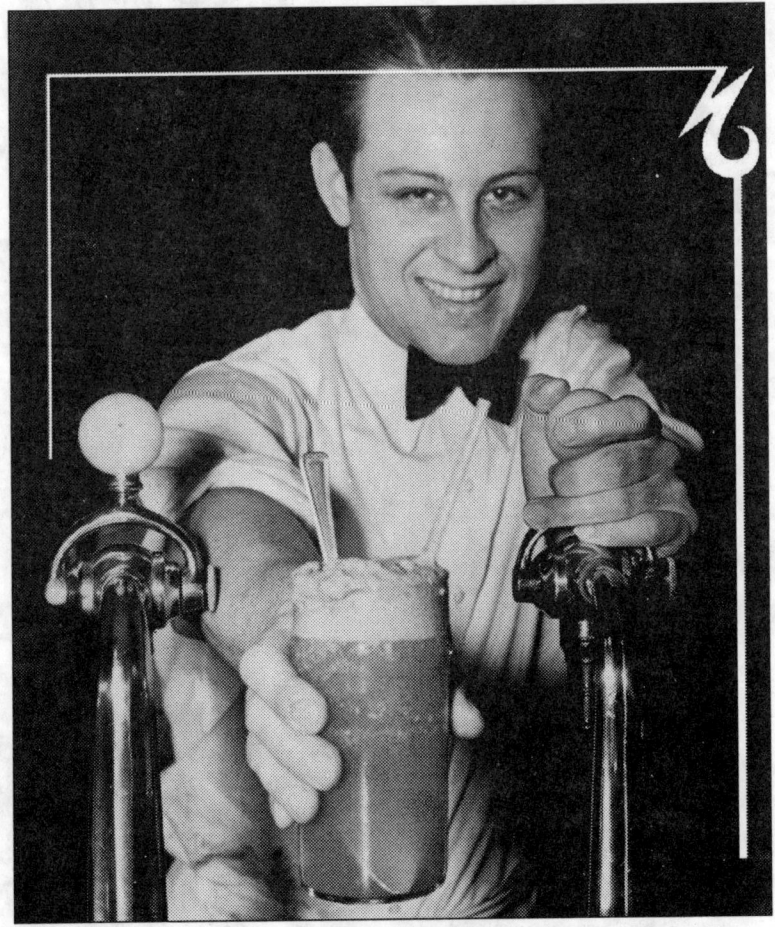

ஐஸ்கிரீம் சோடா

GELATI

MILK ICE CREAM

SPECIAL 15 PINTS
ICE CREAM

WE DELIVER
ICE CREAM
PHONE 4187

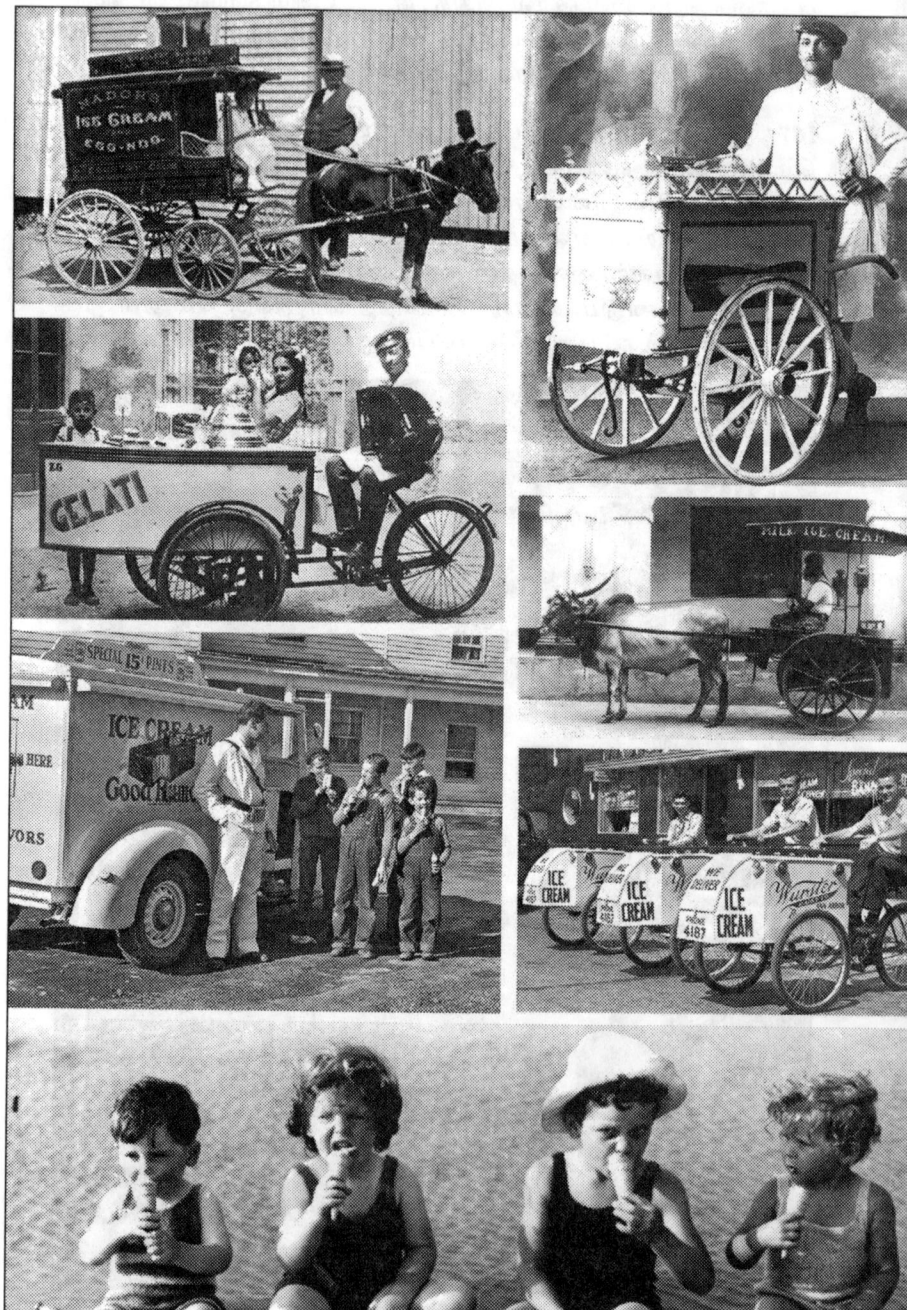

கொண்ட சோடாவும், வெனிலா ஐஸ்கிரீமும் விற்பனைக்காக எடுத்து வந்திருந்த கிரீனுக்குள் பச்சை விளக்கு ஒளிர்ந்தது.

சோடாவை கிளாஸில் நிரப்பி, அதில் விதவிதமான சுவை கொண்ட சிரப் ஏதாவது ஒன்றை ஊற்றி, ஐஸ்கட்டிக்குப் பதிலாக ஒரு ஸ்கூப் வெனிலா ஐஸ்கிரீமைப் போட்டு பரிமாறினார். அதற்கு Ice Cream Float - மிதக்கும் ஐஸ்கிரீம் என்று உடனடிப் பெயர் ஒன்றையும் வைத்தார். வாடிக்கையாளர்கள் கிரீனின் கடையை மொய்க்கத் தொடங்கினார்கள். குறுகிய காலத்திலேயே அமெரிக்கா எங்கும் ஐஸ்கிரீம் சோடா கடைகள் வேகமாகப் பெருகின.

ஞாயிறு என்பது புனித தினம். அன்று ஆல்கஹால் பானங்கள் அருந்துவது கூடாது என்று இலினோய் போன்ற சில மாகாணங்களில் மதகுருமார்கள் தடை விதித்திருந்தார்கள். அதில் சோடாவும் அடக்கம். சோடா உற்சாகம் தரக்கூடியது என்பதால் மதகுருமார்கள் கடுமை காட்டினார்கள். அதனால் அமெரிக்க வாழ் சோடா கடைக்காரர்களுக்கு, குறிப்பாக ஐஸ்கிரீம் சோடா விற்பவர்களுக்கு ஞாயிறு வியாபாரம் படுத்தது. இதைச் சமாளிக்க சில கடைக்காரர்கள் ஐஸ்கிரீம்களில் சோடாவுக்குப் பதில் விதவிதமான சிரப்புகளை ஊற்றி விற்க ஆரம்பித்தார்கள். ஞாயிற்றுக்கிழமை மட்டும் தயாரிக்கப்பட்ட அந்த 'சிரப்'பு ஐஸ்கிரீமுக்கு Sundae என்று சற்றே வித்தியாசமாகப் பெயர் வைத்து பிரபலப்படுத்தினார்கள். Sundae ஐஸ்கிரீம்கள் தோன்றியதன் பொதுவான வரலாறாகச் சொல்லப்படுவது இதுதான்.

இந்த விஷயத்தில் ஏகப்பட்ட குடுமிபிடிச் சண்டைகளும் உண்டு. குறிப்பாக விஸ்கன்சின் மாவட்டத்தின் டூ ரிவர்ஸ் என்ற ஊர்க்காரர்களுக்கும், நியு யார்க்கின் இதாக்கா ஊர்க்காரர்களுக்கும் இடையேயான சண்டே சண்டைகள் உக்கிரமானவை.

டூ ரிவர்ஸில் எட்வர்ட் பெர்னெர்ஸ் என்பவர் ஐஸ்கிரீம் பார்லர் நடத்தி வந்தார். 1881-ம் ஆண்டில் அவரது பார்லருக்கு வந்த ஜார்ஜ் என்பவர், ஐஸ்கிரீம் சோடா கேட்டார். அன்று ஞாயிற்றுக்கிழமை என்பதால் சோடா பரிமாறக்கூடாது என்பதால், பெர்னெர்ஸ் ஒரு ஸ்கூப் ஐஸ்கிரீமில் சாக்லேட் சிரப்பை ஊற்றினார். 'மன்னிக்கவும், இன்று ஞாயிறு' என்று சாக்லேட் சிரப்பில் மிதக்கும் ஐஸ்கிரீமைப் பரிமாறினார். ஜார்ஜுக்கு அதன் சுவை மிகவும் பிடித்துப் போனது. பெர்னெர்ஸின் பார்லருக்கு வந்த வாடிக்கையாளர்கள்

பலரும் அந்த புதிய ஐஸ்கிரீமுக்கு ரசிகர்களாகிப் போனார்கள். இப்படியாகத்தான் சண்டே, பெர்னெர்ஸின் ஐஸ்கிரீம் பார்லரில் பிறந்தது என்று விஸ்கன்சின் மாவட்டத்துக்காரர்கள் உரிமை கோருகிறார்கள்.

டூ ரிவர்ஸ்காரர்கள் சொல்லும் இந்தக் கதைக்கு எந்த வலுவான ஆதாரமும் கிடையாது. பெர்னெர்ஸ், 1881-ல் ஐஸ்கிரீம் பார்லரே ஆரம்பிக்கவில்லை. எல்லாம் பொய். நாங்கள் சண்டேயின் வரலாற்றை ஆதாரத்துடன் சொல்கிறோம். கேளுங்கள்! என்று இதாக்கா ஊர்க்காரர்கள் இன்னொரு கதை சொல்கிறார்கள்.

செஸ்டர் பிளாட், இதாக்காவில் Platt & Colt Pharmacy என்ற கடை வைத்திருந்தார். 1892, ஏப்ரல் 3. ஞாயிறு. பிளாட், சோடா உபயோகிக்கக்கூடாது என்பதால், ஐஸ்கிரீமின் மீது செர்ரி சிரப்பை ஊற்றி, அதன் மீது செர்ரி பழங்களைத் தூவி புதிய பதார்த்தத்தை உருவாக்கினார். ஞாயிறு அன்று செர்ரி கொண்டு தயாரித்ததால் அதற்கு அவர் Cherry Sundays என்று பெயரிட்டார். அடுத்து அவர் Strawberry Sundays, Chocolate Sundays ஆகியவற்றையும் உருவாக்கி சந்தைக்குக் கொண்டு வந்து பிரபலப்படுத்தினார். அதற்கு ஆதாரம் இதோ என்று 1892-ம் ஆண்டில் Ithaca Daily Journal இதழில் வெளிவந்த Platt & Colt Pharmacy-ன் சண்டே ஐஸ்கிரீம் விளம்பரங்களை இதாக்கா ஊர்க்காரர்கள் தூக்கிப் பிடிக்கிறார்கள். அந்த விளம்பரங்கள் Sunday என்றே இந்த ஐஸ்கிரீமைக்

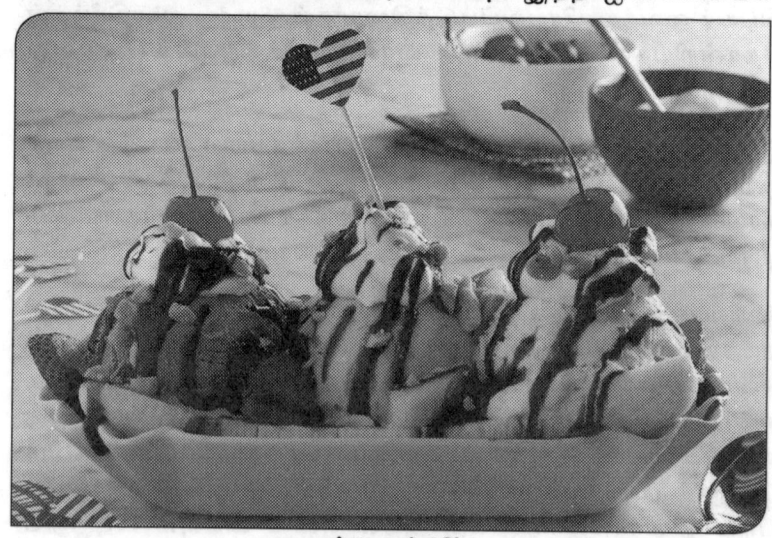

சண்டே ஐஸ்கிரீம்

குறிப்பிடுகின்றன. சண்டே ஐஸ்கிரீம்கள் இந்த உலகத்துக்கு இதாக்கா ஊர் அளித்த மாபெரும் கொடை என்று இப்போதும் பெருமைப்பட்டுக் கொள்கிறார்கள்.

நீங்கள் எல்லாம் ஓரமாகப் போய் உட்காருங்கள் என்று நியு யார்க்கின் பஃபலோ ஊர்க்காரர்கள் போட்டிக்கு வருகிறார்கள். 1889-ம் ஆண்டில் எங்கள் ஊரைச் சேர்ந்த Stoddart Bros. என்ற மருந்துக் கடைக்காரர்களே சண்டேயைப் பிரசவித்தார்கள் என்பது அவர்களது வாதம். இவர்கள் தவிர இலினோய் மாகாணத்தின் இவான்ஸ்டன் ஊர்க்காரர்களும், பிளெய்ன்ஃபீல்ட் ஊர்க்காரர்களும் சண்டேக்காகச் சட்டையைப் பிடித்து சண்டை போட்டதெல்லாம் நீண்ட நெடிய வரலாறு.

இருக்கட்டும். Classic ice cream sundae, Banana split, American parfait, Knickerbocker glory, Heated-sauce, Black and white (Tin Roof Sundae), Brownie sundae என்று பலவிதமான சண்டே வகைகள் அமெரிக்கர்களின் காதலுக்குரியவையாக இருக்கின்றன. சர்வதேச ஐஸ்கிரீம் வகையாகவும் சக்கைபோடு போடுகின்றன.

ஃபலூடா - கஸாட்டாவின் கதை

இரானிய புராணக் கதைகளின்படி அந்த மண்ணை ஆண்ட ஷாக்களுள் ஒருவரான ஜாம்ஷித், புதிய நாட்காட்டி ஒன்றை உருவாக்கினார். அதன்படி மார்ச் மூன்றாவது வாரத்தின் இறுதியில் அவர்களுக்குப் புத்தாண்டு பிறக்கிறது. அந்த நன்னாளில் அனைவரும் காலம் காலமாக உண்டு மகிழும் குளுமையான இனிப்புக்கு Faloodeh என்று பெயர் வைத்திருக்கிறார்கள். செம்மைப்படுத்தப்பட்டது என்று அதற்குப் பொருள். சேமியா, ரோஸ் வாட்டர், எலுமிச்சைச் சாறு, பிஸ்தா பருப்பு, அரை உறைநிலையில் இருக்கும் சர்பத் அல்லது சர்க்கரைத் தண்ணீர் எல்லாம் சேர்த்து உருவாக்கப்பட்ட இனிப்பு. இது கி.மு. 400 சமயத்திலேயே அங்கே புழக்கத்தில் இருந்திருக்கிறது.

இரானிலிருந்துதான் மத்திய தரைக்கடல் பகுதிகளுக்கும் தெற்காசிய ராஜ்ஜியங்களுக்கும் ஃபலூடா பரவியது. இதனை இந்திய மண்ணுக்கு அறிமுகப்படுத்திய புண்ணியர்கள் முகலாயர்கள். பேரரசர் ஜஹாங்கிர், பெர்சியாவுக்குப் படையெடுத்துச் சென்றபோது அங்கே கிடைத்த ஃபலூடாவின் சுவைக்கு அடிமையாகிப் போனார். பின்பு முகலாய

அரண்மனையில் ஃபலூடாவானது கூடுதல் சிறப்புகளுடன் உருமாற்றம் அடைந்தது என்று உணவு ஆய்வாளர் கே.டி. அட்சயா குறிப்பிட்டிருக்கிறார்.

கி.பி.1739-ம் ஆண்டில் பெர்சியப் பேரரசர் நாதிர் ஷா, இந்தியாவின் மீது படையெடுத்து வந்தபோது ஃபலூடாவையும் கையோடு எடுத்து வந்தார் என்று சில சரித்திர ஆசிரியர்கள் குறிப்பிடுகிறார்கள். பதினேழாம் அல்லது பதினெட்டாம் நூற்றாண்டில் முகலாயர்களின் அரண்மனைகளைக் குளிர்வித்த ஃபலூடா, ஹைதராபாத் நிஜாம் மற்றும் கர்நாடக நவாப் அளித்த விருந்துகளிலும் இடம்பிடித்தது. பின்பு காலப்போக்கில் மக்களை மகிழ்விக்கும் குளிர் இனிப்பாகத் தடம் பதித்தது.

சர்பத் பாதி ஐஸ்கிரீம் பாதி கலந்து செய்த கலவையாகிய ஃபலூடா, தசாவதார கமல்போல, பல வடிவங்களில் ஆசியா எங்கும்

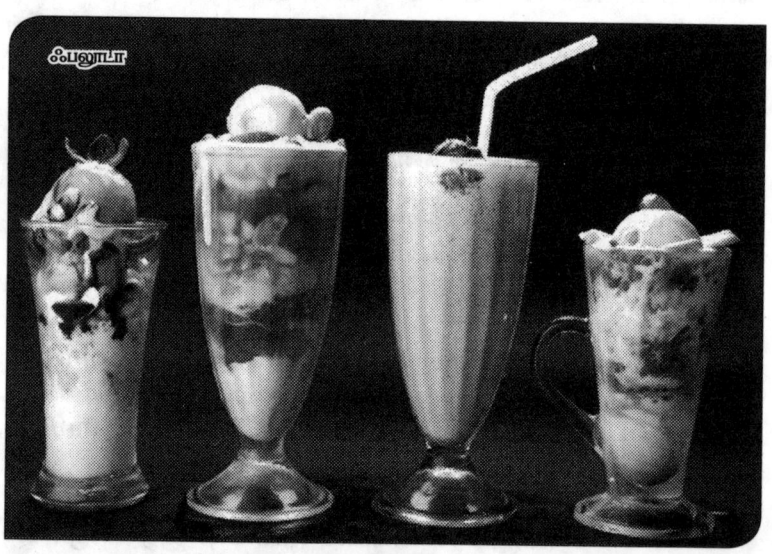

நிறைந்துள்ளது. மியான்மரில் Phaluda, சிங்கப்பூர், மலேசியாவில் Bandung, தாய்லாந்தில் Nam maenglak, சீனாவில் Paoluda என்று சற்றே மாறுபட்ட தோற்றங்களுடன் சுவைக்கக் கிடைக்கிறது. பங்களாதேஷில் தேங்காய்ப்பால், மாம்பழச்சாறு, ஜவ்வரிசி, சேமியா உள்ளிட்ட பல சேர்மானங்களுடன் தயாராகிறது. அடர்த்தியான தேயிலைச் சாறு கலந்த ஃபலூடாவும் சுவைக்கக் கிடைக்கிறது.

மதுரை புகழ் ஜிகர்தண்டாவையும் ஃபலூடாவின் நீட்சி என்றே சொல்லலாம். சைக்கிளின் பின் ஐஸ் பெட்டியைக் கட்டிக் கொண்டு தெருத்தெருவாக பப்பாய்ங் பப்பாய்ங்... ஐஸ்ஸ்ஸ்... பால் ஐஸ், கப் ஐஸ் என்று நம் மண்ணின் மனிதர்கள் கூவியபடியே வந்தார்கள் அல்லவா! அந்த ஐஸ் பெட்டிக்குள் உறைந்து கிடந்த, நம் மனத்துக்கு மிகவும் நெருக்கமான சேமியா ஐஸ்கூட, வீர ஃபலூடா பரம்பரையில் வந்த வாரிசாகவே இருக்கக்கூடும்.

ஒரு காலத்தில் இந்தியாவின் கல்யாண விருந்துகளென்பது கஸாட்டா ஐஸ்கிரீம் இன்றி இருக்காது. இன்றைக்கு அந்த இடத்தை குலோப் ஜாமூன் - ஐஸ்கிரீம் இணை எடுத்துக் கொண்டது. ஐஸ்கிரீமையே எண்ணெயில் பொரித்தெடுத்து பரிமாறும் வைபவங்களும் ஆங்காங்கே அரங்கேறுகின்றன. இந்த Fried ice cream பதார்த்தத்துக்கும் அமெரிக்கர்களே உரிமை கொண்டாடுகிறார்கள். 1893-ம் ஆண்டில் சிகாகோவில் நடந்த உலக வர்த்தகக் கண்காட்சியிலேயே ஐஸ்கிரீம்களை அமெரிக்கர்கள் பொரித்தெடுக்க ஆரம்பித்துவிட்டதாகச் சொல்கிறார்கள். அதேசமயம் சீனர்களும் ஜப்பானியர்களும் இந்த பொரித்த ஐஸ்கிரீம் பதார்த்தங்களை விதவிதமாகச் சமைப்பதில் வித்தகர்களாக விளங்குகிறார்கள்.

கஸாட்டாவின் கதைக்கு வருவோம். 1839. லூயிஸ் ஃபெர்டினாண்ட் ஜங்கியஸ் என்ற பிரஷ்ய அரண்மனைச் சமையல்காரர், Fürst Pückler என்ற இளவரசருக்காக புதுவகை ஐஸ்கிரீம் ஒன்றைச் செய்து பரிமாறினார். மூன்று ஃப்ளேவர்கள் ஒன்றன் மீது ஒன்று வரிசையாக வைக்கப்பட்ட ஐஸ்கிரீம் அது. ஒரே ஐஸ்கிரீமில் மூன்று சுவைகள் என்று வரலாற்றில் பதிவு செய்யப்பட்ட முதல் பதார்த்தம் இதுவே. அதன்பிறகு இந்த மூவர்ண ஐஸ்கிரீமானது இத்தாலியின் நேபிள்ஸ் நகரத்தில் அறிமுகமானது. பெரும்பாலும் சாக்லேட், வெனிலா, ஸ்ட்ராபெர்ரி சுவைகள் கலந்த ஐஸ்கிரீமாக தயாரானது. பத்தொன்பதாம் நூற்றாண்டின் இறுதியில் நேபிள்ஸிலிருந்து அமெரிக்காவுக்கு இடம்பெயர்ந்த இத்தாலியர்கள், அங்கும் மூவர்ண ஐஸ்கிரீமைப் புகழ் பெறச் செய்தார்கள். அதன் அப்போதைய பெயர் Neapolitan ice cream.

இத்தாலியின் பாரம்பரிய கேக் வகைகளில் ஒன்று கஸாட்டா. பஞ்சு போன்ற கேக்கில் பழச்சாறு, சீஸ், உலர் பழங்கள், விதவிதமான கிரீம்கள் கலந்து தயாரிக்கப்படும் வண்ணமயமான

கேக். சிசிலியில் பத்தாம் நூற்றாண்டிலிருந்தே கஸாட்டா கேக் புழக்கத்தில் இருக்கிறது. Cassata என்ற சொல், அரேபியச் சொல்லான qaššāṭah (கிண்ணம் என்று பொருள்) அல்லது லத்தீன் மொழிச் சொல்லான caseāta (சீஸ் கலவை என்று பொருள்) ஆகியவற்றில் இருந்து உருவாகியிருக்கலாம் என்று பிரிட்டன் உணவியல் ஆய்வாளர் ஜான் டிக்கி குறிப்பிடுகிறார்.

கஸாட்டா கேக் உடன் Neapolitan ஐஸ்கிரீமை இணைத்து இத்தாலியர்களால் உருவாக்கப்பட்டதே கஸாட்டா ஐஸ்கிரீம். அரை(குறை) வானவில்லாக பிஸ்தா, ஆரஞ்சு, ஸ்ட்ராபெரி சுவையில் ஸ்பான்ச் கேக்கும் உலர் பருப்புகளும் நாவில் கடிபட இந்திய வெர்ஸன் கஸாட்டாவைச் சுவைக்கலாம். கேக் ஐஸ்கிரீம் வகைகளில் சர்வதேச ராணி கஸாட்டாதான்!

இந்தியாவின் ஐஸ்கிரீம் சந்தை

இந்தியாவின் அசைக்க முடியாத ஐஸ்கிரீம் பிராண்ட் அமுல் (Anand Milk Producers Union Iimited). குஜராத்தின் ஆனந்த் என்ற ஊரில் 1946-ம் ஆண்டில் தொடங்கப்பட்டது. சர்வதேச ஐஸ்கிரீம் நிறுவனங்கள் இந்தியச் சந்தையில் முட்டி மோதிக் கொண்டிருந்தாலும் சண்டே ஐஸ்கிரீம் தொடங்கி நீரிழிவு நோயாளிகளுக்கான சர்க்கரை சேர்க்கப்படாத பனிக்கூழ் தயாரிப்பது வரை அமுல் இந்தியச் சந்தையில் அசைக்க முடியாத (The Taste of India) இடத்தில் இருக்கிறது.

அடுத்து National Daily Development Board, 1974-ல் தொடங்கிய மதர் டெய்ரி நிறுவனமும் கோலோச்சுக்கிறது. அஹமதாபாத்தில் தொடங்கப்பட்ட வாடிலால் ஐஸ்கிரீம்ஸ், தமிழகத்தில் சந்திரமோகன் தொடங்கிய அருண் ஐஸ்கிரீம்ஸ் மற்றும் Ibaco ஐஸ்கிரீம் கடைகள், ஹிந்துஸ்தான் யுனிலீவரின் குவாலிட்டி வால்ஸ், டெல்லியைத் தலைமையிடமாகக் கொண்டு இயங்கும் கிரீம்பெல்ஸ், சுதந்தரத்துக்கு முன்பே தொடங்கப்பட்ட Havmor மற்றும் Dinshaw's, 1956-ல் இருந்து ஐஸ்கிரீம் தயாரிக்கும் Giani's, நாற்பது வருடங்களுக்கு மேலாக இயங்கும் Top'N Town - போன்ற இந்திய நிறுவனங்கள் பட்டி தொட்டி வரை குளுமை சாம்ராஜ்ஜியத்தை நிலைநிறுத்தியிருக்கின்றன.

2015-க்குப் பிறகு இந்தியாவின் ஐஸ்கிரீம் சந்தை 14.1% அளவு வளர்ந்திருக்கிறது. இந்தியாவில் அதிகம் விற்பனையாகும் ஐஸ்கிரீம் ஃப்ளேவர் என்றால் சாக்லேட்டும் வெனிலாவும்தான்.

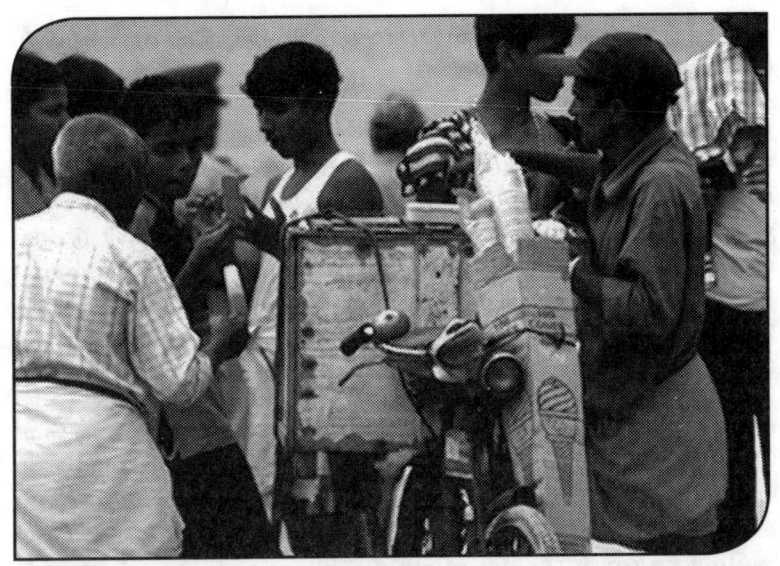

கப் வடிவ ஐஸ்கிரீம்களே இந்தியச் சந்தையை ஆள்கின்றன. குச்சி ஐஸ்கள் இரண்டாம் இடத்தில் இருக்கின்றன. டெல்லி, குஜராத், மஹாராஷ்டிரா, உத்தரப்பிரதேசம், ஆந்திரா, தமிழ்நாடு ஆகியன ஐஸ்கிரீம் அதிகம் விற்பனையாகும் மாநிலங்களாக இருக்கின்றன. என்றாலும் குஜராத்தியர்களின் ஐஸ்கிரீம் மோகம் பற்றி தனியே 138 வார்த்தைகளாவது எழுதியே ஆக வேண்டும்.

இந்தியாவின் ஐஸ்கிரீம் விற்பனையில் 12% குஜராத்தில் நடப்பதுதான். அமுல் போன்ற பெரிய ஐஸ்கிரீம் நிறுவனங்களும் சரி, சிறிய ஐஸ்கிரீம் தயாரிப்பாளர்களும் சந்தோஷமாக அங்கே தொழில் நடத்துகிறார்கள். பால் வளம் அங்கே அதிகம். சைவம் உண்பவர்களும் அதிகம். ஆக, தங்கள் சுவை வேட்கையைத் தீர்க்க குஜராத்தியர்கள் அதிகம் விரும்புவது ஐஸ்கிரீமைத்தான். 'குஜராத்தி மீல்' என்று எங்கே ஆர்டர் செய்தாலும் அதில் ஐஸ்கிரீமும் நிச்சயமும் உண்டு. உணவுடன் ஏகப்பட்ட இனிப்புகளையும் எடுத்துக் கொள்ளும் குஜராத்தியர்கள், லட்டுக்குள் ஐஸ்கிரீமை வைத்து விழுங்குகிறார்கள். ராஜ்போக், பழச்சுவை பர்பி, காஜு கத்ரி என்ற பல்வேறு இனிப்புகளுடன் ஐஸ்கிரீமைத் தோய்த்துச் சுவைக்கிறார்கள். மிளகாய் ஐஸ்கிரீம், மிளகு ஐஸ்கிரீம், கிரீன் டீ ஐஸ்கிரீம், இஞ்சியின் சுவையில் குச்சி ஐஸ், ஐஸ்கிரீம் தடவிய பாவ் பாஜி என்று விதவிதமாகப் பரி'சோதிக்கிறார்கள்'. விஸ்கி ஃப்ளேவரில்கூட ஐஸ்கிரீம்

தயாரித்து அது எடுபடாமல் போனதும் குஜராத்தின் வரலாற்றில் சொல்லப்பட வேண்டும்.

குஜராத் பெண்கள் பலர் ஹோம் மேட் ஐஸ்கிரீம்கள் செய்து விருந்துகளுக்கு விநியோகம் செய்து சம்பாதிக்கிறார்கள். பெரும் பாலான குஜராத்தியர்களின் வீட்டு செல்லப் பிராணிகளும் ஐஸ்கிரீம் பித்துப் பிடித்தே திரிகின்றன. பீடாவுக்குள் டூட்டி ப்ரூட்டி, பாக்கு, பெருஞ்சீரகக் கலவையுடன் ஐஸ்கிரீமையும் திணித்து மடித்து உறைய வைத்து குளுகுளுவெனக் கடித்து மென்றால்தான் தின்னது செரிக்கும் என்று வெற்றிலைச் சாறு தெறிக்கச் சொல்லும் குஜராத்தியர்களுக்கு நமஸ்தே!

மங்களூருக்கு இந்தியாவின் ஐஸ்கிரீம் தலைநகரம் என்ற செல்லப்பெயர் உண்டு. உலகின் ஐஸ்கிரீம் தலைநகரம் என்ற பெருமை அமெரிக்காவின் லி மார்ஸ் நகரத்துக்கு உண்டு. ஒவ்வோர் ஆண்டும் ஜூலை மூன்றாவது ஞாயிறு அமெரிக்காவில் தேசிய ஐஸ்கிரீம் தினமாகக் கொண்டாடப் படுகிறது. உலகில் அதிக அளவில் ஐஸ்கிரீம் சுவைக்கும் நாக்குடையவர்கள் நியு ஸிலாந்து மக்களே. ஒவ்வொரு நியு ஸிலாந்து குடிமகனும் ஆண்டொன்றுக்கு 28.4 லிட்டர் ஐஸ்கிரீம் விழுங்குகிறார். அடுத்து அமெரிக்கர்கள். டாப் 10-ல் இந்தியர் களுக்கு இடம் இல்லை. ஆனால், ஐஸ்கிரீம் சந்தை வெகு வேகமாக வளர்ந்து நாடுகளில் இந்தியாவும் ஒன்று.

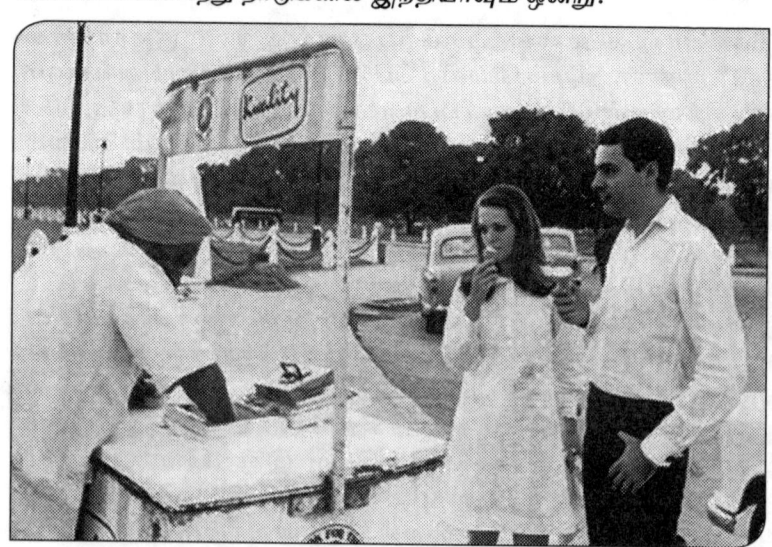

ஐஸ்கிரீம் சுவைக்கும் ராஜீவ் - சோனியா

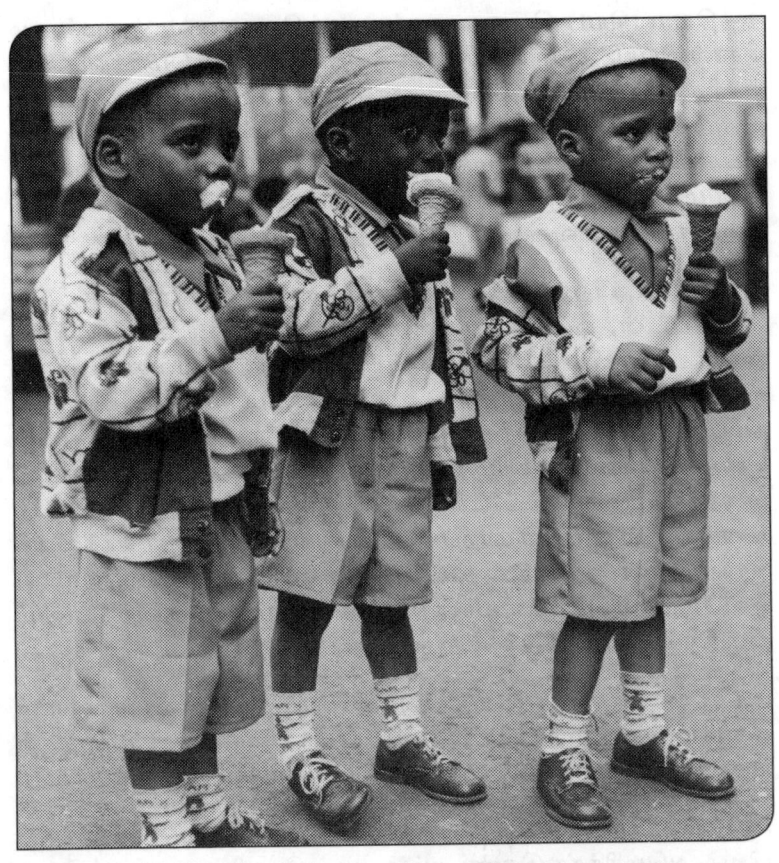

கடல் நீர் மட்டத்துக்கு மேல் தெரியும் பனிப்பாறைகளின் அளவு என்பது கண்களுக்குள் அடங்குவதுபோலத்தான் இருக்கும். ஆனால், நீர் மட்டத்துக்குக் கீழே அதன் உண்மையான அளவு பிரமிக்கச் செய்வதாக இருக்கும். இங்கே ஐஸ்கிரீமின் வரலாறாக நாம் பேசியிருப்பது குறைவே. எழுத எழுதத் தீராத உணவுகளின் சரித்திரத்தில் ஐஸ்கிரீமுக்கும் இடம் உண்டு. நாம் கொஞ்சம் உலகப்போர்க் கதைகளை முடிவுரையாகப் பேசுவோம்.

உலகப்போர்க் காலங்களில் உணவுப் பொருள்களுக்குத் தட்டுப்பாடு என்பது இயல்பு. குறிப்பாக சர்க்கரைக்கு. அதனால் ஐஸ்கிரீம் தயாரிப்பு என்பது பலத்த அடி வாங்கியது. சில நாடுகளில் ஐஸ்கிரீம் தயாரிப்பையே நிறுத்தி வைத்திருந் தார்கள். குறிப்பாக ஐரோப்பிய நாடுகள் பலவும் ஐஸ்கிரீமைத் தியாகம் செய்தன. அமெரிக்காவிலும் 1918-ல் ஐஸ்கிரீம் ஒன்றும்

அத்தியாவசியப் பொருள் அல்ல என்றே உணவு அமைச்சகம் சொல்லியது. ஆனால், பற்றாக்குறை என்பது அமெரிக்கர்களின் பனிக்கூழ் மோகத்தை பன்மடங்காகப் பெருக்கியது. உதாரணத்துக்குச் சொல்ல வேண்டுமென்றால், 1930-களில் பொருளாதார பெரு மந்தக் காலத்திலேயே அமெரிக்கர்கள் தினமும் ஒரு மில்லியன் கேலனுக்கும் அதிகமாக ஐஸ்கிரீம் சுவைக்கும் அளவுக்குத் பித்தேறித் திரிந்தார்கள்.

அமெரிக்க ராணுவ அமைச்சகம், தனது வீரர்களைக் கட்டுக் கோப்புடன், ஒழுக்கத்துடன், தியாக உணர்வுடன் செயல்பட வைக்க நம்பிய ஒரே உணவுப்பொருள் அல்லது ஆயுதம் ஐஸ்கிரீம்தான். காரணம், மதுவுக்கு மாற்றாக அவர்கள் நம்பியது ஐஸ்கிரீமைத்தான். ஏ வீரனே! களத்திலே நீ தீரத்துடன் செயல்பட்டால் ஐஸ்கிரீம் உண்டு. அடிபட்டு, ரத்தக்காயங்களுடன் மருத்துவமனையில் கிடக்கிறாயா! கவலைப்படாதே, அங்கே உனக்கு ஐஸ்கிரீம் பரிமாறப்படும். பதுங்கு குழிக்குள் எத்தனைக் காலம்தான் ஒதுங்கிக் கிடப்பது என்று சலிப்படையாதே! ஒவ்வோர் அமெரிக்க வீரனது ரேஷனிலும் எது குறைந்தாலும் ஐஸ்கிரீம் குறையவே குறையாது!

ஆம், அன்றிலிருந்து இன்று வரை அமெரிக்க ராணுவ வீரர்களைத் தடையின்றி இயக்கும் உயவுப் பொருளாக ஐஸ்கிரீம்தான் பயன்படுத்தப்படுகிறது என்பது மறுக்கவே முடியாத உண்மை.

1941, டிசம்பர் 7. ஜப்பானின் பியர்ல் ஹார்பர் தாக்குதலுக்குப் பிறகு அமெரிக்கா இரண்டாம் உலகப் போரில் களமிறங்கியது. அப்போது அமெரிக்க வீரர்கள் தங்கள் ஆயுதங்கள் சரியாக இருக்கிறதா என்று பார்த்தார்களோ இல்லையோ, தங்களுக்கான ரேஷனில் ஐஸ்கிரீம் உண்டா என்று பலமுறை கேட்டு உறுதி செய்து கொண்டார்கள். அமெரிக்கக் கப்பற்படைக் கப்பல்களில் ஐஸ்கிரீம் தயாரிக்கும் வசதி இணைக்கப்பட்டது. சோடா ஃபவுண்டெய்ன்களையும் இணைத்தார்கள். அப்படியே, ஒரு மில்லியன் டாலர் செலவில் மிதக்கும் ஐஸ்கிரீம் தொழிற்சாலை ஒன்றை உருவாக்கினார்கள். அந்தக் கப்பலில் தினமும் 7600 லிட்டர் ஐஸ்கிரீம் தயாரிக்கலாம். ஒவ்வொரு ஏழு நிமிடத்துக்கும் 38 லிட்டர் ஐஸ்கிரீம் தயாரிக்கும் வல்லமையுடன் அந்த மிதக்கும் ஐஸ்கிரீம் தொழிற்சாலை, பசிபிக் பெருங்கடலில் வலம் வந்தது. அமெரிக்க வீரர்களுக்கு ஐஸ்கிரீமை அள்ளி அள்ளித் தந்து உற்சாகப்படுத்தியது.

அமெரிக்கத் தரைப்படை வீரர்கள் முகாமிட்டிருக்கும் பகுதிகளிலும் போர்முனைகளிலும் மினி ஐஸ்கிரீம் தயாரிப்புத் தொழிற்சாலைகள் உருவாக்கப்பட்டன. வீரர்களுக்கு, ஐஸ்கிரீம் டின்கள் 'பதுங்கு குழி டெலிவரி' செய்யப்பட்டது. விமானப் படையினருக்கு கப்பல் படையினரிடமிருந்து உதவி வேண்டுமென்றாலோ, அல்லது இவர்களுக்கு அவர்களிடமிருந்து உதவி தேவைப்பட்டாலோ கைவசம் இருக்கும் சில கேலன் ஐஸ்கிரீம்களை லஞ்சமாகக் கொடுத்து காரியம் சாதித்துக் கொண்டார்கள். இன்னும் இரண்டே இரண்டு விஷயங்களுடன் அத்தியாயத்தையும், உணவு சரித்திரத்தின் மூன்றாம் பாகத்தையும் நிறைவு செய்வோம்.

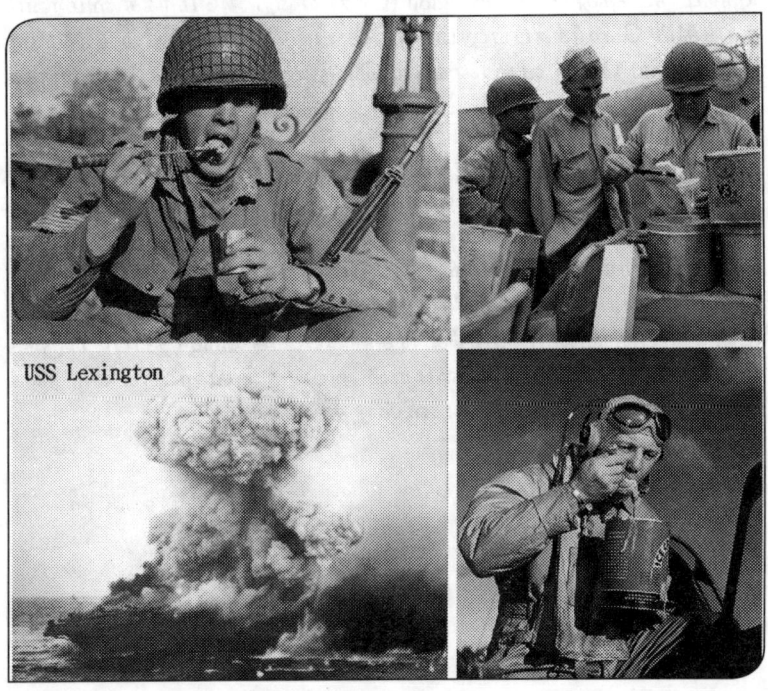

USS Lexington

லெஃப்டினெண்ட் கமாண்டர் நார்மன் ஸ்டாக், அமெரிக்க விமானப் படையைச் சேர்ந்தவர். எதிரிகளின் தாக்குதலுக்கு உள்ளாகி அவரது போர் விமானம் பசிபிக் பெருங்கடலின் ஓகினாவா தீவின் அருகில் விழுந்தது. அமெரிக்கக் கப்பல் ஒன்று கமாண்டர் நார்மனைப் பத்திரமாக மீட்டது. இன்னொரு கப்பலுக்கு அவர் அனுப்பி வைக்கப்பட்டார்.

அங்கே இருந்தவர்கள் நார்மனை ஆரத்தழுவி வரவேற்றார்கள். அவர் சுமந்து வந்த கேன்வாஸ் பையை கனிவுடன் வாங்கி வைத்துக் கொண்டு தங்கள் மகிழ்ச்சியைத் தெரிவித்தார்கள். சில நொடிகளில் அவர்கள் நார்மனின் பையுடன் காணாமல் போனார்கள். அம்போவென்று நின்று கொண்டிருந்த நார்மனுக்கு அப்போதுதான் ஒரு விஷயம் உரைத்தது. அவரது அந்தப் பையில் பத்து கேலன் ஐஸ்கிரீம் டின் இருந்தது.

ஆஸ்திரேலியாவுக்கும் நியு கினியாவுக்கும் இடைப்பட்ட கோரல் கடல் பகுதியில் 1942, மே 4 முதல் 8 வரை ஜப்பானியக் கடற்படைக்கும் அமெரிக்கக் கடற்படைக்கும் இடையே கடும் யுத்தம் நடந்தது. USS Lexington (CV-2) என்ற அமெரிக்க விமானம் தாங்கிப் போர்க்கப்பலும் அதில் பங்கேற்றது. மே 8 அன்று ஜப்பானிய போர் விமானங்கள் லெக்ஸிங்டனைக் கடுமையாகத் தாக்கின.

பற்றி எரிய ஆரம்பித்த லெக்ஸிங்டன் கப்பலைக் கைவிட்டுவிடுமாறு தகவல்கள் வந்து சேர்ந்தன. சுற்றிலும் நெருப்பு. எப்போது வேண்டுமானாலும் கப்பல் மூழ்கிவிடும் என்ற அபாயமான சூழல். அப்போது கப்பலில் இருந்த சில வீரர்கள் கப்பலின் ஃப்ரீசர் அறையை உடைத்துக் கொண்டு உள்ளே புகுந்தனர். அங்கே கையிருப்பாக வைக்கப்பட்டிருந்த ஒவ்வொரு டின் ஐஸ்கிரீமையும் அவசர அவசரமாக எடுத்துக் கொண்டு, திருப்தியுடன் கடலில் குதித்தனர்.

உதவியவை

புத்தகங்கள்:

1. All about Coffee, By William H. Ukers, The tea and Coffee Trade Journal, 1922
2. Black Gold: A Dark History of Coffee – Antony Wild. Harper Perennial, London. 2005
3. Coffee, Its History, Cultivation and Uses, By Robert Hewitt, Jr., D. Appleton and Company, 1872
4. Coffee and Coffee Houses, The Origins of a Social Beverage in the Medieval Near East, By Ralph S. Hattox, University of Washington Press, 1985.
5. A Historical Dictionary Of Indian Food by K.T.Achaya, Oxford University Press, 1998.
6. Eating India: Exploring the Food and Culture of the Land of Spices by Chitrita Banerji, Bloomsbury Publishing.
7. Coffee : Physiology, History and Cultivation Ceylon, Wynaad, Coorg and the Neilgherries by Edmund C.P. Hull, Madras Gantz Brothers, 1865.
8. An Edible History of Humanity by Tom Standage, Walker & Co, 2009.
9. Smuggling: Seven Centuries of Contraband by Simon Harvey, Reaktion Books, 2016
10. The Dutch and English East India Companies Diplomacy, Trade and Violence in Early Modern Asia Edited by Adam Clulow and Tristan Mostert, Amsterdam University Press, 2018
11. Cuisine and Culture: A History of Food and People, Linda Civitello, John Wiley & Sons, Inc
12. The Scents of Eden - A History of the Spice Trade By Charles Corn, Kodansha International, 1999
13. தமிழர்உணவு, பக்தவத்சலபாரதி, காலச்சுவடுபதிப்பகம்.
14. அந்தக் காலத்தில் காப்பி இல்லை - முதலான ஆய்வுக் கட்டுரைகள், ஆ.இரா. வேங்கடாசலபதி, காலச்சுவடு பதிப்பகம்.

15. தமிழரும் தாவரமும், கு.வி. கிருஷ்ணமூர்த்தி, பாரதிதாசன்பல்கலைக்கழகம், திருச்சிராப்பள்ளி.

16. இலக்கியம் ஒரு பூக்காடு, கவிஞர் கோவை இளஞ்சேரன், ராக்போர்ட் பதிப்பகம்.

17. Food in the Ancient World (Food through History), Joan P. Alcock ,Greenwood Press, London.

18. Encyclopedia of food and culture (3 Volumes)- by Solomon H Katz and William Woys Weaver- Thomas Gale

19. Agroecosystems of South India: Nutrient Dynamics, Ecology and Productivity - K. R. Krishna, Universal-Publishers, 2010

20. Encyclopedia of Cultivated Plants [3 volumes]: From Acacia to Zinnia -Christopher Martin Cumo - ABC-CLIO -2013

21. Moveable Feasts: The History, Science, and Lore of Food At Table, Gregory McNamee, Praeger publishers

22. Select Dissertations from the Amoenitates Academicae A Supplement to Mr. Stillingfleet's Tracts Relating to Natural History • Volume 1 By Carl von Linné, 1781

23. Kitchen Literacy: How We Lost Knowledge of Where Food Comes from and Why We Need to Get It Back, Ann Vileisis, Island Press, 2010

24. Near a Thousand Tables: A History of Food ,Felipe Fernandez-Armesto - The Free Press, New York

25. Ancient Food Technology by Robert Irvin Curtis - Brill, 2001.

ஆவணப்படங்கள்:

26. Brewing a Cup of Change – A National Geographic Documentary about Araku Coffee, 2019.

27. PBS- Black Coffee, Part 1 - The Irresistible Bean, Exotickd, 2012

28. PBS- Black Coffee, Part 2 - Gold in Your Cup, Exotickd, 2012

29. PBS- Black Coffee, Part 3 - The Perfect Cup, Exotickd, 2012

30. How Did Nutmeg Cause Wars In Indonesia? | The Spice Trail | Absolute History, 2020.

31. History of Kretek Clove Cigarettes, Motuba TV, 2016.

32. Global Capital and Peripheral Labour: The History and Political Economy of Plantation Workers in India, by Ravi Raman, 2010.

ஆய்வுக் கட்டுரைகள்:

33. From Colonialism to Fairtrade - Power Struggles Between Indonesia and the Netherlands Through the Perspective of Coffee, Daniel ten Brink, Uppsala University, 2017.
34. Coffee as a Global Beverage before 1700, Keiko Ota, Toyo Bunko, The Oriental Library, 2018.
35. The World Coffee Market in the Eighnteenth and Nineteenth Centuries, from Colonial To National Regimes, By Steven Topik, University of California, Irvine, 2004.
36. The Lost World of the London Coffeehouse by Matthew Green, 2013
37. The Life and Mission of Govinda Iyer of Valavanur, The Architect of Groundnut Cultivation in South India, By Natarajan Ramakrishnan, 2020.
38. Biryani is not a Mughal Dish, by Firangi Affairs, kreately.in
39. Rooted in Racism: Coffee's Bitter Origins by Cory Gilman, 2020
40. How Watermelon's Reputation Got Tangled In Racism
41. Imagery has the power to turn a seemingly innocent depiction of fruit into the stereotyping of an entire group of people. By Nneka M. Okona, 2019
42. A Pepper acquiring Nutmeg: Pierre Poivre, The French Spice Quest and the Role of Mediators in Southeast Asia, 1740s to 1770s, by Dorit Brixius, European University Institute Florence, Italy.
43. The History of Chayote (Mirliton) In North America: "One of the Noblest Gifts the Vegetable Kingdom Can Offer Man" By Lance Hill, Mirliton.Org 2020
44. Peanut in India: History, Production and Utilization by Shankarappa Talawar, Universty of Georgia, 2004
45. Cloves, Slaves, and British Imperialism: The Rise and Fall of Omani Plantation Slavery in Nineteenth-Century Zanzibar by Nicole Crisp.
46. How Ice Cream Got Its Cone, Robert Moss, 2019.
47. Ice Cream Goes To War by Tristin Godsey, 2021

இணையதளங்கள்:

48. militaryhistorynow.com/2012/05/10/coffee-and-the-civil-war-billy-yank-johnny-reb-and-a-cup-of-joe/
49. periyar.mooligaimannan.com/2015/07/blog-post_29.html?m=1

50. agritech.tnau.ac.in/ta/post_harvest/pht_plantationcrop_coffee_brewing_ta.html
51. coffees.gr/baba-budan-story/?sl=en
52. en.wikipedia.org/wiki/G.I._Coffeehouses
53. npr.org/sections/thesalt/2016/07/25/485227943/if-war-is-hell-then-coffee-has-offered-u-s-soldiers-some-salvation
54. dvkperiyar.com/wp-content/uploads/2015/08/30.pdf
55. keetru.com/index.php/homepage/2009-10-07-11-18-55/periyar-muz-oct-07/38560-2019-10-01-05-07-32
56. archives.gov/research/american-cities/images/american-cities-129.jpg
57. atlasobscura.com/articles/decaf-coffee-nazi-party
58. teamcoffee.weebly.com/case-study-madras-presidency-india.html
59. teamcoffee.weebly.com/coffee-and-slavery.html
60. www.healthline.com/nutrition/decaf-coffee-good-or-bad#What-is-decaf-coffee-and-how-is-it-made
61. ta.wikipedia.org/s/ehx
62. smithsonianmag.com/smart-news/meet-pro-temperance-women-who-crusaded-against-coffee-180965039/
63. historic-uk.com/CultureUK/English-Coffeehouses-Penny-Universities
64. en.wikisource.org/wiki/Women%27s_Petition_against_Coffee
65. chefatlarge.in/columns/kuttikal-myth-south-coffee-51185/
66. en.wikipedia.org/wiki/Instant_coffee
67. thespruceeats.com/history-of-the-cappuccino-765833
68. en.wikipedia.org/wiki/Iced_coffee
69. thirstmag.com/drinks/The-history-of-milk-coffee-and-how-it-helps-your-diet
70. huffpost.com/entry/famous-coffee-drinkers_n_5358495
71. coffeemakersusa.com/famous-coffee-drinkers-in-history/
72. en.wikipedia.org/wiki/Cappuccino
73. turkishcoffeeworld.com/History-of-Coffee-s/60.htm
74. en.wikipedia.org/wiki/Queen%27s_Lane_Coffee_House
75. en.wikipedia.org/wiki/Gustav_III_of_Sweden%27s_coffee_experiment
76. nationalcoffee.blog/2015/12/15/5-attempts-to-ban-coffee-in-history/

77. study.com/academy/lesson/history-of-coffee-in-america.html
78. epicurean.com/articles/ethiopian-coffee-ceremony.html
79. drinkingcup.net/1511-the-story-of-the-coffee-house-part-1/
80. drinkingcup.net/1511-the-story-of-the-coffee-house-part-2/
81. en.wikipedia.org/wiki/English_coffeehouses_in_the_17th_and_18th_centuries
82. ncausa.org/about-coffee/history-of-coffee
83. news.mongabay.com/2018/09/slave-labor-found-at-starbucks-certified-brazil-coffee-plantation/
84. theguardian.com/global-development/2016/mar/02/nestle-admits-slave-labour-risk-on-brazil-coffee-plantations
85. en.wikipedia.org/wiki/Espresso
86. casabrasilcoffees.com/coffee-history
87. hyperallergic.com/93626/seeking-humanity-in-the-barbarity-of-brazils-slave-past/
88. drivencoffee.com/blog/brazilian-coffee-origins
89. en.wikipedia.org/wiki/Coffee_production_in_Brazil
90. brasiliancoffeebean.com/history-of-coffee/
91. coffee.fandom.com/wiki/Chicory
92. communitycoffee.com/blog/detail/the-history-of-coffee-chicory
93. medium.com/bynemara-tales/indias-love-affair-with-chicory-f8093cf7c882
94. en.wikipedia.org/wiki/Camp_Coffee
95. drinkingcup.net/1520-the-mocha-trade/
96. en.wikipedia.org/wiki/Capture_of_Malacca_(1511)
97. theconversation.com/worlds-oldest-clove-heres-what-our-find-in-sri-lanka-says-about-the-early-spice-trade-109686
98. https://en.wikipedia.org/wiki/Ludovico_di_Varthema
99. ta.wikipedia.org/s/4aw8
100. 21stcenturyasianarmsrace.com/2019/12/12/the-fall-of-malacca-changed-the-course-of-history/
101. farelli.info/pages_colonies/asia/banda.htm
102. historibersama.com/the-voc-genocide-historia/
103. en.wikipedia.org/wiki/Dutch_conquest_of_the_Banda_Islands
104. collin-key.com/story-of-banda-nutmeg/

105. alchetron.com/Jan-Pieterszoon-Coen
106. colonialvoyage.com/spanish-presence-moluccas-ternate-tidore/
107. factsanddetails.com/indonesia/History_and_Religion/sub6_1b/entry-3949.html
108. cocoahernando.com/pierre-poivre/
109. historytoday.com/archive/history-matters/making-massacre
110. press-files.anu.edu.au/downloads/press/p63751/mobile/ch06s05.html
111. thetradable.com/history/the-first-jointstock-company-or-how-the-dutch-east-india-company-entered-the-ipo-400-years-ago
112. tldrhistory.com/2019/08/14/dutcheastindiaco/
113. journals.sagepub.com/doi/full/10.1177/0073275319835431
114. linkedin.com/pulse/all-cloves-ian-hemphill/
115. en.wikipedia.org/wiki/Portuguese_India_Armadas
116. indepthinfo.com/cloves/story.shtml
117. fooduniversity.com/foodu/produce_c/producereference/Resources/Spices/Cloves/HistoryN.htm
118. library.ohiou.edu/indopubs/1992/04/02/0002.html
119. whfoods.com/genpage.php?tname=foodspice&dbid=69
120. bespokespices.com/uses-of-cloves.html#sthash.QgpEqDrP.dpuf
121. ta.wikipedia.org/s/u2t
122. dragonherbarium.com/products/cloves-whole-og-syzygium-aromaticum
123. biologydiscussion.com/economic-botany/spices/cloves-history-propagation-and-uses-spices/51952
124. lib-dbserver.princeton.edu/visual_materials/maps/websites/pacific/magellan/magellan.html
125. ucl.ac.uk/news/2018/dec/earliest-discovery-clove-and-pepper-ancient-south-asia
126. geheugen.delpher.nl/en/geheugen/pages/collectie/Nederland+en+Engeland%3A+de+band+tussen+twee+naties/De+specerijenhandel
127. iias.asia/the-newsletter/article/ambon-1623-banda-1621-dutch-british-colonial-history-revisited
128. en.wikipedia.org/wiki/Banda_Islands
129. factsanddetails.com/world/cat54/sub345/item1610.html

130. factsanddetails.com/indonesia/History_and_Religion/sub6_1b/entry-3949.html
131. thisfamilyblog.com/the-history-of-and-how-to-make-pomander-balls/
132. en.wikipedia.org/wiki/Kretek
133. thetobaccoedit.com/article/kretek-and-indonesia-a-brief-history
134. econusa.id/en/ecoblogs/tracing-old-clove-history-at-gamalama-downhill/
135. en.wikipedia.org/wiki/Ice_trade
136. https://nchfp.uga.edu/publications/nchfp/factsheets/food_pres_hist.html
137. jatland.com/home/The_Harsha_Charita_of_Bana/Chapter_V
138. en.wikipedia.org/wiki/Ice
139. changestorefrigeration.weebly.com/the-first-cooling-systems.html
140. scroll.in/article/720912/how-ice-shipped-all-the-way-from-america-became-a-luxury-item-in-colonial-india
141. en.wikipedia.org/wiki/Yakhch%C4%81l
142. mentalfloss.com/article/22407/surprisingly-cool-history-ice
143. freepressjournal.in/cmcm/national-ice-cream-day-digging-into-the-history-of-the-frozen-delight
144. stanpacnet.com/who-invented-ice-cream/
145. en.wikipedia.org/wiki/Frederic_Tudor
146. medadvocates.org/celebrati/october/oct_28.htm
147. texomaliving.com/of-kings-and-ice-creams
148. ta.wikipedia.org/s/1jg4
149. huffingtonpost.in/sachin-garg/the-astonishing-story-of-how-ice-was-made-in-19th-century-india_a_21456920/
150. icecreamhistory.net/frozen-dessert-history/
151. ahvalnews.com/history/alexander-great-was-ice-cream-addict
152. pbs.org/food/the-history-kitchen/explore-the-delicious-history-of-ice-cream/
153. historytoday.com/archive/historians-cookbook/we-all-scream-ice-cream
154. ice-cream.org/content/history-ice-cream

155. thestatesman.com/lifestyle/food/ice-cream-day-date-history-everything-else-want-know-1502660817.html
156. en.wikipedia.org/wiki/Ice_cream_cone
157. blendhub.com/ice-cream-industry-in-india/
158. bbc.com/news/world-asia-india-36476536
159. https://ta.wikipedia.org/s/1yk
160. idfa.org/the-history-of-the-ice-cream-cone
161. en.wikipedia.org/wiki/Edy%27s_Pie
162. smithsonianmag.com/history/thomas-jefferson-ice-cream-recipe-180975200/
163. imarcgroup.com/ice-cream-market-india
164. en.wikipedia.org/wiki/Vanilla_ice_cream
165. pazhayathu.blogspot.com/2012/02/water-cooler-air-conditioning-before.html
166. theprint.in/features/history-of-the-clinking-glasses-how-tudor-ice-co-brought-ice-to-india/573953/
167. en.wikipedia.org/wiki/Faloodeh
168. slurrp.com/article/iranian-falooda-journey-to-india-1627992742677
169. en.wikipedia.org/wiki/Falooda
170. carpigiani.co.uk/news/the-origin-of-chocolate-ice-cream
171. independent.co.uk/life-style/food-and-drink/features/in-the-lick-of-it-how-ice-cream-became-the-dish-we-know-and-love-2044609.html
172. www.blackpast.org/childrens-page/augustus-jackson-1808-1852/
173. en.wikipedia.org/wiki/Ice_cream_float
174. whatscookingamerica.net/history/icecream/sundae.htm
175. theatlantic.com/health/archive/2017/08/ice-cream-military/535980/
176. en.wikipedia.org/wiki/Sundae
177. gulfnews.com/food/cassata-a-dessert-thats-travelled-all-over-india-italy-and-the-arab-world-1.1639033858518
178. navalhistory.org/2018/07/15/sailors-scream-for-ice-cream
179. dreamscoops.com/history-of-ice-cream/
180. pralinesownmade.com/why-is-it-called-a-sundae/
181. thebetterindia.com/60553/history-biryani-india/
182. bbc.com/news/world-asia-india-36423412

183. varalaaru.com/design/article.aspx?ArticleID=1088
184. en.wikipedia.org/wiki/Pilaf
185. homegrown.co.in/article/804584/how-an-exiled-nawab-invented-the-famous-kolkata-biryani
186. en.wikipedia.org/wiki/Biryani
187. inithal.blogspot.com/2017/04/2_19.html
188. varalaaru.com/design/article.aspx?ArticleID=543
189. thinaboomi.com/2017/02/20/66380.html
190. localsamosa.com/2020/09/01/did-you-know-the-origin-of-kolkata-biryani-come-read-and-find-more-about-the-nawabi-biryani/
191. tamilsurangam.in/literatures/ettuthogai/purananooru/purananooru_96.html
192. nailango.blogspot.com/2008/02/blog-post.html
193. diamondtamil.com/education/sangam_literature/ettuttokai/purananuru/purananuru382.html
194. anotherglobaleater.wordpress.com/tag/ain-i-akbari/
195. hinduism.stackexchange.com/questions/6660/why-are-hindus-not-allowed-to-eat-beef-when-scriptures-seem-to-indicate-otherwis
196. johnpitteera.wordpress.com/2015/11/07/adishankaracharya-and-beef-controversy/
197. beef.sabhlokcity.com/
198. ta.wikipedia.org/s/7k8
199. siuala.com/biringyi/
200. parsicuisine.com/80-biryanis-around-the-world/
201. ifood.tv/network/drumstick
202. siruppiddy.net/?p=2378
203. thinakaran.lk/2010/10/15/_art.asp?fn=f1010151
204. puthu.thinnai.com/?p=7895
205. en.wikipedia.org/wiki/Moringa_oleifera
206. dravidaveda.org/index.php?option=com_content&view=article&id=2520
207. nakkheeran.in/users/frmArticles.aspx?A=7792
208. tamilmurasu.org/Inner_Tamil_News.asp?Nid=8404#sthash.xE4SZrRK.dpuf
209. frlht.org/rasayana/node/52

210. thecultureist.com/2014/09/19/senegal-moringa-tree-food-poor/
211. moringamix.cz/en/origin.html
212. en.wikipedia.org/wiki/Hariti
213. angelfire.com/scary/elliepotts/pmagick.html
214. amazing-pomegranate-health-benefits.com/pomegranate-love-story.html
215. baku-magazine.com/food-travel/pomegranate-feast-how-to-make-nargovurma/
216. en.wikipedia.org/wiki/Goychay_Pomegranate_Festival
217. penandthepad.com/symbolism-pomegranates-literature-8233631.html
218. nytimes.com/1979/10/31/archives/pomegranates-rich-in-history-and-taste.html
219. archive.boston.com/business/gallery/pomegranate/
220. kaani.org/vaikasi2013/10.html
221. en.wikipedia.org/wiki/Proso_millet
222. projectmadurai.org/pm_etexts/utf8/pmuni0534.html
223. nallakurunthokai.blogspot.com/2016/07/220.html
224. aggie-horticulture.tamu.edu/archives/parsons/publications/vegetabletravelers/watermelon.html
225. accessexcellence.org/RC/AB/BA/vTours/agri/devel/history.php
226. watermelonpoint.com/
227. en.wikipedia.org/wiki/Petrevene#Watermelon_Day
228. vietnam-culture.com/articles-10-4/Legend-of-the-water-melon.aspx
229. uexpress.com/tellmeastory/index.html?uc_full_date=20060723
230. web.extension.illinois.edu/dmp/palette/070729.html
231. vikatan.com/article.php?module=magazine&aid=105272
232. humanelivingnet.net/2013/12/03/cutting-up-cantaloupe/
233. theindianvegan.blogspot.in/2012/11/all-about-muskmelon.html
234. agmrc.org/commodities__products/vegetables/melon-profile
235. buzzle.com/articles/history-of-cantaloupe.html
236. aggie-horticulture.tamu.edu/archives/parsons/publications/vegetabletravelers/muskmelon.html
237. tribuneindia.com/2002/20020506/agro.htm

238. nationalgeographic.com/history/article/150821-watermelon-fruit-history-agriculture
239. atlasobscura.com/articles/babur-mughlai-food-india
240. en.wikipedia.org/wiki/Watermelon_stereotype
241. huffpost.com/entry/watermelon-racism_1_5d2dfea4e4b0a873f6428b9c
242. vox.com/first-person/2019/8/29/20836933/watermelon-racist-history-black-people
243. docsouth.unc.edu/neh/campbell/campbell.html
244. theatlantic.com/national/archive/2014/12/how-watermelons-became-a-racist-trope/383529/
245. edition.cnn.com/2014/10/01/politics/boston-herald-cartoon/
246. en.wikipedia.org/wiki/Groundnut_pyramids
247. entrepreneur.com/article/379303
248. visvacomplex.com/Gandhi%20Carver%20and%20vErkadalai.html
249. veeduthirumbal.blogspot.com/2012/09/blog-post_4308.html
250. nationalpeanutboard.org/the-facts/history-of-peanuts-peanut-butter/
251. theguardian.com/travel/2016/nov/27/bangalore-peanut-festival-hindu-kadlekai-parishe
252. boiled-peanut-world.com/national-peanut-festival.html
253. karnataka.com/festivals/groundnut-festival/
254. wsj.com/articles/in-this-small-colombian-town-people-love-their-mummies-1443664421
255. costaricalearn.com/best-food-costa-rica/
256. michaelandgraciela.com/blog/chayote-healthy-or-will-it-mummify-you/
257. tamil.boldsky.com/health/food/2017/health-benefits-chow-chow-vegetable-keep-diseases-away/articlecontent-pf114302-018518.html
258. en.wikipedia.org/wiki/Chayote
259. ta.wikipedia.org/s/7vu
260. tamilvu.org/courses/degree/p104/p1044/html/p1044215.htm
261. en.vikatan.com/article.php?aid=24195
262. ta.wikipedia.org/s/8qo
263. jannalmedia.com/dpages.php?id=4049

264. en.wikipedia.org/wiki/Bamboo_shoot
265. tamil.cri.cn/121/2010/02/15/1s96170.htm
266. chinafoodingredients.com/2021/02/16/bamboo-chinese-eat-it-too/
267. tamilsurangam.in/literatures/ettuthogai/purananooru/purananooru_109.html
268. furahamat.wordpress.com/2015/01/19/ulanzi-the-miracle-drink-of-tanzania/
269. chinatravel.com/culture/chinese-bamboo-symbolism
270. en.wikipedia.org/wiki/Zongzi
271. timeanddate.com/holidays/china/dragon-boat-festival
272. en.wikipedia.org/wiki/%C3%86bleskiver
273. tamilvu.org/slet/l9100/l9100pd1.jsp?bookid=147&pno=60
274. en.wikipedia.org/wiki/%C3%86bleskiver
275. tamilvu.org/slet/l1260/l1260exp.jsp?x=572&y=523&z=87
276. varalaaru.com/design/article.aspx?ArticleID=768
277. ta.wikipedia.org/s/30rq
278. kalachuvadu.com/issue-165/page63.asp
279. en.wikipedia.org/wiki/Takoyaki
280. sangacholai.in/Essays-1.7.html
281. aebleskivers.com/history.htm
282. en.wikipedia.org/wiki/Poffertjes
283. dinakaran.com/Aanmeegam_Detail.asp?Nid=21260